Markus A. Weigand, Maximilian Dietrich, Mathias W. Pletz (Hrsg.)

Sepsis

Markus A. Weigand, Maximilian Dietrich,
Mathias W. Pletz (Hrsg.)

Sepsis

Pathophysiologie, Diagnose und klinisches Management

DE GRUYTER

Herausgeber

Prof. Dr. med. Markus A. Weigand
Universitätsklinikum Heidelberg,
Klinik für Anästhesiologie
Im Neuenheimer Feld 420
69120 Heidelberg
E-Mail: markus.weigand@med.uni-heidelberg.de

Dr. med. Maximilian Dietrich
Universitätsklinikum Heidelberg
Klinik für Anästhesiologie
Im Neuenheimer Feld 420
69120 Heidelberg
E-Mail: maximilian.dietrich@med.uni-heidelberg.de

Prof. Dr. med. Mathias W. Pletz
Universitätsklinikum
Institut für Infektionsmedizin und
Krankenhaushygiene
Universitätsklinikum
Am Klinikum 1
07747 Jena
E-Mail: Mathias.Pletz@med.uni-jena.de

ISBN 978-3-11-067336-4
e-ISBN (PDF) 978-3-11-067339-5
e-ISBN (EPUB) 978-3-11-067342-5

Library of Congress Control Number: 2022938358

Bibliografische Information der Deutschen Nationalbibliothek
Die Deutsche Nationalbibliothek verzeichnet diese Publikation in der Deutschen Nationalbibliographie; detaillierte bibliografische Daten sind im Internet über http://dnb.dnb.de abrufbar.

© 2022 Walter de Gruyter GmbH, Berlin/Boston
Einbandabbildung: Dr_Microbe / iStock / Getty Images Plus
Satz: L42 AG, Berlin
Druck und Bindung: CPI books GmbH, Leck

www.degruyter.com

Vorwort

Liebe Leserinnen und Leser,

die Sepsis ist, trotz langjähriger intensiver Forschungsanstrengungen, weiterhin eine der führenden Todesursachen weltweit und führt auch nach überstandener Akuterkrankung in vielen Fällen zu gesundheitlichen Langzeitfolgen und einer beträchtlichen Einschränkung der Lebensqualität. Hinter dem Begriff Sepsis steht kein einheitliches Krankheitsbild, sondern ein Syndrom hervorgerufen durch viele verschiedene infektiöse Ursachen. Zusammengefasst wird dies in der derzeit gültigen Sepsisdefinition: die Sepsis ist eine lebensbedrohliche Organdysfunktion aufgrund einer dysregulierten Wirtsantwort auf eine Infektion. Ebenso hängt die Ausprägung und Krankheitsschwere stark von verschiedenen Faktoren wie z. B. Infektionsfokus, auslösendem Pathogen und Vorzustand des Patienten ab.

Die grundlegenden Therapieempfehlungen für die Sepsis werden in den aktuellen Leitlinien dargestellt. Diese stellen die Grundlage der Empfehlungen dieses Buches dar. Jedoch ist schon die Diagnosestellung der Sepsis aufgrund der Vielgestaltigkeit des klinischen Bildes und der Vielzahl an möglichen Differentialdiagnosen eine Herausforderung, die nicht allein mit Messwerten oder Biomarkern bewerkstelligt werden kann, sondern eine klinisch-intensivmedizinische Einschätzung erfordert. Die frühzeitige Erkennung und konsequente Einleitung einer kausalen und supportiven Therapie ist essenziell, um die Entwicklung bzw. das Fortschreiten eines septischen Multiorganversagen zu verhindern. Nichtsdestoweniger ist eine individualisierte, maßgeschneiderte Therapieanpassung erforderlich, um ein optimales Behandlungsergebnis für den jeweiligen Patienten zu erreichen. Im Sinne der personalisierten Medizin sollten zukünftig verschiedene Therapieoptionen in klinisch oder molekular definierten Patienten-Endotypen untersucht werden. Hierzu gehört für neue adjunktive Therapien auch z. B. biomarkerbasiertes prognostisches und prädiktives Enrichment.

Das Ziel dieses Buches ist es einen umfassenden Überblick über den pathophysiologischen Hintergrund sowie den aktuellen Wissensstand zu Diagnostik und klinischem Management der Sepsis zu vermitteln. Das Buch ist in interdisziplinärer Zusammenarbeit entstanden und richtet sich somit an Ärzte in Weiterbildung, Fachärzte, Fachärzte in der Zusatzweiterbildung spezielle Intensivmedizin und an alle intensivmedizinisch interessierten Personen jeder Fachrichtung. Zusätzlich zu den theoretischen Grundlagen, werden praxisrelevante Inhalte prägnant dargestellt.

Unser besonderer Dank gilt den Kapitelautoren, die Ihre Expertise für den jeweiligen Themenbereich eingebracht und bei der Erstellung dieses Buchs entscheidend mitgewirkt haben. Weiterhin danken wir den Mitarbeiterinnen und Mitarbeitern des

https://doi.org/10.1515/9783110673395-201

De Gruyter Verlags, insbesondere Frau Jessika Kischke für die gute Zusammenarbeit bei der Umsetzung dieses Buchprojekts.

Gemäß dem Motto „wer die Sepsis beherrscht, beherrscht die Intensivmedizin" wünschen wir Ihnen viel Spaß beim Lesen

Markus A. Weigand, Maximilian Dietrich und Mathias W. Pletz

Inhalt

Autorenverzeichnis

Prof. Dr. med. Michael Adamzik
Klinik für Anästhesiologie, Intensivmedizin und
Schmerztherapie
Universitätsklinikum Knappschaftskrankenhaus
Bochum GmbH
In der Schornau 23–25
44892 Bochum
E-Mail: michael.adamzik@kk-bochum.de
Kap. 1

Dr. med. Ingolf Askevold
Klinik f. Allgemein-, Viszeral-, Thorax-,
Transplantations- und Kinderchirurgie
Universitätsklinikum Gießen & Marburg GmbH,
Standort Gießen
Rudolf-Buchheim-Str. 7
35392 Gießen
E-Mail:
Ingolf.Askevold@chiru.med.uni-giessen.de
Kap. 6.2

PD Dr. med. Christina Bahrs
Institut für Infektionsmedizin und
Krankenhaushygiene
Universitätsklinikum Jena
Am Klinikum 1
07747 Jena
E-Mail: Christina.Bahrs@med.uni-jena.de
Kap. 7.3

Dr. med. Lorenz-Alexander Bartsch
Klinik und Poliklinik für Anästhesiologie
Universitätsklinikum Hamburg-Eppendorf (UKE)
Martinistraße 52
20246 Hamburg
E-Mail: lorenz.a.bartsch@gmail.com
Kap. 11

Prof. Dr. med. Michael Bauer
Klinik für Anästhesiologie und Intensivmedizin
Universitätsklinikum Jena
Am Klinikum 1
07747 Jena
E-Mail: Michael.Bauer@med.uni-jena.de
Kap. 3, 10.2

Dr. med. Gernot Beutel
Klinik für Hämatologie, Hämostaseologie,
Onkologie und Stammzelltransplantation
Zentrum Innere Medizin
Medizinische Hochschule Hannover
Carl-Neuberg-Strasse 1
30625 Hannover
E-Mail. Beutel.Gernot@mh-hannover.de
Kap. 14, 15.1

Dr. med. Sebastian Birndt
Klinik für Innere Medizin II
Abteilung Hämatologie und Internistische
Onkologie
Universitätsklinikum Jena
Am Klinikum 1
07747 Jena
E-Mail: Sebastian.Birndt@med.uni-jena.de
Kap. 14

PD Dr. med. Boris Böll
Klinik I für Innere Medizin
Universitätsklinikum Köln (AöR)
Kerpener Str. 62
50937 Köln
E-Mail: boris.boell@uk-koeln.de
Kap. 16

Prof. Dr. med. Thorsten Brenner; MHBA
Klinik für Anästhesiologie und Intensivmedizin
Universitätsklinikum Essen
Hufelandstraße 55
45147 Essen
E-Mail: thorsten.brenner@uk-essen.de
Kap. 11

Prof. Dr. med. Frank M. Brunkhorst
Klinik für Anästhesiologie und Intensivtherapie
Universitätsklinik Jena
Am Klinikum 1
07747 Jena
E-Mail: frank.brunkhorst@med.uni-jena.de
Kap. 2

Dr. med. Ulf Brunnemer
Universitätsklinikum Heidelberg
Klinik für Unfall- und
Wiederherstellungschirurgie
Schlierbacher Landstr. 200a
69118 Heidelberg
E-Mail: ulf.brunnemer@med.uni-heidelberg.de
Kap. 6.3

Dr. rer. nat. Suma Choorapoikayil
Klinik für Anästhesiologie
Intensivmedizin und Schmerztherapie
Universitätsklinikum Frankfurt
Theodor-Stern-Kai 7
60590 Frankfurt am Main
E-Mail: Suma.Choorapoikayil@kgu.de
Kap. 8.3

Prof. Dr. med. Sascha David
Universitätsspital Zürich
Institut für Intensivmedizin
Rämistrasse 100
CH-8091 Zürich
E-Mail: sascha.david@usz.ch
Kap. 10.3

Dr. med. Christian Dietrich
Klinikum d. Stadt Ludwigshafen
Medizinische Klinik C
Bremserstr. 79
67063 Ludwigshafen
E-Mail: dietricc@klilu.de
Kap. 6.4.1–6.4.5

Dr. med. Maximilian Dietrich
Universitätsklinikum Heidelberg
Klinik für Anästhesiologie
Im Neuenheimer Feld 420
69120 Heidelberg
E-Mail:
maximilian.dietrich@med.uni-heidelberg.de
Kap. 5, 8.1, 8.2, 10.1, 19

Dr. med. Mascha O. Fiedler
Universitätsklinikum Heidelberg
Klinik für Anästhesiologie
Im Neuenheimer Feld 420
69120 Heidelberg
E-Mail: mascha.fiedler@med.uni-heidelberg.de
Kap. 10.4

PD Dr. Dr. Dania Fischer
Universitätsklinikum Heidelberg
Klinik für Anästhesiologie
Im Neuenheimer Feld 420
69120 Heidelberg
E-Mail: dania.fischer@med.uni-heidelberg.de
Kap. 4

Prof. Dr. med. Marcus Franz
Klinik für Innere Medizin 1
Universitätsklinikum Jena
Am Klinikum 1
07747 Jena
E-Mail: Marcus.Franz@med.uni-jena.de
Kap. 6.4.6

Prof. Dr. med. Herwig Gerlach
Neue Promenade 7
10178 Berlin
E-Mail: herwig.gerlach@oupag.hostedoffice.ag
Kap. 13

Prof. Dr. med. Paul Graf La Rosée
II. Med. Klinik, Onkologie, Hämatologie,
Immunologie, Infektiologie, Palliativmedizin
Schwarzwald-Baar-Klinikum
Klinikstr. 11
78052 Villingen-Schwenningen
E-Mail: Paul.larosee@sbk-vs.de
Kap. 14

PD Dr. med. Marco Gruß
Klinik für Anästhesiologie
operative Intensivmedizin und Schmerztherapie
Klinikum Hanau GmbH
Leimenstraße 20
63450 Hanau
E-Mail: Marco_Gruss@klinikum-hanau.de
Kap. 17

PD Dr. med. Ulf Günther
Klinikum Oldenburg AöR,
Universitätsklinik für Anästhesiologie, Intensiv-
medizin, Notfallmedizin, Schmerztherapie
Rahel-Straus-Straße 10
26133 Oldenburg
E-Mail: ulf.guenther@uni-oldenburg.de
Kap. 12

PD Dr. med. Stefan Hagel
Institut für Infektionsmedizin und
Krankenhaushygiene
Universitätsklinikum Jena
Am Klinikum 1
07747 Jena
E-Mail: Stefan.Hagel@med.uni-jena.de
Kap. 7.1, 7.2

Prof. Dr. med. Andreas Hecker
Klinik f. Allgemein-, Viszeral-, Thorax-,
Transplantations- und Kinderchirurgie
Universitätsklinikum Gießen & Marburg GmbH
Standort Gießen
Rudolf-Buchheim-Str. 7
35392 Gießen
E-Mail:
Andreas.Hecker@chiru.med.uni-giessen.de
Kap. 6.2

Prof. Dr. med. Matthias Hecker, PhD
Medizinische Klinik und Poliklinik II
Universitätsklinikum Gießen & Marburg GmbH,
Standort Gießen
Klinikstraße 33
35392 Gießen
E-Mail:
Matthias.Hecker@innere.med.uni-giessen.de
Kap. 6.2, 9

Lotta Hof, M.Sc.
Klinik für Anästhesiologie, Intensivmedizin und
Schmerztherapie
Universitätsklinikum Frankfurt
Theodor-Stern-Kai 7
60590 Frankfurt am Main
E-Mail: Lotta.Hof@kgu.de
Kap. 8.3

Prof. Dr. med. Peter Kranke, MBA
Klinik und Poliklinik für Anästhesiologie,
Intensivmedizin, Notfallmedizin und
Schmerztherapie
Universitätsklinikum Würzburg
Oberdürrbacher Str. 6
97080 Würzburg
E-Mail: kranke_p@ukw.de
Kap. 15.4

Dr. med. Frederike Lund
Universitätsklinikum Heidelberg
Klinik für Anästhesiologie
Im Neuenheimer Feld 420
69120 Heidelberg
E-Mail: frederike.lund@med.uni-heidelberg.de
Kap. 15.2

Prof. Dr. med. Patrick Meybohm
Klinik und Poliklinik für Anästhesiologie,
Intensivmedizin, Notfallmedizin und
Schmerztherapie
Universitätsklinikum Würzburg
Oberdürrbacher Straße 6
97080 Würzburg
E-Mail: meybohm_p@ukw.de
Kap. 8.3, 15.4

Prof. Dr. med. Dominik Michalski
Klinik und Poliklinik für Neurologie
Universitätsklinikum Leipzig
Liebigstraße 20
04103 Leipzig
E-Mail:
dominik.michalski@medizin.uni-leipzig.de
Kap. 6.6

Dr. med. Johann O. Pelz
Klinik und Poliklinik für Neurologie
Universitätsklinikum Leipzig
Liebigstraße 20
04103 Leipzig
E-Mail: Johann.Pelz@medizin.uni-leipzig.de
Kap. 6.6

PD Dr. med. Tim Rahmel
Klinik für Anästhesiologie, Intensivmedizin
und Schmerztherapie
Universitätsklinikum Knappschaftskrankenhaus
Bochum GmbH
In der Schornau 23–25
44892 Bochum
E-Mail: Tim.Rahmel@kk-bochum.de
Kap. 1

Dr. med. Patrick Rehn
Universitätsklinikum Heidelberg
Klinik für Anästhesiologie
Im Neuenheimer Feld 420
69120 Heidelberg
Kap. 10.1

Dr. med. Martin Reichert
Klinik f. Allgemein-, Viszeral-, Thorax-,
Transplantations- und Kinderchirurgie
Universitätsklinikum Gießen & Marburg GmbH,
Standort Gießen
Rudolf-Buchheim-Str. 7
35392 Gießen
E-Mail:
Martin.Reichert@chiru.med.uni-giessen.de
Kap. 6.2

Dr. med. Daniel Richter
Universitätsklinikum Heidelberg
Klinik für Anästhesiologie
Im Neuenheimer Feld 420
69120 Heidelberg
E-Mail: daniel.richter@med.uni-heidelberg.de
Kap. 7.4

Dr. med. Jens G. Riedel
Klinik f. Allgemein-, Viszeral-, Thorax-,
Transplantations- und Kinderchirurgie
Universitätsklinikum Gießen & Marburg GmbH
Standort Gießen
Rudolf-Buchheim-Str. 7
35392 Gießen
E-Mail: Jens.G.Riedel@chiru.med.uni-giessen.de
Kap. 6.2

Judith Schenz, M.Sc.
Universitätsklinikum Heidelberg
Klinik für Anästhesiologie
Im Neuenheimer Feld 420
69120 Heidelberg
E-Mail: judith.schenz@med.uni-heidelberg.de
Kap. 4

Dr. med. Benjamin Thomas Schleenvoigt
Institut für Infektionsmedizin und
Krankenhaushygiene
Universitätsklinik Jena
Am Klinikum 1
07747 Jena
E-Mail:
Benjamin.Schleenvoigt@med.uni-jena.de
Kap. 15.3

Dr. med. Dr. rer. nat. Benedikt Schmid, DESAIC
Klinik und Poliklinik für Anästhesiologie,
Intensivmedizin, Notfallmedizin und
Schmerztherapie
Universitätsklinikum Würzburg
Oberdürrbacher Str. 6
97080 Würzburg
E-Mail: schmid_b@ukw.de
Kap. 15.4

Dr. med. Julius J. Schmidt
Medizinische Hochschule Hannover
Klinik für Nieren- und Hochdruckerkrankungen
Carl-Neuberg-Strasse 1
30625 Hannover
E-Mail: schmidt.julius@mh-hannover.de
Kap. 10.3

PD Dr. med. Felix C.F. Schmitt; MHBA; DESAIC
Klinik für Anästhesiologie
Universitätsklinikum Heidelberg
Im Neuenheimer Feld 420
69120 Heidelberg
E-Mail: felix.schmitt@med.uni-heidelberg.de
Kap. 6.1

Dr. med. Thomas Schmoch
Klinik für Anästhesiologie und Intensivmedizin,
Hôpitaux Robert Schuman – Hôpital Kirchberg
9, rue Edward Steichen
L-2540 Luxembourg
E-Mail: Thomas.schmoch@uk-essen.de;
 Thomas.schmoch@hopitauxschuman.lu
Kap. 11

Prof. Dr. med. Christian Schulze
Klinik für Innere Medizin 1
Universitätsklinikum Jena
Am Klinikum 1
07747 Jena
E-Mail: Christian.Schulze@med.uni-jena.de
Kap. 6.4.6

Prof. Dr. med. Christoph Stephan
Zentrum der Inneren Medizin /
Medizinische Klinik II
Universitätsklinikum Frankfurt,
Goethe-Universität
Theodor-Stern-Kai 7 – Haus 33c
60590 Frankfurt am Main
E-Mail: Christoph.Stephan@kgu.de
Kap. 15.3

Dr. med. Benjamin Tan, DESAIC
Klinik für Anästhesiologie
Universitätsklinikum Heidelberg
Im Neuenheimer Feld 420
69120 Heidelberg
E-Mail: Benjamin.Tan@med.uni-heidelberg.de
Kap. 5, 8.1, 8.2

Dr. hom. biol. Florian Uhle
Universitätsklinikum Heidelberg
Klinik für Anästhesiologie
Im Neuenheimer Feld 420
69120 Heidelberg
E-Mail: florian.uhle@med.uni-heidelberg.de
Kap. 18, 19

Dr. med. Maik von der Forst, MHBA
Klinik für Anästhesiologie
Universitätsklinikum Heidelberg
Im Neuenheimer Feld 420
69120 Heidelberg
E-Mail: Maik.Forst@med.uni-heidelberg.de
Kap. 5, 8.1, 8.2, 19

Prof. Dr. med. Florian M. E. Wagenlehner
Klinik für Urologie, Kinderurologie und
Andrologie
Justus-Liebig Universität
Rudolf-Buchheim Str. 7
35392 Gießen
E-Mail:
florian.wagenlehner@chiru.med.uni-giessen.de
Kap. 6.5

Prof. Dr. med. Markus A. Weigand
Universitätsklinikum Heidelberg
Klinik für Anästhesiologie
Im Neuenheimer Feld 420
69120 Heidelberg
E-Mail: markus.weigand@med.uni-heidelberg.de
Kap. 4, 5, 7.4, 8.1, 8.2, 10.1, 15.2, 19

Univ.-Prof Dr. med. Sebastian Weis
Universitätsklinikum Leipzig
Institut für Infektionsmedizin und
Krankenhaushygiene Am Klinikum 1
07747 Jena
und
Leibniz-Institut für Naturstoff-Forschung und
Infektionsbiologie e. V. Hans-Knöll-Institut (HKI)
Beutenbergstraße 13
07745 Jena
E-Mail: Sebastian.Weis@med.uni-jena.de
Kap. 3

Verzeichnis der Abkürzungen

ABS	Antibiotic Stewardships
ACE	Angiotensin Converting Enzyme
Ach	Acetylcholin
ACLF	acute-on-chronic liver failure, akut-auf-chronische Leberversagen
ACTH	Adrenokortikotropes Hormon
ADAMTS-13	„A Disintegrin and Metalloprotease with Thrombospondin Motifs-13"
ADL	Activities of Daily Living, Aktivitäten des täglichen Lebens
AICD	Schrittmacher/Implantierbarer Kardioverter-Defibrillator
AK	Aortenklappe
AK	Antikörper
AKD	acute kidney disease, akute Nierenerkrankung
AKI	acute kidney injury, akute Nierenschädigung
AKS	abdominelles Kompartmentsyndrom
ALCL	anaplastisch großzelliges Lymphom
ALF	acute liver failure, akutes Leberversagen
ANC	acute necrotic collection
aOR	adjusted odds ratio
APFC	acute pancreatic fluid collection
APH	Alkalische Phosphatase
aPTT	aktivierte Thromboplastinzeit
ARDS	acute respiratory distress syndrome
ARF	akute respiratorische Insuffizienz
ART	antiretrovirale Therapiestrategie
AT	Antithrombin
AT1	Angiotensin-II-Rezeptor Typ 1
ATG	Antithymozytenglobulin
ATN	akute Tubulusnekrose
ATP	Adenosintriphosphat
AUC0-24	Fläche unter der Konzentrations-Zeit-Kurve während des Steady States über 24 Stunden
AWMF	Arbeitsgemeinschaft der Wissenschaftlichen Medizinischen Fachgesellschaften
BAL	bronchoalveoläre Lavage
BDG	Beta-D-Glucan
BGA-Analyse	Blutgasanalyse
BGB	Bürgerliches Gesetzbuch
Bio-ADM	bioaktives Adrenomedullin
BISAP-Score	bedside index of severity of acute pancreatitis
BKPyV	BK-Polyomavirus
BMI	Body-Mass-Index
BPS	Behavioral Pain Scale
BSG	Blutsenkungsgeschwindigkeit
BUN	Blood urea nitrogen
CAC	Covid-19 assoziierte Koagulopathie
CAD	Coronavirus Disease 2019 (Covid-19) assoziierte Koagulopathie
CADDy	calculator to approximate drug dosing in dialysis
CAM-ICU	Confusion Assessment Method for the Intensive Care Unit
CAP	community-acquired pneumonia

https://doi.org/10.1515/9783110673395-202

CAPA	Covid-19 associated pulmonary aspergillosis
CAPD	kontinuierliche ambulante Peritonealdialyse
CARDS	COVID-19 assoziierten ARDS
CARS-Syndrom	Compensatory Anti-inflammatory Response Syndrome
CART	Chimäre Antigenrezeptor T-Zell Therapie
$C_{A-v}O_2$	arteriovenöse Differenz des Sauerstoffgehaltes
CCI	Chronic Critical Illness
CDC	Center for Disease Control
CI	Konfidenzintervall
CIM	Critical Illness Myopathy
CIP	Critical Illness Polyneuropathy
CKD	chronic kidney disease, chronische Nierenerkrankung
CLIF-SOFA	chronic liver failure-sequential organ failure assessment
CMV	Zytomegalievirus
CNI	Calcineurininhibitoren
COPD	chronic obstructive pulmonary disease
CPAP	Continuous Positive Airway Pressure
CRP	C-reaktives Protein
CRRT	Continuous Renal Replacement Therapy
CRS	Zytokinsturm
CT	Computertomographie
CTP	Child-Turcotte-Pugh-Score
CVVH	kontinuierliche veno-venöse Hämofiltration
CVVHD	continuous veno-venous haemodialysis
CVVHDF	continuous veno-venous hemodiafiltration
CYP	Cytochrom P450
D	Asparaginsäure
D-AmB	Amphotericin B Deoxycholat
DAMP	Danger associated molecular pattern
DCMP	Dilatative Kardiomyopathie
DGAI	Deutsche Gesellschaft für Anästhesiologie & Intensivmedizin
DGAV	Deutschen Gesellschaft für Allgemein- und Viszeralchirurgie
DGEM	Deutsche Gesellschaft für Ernährungsmedizin
DGHO	Deutsche Gesellschaft für Hämatologie und Medizinische Onkologie
ÖGHO	Österreichische Gesellschaft für Hämatologie & Medizinische Onkologie
DGIIN	Deutsche Gesellschaft für Internistische Intensivmedizin und Notfallmedizin
DGVS	Deutsche Gesellschaft für Gastroenterologie, Verdauungs- und Stoffwechselkrankheiten
DIC	disseminated intravascular coagulation, dissiminierte intravasale Gerinnung
DIVI	Deutsche Interdisziplinäre Vereinigung für Intensiv- und Notfallmedizin
DLBCL	Diffus großzelliges B-Zell-Lymphom
DLL1	Delta-Like Canonical Notch Ligand 1
ds DNA	double-strand desoxyribonucleid acid
DSG	Deutsche Sepsis Gesellschaft
E	small envelope Protein
EBV	Epstein-Barr-Virus
$ECCO_2R$	extrakorporale CO_2-Elimination
ECLS	extracorporeal liver support
ECMO	extrakorporale Membran-Oxygenierung

EEG	Elektroenzephalographie
EK	Erythrozytenkonzentrate
EKG	Elektrokardiogramm
ELSO	Extracorporeal Life Support Organization
EMA	European Medicines Agency
EORTC	European Organization for Research and Treatment of Cancer
EPO	Erythropoetin
EQ-5D	European Quality of Life 5 Dimensions
ERC	European Resuscitation Council
ERCP	endoskopisch retrograde Cholangiopankreatikographie
ESAIC	European Society of Anaesthesiology and Intensive Care
ESBL	Extended-Spectrum-Betalaktamase
ESCMID	European Society of Clinical Microbiology and Infectious Diseases
ESICM	European Society of Intensive Care Medicine
ESIU	Europäische Sektion für Infektionen in der Urologie
Fab	Antigen-bindendes Fragment
Fc	crystallizable (kristallisierbares) Fragment
FDA	U. S. Food and Drug Administration
FE_{Urea}	fraktionelle Harnstoffexkretion
FHL	familiäre HLH
FLZ	Azole Fluconazol
f_T	freier, wirksamer Arzneistoff
G	Glycin
GABA	γ-Aminobuttersäure
G-BA	Gemeinsamer Bundesausschuss
GC	glucocorticoids, Glukokortikoide
GCS	Glasgow Coma Scale
GFR	glomeruläre Filtrationsrate
GGT	Gamma-GT
G6PD	Glucose-6-phosphat-Dehydrogenase
GKV	Gesetzliche Krankenversicherung
GLOSS	Global Maternal Sepsis Study
GLS	global longitudinal strain
GLUT	Glukose-Transporter
GOT	Glutamat-Oxalacetat-Transaminase
GPT	Glutamat-Pyruvat-Transaminase
GRV	gastrales Residualvolumen
HACEK	Haemophilus parainfluenzae, H. aphrophilus, H. paraphrophilus, H. influenzae, Actinobacillus actinomycetemcomitans, Cardiobacterium hominis, Eikenella corrodens, Kingella kingae und K. denitrificans
HAES/HES	Hydroxyethylstärke
HAND	HIV-assoziierten neurokognitiven Defizits
HAP	Hospital-acquired Pneumonia
HAT	Hydrokortison, Ascorbinsäure, Thiamin (als Kombination)
Hb	Hämoglobin
HBV	Hepatitis-B-Virus
HC	hydrocortisone, Hydrokortison
HCV	Hepatitis-C-Virus
HDF	Haemodiafiltration

HELLP	hemolysis, elevated liver tests, low platelets
HEPA	High Efficient Particulate Air
hFABPs	heart-fatty-acid-binding-proteins
HFNC	High-Flow-Sauerstofftherapie
HHV	Humane Herpes Virus
HIPAA	Heparin induzierte Platelet Activation Assay
HIT	Heparin-induzierter Thrombozytopenie
HIVAN	HIV-assoziierten Nephropathie
HLH	Hämophagozytische Lymphohistiozytose
HMGB1	high mobility group box 1 protein
HPA-Achse	hypothalamic-pituitary-adrenal, Hypothalamus-Hypophysen-Nebennieren-Achse
HR	Hazard Ratio
HR-CT	high-resolution computed tomography
HRS	Health and Retirement Study
HRS	hepatorenales Syndrom
HSP	Hitzeschockproteine
HSV	Herpes simplex Viren
HSV 1	Herpes simplex Virus 1
HSV 2	Herpes simplex Virus 2
HSVE	Herpes-simplex-Virusenzephalitis
HWI	Harnweginfektionen
HWZ	Halbwertszeit
IAI	Invasive Aspergillus Infektion
ICD	Implantierbarer Kardioverter-Defibrillator
ICD-10	International Statistical Classification of Diseases and Related Health Problems
ICDSC	Intensive Care Delirium Screening Checklist
ICU	Intensivstation
ICUAW	Intensive care unit acquired weakness
IDS	Infectious Diseases Stewardships
IE	infektiöse Endokarditis
IG	Immunglobuline
HD	intermittierendes Hämodialyseverfahren
I-HLH	Infektions-assoziierte HLH
IIT	intensive Insulin-Therapie
IL	Interleukin
INR	International Normalized Ratio
INSTI	Integrase-Inhibitor
IPA	invasive pulmonale Aspergillose
IPK	intermittierenden pneumatischen Kompression
IQR	Interquartilsabstand
IQTIG	Institut für Qualitätssicherung und Transparenz im Gesundheitswesen
IR	Insulin-Resistenz
ISA	Isavuconazol
ISTH	International Society on Thrombosis and Haemostasis
ITK	IL2-inducible T-cell kinase
IST	Intensivstation
ivIG	intravenöse Immunglobuline
ivIGM	intravenöse, IgM-angereicherte Immunglobuline
ITP	idiopathisch-thrombozytopenische Purpura

JAAM	Japanese Association for Acute Medicine
JAK	Januskinase
JAMA	Journal of the American Medical Association
KDIGO	Kidney Disease Improving Global Outcomes
KG	Körpergewicht
KhEntgG	Krankenhausentgeltgesetz
KI	Künstliche Intelligenz
KRINKO	Kommission für Krankenhaushygiene und Infektionsprävention
LA	linker Vorhof
LAE	Lungenarterienembolie
L-Am	Liposomales Amphotericin B
LAMS	lumen apposing metal stents
LL-PEP	Leitlinie Medikamentöse Postexpositionsprophylaxe
Lnc	long non-coding
LOD-Score	Logarithm of the odds-Score
LPM	Liter pro Minute
LPS	Lipopolysaccharid
LTA	Lipoteichonsäure
LUS	Lungensonographie
LV	linker Ventrikel
LVEDA	left ventricular end diastolic area
LVEDD	left ventricular end diastolic diameter
LVEF	linksventrikuläre Ejektionsfraktion
LYST	Lysosomal Trafficking Regulator
M	Matrix Protein
MAD	mittlerer arterieller Blutdruck
MALAT	metastasis-associated lung adenocarcinoma transcript
MAP	mean arterial pressure, mittlerer arterieller Mitteldruck
MAPK	Mitogen-activated protein kinase
MAS	Makrophagenaktivierungssyndrom
MAS-HLH	Makrophagenaktivierungssyndrom
MCP-1	monocyte chemoattractant protein 1
MDFs	myocardium depressing factors
MDW	monocyte distribution width
MEG	maternally expressed gene
MELD-Score	Model for End-Stage Liver Disease-Score
MERS	Middle-Eastern-Respiratory-Syndrome
MH	maligne Hyperthermie
MHK	minimale Hemmkonzentration
M-HLH	Malignom-assoziierte HLH
MK	Mitralklappe
MMF	Mycophenolat-mofetil
MRCP	Magnetresonanz-Cholangiopankreatikographie
MRE	multiresistente Erreger
MR-proADM	mid-regional fragment of pro-adrenomedullin
MRSA	Methicillin-resistenter Staphylococcus aureus
MRT	Magnetresonanztomographie
MSG	Mycoses Study Group
mTOR	mammalian target of rapamycin

MTPS	medizinische Thromboseprophylaxestrümpfe
N	Nukleocapsid Protein
NAT	direkte Nukleinsäurenachweise
NETs	Neutrophil Extracellular Traps
NHL	Non-Hodgkin-Lymphom
NIRS	Nahinfrarotspektroskopie
NIV	nichtinvasiver Beatmung
NK	Natürliche Killerzelle
NLR	NOD-Like-Rezeptoren
NLRC4	NLR family CARD domain-containing protein
4NMH	niedermolekulares Heparin
NOAKs	neue orale Antikoagulanzien
NRS	numerische Rating-Skala
NRTI	Nukleosidische Reverse-Transkriptase-Inhibitoren
NSAR	nicht-steroidale Antirheumatika
NSE	Neuronen-spezifische Enolase
NVE	native valve endocarditis
NW	Nebenwirkung
OPAT	outpatient parenteral antimicrobial therapy
OR	Odds ratio
$PaCO_2$	arterieller CO_2-Partialdruck
PAI-1	Plasminogen-Aktivator-Inhibitor-1
PAL	PEEP, Albumin, Lasix
PAMPs	pathogen-associated molecular patterns
PBM	Patient Blood Management
PBW	predicted body weight, ideales Körpergewicht
PC	Pseudozyste
PcP	Pneumocystis jirovecii-Pneumonie
PCR	polymerase chain reaction, Polymerasekettenreaktion
PCT	Procalcitonin
PCV	Pressure-controlled ventilation
$PcvCO_2$	zentralvenöser CO_2-Partialdruck
PDE	Phosphodiesterase
pEEG	prozessierte EEG-Messungen
PEEP	positive end expiratory pressure
PENK	Proenkephalin
PEP	HIV-Postexpositionsprophylaxe
PF	Plättchenfaktor
PI	Protease-Inhibitor
PiCCO	Pulse Contour Cardiac Output
PICS	Post-Intensive-Care-Syndrome
PIMS	Paediatric Inflammatory Multisystem Syndrome
PIRRT	Prolonged Intermittent Renal Replacement Therapy
PJP	pneumocystis jiroveci pneumonia
PK	Pharmakokinetik
PD	Pharmakodynamik
PML	progressive mulifokale Leukenzephalopathie
PPLAT	Inspiratorischer Plateaudruck
PLR	Passive Leg Raising

POCD	postoperative cognitive dysfunction
POCUS	Point of Care Ultraschallprotokoll
POSA	Posaconazol
PPV	positiver prädikativer Wert
PPV	Pulse Pressure Variation
PRES	Posteriores reversibles Enzephalopathie Syndrom
PRF1	Perforin
PRR	Pattern Recognition Receptors
PSS	Post-Sepsis-Syndrome
PTLD	post-transplant lymphoproliferative disorder
PT-Ratio	Prothrombin time
PTSB	post-traumatischen Belastungsstörung
PTX-3	pentraxin-3
PVE	prosthetic valve endocarditis
PyVAN	Polyomavirus-assoziierte Nephropathie
qSOFA	„Quick-SOFA"
RA	rechter Vorhof
RAA-System	Renin-Angiotensin-Aldosteron-System
RAB27A	Ras-related Protein Rab-27A
RAP	recurrent acute pancreatitis
RASS	Richmond Agitation-Sedation Scale
RBF	renaler Blutfluss
RCT	randomisierte, kontrollierte Studie
RKI	Robert Koch-Institut
RNA	single-strand ribonucleic acid
ROS	reactive oxygen species, reaktive Sauerstoffspezies
RR	Relatives Risiko
RR	Atemfrequenz
RRT	renal replacement therapy, Nierenersatztherapie
RSV	Respiratory Syncytial Virus
RT-PCR	Reverse-Transkriptase-Polymerase-Kettenreaktion
RUSH	Rapid Ultrasound in Shock Protocol
RV	rechter Ventrikel
RVEDA	right ventricular end-diastolic area
RVEDD	right ventricular end-diastolic diameter
RV-GLS	GLS im rechten Ventrikel
S	Spike Oberflächenprotein
S-1-P	Sphingosin-1-Phosphat
S-AKI	Sepsis-induced acute kidney injury
APS-II-Score	Simplified Acute Physiology-II-Score
SARS	Severe Acute Respiratory Syndrome
SAS	Sedation Agitation Scale
SCCM	Society of Critical Care Medicine
$ScvO_2$	zentralvenöse Sättigung
SF-36	Short Form-36
SH	stress hyperglycemia, Stresshyperglykämie
SH2D1A	SH2 domain-containing protein 1 A
SIC	Sepsis induced coagulopathy, Sepsis-induzierte Koagulopathie
SIRS	Systemisches inflammatorisches Response Syndrom

SLE	Systemischer Lupus erythematodes
SOAP	Sepsis Occurrence in Acutely Ill Patients
SOFA-Score	sepsis-related organ failure assessment score
SOP	Standard Operating Procedure
SPV	Systolic Pressure Variation
SSC	Surviving Sepsis Campaign
TREM-1	soluble triggering receptor expressed on myeloid cell 1
STX11	Syntaxin 11
STXBP2	Syntaxin Binding Protein 2
suPAR	soluble urokinase plasminogen activator receptor
SVV	Stroke Volume Variation
SZT	Stammzelltransplantation
TBAS	tracheobronchiale Aspiration
Tbc-IGRA	Tuberkulose-Interferon-Gamma-Test
TCD	transkranielle Doppler
TDM	therapeutisches Drug-Monitoring
TEE	transösophageale Echokardiographie
TF	Tissue factor
TGC	tight glucose control, engmaschige Glukosekontrolle
TLR	Toll-Like-Rezeptoren
TNF	Tumor Nekrose Faktor
TRICC	The Transfusion Requirements in Critical Care
TRISS	Transfusion Requirements in Septic Shock Trial
TVT	tiefe Venenthrombose
UFH	unfraktioniertes Heparin
UNC13D	Unc-13 Homolog D
VAC-Therapie	Vakuumversiegelung
VAP	ventilator-associated pneumonia
VARD	Video- assistierte retroperitoneale Drainage
VAS	Visuelle Analogskala
VCI	V. cava inferior
VHF	Vorhofflimmern
VILI	ventilator-induced lung injury
VME	Virale Meningoenzephalitiden
VOC	variants of concern, besorgniserregende Varianten
VOI	variants of interest, Varianten von besonderem Interesse
VOR	Voriconazol
VRS	verbal Rangskala
V_T	Tidalvolumen
VTE	venöse Thromboembolie
VTI	Velocity-Time Integral
vWF	von-Willebrand-Faktor
VZV	Varizella Zoster Virus
WHO	World Health Organization, Weltgesundheitsorganisation
WOPN/WON	walled-off pancreatic necrosis
XIAP	X-linked inhibitor of apoptosis protein
ZNS	Zentralnervensystem
ZVD	zentralvenöser Druck

1 Sepsis-3 Definition

Tim Rahmel, Michael Adamzik

Als erstes beschrieb Hugo Schottmüller 1914 die Sepsis als ein pleomorphes Syndrom mit einer pathologischen Wirtsreaktion auf eine Infektion. Seit 1914 wurde diese Definition mehrfach verändert und dem neuen Wissensstand angepasst. Dieses ist zum einen dadurch bedingt, dass sich das Wissen über das Immunsystem und seine unendlich vielen Stellgrößen laufend vergrößert hat, die Mortalität der Sepsis aber hingegen sich in den letzten Jahrzehnten kaum veränderte. Noch immer sterben in Deutschland täglich 169 Patienten an einer Sepsis. Nach der Entdeckung der Antibiotikatherapie waren es zuletzt die Einführung der Blutkultur und die Resistenztestung, die erheblich zur Senkung der Mortalität beitrugen.

1991 kam eine Konsensuskonferenz einer internationalen Expertenkommission zu dem Schluss, dass Sepsis darauf zurückzuführen ist, dass der Wirt eine systemische, entzündliche Reaktion auf eine Infektionen entwickelt [1] und der Begriff des „Systemischen inflammatorischen Response Syndrom" (SIRS) wurde neu eingeführt. Dieser Begriff sollte unabhängig von einem Keimnachweis das klinische Zustandsbild einer systemischen Inflammationsreaktion beschreiben. Vier Kriterien zur Diagnosestellung eines SIRS wurden aufgestellt. Dazu gehört 1. Fieber oder Hypothermie, 2. Tachykardie, 3. Tachypnoe sowie 4. Leukozytose oder Leukopenie. Waren zwei dieser vier Kriterien positiv, wurde somit ein SIRS diagnostiziert. Wurde beim Vorliegen eines SIRS zusätzlich eine systemische Infektion nachgewiesen, oder es bestand zumindest ein begründeter Verdacht, so sprach man von einer Sepsis. Wurde die Sepsis durch eine Organdysfunktion kompliziert, so wurde dieses als „schwere Sepsis" definiert. Zur Objektivierung einer Organdysfunktion wurde der „Sequential Organ Failure Assessment Score" (SOFA) angewandt. Kam es neben der Organdysfunktion zu einer hämodynamischen Instabilität des Patienten, definiert durch eine persistierende arterielle Hypotension (systolischer Blutdruck < 90 mmHg oder MAD < 60 mmHg) trotz ausreichender Volumensubstitution und der Notwendigkeit von Katecholamintherapie, wurde dieser Zustand als „septischer Schock" bezeichnet (Tab. 1.1, SIRS-Kriterien).

Tab. 1.1: SIRS-Kriterien.

Körpertemperatur	– $\geq 38°$ C oder $\leq 36°$ C
Herzfrequenz	– ≥ 90/min
Atemfrequenz (Leitsymptom des SIRS)	– ≥ 20/min oder – Hyperventilation bestätigt durch BGA-Analyse – Hypokapnie ($oCO_2 \leq 33$ mmHg)
Blutbild	– Leukozyten > 12.000/μL oder < 4.000/μL – oder > 10 % unreife neutrophile Granulozyten im Differentialblutbild

https://doi.org/10.1515/9783110673395-001

Im Jahr 2001 wurde durch eine 2. Konsensuskonferenz internationaler Experten die Liste der diagnostischen Kriterien für dieses Syndrom erweitert. Es wurde jedoch keine alternative Definition zur Charakterisierung dieses Syndroms eingeführt [2].

Die weichen Kriterien der SIRS-Definition führten aber zu einer Überidentifikation mit konsekutiv hoher Prävalenz des Syndroms. Zum einen konnte gezeigt werden, dass 50 % der hospitalisierten Patienten mindestens einmal während ihres Krankenhausaufenthaltes definitionsgemäß ein SIRS aufwiesen, auch wenn keine Infektion vorlag [3]. Des Weiteren konnte ebenfalls gezeigt werden, dass über 10 % der Intensivpatienten mit Verdacht auf eine Infektion und neu aufgetretenem Organversagen weniger als zwei SIRS-Kriterien erfüllten [4]. Dennoch mussten diese Patienten aufgrund einer eindeutigen Klinik antiinfektiv behandelt werden und wurden auch als septisch klassifiziert. Somit zeigten die SIRS-Kriterien weder eine hohe Spezifität noch eine hohe Sensitivität. Diese Schwäche spiegelte sich dann auch in den inhomogenen Ergebnissen vielfacher klinischer Sepsis-Studien. Im Laufe der Jahre hat sich aber nicht nur die Definition geändert, sondern neue Erkenntnisse brachten hervor, dass es sich bei der Sepsis nicht nur um eine inflammatorische Fehlregulation des Immunsystems handelt, sondern dass neben der inflammatorischen Reaktion sehr früh eine antiinflammatorische Gegenreaktion des Immunsystems beginnt. Diese antiinflammatorische Reaktion wurde dann als CARS-Syndrom (Compensatory Anti-inflammatory Response Syndrome) bezeichnet [5]. In diesem Konzept glaubt man, dass der Verlauf der Sepsis einer Fahrt in einem von 5 Tunneln gleiche, wobei allerdings 4 der 5 Durchfahrten tödlich enden. Richard S. Hotchkiss hat die Tunnel sogar mit Biomarkern charakterisiert (Abb. 1.1).

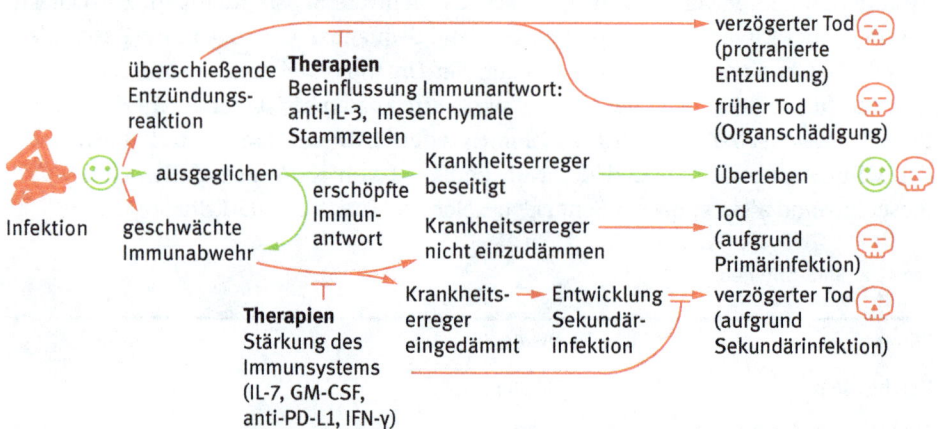

Abb. 1.1: Beeinflussung der Immunantwort auf Sepsis. Potenzielle Immuntherapien können die Immunreaktion modulieren, indem eine übermäßige Entzündungsreaktion abgeschwächt oder die Immunität gestärkt wird, um so das Outcome der Patienten positiv zu beeinflussen. Modifiziert nach: Richard S. Hotchkiss, Edward R. Sherwood: Getting sepsis therapy right, Science, Vol. 347, 13.03.2015, Issue 6227, pp. 1201–1202.

Zwei Tunnel waren durch eine Hyperinflammation gekennzeichnet, wobei einer dieser Tunnel sehr kurz ist und die Patienten sehr schnell im septischen Schock versterben. Im anderen Tunnel ist der Verlauf länger, aber die Patienten versterben am Ende durch anhaltende Inflammation am Multiorganversagen. Zwei weitere Tunnel beschreibt er als immunparalytische Gegenbewegung zur Inflammation. Die Reaktion des Immunsystems auf jede Angriffsbemühung mit einer Abwehr zu begegnen, scheint sicherlich sehr sinnvoll, da es sonst keine Reparatur geben würde. Doch auch diese zwei Tunnel können tödlich enden. Wenn erstens die Abwehrbewegung zu stark ist und die Patienten den primären Keim nicht ausreichend bekämpfen können. Oder zweitens sich im Verlaufe dieses Syndroms eine nosokomiale Infektion an die andere anschließt und der Patient in einer immunologischen Erschöpfung verstirbt. Nur wenn sich Inflammation und Antiinflammation im Gleichgewicht befinden, fährt man in den grünen Tunnel und kann eine Sepsis überleben. Dieses Modell hat dazu geführt, dass man die Patienten immunlogisch charakterisierte und nach Bedarf mit immunmodulatorischer Therapie behandelte. Doch, obwohl dieses Konzept durch viele Forschungsergebnisse Bestätigung erfuhr, konnten immunologische Therapien bisher nicht helfen, die hohe Sepsismortalität zu senken. Trotz des deutlich besseren Verständnisses über den Pathomechanismus bei Sepsis waren die meisten klinischen Studienergebnisse weiterhin sehr ernüchternd. Dieses wurde auch darauf zurückgeführt, dass die untersuchten Patientenkohorten viel zu inhomogen eingeschlossen wurden. Um dieser Schwachstelle auf wissenschaftlicher Basis zu begegnen, hat ein internationales Expertenkonsortium 2016 wiederum eine neue Definition in drei JAMA-Veröffentlichungen publiziert. Die Beschlüsse der beiden ersten Konsenskonferenzen wurden als „Sepsis 1"- und „Sepsis 2"-Definition bezeichnet, um den Wandel und die Entwicklung der Leitlinien über die Jahrzehnte besser zu beschreiben. Im Kontext der neuen, dritten Definition ist der Terminus „Sepsis 3" geschaffen worden. In dieser Definition wird die Sepsis jetzt als lebensbedrohliche Organdysfunktion, die durch eine dysregulierte Wirtsreaktion auf Infektion verursacht wird, definiert [6].

Das Vorhandensein der Organdysfunktion ist nun das Schlüsselelement für die Erkennung dieses Syndroms und dieser pathologische Zustand kann durch Verwendung des „Sequential Organ Failure Assessment Score" beurteilt werden. Dieser Score basiert auf 6 verschiedenen Komponenten, jeweils eine für das Atmungs-, Herz-Kreislauf-, Leber, Gerinnung-, Nieren- und neurologische System [7]. In dieser Definition wird die Sepsis durch einen Anstieg des SOFA-Scores ≥ 2 Punkte aufgrund einer Infektion definiert. Der septische Schock wird durch anhaltende Hypotonie bestimmt, bei der Vasopressoren einen mittleren arteriellen Druck von 65 mmHg oder mehr und einen Serumlaktatspiegel von mehr als 2 mmol/l ohne Hypovolämie aufrechterhalten müssen. Eine Frühdiagnose und eine schnelle Einleitung der Behandlung sind nun entscheidende Faktoren, um die Mortalität durch Sepsis zu senken. Die häufigste Ursache für eine Sepsis ist eine bakterielle Infektion, während eine geringe Anzahl von Fällen auch auf Viren, Parasiten und Pilze zurückzuführen ist [8].

Im Mittelpunkt der Sepsis-3-Definition steht wie bereits zuvor erwähnt die Unterscheidung von einer „unkomplizierten Infektion" (ohne Organdysfunktion) und „Infektion mit fehlregulierter Immunantwort und konsekutiver Organdysfunktion". Für ein strukturiertes Assessment der Organdysfunktion in der Sepsis, wird der SOFA-Score herangezogen, dessen Anstieg um ≥ 2 Punkte definitionsgemäß für die Diagnosestellung einer Sepsis vorausgesetzt wird. Jedoch merken die Autoren der Sepsis-3-Definition den großen Zeitaufwand für die Erhebung des SOFA-Score selbst kritisch an. Die benötigte Zeit für die Erhebung des SOFA-Scores steht im direkten Widerspruch mit dem besonders zeitkritischen Behandlungsbeginn der Sepsis, wie es z. B. auch das 1-Stunden-Bundle der Surviving-Sepsis-Campaign fordert. Für die Akutsituation wurde für die rasche „Notfalldiagnostik", z. B. für den Notarzt oder in den Notaufnahmen, der „Quick-SOFA" oder kurz auch qSOFA etabliert, um mit minimalem Aufwand die Verdachtsdiagnose einer Sepsis stellen zu können und unmittelbar (innerhalb von wenigen Minuten) unter dem Verdacht einer Sepsis mit der Behandlung beginnen zu können. Der qSOFA dient hierbei als Tool zur Früherkennung gefährdeter Sepsis-Patienten (Verdachtsfälle) und konkurriert daher nicht mit dem definitionsrelevanten SOFA-Score. Die wissenschaftliche Basis für den qSOFA bildet eine gigantische retrospektive Analyse von 44 Beobachtungsstudien und drei großen US-amerikanischen Registerarbeiten mit mehr als drei Millionen ausgewerteten Patientendaten. Hierbei wurden drei Parameter (Atmung, Blutdruck, Bewusstsein) identifiziert, deren Veränderung Patienten mit einem stark erhöhten Sterberisiko anzeigen, die folgend im qSOFA zusammengefasst wurden [9]. Er ist als positiv zu werten, wenn ≥ 2 der 3 Kriterien bei zusätzlichem Infektionsverdacht auffällig verändert sind. Dieser qSOFA kann vor allem in der Präklinik, auf den Normalstationen und in der Notaufnahme den Verdacht auf eine Sepsis rasch konkretisieren und eine wichtige Rationale für die sofortige Verlegung auf eine Intensivstation für die Weiterversorgung darstellen. Für die nachgeschaltete weitere Versorgung und abschließende Diagnostik auf der Intensivstation wird, parallel zu der Akuttherapie, der umfangreichere SOFA-Score empfohlen. Somit sind qSOFA und SOFA-Score keine konkurrierenden Elemente, sondern zwei sich gegenseitig ergänzende Tools in der klinischen Sepsisversorgung. Obwohl der qSOFA auf den ersten Blick ein sehr intelligentes Bindeglied im Spannungsfeld zwischen der „zeitaufwendigen" Diagnose mittels SOFA-Score und der Notwendigkeit einer innerhalb von Minuten zu beginnenden Sepsis-Akuttherapie darstellt, geriet dieser nach der Veröffentlichung der Sepsis-3-Definition rasch in die Kritik [10]. Doch worauf beruhten die Divergenzen um den qSOFA? Hauptkritikpunkte waren die nicht prospektiv nachgewiesene Validität und die zu starke Fokussierung der Sepsis-assoziierten Sterblichkeit. Die fehlende prospektive Validierung konnte damals natürlich nur eingeschränkt entkräftet werden. Die Fokussierung auf ein sehr hohes Sterberisiko wurde hingegen von den Sepsis-3-Autoren als gewolltes Ziel bestätigt. In der darauffolgenden Diskussion war das entscheidende Gegenargument, dass die SIRS-Kriterien (als Alternative) zu viele falsch-positive Patienten beinhaltet und somit nicht brauchbar ist, um die „kritischen" Patienten

Patient mit vermuteter
Infektion

qSOFA ≥ 2?
(siehe *A*) — nein → weiterhin bestehender
Verdacht auf eine Sepsis — nein → klinische Überwachung.
Reevaluation bei erneutem
Sepsisverdacht

ja

Anzeichen einer
Organdysfunktion

SOFA ≥ 2?
(siehe *B*) — nein → Reevaluation bei erneutem
Sepsisverdacht

A qSOFA
· Atemfrequenz
· Bewusstsein
· systolischer Blutdruck

ja

Sepsis

trotz ausreichender Flüssigkeitszufuhr
1. Vasopressoren zur Aufrechterhaltung
eines MAD ≥ 65 mmHg erforderlich
und
2. Serumlaktatspiegel > 2 mmol/l

nein

B SOFA Variablen
· PaO_2/FiO_2-Verhältnis
· Glasgow Coma Scale
· mittlerer arterieller Blutdruck
· Einsatz von Vasopressoren nach Art und
Dosierung
· Serumkreatinin oder Diurese
· Bilirubin
· Thrombozytenzahl

ja

septischer Schock

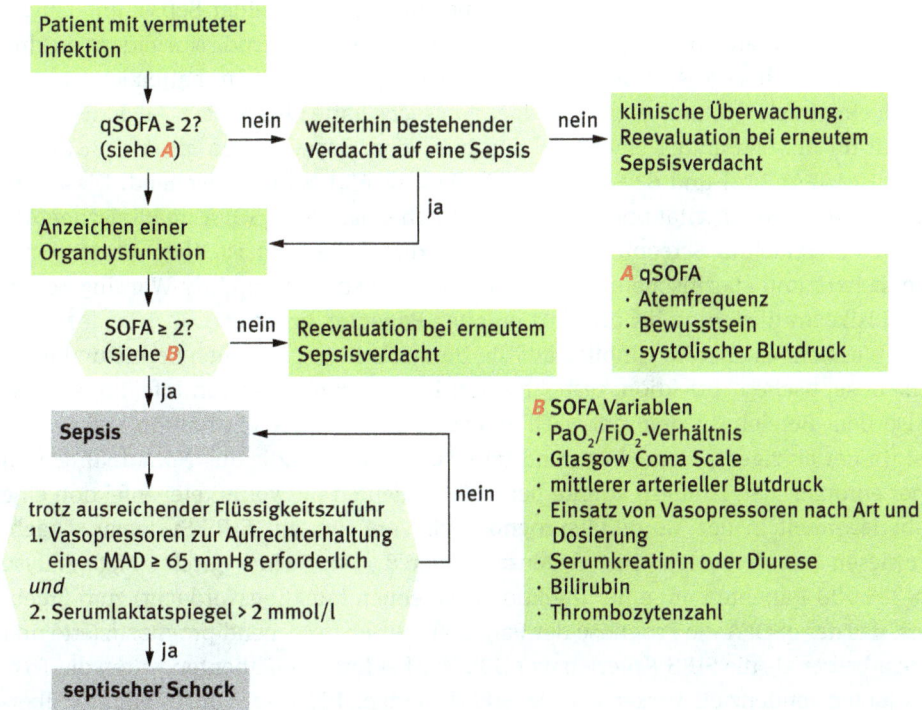

Abb. 1.2: Fluss-Diagramm der klinischen Kriterien zur Identifizierung von Patienten mit Sepsis und septischem Schock. Der qSOFA ist rot umrandet und steht im Arbeitsprozess nach der Verifikation eines Infektionsverdachtes.

zuverlässig zu identifizieren. Die extrem hohe Sensitivität ist formal natürlich wünschenswert, bei gleichzeitig aber nahezu fehlender Spezifität, verlieren die SIRS-Kriterien jedoch formal ihren diagnostischen Vorteil. In der Sepsis-3-Definition ist der qSOFA im dargestellten Arbeitsprozess erst *„im Anschluss"* an die Erhebung eines Infektionsverdachtes aber „vor" die Erhebung des SOFA-Score eingeordnet (Abb. 1.2).

Wie bereits zuvor dargestellt, empfiehlt die Sepsis-3-Definition den qSOFA als Tool zur Letalitätsprognose von Patienten mit einer Infektion (bzw. einem Infektionsverdacht). Daher weisen die Urheber des qSOFA diesen explizit nicht als allgemeines Screening-Tool auf Sepsis bzw. auf eine Infektion aus. Trotzdem scheint der Gedanke sehr attraktiv zu sein, den qSOFA auch für das allgemeine Screening in der Notaufnahme ohne vorherige Selektion von Patienten mit einer Infektion einzusetzen. Diese interessante Frage wurde kürzlich nochmals in einer Arbeit von Anand und Kollegen thematisiert [11]. Hierzu wurden mehr als 1 Million Patienten untersucht und diese den Gruppen qSOFA-positiv (≥ 2 Punkte) und qSOFA-negativ (< 2 Punkte), basierend auf Ihren Zustand bei der initialen Aufnahme im Krankenhaus zugeteilt. Im nächsten Schritt wurden Sensitivität und der positive prädiktive Wert (PPV) eines positiven qSOFA im Hinblick auf die Erkennung einer Infektion und einer Sepsis untersucht. Die Ergebnisse aus dieser Untersuchung sind sehr ernüchternd. Nur einer von drei Patienten, die bei der Aufnahme einen positiven qSOFA besaßen, hatten letztendlich auch eine Infektion, und sogar nur einer von sechs hatte eine Sepsis. Auch die Sensitivität für die Erkennung einer Infektion bzw. einer Sepsis waren mit 41,3 % (95 %-CI: 41,1 %–41,5 %) und 62,8 % (95 %-CI: 62,4 %–63,1 %) unzureichend. Diese auffällig geringe Sensitivität und Spezifität legt nahe, dass der qSOFA im klinischen Alltag als allgemeines Screening-Tool nicht wirklich brauchbar ist. Hier werden empfindlichere und spezifischere Instrumente, wie die erwähnten Early-Warning-Scores zur Risikostratifizierung bei unselektionierten Patienten benötigt.

Wie sieht es aber im Hinblick auf die Unterscheidung zwischen Sepsis und einer „nicht-septischen" Infektion, respektive der Letalitätsprognose von Infektionen aus? Also dem Bereich, in dem der qSOFA-Score gemäß Sepsis-3-Definition vorgesehen ist. In der einzigen prospektiven und multizentrischen Studie aus Notaufnahmen in vier europäischen Ländern konnte bei 1.088 Patienten mit vermuteter Infektion eine Überlegenheit in der Mortalitätsprognose im Vergleich zur SIRS-Systematik nachgewiesen werden [12]. Im Gegensatz hierzu kam eine große Metaanalyse (> 385.000 Patienten mit einer Infektion bzw. einem Infektionsverdacht) zum Ergebnis, das der qSOFA die Prognose der Patienten nur unzureichend prognostizierte und nicht besser als die SIRS-Kriterien war [13]. Nur bei Intensiv-Patienten waren die Trefferquoten tendenziell besser als die SIRS-Kriterien. Die insgesamt qualitativ überschaubare Studienlage erschwert eine abschließende Beurteilung des qSOFA als Element zur Risikostratifizierung von Patienten mit einer Infektion und fordert hier weitere Untersuchungen.

Das aktuelle Bild der Pathogenese einer Sepsis beruht auf einer komplexen Interaktion zwischen dem Immunsystem und weiteren wirtsspezifischen Faktoren wie der Genetik und Epigenetik und den infektionsverursachenden Mikroorganismen. Die klinischen Manifestationen sind aus diesem Grund sehr unterschiedlich und können zu schweren Organdysfunktionen und zum Tod führen. Trotz bemerkenswerter Fortschritte bei der Behandlung von Patienten mit Sepsis sind ihre frühzeitige Erkennung und rechtzeitige Behandlung nach wie vor von größter Bedeutung.

Die Sepsis-3-Definitionen unterstreichen das Konzept einer dysregulierten Immunantwort, die zu einer potenziell modifizierbaren lebensbedrohlichen Organfehlfunktion führt, obwohl auch hier einige wichtige Fragen offenbleiben. So ist weiterhin nicht eindeutig geklärt, was die „Fehlregulation" des Immunsystems eigentlich charakterisiert. Es zeigt sich auch, dass die Sepsis-3-Definition nicht ausreicht, um Patienten mit schweren Infektionen präemptiv zu erkennen, also, bevor es zu einer Organfunktionsstörung kommt. Auch die Verharmlosung von Infektionen, die nicht den aktuellen Sepsis-3-Kriterien entsprechen, kann eine Früherkennung einer sich entwickelnden Sepsis behindern.

Die Sepsis-3-Definition bietet aber eine eindeutige Definition für Sepsis und septischen Schock und sollte Klinikern hierdurch eine Orientierungshilfe bieten, um vor allem Risikopatienten zu identifizieren und das Verständnis der globalen Epidemiologie der Sepsis zu erleichtern. Von daher muss es unser wissenschaftliches Bestreben sein, auf der soliden Grundlage der Sepsis-3-Definition weitere Diskussionen zu führen, wie die Definition des pleiotropen Sepsis-Syndroms weiter verbessert werden kann.

Literatur

[1] Bone RC, Sprung CL, Sibbald WJ. Definitions for sepsis and organ failure. Crit Care Med. 1992;20(6):724–6.

[2] Levy MM, Fink MP, Marshall JC, et al. 2001 SCCM/ESICM/ACCP/ATS/SIS International Sepsis Definitions Conference. Crit Care Med. 2003;31(4):1250–6.

[3] Churpek MM, Zadravecz FJ, Winslow C, Howell MD, Edelson DP. Incidence and Prognostic Value of the Systemic Inflammatory Response Syndrome and Organ Dysfunctions in Ward Patients. Am J Respir Crit Care Med. 2015;192(8):958–64.

[4] Kaukonen KM, Bailey M, Pilcher D, Cooper DJ, Bellomo R. Systemic inflammatory response syndrome criteria in defining severe sepsis. N Engl J Med. 2015;372(17):1629–38.

[5] Hotchkiss RS, Monneret G, Payen D. Sepsis-induced immunosuppression: from cellular dysfunctions to immunotherapy. Nat Rev Immunol. 2013;13(12):862–74.

[6] Singer M, Deutschman CS, Seymour CW, et al. The Third International Consensus Definitions for Sepsis and Septic Shock (Sepsis-3). JAMA. 2016;315(8):801–10.

[7] Vincent JL, Moreno R, Takala J, et al. The SOFA (Sepsis-related Organ Failure Assessment) score to describe organ dysfunction/failure. On behalf of the Working Group on Sepsis-Related Problems of the European Society of Intensive Care Medicine. Intensive Care Med. 1996;22(7):707–10.

[8] Beale R, Reinhart K, Brunkhorst FM, et al. Promoting Global Research Excellence in Severe Sepsis (PROGRESS): lessons from an international sepsis registry. Infection. 2009;37(3):222–32.

[9] Shankar-Hari M, Phillips GS, Levy ML, et al. Developing a New Definition and Assessing New Clinical Criteria for Septic Shock: For the Third International Consensus Definitions for Sepsis and Septic Shock (Sepsis-3). JAMA. 2016;315(8):775–87.

[10] Simpson SQ. New Sepsis Criteria: A Change We Should Not Make. Chest. 2016;149(5):1117–8.

[11] Anand V, Zhang Z, Kadri SS, et al. Epidemiology of Quick Sequential Organ Failure Assessment Criteria in Undifferentiated Patients and Association With Suspected Infection and Sepsis. Chest. 2019;156(2):289–97.

[12] Freund Y, Lemachatti N, Krastinova E, et al. Prognostic Accuracy of Sepsis-3 Criteria for In-Hospital Mortality Among Patients With Suspected Infection Presenting to the Emergency Department. JAMA. 2017;317(3):301–8.

[13] Fernando SM, Tran A, Taljaard M, et al. Prognostic Accuracy of the Quick Sequential Organ Failure Assessment for Mortality in Patients With Suspected Infection: A Systematic Review and Meta-analysis. Ann Intern Med. 2018;168(4):266–75.

2 Sepsis – Epidemiologie, Sterblichkeit und gesundheitsökonomische Aspekte

Frank M. Brunkhorst

2.1 Problematik der Sepsisdefinition

Die seit fast 3 Jahrzehnten verwendete Sepsis-Definition (*Sepsis-1*) beruhte wesentlich auf dem SIRS-Konzept, welche von einer Expertenkommission im Jahr 1992 vorgeschlagen [1] und von einer weiteren Expertenkommission im Jahre 2001 (*Sepsis-2*) modifiziert wurde [2]. Dabei wurden mindestens zwei von vier Kriterien für die Diagnose einer Sepsis gefordert. Die SIRS-Kriterien, die eine Hypo- (≤ 36° C) oder Hyperthermie (≥ 38° C), Tachykardie (≥ 90/min), Tachypnoe (≥ 20/min) sowie eine Leukozytose ≥ 12.000/µl oder Leukopenie ≤ 4.000/µl und/oder Linksverschiebung > 10 % beinhalten, wurden jedoch als kategoriale Bestandteile der Sepsisdefinition zunehmend in Frage gestellt. So konnten Churpek et al. zeigen, dass mehr als die Hälfte der Patienten während eines Krankenhausaufenthalts mehr als 2 SIRS-Kriterien aufwiesen [3]. Sprung et al. zeigten, dass nahezu alle Patienten, die auf eine Intensivstation aufgenommen wurden, mindestens ein SIRS-Kriterium erfüllten [4]. Darüber hinaus wiesen Kaukonen et al. nach, dass einer von acht Patienten mit einer lebensbedrohlichen gesicherten Infektion – also bei Vorliegen einer klinischen Sepsis – *weniger* als zwei SIRS-Kriterien aufwies [5].

2016 hat die „Sepsis-3 Task Force", eine internationale Arbeitsgruppe der European Society of Intensive Care Medicine (ESICM) und der Society of Critical Care Medicine (SCCM) die Sepsis auf wissenschaftlicher Basis neu definiert, um diesen Inkonsistenzen zu entgegnen [6]. Erstmals wurde dabei die Sepsisdiagnose in Krankenhäusern, also auch auf Normalstationen und Notaufnahmen in den Vordergrund gestellt. Sepsis wird demnach immer durch eine akut lebensbedrohliche, weil dysregulierte Wirtsreaktion (Organdysfunktion) auf eine Infektion verursacht. Der Begriff der „schweren" Sepsis entfällt, weil es eine „leichte" Sepsis in diesem Konzept nicht gibt. Die Autoren schlagen vor, stattdessen folgerichtig von einer „Infektion" zu sprechen. Für die Erfassung der Sepsis-assoziierten Organdysfunktion wird eine Veränderung des Sequential Organ Failure Assessment (SOFA) Score um ≥ 2 Punkte vorgeschlagen. Dieser Score, der 6 Organsysteme nach 4 Schweregraden der Organdysfunktion einstuft umfasst 0–24 Punkte. Die SIRS-Kriterien behalten jedoch weiter ihre Gültigkeit für die Diagnose einer Infektion.

Der septische Schock wird definiert über eine trotz adäquater Volumensubstitution persistierende Vasopressorpflichtigkeit, um einen mittleren arteriellen Druck ≥ 65 mmHg aufrecht zu erhalten. Zusätzlich muss das Serum-Laktat auf > 2 mmol/l (> 18 mg/dl) erhöht sein [6].

Diese neue Sepsisdefinition revidiert die bisherige kategoriale Hierarchie der Schweregrade infektionsbezogener Erkrankungen aber auch die bisherigen publizier-

https://doi.org/10.1515/9783110673395-002

ten Schätzungen zur Sepsisinzidenz fundamental. Statt der seit 1991 verwendeten Terminologie, welche eine Skalierung des Schweregrades von *Infektion, Sepsis, schwere Sepsis und septischem Schock* beinhaltete, beschränkt sich die neue Terminologie auf die Schweregrade *Infektion, Sepsis und septischer Schock*. Hiermit werden alle bisher unter dem Begriff „Sepsis" subsummierten Fallzahlen aus bisherigen epidemiologischen Studien redundant. Auch der ICD-10-GM 2020 Katalog hat eine Anpassung im Sinne der Sepsis-3-Definition für Erwachsene vorgenommen.

Merke:
- Sepsis ist definiert als lebensbedrohliche Organdysfunktion, die durch eine fehlregulierte Wirtsantwort auf eine Infektion verursacht wird
- Die SIRS-Kriterien behalten ihre Gültigkeit für die Diagnose einer Infektion
- Der Begriff der „schweren" Sepsis ist nicht mehr zu verwenden

2.2 Sepsis – „Global Burden of Disease"

Eine jüngste Veröffentlichung zur globalen Sepsis-Inzidenz und -Mortalität schätzte die Anzahl weltweiter Sepsisfälle für das Jahr 2017 auf 48,9 Millionen und die Anzahl Sepsis-assoziierter Todesfälle auf 11 Millionen, mit den höchsten Fallzahlen und Sterblichkeitsraten in Subsahara-Afrika, Ozeanien, Südasien, Ostasien und Südostasien [7]. Diese Zahlen beruhen auf komplexen statistischen Modellierungen, welche zur Inzidenzschätzung administrative Daten aus 10 und zur Mortalitätsschätzung aus 4 Ländern verwendeten und auf die globale Population von 195 Ländern hochrechneten. Eine weitere Limitation ist die Falldefinition. Obwohl die Autoren angeben, die aktuelle Definition von Sepsis (akute Infektion plus akute Organdysfunktion) zu verwenden [6], wird nahezu jede Art von Infektion, unabhängig davon, ob sie lokalisiert (entzündliche Durchfallserkrankungen, Masern, Leishmaniasis) oder chronisch (Tuberkulose, Malaria, HIV/AIDS) verläuft, in die Modelle einbezogen. Dabei wird nicht berücksichtigt, dass spezifische Infektionen zu einer „chronischen" *lokalen* Organdysfunktion führen können, ohne eine fehlregulierte systemische Wirtsantwort zu erzeugen, die für eine Sepsis pathognomisch ist [6].

2.3 Sepsis in Deutschland

2.3.1 DRG-Statistiken

Eine jüngste Erhebung von Fleischmann et al., die auf der Grundlage einer Abfrage der vom Statistischen Bundesamt nach § 21 Krankenhausentgeltgesetz (KhEntgG) erhobenen DRG-Statistik beruhte, zeigte Schätzungen für Deutschland auf [8]. Hierbei wurden neben den mikrobiologisch orientierten sog. A-Kodierungen, die expliziten

ICD-10-Codes für „Sepsis" (R65.0!), „schwere" Sepsis (R65.1!) und septischer Schock (R57.2) als Surrogat verwendet. Im Jahr 2011 wurden demnach insgesamt 240.470 Fälle entweder mit „Sepsis", „schwerer" Sepsis oder septischem Schock kodiert. Die Krankenhaussterblichkeit dieser Grundgesamtheit betrug 25,5 %. Betrachtet man nur die Fälle, die mit R65.1! oder R57.2 kodiert wurden (96.558 Fälle), betrug die Krankenhaussterblichkeit 46,1 %. Die über den Code R57.2 kodierten Fälle (27.151 Fälle) wiesen eine Krankenhaussterblichkeit von 59,5 % auf. Weiterhin wurde ein kontinuierlicher Anstieg der über Sepsis-Kodierungen ermittelten Fallzahlen von jährlich ca. 5,7 % über die Jahre 2013 bis 2017 festgestellt.

Unter Verwendung einer ähnlichen Falldefinition und Methodik extrahierten Heublein et al. die Fallzahlen ebenfalls für das Jahr 2011 aus dem DRG-Datensatz und kamen auf insgesamt 175.051 Fälle, davon 87.150 mit „Sepsis", 69.016 mit „schwerer" Sepsis und 18.885 mit septischem Schock [9], Abb. 2.1. Die Krankenhaussterblichkeitsraten betrugen 10,5 % für „Sepsis", 42,8 % für die „schwere" Sepsis und 60,5 % für den septischen Schock. Insgesamt nur 37,8 % der Fälle wurden intensivmedizinisch behandelt, davon 19,6 % mit „Sepsis", 50,7 % mit „schwerer" Sepsis und 74,3 % mit septischem Schock. Atemwegsinfektionen wurden als die häufigste Infektionsquelle kodiert („Sepsis": 7,8 %; „schwere" Sepsis: 48,2 %; septischer Schock: 60,2 %), gefolgt von Weichteil/Knocheninfektionen (17,4, 20,4 und 25,7 %), sowie intraabdominalen Infektionen (11,4, 18,1 und 25,9 %). Als die häufigsten Sepsiserreger wurden Staphylococcus aureus (26,8 %), Escherichia coli (44,7 %) und Streptokokken (18,7 %) kodiert.

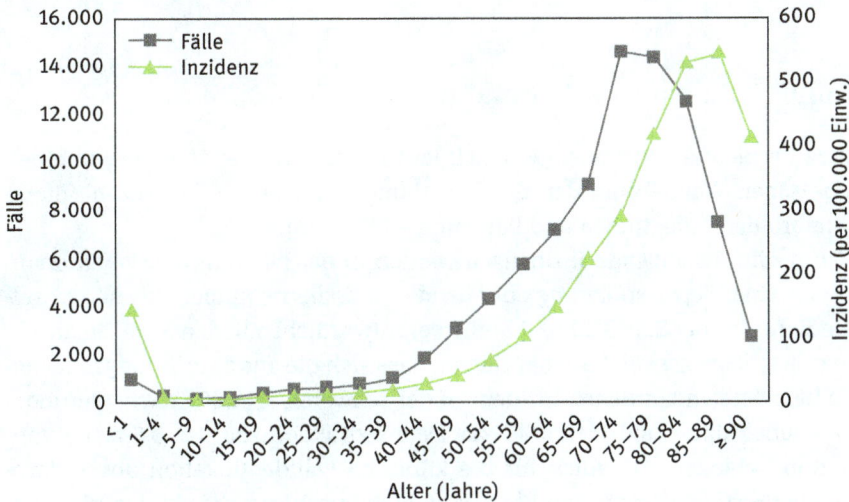

Abb. 2.1: Schwere Sepsis (R65.1) und septischer Schock (R57.2) in deutschen Krankenhauseinrichtungen 2011; Fallzahlen und Inzidenz pro 100.000 Einwohner in Abhängigkeit vom Lebensalter [9].

Tab. 2.1: Fallzahlschätzungen und Krankenhaussterblichkeit aus DRG-Daten für die Jahre 2011 bzw. 2017. Fallzahlen für „schwere" Sepsis (R65.1!) und septischer Schock (R57.2) entsprechend der Sepsis-1-Definition bei Heublein et.al [9] und Fleischmann et al. [8] Die IQTIG-Daten berücksichtigen dagegen die Sepsis-3-Definition [17].

	Heublein et al. 2013, Jahr 2011, Sepsis-1	Fleischmann et al. 2016, Jahr 2011, Sepsis-1	IQTIG 2020, Jahr 2017, Sepsis-3
Fallzahlen Sepsis und septischer Schock	87.901	96.558	ca. 91.000
Fallzahl septischer Schock	18.885	27.151	ca. 26.000
Krankenhaussterblichkeit Sepsis und septischer Schock	46,5 %	46,1 %	38,4 %
Krankenhaussterblichkeit septischer Schock	60,5 %	59,5 %	56,7 %

Merke:
– Die jährliche Fallzahl von Sepsis einschließlich septischem Schock wird in Deutschland auf ca. 90.000 geschätzt.
– Die Krankenhaus-Sterblichkeitsrate von Sepsis einschließlich septischem Schock wird in Deutschland auf ca. 40–45 % geschätzt.
– Die 1-Jahres-Sterblichkeitsrate bei septischem Schock wird auf ca. 65–70 % geschätzt.

2.4 Problematik der Fallidentifikation aus DRG-Daten

Der Anstieg der Sepsis-Fallzahlen lässt sich laut Fleischmann et al. u. a. durch den demographischen Wandel und den damit verbundenen Anstieg der Anzahl älterer und multimorbider Patientinnen und Patienten erklären [8].

Als Grund für ansteigende Inzidenzen werden in der Literatur aber auch finanzielle Anreize einer Sepsiskodierung oder revidierte Kodierrichtlinien diskutiert, welche die Kodierung einer Sepsis für die Kodierverantwortlichen in den Kliniken attraktiv machen [10]. Gaieski et al. konnten zeigen, dass sich die aus abrechnungsrelevanten Daten berechneten jährlichen Inzidenzen der schweren Sepsis je nach zugrundeliegender Falldefinition und Methodik zur Datenextraktion um das 3,5-fache voneinander unterschieden [11]. Auch für die klinische Fallidentifikation aus elektronischen Patientenakten berichteten Rhee et al. einen positiven prädiktiven Wert von lediglich 70,4 % im Abgleich mit einer manuellen klinischen Validierung als Goldstandard [12]. Auch der Anteil der im Krankenhaus verstorbenen Patienten schwankte zwischen 14,7 % und 29,9 % je nach Datenextraktionsmethode. Fleischmann et al.

betonen daher, dass die internationale Vergleichbarkeit der publizierten Fallzahlen und Sterblichkeitsraten aufgrund der genannten Faktoren problematisch ist [8].

Schmidt et al. weisen auch auf Unterschiede der Versorgungsstrukturen im internationalen Vergleich hin, welche die Erfassung der Kurzzeitsterblichkeitsraten beeinflussen [13]. Danach beträgt die mittlere Liegedauer auf der Intensivstation bzw. im Krankenhaus in Großbritannien 4 bzw. 21 Tage [14], in Australien 3,2 bzw. 13,5 Tage [15] und in Kanada 6,9 bzw. 19,2 Tage [16]. In der deutschen Registerstudie von Schmidt et al. betrugen die Verweilraten dagegen 15,9 bzw. 33,2 Tage [13]. Auch in den auf Sozialdaten beruhenden Analysen des IQTIG ist die mittlere Krankenhaus-Verweilrate in Deutschland mit 25 Tagen länger als im internationalen Vergleich [17]. Zudem verfügt Deutschland, bezogen auf die Bevölkerungszahl, im internationalen Vergleich über die höchste Zahl an Intensivbetten. Im angelsächsischen Raum liegen die Kapazitäten deutlich darunter [18].

Eine vergleichende Querschnittsstudie zeigte 2008 für Großbritannien eine populationsbezogen zehnfach niedrigere intensivmedizinische Aufnahmerate als für Deutschland (216/100 000 versus 2353/100 000 Einwohner) [19]. Auch unterschiedliche Entlassungspraktiken beeinflussen die Mortalitätserfassungen. So werden in den USA durchschnittlich 6,2 % der aus dem Krankenhaus entlassenen Patienten direkt in ein Hospiz verlegt [12] – in Deutschland ist dies nur bei 0,3 % der Patienten der Fall [20].

> **Merke:** Die internationale Vergleichbarkeit publizierter Fallzahlen und Sterblichkeitsraten aus administrativen Daten ist nur eingeschränkt möglich auf Grund von:
> – unterschiedlichen Falldefinitionen und Methoden der Datenextraktion,
> – unterschiedlichen Versorgungsstrukturen zwischen den Gesundheitssystemen,
> – unterschiedlichen follow-up Zeiträumen

2.5 Problematik der Todesursachen-Zuschreibung

Die Inzidenz der Sepsis auf Normalstationen im Krankenhaus wird möglicherweise unterschätzt, die Inzidenz auf Intensivstationen eher überschätzt. Dies ist im Einklang mit Erhebungen aus Spanien, wo nur 32 % der Patienten mit „schwerer" Sepsis intensivmedizinisch behandelt wurden [21]. Patienten mit Sepsis, die außerhalb der Intensivstation sterben, sind überwiegend älter, gebrechlich und am Lebensende. Tatsächlich ereignen sich 77,5 % der durch Sepsis verursachten Todesfälle in England bei Patienten im Alter von 75 Jahren oder älter [22]. Aufgrund der hohen Inzidenz von Gebrechlichkeit und schweren Komorbiditäten dürfte eine Vielzahl der Sepsis-assoziierten Todesfälle weder auf eine Sepsis zurückzuführen noch durch eine rechtzeitigere und wirksamere Gesundheitsversorgung vermeidbar sein.

In einer Punktprävalenzstudie in walisischen Krankenhäusern mit 521 Patienten mit Sepsis waren nur 40 von 136 Todesfällen direkt oder möglicherweise auf Sepsis zurückzuführen. Von diesen 40 Todesfällen ereigneten sich 77,5 % bei Patienten mit erheblicher Gebrechlichkeit und in 70 % bei Patienten, bei denen im Falle eines Herzstillstands keine Wiederbelebungsmaßnahmen vorgesehen waren [23]. In einer US-amerikanischen Kohortenstudie wurde eine retrospektive Überprüfung der Krankenakten von 568 zufällig ausgewählten erwachsenen Patienten durchgeführt, die im Krankenhaus verstorben waren oder ins Hospiz entlassen wurden [24]. Die häufigsten zugrundeliegenden Todesursachen bei Patienten mit Sepsis waren solide Krebserkrankungen (21,0 %), chronische Herzerkrankungen (15,3 %), hämatologische Krebserkrankungen (10,3 %), Demenz (9,7 %) und chronische Lungenerkrankungen (9,0 %). Bei 40,3 % der Sepsis-assoziierten Todesfälle lagen bei der Aufnahme hospiztaugliche Bedingungen vor, am häufigsten Krebs im Endstadium. Lediglich bei 3,7 % wurde das Versterben als definitiv oder mäßig wahrscheinlich vermeidbar beurteilt; weitere 25 Sepsis-assoziierte Todesfälle (8,3 %) wurden als möglicherweise vermeidbar angesehen.

Merke:
– Alter und Komorbiditäten sind die wichtigsten prognostischen Determinanten, die das Outcome von Sepsispatienten beeinflussen.
– Ohne Risikoadjustierung sind die Sterblichkeitsursachen nur bedingt auf eine Sepsis und deren adäquate Behandlung rückführbar.
– Ein signifikanter Anteil von Patienten mit Sepsis wird auf Grund von hohem Lebensalter, Komorbiditäten und Gebrechlichkeit nicht mehr einer intensivmedizinischen Behandlung zugeführt.

2.6 Prospektive Registerdaten

Valide Daten zur Epidemiologie der Sepsis sind nur durch prospektive Registerstudien mittels aktiver täglicher Datenerfassung und festgelegten Protokollen zu erfassen. In einer prospektiven Registerstudie aller nicht-pädiatrischen Intensivstationen des Universitätsklinikums Jena konnten zwischen Januar 2011 und Dezember 2015 insgesamt 1975 Patienten mit „schwerer" Sepsis oder septischem Schock identifiziert und eingeschlossen werden (mittlere jährliche Fallzahl: n = 388) [13]. Das mediane Alter lag bei 66 Jahren (Interquartilsabstand [IQR] 58–76), 65,2 % der Patienten waren männlich. 90,4 % wurden mechanisch beatmet bei einer durchschnittlichen Beatmungsdauer von 250,8 Stunden (IQR 34,3–381,3). Die Sterblichkeitsrate lag auf der Intensivstation (ITS) bei 34,3 % (95-%-Konfidenzintervall [CI]: [32,2; 36,4]) und im Krankenhaus bei 44,7 % [CI 42,5; 46,9]. Die Kriterien eines septischen Schocks gemäß Sepsis-3-Definition trafen auf einen geringeren Anteil der Patienten zu (48,6 %), als dies nach Sepsis-1-Definition der Fall war (74,4 %). Die Gruppe nach Sepsis-3-Definition zeigte eine höhere stationäre Sterblichkeit. Die mediane Nachverfolgungszeit betrug 730 Tage (= 24 Monate). Nach 70 Tagen [CI 55 Tage; 88 Tage] war die Hälfte der Patienten verstorben (mediane Überlebenszeit). Die Überlebensrate belief sich ein Jahr nach Diagnosestellung auf 36 % [CI 34; 38] sowie auf 25 % [CI 22; 28] nach vier Jahren. In der multiplen Cox-Regression zeigten sich als Prädikatoren eines verringerten Langzeitüberlebens: Alter, nosokomialer Infektionsursprung, als Komorbiditäten Diabetes und zerebrovaskuläre Erkrankungen sowie die Liegedauer auf ITS und eine erfolgte Nierenersatztherapie.

Merke:
– Prospektive Registerstudien mit aktiver Datenerfassung und standardisierten Definitionen liefern valide Daten zur Häufigkeit und Prognose von Patienten mit Sepsis.
– Schätzungsweise 350 Patienten mit Sepsis werden jährlich auf den Intensivstationen eines deutschen Universitätsklinikums behandelt.

2.7 Deskriptive Auswertung zum Versorgungsgeschehen und zur Kodierung einer Sepsis mittels Sozialdaten einer Krankenkasse

Das Institut für Qualitätssicherung und Transparenz im Gesundheitswesen (IQTIG) hat im Rahmen der Erstellung einer Konzeptstudie zu einem Qualitätssicherungsverfahren Sepsis umfangreiche empirische Prüfungen anhand von Sozialdaten der Krankenkassen (gemäß § 299 Abs. 1a SGB V) durchgeführt und 2020 publiziert [17]. Hierbei wurden Zahlen sowohl zum stationären Versorgungsgeschehen vom 1. Januar 2016 bis 30. Juni 2018 (2,5 Jahre) ausgewertet und gemäß dem Regelungsbereich des G-BA auf die Versichertenpopulation der gesetzlichen Krankenversicherung (GKV) hochgerechnet. Dabei umfasste die *Sepsiskohorte 1* alle Sepsisfälle mit oder ohne Organdysfunktion (gemäß den sog. A-Kodierungen plus R57.2 oder R65.0! bzw. R65.1!), während in der *Sepsiskohorte 2* nur Sepsisfälle mit Organdysfunktion erfasst und die Sepsis-3-Definition zugrunde gelegt wurden. Dabei wurden folgende Altersgruppen auf Grundlage der Kodierrichtlinien gebildet: Neugeborene (0 bis 28 Tage), Säuglinge (29 bis 364 Tage), Kinder (1. bis 15. Lebensjahr) sowie Jugendliche und Erwachsene (16. bis 110. Lebensjahr).

2.7.1 Fallzahlen

Für die *Kohorte 1* ergaben sich insgesamt rund 350.000 stationär versorgte Sepsisfälle und für die *Kohorte 2* etwa 229.000. Diese Zahlen beruhen auf dem Untersuchungszeitraum von 2,5 Jahren. Bei einer jährlichen Betrachtungsweise wären dieses durchschnittlich etwa 140.000 Fälle in der *Kohorte 1* und etwa 91.000 Fälle in der *Kohorte 2*. Die mittlere Verweildauer für stationär versorgte Fälle der *Kohorte 1* lag bei 21 (median 13) Tagen. Der Mittelwert erhöht sich auf 25 (median 17) Tage für Fälle der *Kohorte 2*.

2.7.2 Krankenhaussterblichkeit

Die Krankenhaussterblichkeit betrug 26,3 % in der *Kohorte 1* mit einer 1-Jahres-Sterblichkeit von 43,3 %, gegenüber 38,4 % bzw. 55,1 % in der *Kohorte 2*. Bei Vorliegen einer Kodierung für septischen Schock betrugen die Sterblichkeitsraten 56,7 % und 69,3 %. Die häufigsten 8 Komorbiditätskategorien in beiden Kohorten waren die Kategorien Herzinsuffizienz, Nierenerkrankungen, maligne Erkrankungen, Diabetes mellitus, periphere arterielle Verschlusskrankheit, zerebrovaskuläre Erkrankungen, chronische pulmonale Erkrankungen sowie Demenz. Das IQTIG betont ausdrücklich, dass aufgrund des rein deskriptiven Auswertungsansatzes, die präsentierten Sterblichkeitsdaten nicht risikoadjustiert sind und daher die Sterblichkeitsursachen nur bedingt auf eine Sepsis und deren adäquate Behandlung rückführbar sind. Patientenseitige Risikofaktoren, wie das Alter [25–28], das Geschlecht [26], der Schweregrad der Sepsis [27], der Fokus der Sepsis [29] und Komorbiditäten [24,25,27,28,30–32] sollten bei den Mortalitätsschätzungen berücksichtigt werden.

2.7.3 Langzeit-Morbidität

Weiterhin ergab die Auswertung der Sozialdaten Hinweise auf eine möglicherweise Sepsis-assoziierte Langzeit-Morbidität, indem das Eintreten einer neu dokumentierten Pflegebedürftigkeit analysiert wurde. In der *Kohorte 1* (350.000 Fälle) wurde in 8,8 % während des stationären Aufenthalts oder in den ersten 180 Tagen nach Entlassung ein höherer Pflegegrad als vor der Aufnahme dokumentiert. In der *Kohorte 2* (229.000 Fälle) betrug diese Rate 10,7 %. Diese Raten an neuer Pflegebedürftigkeit sind deutlich niedriger als die ebenfalls auf Sozialdaten einer deutschen Krankenkasse beruhenden ICD-10-Kodierungen aus den Jahren 2013–2014 von Fleischmann-Struzek et al., die eine Rate von 31,5 % kalkulierten [33]. Hierbei wurde eine der im IQTIG-Bericht (*Kohorte 1*) vergleichbare Falldefinition verwendet. Das IQTIG analysierte ebenfalls die Rate der innerhalb von 6 Monaten nach Krankenhaus-Entlassung im ICD erfolgte Dokumentation neuer Diagnosen, bzw. potenzieller neuer Folgeerkrankungen, dabei wiesen 28,9 % der Patienten in der *Kohorte 1* eine oder mehrere neue ICD-10-Kodierungen auf, in der *Kohorte 2* betrug diese Rate 28,5 %. In der Studie von Fleischmann-Struzek et al. betrug der Anteil von Patienten mit neuen ICD-10 Kodierungen innerhalb von 12 Monaten nach Entlassung dagegen 74,3 % [33].

Einschränkend weist das IQTIG darauf hin, dass es problematisch ist, die Pflegebedürftigkeit der Sepsis oder anderen Grunderkrankungen bzw. unabhängigen Neuerkrankungen zuzuordnen. Außerdem sei die Pflegebedürftigkeit in ihrer Operationalisierung limitiert, da der wahre Zustand bzw. die Bedürfnisse der Patienten durch Sozialdaten bei den Krankenkassen nicht exakt abgebildet werden könne.

Merke: Die Erhebung der Sepsis-assoziierten Langzeit-Morbidität aus DRG- bzw. Sozialdaten ist problematisch.

2.8 Kosten der Intensivtherapie und Langzeitkosten

Eine retrospektive Studie aus Deutschland mit 385 Patienten aus drei Universitätskliniken bezifferte die mittleren Kosten pro Patient mit Sepsis auf 23.297 Euro (mittlere Tageskosten 1318 Euro). Die mittlere Liegedauer auf der Intensivstation betrug dabei 16,6 Tage, die Mortalität lag bei 43 % [34]. In einer Metaanalyse wurden 37 internationale Kostenstudien untersucht [35]. Die mittleren Krankenhauskosten pro Patient wurden auf 32.421 $ (IQR 20.745–40.835 $) geschätzt, die mittleren Kosten der intensivmedizinischen Behandlung pro Patient auf 27.461 $ (IQR 16.007–31.251 $). Die Schätzungen variierten dabei erheblich zwischen den eingeschlossenen Studien, abhängig von der Methode der Kostenberechnung, der Art der Sepsis und der untersuchten Population. Die über drei Jahre nach Krankenhausentlassung anfallenden direkten Kosten bei Sepsis-Überlebenden wurden kürzlich auf 29.088 Euro pro Patient geschätzt [33].

Merke: Die mittleren Krankenhauskosten werden pro Sepsispatient auf ca. 28.000 Euro geschätzt.

Literatur

[1] Bone RC, Balk RA, Cerra FB, et al. Definitions for sepsis and organ failure and guidelines for the use of innovative therapies in sepsis. The ACCP/SCCM Consensus Conference Committee. American College of Chest Physicians/Society of CriticalCareMedicine. Chest. 1992;101(6):1644–1655.

[2] Levy MM, Fink MP, Marshall JC, et al. 2001 SCCM/ESICM/ACCP/ATS/SIS International Sepsis Definitions Conference. Crit Care Med. 2003;31:1250–6.

[3] Churpek MM, Zadravecz FJ, Winslow C, Howell MD, Edelson DP. Incidence and Prognostic Value of the Systemic Inflammatory Response Syndrome and Organ Dysfunctions in Ward Patients. Am J Respir Crit Care Med. 2015;192(8):958–64. doi: 10.1164/rccm.201502-0275OC. PMID: 26158402; PMCID: PMC4642209.

[4] Sprung CL, Sakr Y, Vincent JL, et al. An evaluation of systemic inflammatory response syndrome signs in the Sepsis Occurrence In Acutely Ill Patients (SOAP) study. Intensive Care Med. 2006;32(3):421–7. doi: 10.1007/s00134-005-0039-8. Epub 2006 Feb 15. PMID: 16479382.

[5] Kaukonen KM, Bailey M, Pilcher D, Cooper DJ, Bellomo R. Systemic inflammatory response syndrome criteria in defining severe sepsis. N Engl J Med. 2015;372(17):1629–38. doi: 10.1056/NEJMoa1415236. Epub 2015 Mar 17. PMID: 25776936.

[6]   Singer M, Deutschman CS, Seymour CW, et al. The Third International Consensus Definitions for Sepsis and Septic Shock (Sepsis-3). JAMA. 2016;315(8):801–10. doi: 10.1001/jama.2016.0287. PMID: 26903338; PMCID: PMC4968574.

[7]   Rudd KE, Johnson SC, Agesa KM, et al. Global, regional, and national sepsis incidence and mortality, 1990–2017: analysis for the Global Burden of Disease Study. Lancet. 202018;395 (10219):200–211. doi: 10.1016/S0140-6736(19)32989-7. PMID: 31954465; PMCID: PMC6970225.

[8]   Fleischmann C, Thomas-Rueddel DO, Hartmann M, et al. Hospital Incidence and Mortality Rates of Sepsis. Dtsch Arztebl Int. 2016;113(10):159–66. doi: 10.3238/arztebl.2016.0159. PMID: 27010950; PMCID: PMC4814768.

[9]   Heublein S, Hartmann M, Hagel S, Hutagalung R, Brunkhorst FM. Epidemiology of sepsis in German hospitals derived from administrative databases. 6th International Congress on Sepsis and Multiorgan Dysfunction, September 4–6 2013, Weimar. Infection. 2013|41(1):Suppl.

[10] Rhee C, Gohil S, Klompas M. Regulatory mandates for sepsis care–reasons for caution. N Engl J Med. 2014;370(18):1673–6. doi: 10.1056/NEJMp1400276. Epub 2014 Apr 16. PMID: 24738642; PMCID: PMC4718398.

[11] Gaieski DF, Edwards JM, Kallan MJ, Carr BG. Benchmarking the incidence and mortality of severe sepsis in the United States. Crit Care Med. 2013;41(5):1167–74. doi: 10.1097/CCM.0b013e31827c09f8. PMID: 23442987.

[12] Rhee C, Dantes R, Epstein L, et al. Incidence and Trends of Sepsis in US Hospitals Using Clinical vs Claims Data, 2009–2014. JAMA. 2017;318(13):1241–1249. doi: 10.1001/jama.2017.13836. PMID: 28903154; PMCID: PMC5710396.

[13] Schmidt K, Gensichen J, Fleischmann-Struzek C, et al. Long-Term Survival Following Sepsis. Dtsch Arztebl Int. 2020;117(46):775–782. doi: 10.3238/arztebl.2020.0775. PMID: 33533711; PMCID: PMC7930463.

[14] Shankar-Hari M, Harrison DA, Ferrando-Vivas P, Rubenfeld GD, Rowan K. Risk factors at index hospitalization associated with longer-term mortality in adult sepsis survivors. JAMA Netw Open 2019;2:e194900 CrossRef MEDLINE PubMed Central.

[15] Kaukonen KM, Bailey M, Suzuki S, Pilcher D, Bellomo R. Mortality related to severe sepsis and septic shock among critically ill patients in Australia and New Zealand, 2000–2012. JAMA. 2014;311: 1308–16. CrossRef MEDLINE.

[16] Linder A, Guh D, Boyd JH, et al. Long-term (10-year) mortality of younger previously healthy patients with severe sepsis/septic shock is worse than that of patients with nonseptic critical illness and of the general population. Crit Care Med 2014;42:2211–8. CrossRef MEDLINE.

[17] https://iqtig.org/veroeffentlichungen/konzeptstudie-sepsis/ (as accessed on 08 February 2022).

[18] OECD: Beyond containment: health systems responses to COVID-19 in the OECD. 2020. https://read.oecd-ilibrary.org/view/?ref=119_119689-ud5comtf84&title=Beyond_Containment:Health_systems_responses_to_COVID-19_in_the_OECD (as accessed on 02 February 2022).

[19] Wunsch H, Angus DC, Harrison DA, et al. Variation in critical care services across North America and Western Europe. Crit Care Med. 2008;36:2787–93, e1–9. CrossRef MEDLINE.

[20] Fleischmann-Struzek C, Mikolajetz A, Schwarzkopf D, et al. Challenges in assessing the burden of sepsis and understanding the inequalities of sepsis outcomes between national health systems: secular trends in sepsis and infection incidence and mortality in Germany. Intens Care Med. 2018;44:1826–35. CrossRef MEDLINE PubMed Central.

[21] Esteban A, Frutos-Vivar F, Ferguson ND, et al. Sepsis incidence and outcome: contrasting the intensive care unit with the hospital ward. Crit Care Med. 2007;35(5):1284–9. doi: 10.1097/01.CCM.0000260960.94300.DE. PMID: 17414725.

[22] Singer M, Inada-Kim M, Shankar-Hari M. Sepsis hysteria: excess hype and unrealistic expectations. Lancet. 2019;394(10208):1513–1514. doi: 10.1016/S0140-6736(19)32483-3. PMID: 31657730.

[23] Kopczynska M, Sharif B, Cleaver S, et al. Sepsis-related deaths in the at-risk population on the wards: attributable fraction of mortality in a large point-prevalence study. BMC Res Notes. 2018;11(1):720. doi: 10.1186/s13104-018-3819-2. PMID: 30309393; PMCID: PMC6182791.

[24] Rhee C, Jones TM, Hamad Y, et al. Prevalence, Underlying Causes, and Preventability of Sepsis-Associated Mortality in US Acute Care Hospitals. JAMA Netw Open. 2019;2(2):e187571. doi: 10.1001/jamanetworkopen.2018.7571. PMID: 30768188; PMCID: PMC6484603.

[25] Ou L, Chen J, Hillman K, et al. The impact of postoperative sepsis on mortality after hospital discharge among elective surgical patients: a population-based cohort study. Critical Care. 2017;21:34. DOI: 10.1186/s13054-016-1596-7.

[26] Moore JX, Donnelly JP, Griffin R et al. Defining Sepsis Mortality Clusters in the United States. Critical Care Medicine. 2016;44(7):1380–1387. DOI: 10.1097/ccm.0000000000001665.

[27] König V, Kolzter O, Albuszies G, Thölen F. Einflussgrößen auf die Krankenhaussterblichkeit bei Patienten mit Sepsis – Entwicklung eines risikoadjustierten Modells auf Basis der Leistungsdaten deutscher Krankenhäuser. Zeitschrift für Evidenz, Fortbildung und Qualität im Gesundheitswesen. 2018;133:30–39. DOI: 10.1016/j.zefq.2018.03.001.

[28] Shankar-Hari M, Ambler M, Mahalingasivam V, et al. Evidence for a causal link between sepsis and long-term mortality: a systematic review of epidemiologic studies. Critical Care. 2016;20:101. DOI: 10.1186/s13054-016-1276-7.

[29] Schwarzkopf D, Fleischmann-Struzek C, Rüddel H, Reinhart K, Thomas-Rüddel, DO. A risk-model for hospital mortality among patients with severe sepsis or septic shock based on German national administrative claims data. PLoS ONE. 2018;13(3):e01943371. DOI:10.1371/journal.pone.0194371.

[30] Charlson ME, Pompei P, Ales KL, MacKenzie CR. A New Method of Classifying Prognostic Comorbidity in Longitudinal Studies: Development and Validation. Journal of Chronic Diseases. 1987;40(5):373–383. DOI: 10.1016/0021-9681(87)90171-8.

[31] Prescott HC, Osterholzer JJ, Langa KM, Angus DC, Iwashyna TJ. Late mortality after sepsis: propensity matched cohort study. BMJ. 2016;353:i2375:i2375. DOI: 10.1136/bmj.i2375.

[32] Elfeky S, Golabi P, Otgonsuren M, et al. The epidemiologic characteristics, temporal trends, predictors of death, and discharge disposition in patients with a diagnosis of sepsis: A cross-sectional retrospective cohort study. Journal of Critical Care. 2017;39:48–55. DOI: 10.1016/j.jcrc.2017.01.006.

[33] Fleischmann-Struzek C, Rose N, Freytag A, et al. Epidemiology and Costs of Postsepsis Morbidity, Nursing Care Dependency, and Mortality in Germany, 2013 to 2017. JAMA Netw Open. 2021;4 (11):e2134290. doi: 10.1001/jamanetworkopen.2021.34290. PMID: 34767025; PMCID: PMC8590172.

[34] Moerer O, Burchardi H. Kosten der sepsis [The cost of sepsis]. Anaesthesist. 2006;55(1):36–42. German. doi: 10.1007/s00101-006-1039-y. PMID: 16685555.

[35] Arefian H, Heublein S, Scherag A, et al. Hospital-related cost of sepsis: A systematic review. J Infect. 2017;74(2):107–117. doi: 10.1016/j.jinf.2016.11.006. Epub 2016 Nov 21. PMID: 27884733.

3 Pathophysiologie der Sepsis

Sebastian Weis, Michael Bauer

3.1 Einleitung

Die Sepsis ist ein dynamisches klinisches Syndrom mit vielfältigen Ursachen und Präsentationen. Das wesentliche und definierende Merkmal einer Sepsis ist die infektionsassoziierte lebensbedrohliche Organdysfunktion, die durch eine maladaptive Wirtsreaktion hervorgerufen wird. Der schwerste Verlauf der Sepsis wird als „Septischer Schock" bezeichnet. Er ist durch das gleichzeitige zusätzliche Auftreten von

1. kardiovaskulärem Versagen, d. h. die Aufrechterhaltung des Mittleren Arteriellen Druckes ≥ 65 mmHg ist nur mit Gabe von Vasopressoren erreichbar, und
2. zellulär/metabolischen Dysfunktionen, gemessen als Blutlaktat > 2 mmol/l

gekennzeichnet. Patienten mit septischem Schock haben eine deutlich erhöhte Mortalität [1]. Prinzipiell kann jede Infektion und jedes Pathogen zu einer Sepsis führen und in einem septischen Schock münden (Abb. 3.1). Allerdings dominieren im klinischen Alltag bestimmte Erreger wie *Escherichia coli* oder *Staphylococcus aureus*, z. B. bei immunkompetenten stationären Patienten, wohingegen virale oder fungale Erreger vor allem bei Patienten mit Immundefizienz zusätzlich als Auslöser identifiziert werden können. Die septische Organdysfunktion und ein möglicher direkter Gewebeschaden kann durch Pathogene, deren Produkte, wie z. B. Toxine und durch die Immunantwort des Wirtsorganismus hervorgerufen werden. Die früher synonymverwendeten Begriffe der „Blutvergiftung" oder „Septikämie" bilden die Pathogenese der Sepsis nicht ausreichend ab. Sie sind daher obsolet.

Aufgrund weiterer variabler Faktoren wie des initialen Infektionsfokus, der Dauer und Wirtsfaktoren wie Alter, Geschlecht, Komorbiditäten, (Epi)-genetik präsentiert sich die Sepsis als ein heterogenes und schwer zu behandelndes Krankheitsbild. Die der Sepsis zugrundeliegende maladaptive Wirtsreaktion kann sich prinzipiell auf drei Ebenen manifestieren:

1. als Hyperinflammation bzw. „Paralyse" des Immunsystems
2. als Endotheldysfunktion und
3. als Parenchymdysfunktion.

Letztere kann durch den *Sequential Organ Failure Assessment* (SOFA) Score einfach bestimmt werden und findet sich auch in der klinischen Definition der Sepsis wieder.

https://doi.org/10.1515/9783110673395-003

Sepsis-Definition nach Sepsis-3

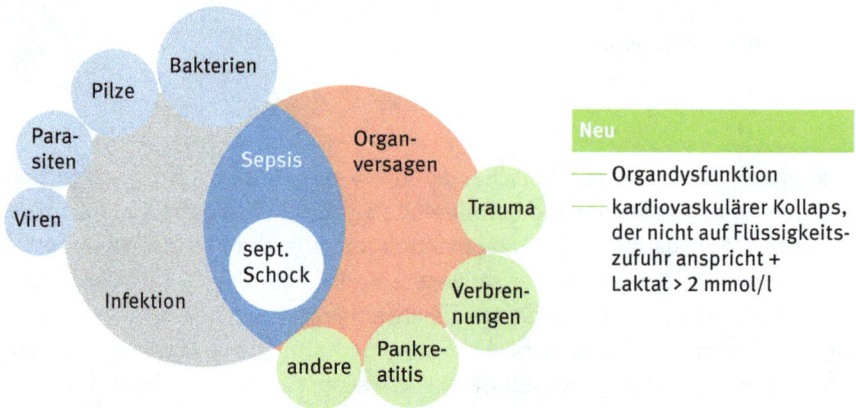

Sepsis-Definition nach Sepsis-3 als Organdysfunktion bei vermuteter oder bewiesener Infektion und septischer Schock als infusionsrefraktäres kardiovaskuläres Versagen und einem Laktat > 2 mmol/l als Zeichen der schweren zellulären/metabolischen Störung bei Sepsis.

Abb. 3.1: Sepsis bezeichnet den schwersten Verlauf von Infektionserkrankungen und ist durch das Auftreten von durch die Wirtsantwort bedingten, infektionsassoziierten Organdysfunktionen definiert (Abbildung adaptiert nach [1]).

3.2 Abwehrmechanismen des Wirts bei Infektionen

Grundsätzlich können alle Säugetiere – und so auch der Mensch – zwei sich ergänzende Abwehrstrategien verwenden, um die Schädigung des Organismus durch Infektionserkrankungen zu reduzieren: Diese werden in der Infektionsbiologie als *Resistenz* und *Erkrankungstoleranz/Resilienz*mechanismen bezeichnet [2]. Resistenzmechanismen in diesem Kontext beziehen sich nicht auf die Unwirksamkeit von Antiinfektiva. Sie bezeichnen in diesem Zusammenhang Abwehrmechanismen, die das Ziel haben direkt die Anzahl der Pathogene im Wirtsorganismus zu reduzieren, meint also klassischerweise die Wirkung der zellulären und humoralen Immunantwort. So werden zum Beispiel Mikroorganismen von neutrophilen Granulozyten und Makrophagen direkt durch oxidative Schädigung zerstört. Währenddessen wird allerdings auch das Endothel und das Parenchym oxidativem Stress und somit der Gefahr der Schädigung und Funktionseinschränkung ausgesetzt. Dieser Schaden wird als *Immunpathologie* bezeichnet und besitzt einen bedeutenden Anteil an inflammationsassoziierten Organschäden [3]. Parallel zur Infektionsresistenz haben Organismen eine weitere Abwehrstrategie entwickelt. Die *Erkrankungstoleranz* (engl. *Disease Tolerance*) bezeichnet die Kapazität eines infizierten Organismus, einem stressinduzierten Stimulus zu widerstehen und den durch pathogene Mikroorganismen, deren Produkte oder durch die Immunantwort hervorgerufenen Gewebeschaden (*tissue dama-*

ge) zu begrenzen, ohne direkt gegen die pathogenen Mikroorganismen gerichtet zu sein. Sie beruht auf zellulären metabolischen und transkriptionellen Adaptationen mit dem Ziel relevante zelluläre Parameter in einem Bereich zu halten, der die normalen Zellfunktionen aufrechterhält und so *Homöostase* sicherstellt. Als Teil der zellulären Adaptation werden grundlegende zelluläre Funktionen auf Kosten von weniger fundamentalen Funktionen sichergestellt. Dies wird durch die Expression bestimmter zytoprotektiver Gene bei gleichzeitiger Inhibition der generellen Proteinbiosynthese und nicht-essenzieller Genfunktionen reguliert [4,5]. Sie umfassen unter anderem Änderungen des Sauerstoffpartialdrucks, des pH-Wertes, der Glucose/ATP Konzentration (metabolischer Stress), der Osmolarität, der Konzentration diverser anderer Metaboliten etc. [3]. Als Beispiel für einen in der Sepsis aktiven Toleranzmechanismus kann die Regulation der Blutglukosewerte durch die hepatische Gluconeogenese angesehen werden [6].

In der Sepsis versagt dieser Abwehrmechanismus als Ausdruck der maladaptiven Reaktion vielfältiger Reparatur- und Defensivsysteme.

3.3 Lokale versus systemische Entzündungsreaktion

Grundlegend gilt, dass sich jede Sepsis aus einem initial begrenzten lokalen Infektionsfokus entwickelt. In der Sepsis kann dieser vom infizierten Organismus nicht adäquat unter Kontrolle gebracht werden. Dies resultiert in einer systemischen Immunantwort, die bei Fehlregulationen in der Folge zu Organversagen führen kann.

Dabei wird initial eine klassische Entzündungsreaktion durch die Zellen des adaptiven und innaten Immunsystems ausgelöst. Pathogene Mikroorganismen werden durch intra- und extrazelluläre Rezeptoren wie Toll-Like-Rezeptoren (TLR), Lektine und NOD-Like-Rezeptoren (NLR) detektiert. Diese Gruppe an Rezeptoren wird als *Pattern Recognition Receptors* (PRR) bezeichnet, da sie evolutionär konservierte Pathogen-spezifische Strukturen sogenannten *Pathogen-associated molecular patterns* (PAMPs) erkennen. Zu den bekanntesten gehören das bakterielle Molekül Lipopolysaccharid (LPS), das durch TLR-4 erkannt wird, und β-D-Glukan, einem komplexen Polysaccharid, das Zellwandbestandteil von Pilzen ist und auch in der Diagnostik von systemischen Pilzinfektionen eingesetzt werden kann. Darüber hinaus werden auch körpereigene Moleküle (*Danger associated molecular patterns*; DAMPs) detektiert, die bei Gewebeschaden freigesetzt werden und somit Hinweis auf das Vorliegen einer Infektion geben können [7]. Zu ihnen gehören Hitzeschockproteine (HSP), *high mobility group box 1 protein* (HMGB1) und das eisenhaltige Häm. Die Aktivierung von PRR ist der erste Schritt der Immunantwort und führt zu einer Ausschüttung von Chemokinen und Zytokinen, Anlockung (Recruitment) von Lymphozyten, und Endothelzellaktivierungen. Die klassischen lokalen Entzündungszeichen *„Rubor"*, *„Tumor"*, *„Kalor"*, *„Dolor"* und *„Functio laesa"* sind deren direkte Folge. Im weiteren Verlauf lösen systemische Zytokine eine generalisierte Inflammationsreaktion aus, die zu einem Anstieg der Körpertemperatur und der Herzfrequenz, zu einer Einschränkung der Nahrungsaufnahme, der Mobilität sowie des Sozial- und Reproduktionsverhaltens führen („*sickness behavior*"). Diese Vorgänge sind als Teil der normalen Entzündungsreaktion aufzufassen. Sie sind nicht spezifisch für die Sepsis. Das früher verwandte Sepsis-diagnostische Kriterium des *Systemic Inflammatory Response Syndrome* (SIRS) sollte daher nicht mehr verwendet werden. Pathophysiologisch ist daneben auch wichtig, dass sich zwar erhöhte Zytokine bei Sepsispatienten finden, aber der, über längere Zeit postulierte, Zytokinsturm nicht zwingend auftritt oder kausal zu einer Sepsis führt. Ein Hintergrund für diese Annahme war, dass experimentell gezeigt werden konnte, dass die Applikation von LPS oder zum Beispiel des Zytokins Tumor Nekrose Faktor (TNF) (in der Studie noch als *cachectin*) bezeichnet, zu einem ähnlichen raschen Multiorganversagen wie eine septisch-verlaufende Infektion führen kann [8]. Diese experimentellen Ansätze reflektieren allerdings nur in geringem Maße das protrahierte, multifaktorielle septische Krankheitsgeschehen bei kritisch kranken Patienten. Zwar gibt es eine Subgruppe an Sepsispatienten, z. B. bei gram-negativer Bakteriämie, die typischerweise eine Hyperinflammation aufweisen. Allerdings findet sich auch bei vielen Sepsispatienten diese nicht und sogar bei einigen Patienten eine Immunparalyse. Dementsprechend waren auch alle Studien, die bis zur Ära des COVID-19 getriggerten Lungenversagens eine Hemmung von Zytokinen zur Verbesserung des Outcomes von Sepsispatienten untersuchten, negativ. Inwiefern eine personalisierte Therapie, d. h. eine Immunstimulation ausschließlich in der Subgruppe von Patienten mit Immunparalyse und eine Zytokinhemmung ausschließlich in der Subgruppe von Patienten mit Hyperinflammation in diesen einen Effekt hat, ist Gegenstand laufender Studien; diesbezüglich sind die Daten zur Hemmung von IL-1 und IL-6 beim gutdefinierten Organversagen bei COVID als vielversprechend einzustufen.

In den letzten Jahren hat sich neben dem Problem unterschiedlicher Pathogene zunehmend gezeigt, dass auch wirtsseitig die alleinige Betrachtung immunologischer Vorgänge zum Verständnis der Pathogenese der Sepsis unzureichend ist. Die infektionsgetriggerte Aktivierung des Immunsystems und damit die Initiierung, die Aufrechterhaltung und die Beendigung (Resolution) der Immunreaktion ist ein relevanter Aspekt in der Entstehung einer Sepsis, wesentliche pathophysiologische Rollen haben darüber hinaus allerdings auch das Endothel und das Parenchym.

3.4 Die Rolle des Endothels

Das Endothel ist ein wesentliches Organ der physiologischen Wirtsreaktion bei Infektionen. Da Endothelzellen ebenfalls PRR exprimieren, sind auch sie in der Lage PAMPs und DAMPs zu erkennen. Dadurch wird eine „Aktivierung" von Endothelzellen ausgelöst, die unter anderem über NF-κB und MAPK vermittelt wird, die auch wesentlich an der Signaltransduktion in Immunzellen beteiligt sind [9].

Auch können Endothelzellen, äquivalent zu Immunzellen nach Aktivierung, Zytokine und Gerinnungsfaktoren etc. sezernieren. In Analogie zu den Zellen des adaptiven und innaten Immunsystems ist auch die Endothelzellaktivierung als physiologische Reaktion auf eine Infektion aufzufassen, deren Ziel es ist, Leukozyten zu rekrutieren und die Ausbreitung einer lokal-begrenzten Infektion zu verhindern.

Bereits früh in der Sepsis tritt eine maladaptive Endothelzellaktivierung auf. Sie bedingt die septischen Mikrozirkulationsstörungen und Gewebshypoperfusion. Eine erhöhte Endothelpermeabilität führt im Sinne eines *„circulus vitiosus"* zur Bildung eines intestinalen Ödems, Erhöhung des Gewebedrucks und lokaler Hypoperfusion. Darüber hinaus findet sich in der Sepsis auch eine Schädigung der Glykokalix, einer extrazellulären Schicht aus Glykoproteinen, Lipiden und Polysacchariden sowie der Barrierefunktion von *Tight Junctions* (lat. *Zonula occludens*) z. B. durch Internalisierung von *Vascular endothelial (VE)-Cadherin*. Als Folge beider Prozesse tritt eine übermäßige Permeabilität auf. Möglicherweise tragen auch direkte Zellschädigungsmechanismen, wie Apoptose von Endothelzellen zur erhöhten Endothelpermeabilität bei [10]. Die Aktivierung des Endothels führt auch zu einer Sekretion von Gerinnungsfaktoren, zu einer gesteigerten Thrombozytenaggregation, Hemmung der Fibrinolyse und Entstehung von Mikrothromben. In Kombination mit verringertem Gefäßtonus, möglicherweise verursacht durch eine gestörte Stickstoffmonoxid-(NO)-Synthese entwickelt sich ein frühes septisches Versagen der Mikrozirkulation. Die ausgelöste Gerinnungsstörung kann sich in seiner Extremform als disseminierte intravasale Gerinnung (*disseminated intravascular coagulation*, DIC) manifestieren. Diese Faktoren können die Organschäden durch die beeinträchtigte Sauerstoffverfügbarkeit verschlimmern und aufrechterhalten [11]. Infektionsgetriggerte Störungen der Marko- und Mikrozirkulation mit einer Störung der zerebralen Autoregulation scheinen auch für die septische Enzephalopathie, einem frühen klinischen Zeichen mit variablem Schweregrad, das von leichter Verwirrung bis zum Koma führen kann, verantwortlich zu sein.

3.5 Die Rolle des Parenchyms

Das Auftreten einer Organdysfunktion ist definierend für die Sepsis. Autopsiestudien zeigen, dass es sich am ehesten um eine funktionelle Einschränkung der Organfunktion handelt und, abgesehen von Immunzellen, nur in geringem Masse ein struktureller Gewebeschaden besteht [12]. Grundsätzlich besitzt jede Zelle und jedes Gewebe eine intrinsische Kapazität zur Stressbewältigung und Schadensbegrenzung. In der Sepsis wird diese Kapazität überschritten und kann durch Adaptation und Reparatur nicht adäquat ausgeglichen werden. Nach unserer derzeitigen Auffassung ist die Sepsis daher eine Erkrankung eines durch Pathogene ausgelösten Mismatches aus Stress/Schadens- und Reparaturmechanismen [13]. Aus Tierversuchen wird es erkenntlich, dass bereits früh in der Entstehung der Sepsis veränderte zelluläre Stoffwechselprozesse im gesamten Organismus auftreten.

Auf zellulärer Ebene findet in der Sepsis eine zellulär-metabolische Krise in verschiedenen Organen statt. Die Beeinträchtigungen der mitochondrialen Funktion und der mitochondrialen Biogenese sowie vermutlich einer gestörten Mitophagie konnte als gemeinsames Merkmal bei nicht-überlebenden Sepsis-Patienten festgestellt werden [14]. Eine daraus entstehe Krise des Energiemetabolismus findet sich auch bei Sepsispatienten. So konnten in einer Studie distinkte Unterschiede im Fettsäurestoffwechsel bei Patienten, die eine Sepsis überlebten oder nicht, beobachtet werden [15]. Die molekularen Vorgänge im Parenchym von Sepsispatienten sind nur wenig erforscht. Daten aus tierexperimentellen Studien weisen allerdings darauf hin, dass Gene, die den zellulären Metabolismus regulieren, wesentlich für die Erhaltung der Organfunktion verantwortlich sind. Es zeigt sich auch, dass Einschränkungen in der Detoxifikation von Stoffwechselintermediaten, wie z. B. Laktat, dass durch Gewebshypoperfusion oder verstärkte Glykolyse anfällt, das Auftreten von kardiovaskulärem Versagen begünstigt [16]. Daraus wird erkenntlich, dass in der Sepsis pathophysiologisch ein Kontinuum von Infektion, metabolischer Krise mit Anfall von Stoffwechselprodukten, Entgiftungsversagen und autonomer Dysfunktion abspielt (Abb. 3.2), bei denen Pathogene und das Immunsystem vor allem eine auslösende Komponente haben. Der Erkrankungsverlauf der Sepsis ist daher auch maßgeblich von der Kapazität eines Organismus bestimmt, Schaden zu minimieren. Es wird ersichtlich, dass die eingeschränkte Kapazität im Alter oder bei vorliegenden Erkran-

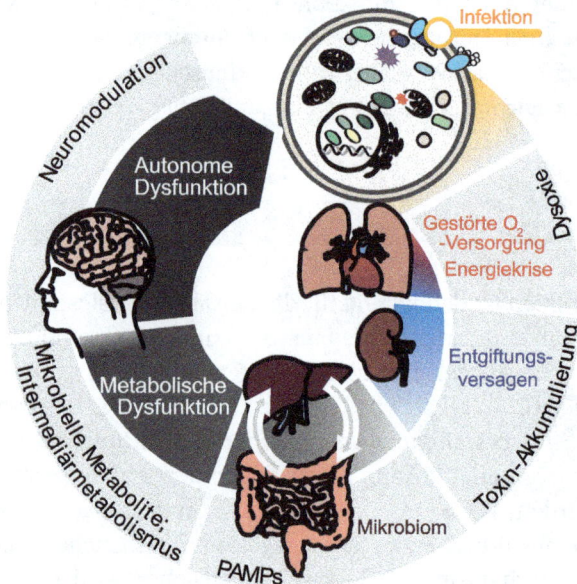

Abb. 3.2: Pathogen- und wirtsabhängige Faktoren der komplexen Pathogenese der Sepsis (adaptiert nach [13]).

kungen wie Leberzirrhose oder chronischem Nierenversagen, zu einer erhöhten Krankheitsschwere und damit zu erhöhter Morbidität und Mortalität führt.

3.6 Zusammenfassung

Sepsis ist ein komplexes klinisches Syndrom, dem eine infektionsgetriggerte maladaptive Reaktion der Reparatur- und Defensivsysteme zu Grunde liegt. Die Sepsis ist somit nicht nur eine Erkrankung des Immunsystems. Pathophysiologisch in den Fokus rücken aktuell vor allem eine Endothel- und Parenchymdysfunktion. Aufgrund der Komplexität und Dynamik der sequenziell und parallel verlaufenden pathophysiologischen Ereignisse bleibt die Entwicklung neuer, gezielter organprotektiver Therapien schwierig.

Literatur

[1] Weis S, Dickmann P, Pletz MW, et al. Sepsis 2017: Eine neue Definition führt zu neuen Konzepten. Dtsch Arztebl. 2017;114(A-1424/B-1196/C-1170):29–30.

[2] Medzhitov R, Schneider DS, Soares MP. Disease Tolerance as a Defense Strategy. Science. 2012;335:936–41.

[3] Soares MP, Gozzelino R, Weis S. Tissue damage control in disease tolerance. Trends in immunology. 2014;35(10):483–94.

[4] Lemaitre B, Girardin SE. Translation inhibition and metabolic stress pathways in the host response to bacterial pathogens. Nat Rev Microbiol. 2013;11(6):365–9.

[5] Spriggs KA, Bushell M, Willis AE. Translational regulation of gene expression during conditions of cell stress. Mol Cell. 2010;40(2):228–37.

[6] Weis S, Carlos AR, Moita MR, et al. Metabolic Adaptation Establishes Disease Tolerance to Sepsis. Cell. 2017;169(7):1263–75 e14.

[7] Jentho E, Weis S. DAMPs and Innate Immune Training. Front Immunol. 2021;12:699563.

[8] Tracey KJ, Beutler B, Lowry SF, et al. Shock and tissue injury induced by recombinant human cachectin. Science. 1986;234(4775):470–4.

[9] Khakpour S, Wilhelmsen K, Hellman J. Vascular endothelial cell Toll-like receptor pathways in sepsis. Innate immunity. 2015;21(8):827–46.

[10] Joffre J, Hellman J, Ince C, Ait-Oufella H. Endothelial Responses in Sepsis. Am J Respir Crit Care Med. 2020;202(3):361–70.

[11] Opal SM, van der Poll T. Endothelial barrier dysfunction in septic shock. J Intern Med. 2015;277 (3):277–93.

[12] Cohen J, Vincent JL, Adhikari NK, et al. Sepsis: a roadmap for future research. The Lancet Infectious diseases. 2015;15(5):581–614.

[13] Bauer M, Coldewey SM, Leitner M, et al. Deterioration of Organ Function As a Hallmark in Sepsis: The Cellular Perspective. Front Immunol. 2018;9:1460.

[14] Carré JE, Orban J-C, Re L, et al. Survival in Critical Illness Is Associated with Early Activation of Mitochondrial Biogenesis. Am J Respir Crit Care Med. 2010;182(6):745–51.

[15] Langley RJ, Tsalik EL, van Velkinburgh JC, et al. An integrated clinico-metabolomic model improves prediction of death in sepsis. Sci Transl Med. 2013;5(195):195ra95.

[16] Vandewalle J, Timmermans S, Paakinaho V, et al. Combined glucocorticoid resistance and hyperlactatemia contributes to lethal shock in sepsis. Cell Metab. 2021;33(9):1763–76 e5.

4 Diagnose und Biomarker

Dania Fischer, Judith Schenz, Markus A. Weigand

4.1 Einleitung

In den vergangenen Jahren sind große Fortschritte im Verständnis der Sepsis erzielt worden. Durch die fortlaufende Aktualisierung und gezielte Implementierung von Sepsis-Leitlinien, insb. einer frühzeitigen Diagnose, leitliniengerechten Antibiotikatherapie, aggressiven hämodynamischen Stabilisierung und zeitnaher Fokussanierung konnte die Sterblichkeit insgesamt etwas gesenkt werden [1]. Die schnelle Anwendung von gezielten Therapiestrategien ist entscheidend für das Ergebnis der Patientinnen und Patienten. Eine frühzeitige Diagnose ist dabei dringend erforderlich, jedoch aufgrund der Unspezifität der klinischen Symptome oftmals eine Herausforderung. Wegen der anhaltend hohen Inzidenz- und Sterblichkeitsrate weltweit besteht die Notwendigkeit, neue Strategien zur schnellen und präzisen Erkennung der Sepsis zu entwickeln. Biomarker können sowohl die Diagnosestellung als auch Risikostratifizierung stützen, um frühzeitig präventive, diagnostische, therapeutische oder palliative Maßnahmen steuern zu können.

4.2 Generelle Definition, Diagnose und Biomarker

Die Sepsis ist definiert als eine lebensbedrohliche Organfunktionsstörung, die aus einer dysregulierten Reaktion des Wirts auf eine Infektion resultiert [2]. Für die klinische Operationalisierung wird die Organdysfunktion durch einen Anstieg des SOFA-Scores (Sequential [Sepsis-related] Organ Failure Assessment) von 2 Punkten oder mehr als Folge einer Infektion definiert. Für den SOFA-Score werden sechs Organe bzw. Organsysteme mithilfe spezifischer Parameter beurteilt. Für jedes System werden dabei zwischen 0 (normale Funktion) und 4 (massiv eingeschränkte Funktion) Punkte vergeben. Der SOFA-Score stuft die Abnormalität nach Organsystem ein und berücksichtigt klinische Interventionen. Allerdings werden für die vollständige Berechnung Laborvariablen benötigt, nämlich PaO_2, Thrombozytenzahl, Kreatinin- und Bilirubinwert. Das Serumlaktat ist in der Sepsis-3-Definition als diagnostisches Kriterium für einen septischen Schock enthalten. Serumlaktatwerte von > 2 mmol/l (> 18 mg/dl) trotz angemessener Volumensubstitution zusammen mit Vasopressorpflichtigkeit (Ziel: mittlerer arterieller Druck ≥ 65 mmHg) definieren den septischen Schock. Laktat ist hierbei zwar ein weithin verfügbarer, jedoch extrem unspezifischer Marker für zellulären Stress oder Mikrozirkulationsstörungen, was seine Verwendung für die frühe Sepsisdiagnose erschwert [3]. Nichtsdestotrotz ist insbesondere die Dynamik des Laktats als Surrogatparameter für eine veränderte Gewebeperfusion mit der 90-Tage-Sterblich-

https://doi.org/10.1515/9783110673395-004

keit assoziiert und insgesamt als Steuerungsinstrument von Kreislauftherapie vergleichbar mit der Rekapillarisierungszeit [4,5].

Die Sepsis-3-Definition unterstreicht die dysregulierte Wirtsantwort auf die Infektion als pathophysiologisches Kernelement des Syndroms. Da sich die klinischen Symptome einer akuten Infektion v. a. bei älteren Patienten oft atypisch und unspezifisch äußern und insbesondere Fieber oft fehlt, kommt es häufig zu Verzögerungen in der Diagnosestellung, was mitverantwortlich für Übersterblichkeit ist [6–8]. Biomarker sollen helfen, Infektionen schnell, spezifisch und sicher anzuzeigen, die Beurteilung des Therapieerfolgs erlauben bzw. auf die Notwendigkeit einer Therapieumstellung hinweisen. Für die in der klinischen Routine genutzten Entzündungsparameter C-reaktives Protein (CRP), Interleukin-6 (IL-6) und Procalcitonin (PCT) ist zwar jeweils eine prognostische Bedeutung beschrieben, sie weisen jedoch Einschränkungen hinsichtlich ihrer Sensitivität und Spezifität auf. Das CRP ist ein Akute-Phase-Proteine, dessen Produktion durch IL-6 getriggert wird. CRP und IL-6 zeigen erhöhte Werte bei sterilen Entzündungen (wie autoimmunologische Erkrankungen, sterilen Gewebsschädigungen) sowie auch bei bakteriellen, viralen und fungalen Infektionen. Während einer systemischen Entzündung steigt der PCT-Spiegel im Blut an, insbesondere bei gramnegativen bakteriellen Infektionen, weniger ausgeprägt aber auch bei Patienten mit grampositiver Bakteriämie und Candidämie [9]. Die PCT-Messung ist der CRP-Messung nicht nur bei der Unterscheidung zwischen bakteriellen und viralen Infektionen, sondern auch zwischen einer bakteriellen und einer nichtinfektiösen Ursache einer systemischen Entzündung in den meisten Studien überlegen, weshalb sie Vorteile in der Steuerung einer antimikrobiellen Therapie gezeigt hat [10,11]. Die Anforderung und Interpretation von CRP, PCT und IL-6 soll daher immer in Zusammenschau mit dem klinischen Kontext und unter Beachtung der Dynamiken und Halbwertszeiten erfolgen, wie in den internationalen Guidelines, der *Surviving Sepsis Campaign* 2021, empfohlen [12].

Angesichts der Limitationen der genannten Marker hinsichtlich Sensitivität und Spezifität und der zeitlichen Latenz kulturbasierter Nachweisverfahren von Pathogenen gibt es zahlreiche Bestrebungen, die Diagnostik zu verbessern. Ein umfassender diagnostischer Test für Sepsis sollte idealerweise nicht nur die dysregulierte Wirtsantwort erkennen, sondern innerhalb von kurzer Zeit sicher zwischen einer sterilen und infektiösen Ursache diskriminieren. Darüber hinaus wären Informationen über den verursachenden Erreger (z. B. Bakterien vs. Viren bei Atemwegserkrankungen) und dessen Resistenzmuster wünschenswert, da dies adäquate Therapiestrategien ermöglichen würde. Insgesamt wären eine einfache präanalytische Handhabung, eine hohe Analysegeschwindigkeit und Kosteneffizienz entscheidende Kriterien für einen diagnostischen Routinetest, nicht nur in wirtschaftlich hoch entwickelten Regionen, sondern insbesondere für die Anwendung in Ländern mit niedrigem und mittlerem Einkommen. Derzeit stehen leider viele der nachfolgend beschriebenen Marker für die klinische Praxis nicht zur Verfügung, einige befinden sich in der Entwicklungsphase und vermutlich werden mittelfristig keine Marker die o. g. Kriterien erfüllen können.

Inzwischen wurde eine große Vielzahl potenzieller Biomarker untersucht, die Entwicklung hin zu einem klinisch anwendbaren Biomarker ist jedoch deutlich erschwert durch die Heterogenität der Sepsis und hohe individuelle Unterschiede in der (patho)physiologischen Reaktion auf eine Infektion. Die nachfolgende Auswahl (Tab. 4.1) gewährt einen Überblick über in unterschiedlichen Phasen der Entwicklung oder Testphase befindliche Biomarker (modifiziert und ergänzt nach [13,14]).

Tab. 4.1: Übersicht über Sepsis-Biomarker.

Kategorie	Biomarker	Weiterführende Literatur
löslicher Rezeptor	Presepsin	[15,16]
	sTREM-1	[17]
	suPAR	[18]
Membranrezeptor	CD64	[19]
	DLL1	[20]
Hormon	**Bio-ADM**	[21]
	PENK	[22]
DAMP	Calprotectin	[23,24]
CC-Chemokin- Ligand 2	MCP-1	[25]
Akute-Phase-Protein	PTX-3	[26]
	MR-proADM	[27]
miRNA	miR-125a	[28]
	miR-125b	
nicht-kodierende RNAs	Lnc-MALAT1	[29]
	LCN-MEG3	[30]
mRNA	29-Wirtsimmunreaktions- Panel (InSep™ test, Inflammatix)	[31,32]
	Wirtsimmunreaktions-Panel (SeptiCyte™ RAPID, Biocartis)	[33]
extrazelluläre Vesikel	Makrophagen-/monozytäre Mikropartikel	[34,35]
	Thrombozytäre Mikropartikel	[36,37]
hämatologischer Parameter	Monozyten-Verteilungsbreite (MDW)	[38]

Abkürzungen: sTREM-1, soluble triggering receptor expressed on myeloid cell 1; suPAR, soluble urokinase plasminogen activator receptor; DAMP, damage-associated molecular pattern; DLL1, Delta-Like Canonical Notch Ligand 1; MCP-1, monocyte chemoattractant protein 1; PTX-3, pentraxin-3; MR-proADM, mid-regional fragment of pro-adrenomedullin; Lnc, long non-coding; MALAT, metastasis-associated lung adenocarcinoma transcript; MEG, maternally expressed gene; Bio-ADM, bioaktives Adrenomedullin; PENK, Proenkephalin; MDW, monocyte distribution width.

Potenziell könnte ein Schlüssel für ein verbessertes Patienten-Outcome darin liegen, mehrere Biomarker in der Diagnostik und Therapie zu kombinieren, so z. B. Delta-like Protein 1 (DLL1) und Bioaktives Adrenomedullin (Bio-ADM). Ersteres konnte in klinischen Studien zwischen einer sterilen und infektiösen Ursache diskriminieren und zeigte eine hohe diagnostische Genauigkeit für Sepsis, scheint jedoch als Verlaufsparameter eher ungeeignet [20]. Bio-ADM hingegen ist ein Biomarker endothelialer Funktion [21]. Es zielt auf die Wiederherstellung der Endothelfunktion ab, hat aber auch gefäßerweiternde Funktionen und ist mit Schock und Ödembildung assoziiert. Die Dynamik des Hormons ermöglicht die Überwachung des Schweregrads der Sepsis.

Einige der in Tab. 4.1 genannten Biomarker dienen nicht nur diagnostischen Zwecken, sondern sind zur Steuerung der Therapie nutzbar. So z. B. Proenkephalin (PENK), welches ein funktioneller Biomarker für die Nierenfunktion mit einer raschen Kinetik, ist und daher Änderungen der Nierenfunktion dynamischer anzeigt als Serumkreatinin [22]. PENK ist unabhängig von inflammatorischen Veränderungen, ist trotz niedrigen Molekulargewichts nicht dialysierbar und könnte ein guter Parameter werden, um anzuzeigen, dass Nierenersatzverfahren ausgeschlichen werden können.

Andere Biomarker wie z. B. Mikropartikel können verschiedenste Organdysfunktionen vermitteln oder anzeigen und haben selbst immunmodulatorische Effekte, es ist allerdings unklar und teils widersprüchlich, welche Mikropartikel durch welche Mechanismen pro- oder antiinflammatorische Effekte bewirken, teils auch in bidirektionaler Interaktion mit Pathogenen [34,36,39].

4.3 Weitere Wirt-fokussierte diagnostische Möglichkeiten

Neben Biomarkern bietet auch die Nutzung biomechanischer Eigenschaften von Immunzellen eine weitere potenzielle diagnostische Hilfestellung. Ein kommerzieller Test, der sich in der Entwicklungs- und Validierungsphase befindet, basiert auf einer veränderten Zellverformbarkeit (IntelliSep Test®, Cytovale, San Francisco CA, USA). Unter Verwendung von einer Kombination aus Mikrofluidik und Einzelzellbildgebung werden Tausende von Zellen pro Sekunde analysiert. Eine Pilotstudie zeigte eine höhere Deformierbarkeit von Granulozyten von Patienten mit Sepsis im Vergleich zu gesunden Kontrollen [40]. Der aus dieser Beobachtung heraus entwickelte IntelliSep Test® misst die Aktivierung der angeborenen Immunität, die zu einer Organschädigung führen kann, und konnte in einer Validierungsstudie mit relativ hoher Sensitivität zwischen gesunden und kranken Kohorten differenzieren [41].

Das intestinale Mikrobiom spielt eine wichtige Rolle bei der Entwicklung und Reifung des Immunsystems und dem Schutz vor Pathogenen. Die Zusammensetzung, Funktion und Regulation des Mikrobioms einschließlich der kontinuierlichen und hochkomplexen Interaktion zwischen humanen Zellen und den zahlenmäßig weit überlegenen körperfremden Einzellern, welche auch physiologischerweise den Magen-Darm-Trakt, die Haut, die Atemwege, den Urogenitaltrakt und die Augen besiedeln, sind nur in Ansätzen verstanden, doch bei Intensivpatienten ist die üblicherweise herrschende Balance oftmals bereits bei Aufnahme gestört. Das Mikrobiom verliert im Verlauf der Erkrankung zunehmend an Diversität, verändert sich in mikrobieller Besiedlungsdichte, Vermehrungsrate und Metabolismus, was oftmals mit einer bakteriellen Fehlbesiedlung einhergeht. Daher könnte auch die Darmdysbiose zu einem Marker für die Entwicklung und das Fortschreiten der Sepsis werden [42]. Allerdings tritt eine Darmdysbiose nicht nur bei einer Sepsis auf, sondern auch als Reaktion auf eine Vielzahl anderer Faktoren, wie z. B. Antibiotikatherapie, da die Selektionsprozesse des Mikrobiom durch Antibiotikatherapien aggraviert werden. Nichtsdestotrotz könnten im Mikrobiom neben diagnostischen auch vielversprechende therapeutische Ansätze liegen, da das Mikrobiom organübergreifend das Immunsystem moduliert [43]. Der kausale Mechanismus von Sepsis-assoziierten Störungen der Darmflora ist derzeit nicht verstanden, daher sind weitere Studien erforderlich, um die Sepsis-assoziierte Dysbiose zu verstehen, was zur Entwicklung von Biomarkern und Mikrobiota-gezielten Therapien für die Behandlung von Sepsis führen könnte.

4.4 Zukünftige Perspektiven

Abschließend ist festzustellen, dass eine frühzeitige Diagnose und ein angemessenes Management notwendig sind, um die noch immer hohe Patientensterblichkeit bei Sepsis zu reduzieren. Biomedizinische und technologische Fortschritte ermöglichen die Entwicklung vielversprechender diagnostischer Tests, die die Reaktion des Wirts nachweisen und Krankheitserreger identifizieren, ohne dass eine Kultivierung erforderlich ist. Allerdings erschwert die Heterogenität des Krankheitsbildes die Entwicklung eines universellen Tests für den Routineeinsatz. Außerdem müssen die Robustheit, Sensitivität und Spezifität der vorgestellten Biomarker und Technologien noch weiter überprüft werden. Die Kombination von klinischen Routineparametern mit bioinformatischen Methoden (z. B. Algorithmen des maschinellen Lernens) könnte künftig die Sepsisdiagnostik beschleunigen und individualisierte Therapiekonzepte erleichtern. Weiterhin könnte ein tieferes Verständnis der immunzell-vermittelten Wirt-Pathogen-Interaktion zur Entwicklung innovativer therapeutischer Strategien führen.

Literatur

[1] Rudd KE, Johnson SC, Agesa KM, et al. Global, regional, and national sepsis incidence and mortality, 1990–2017: analysis for the Global Burden of Disease Study. Lancet. 2020;395:200–11.

[2] Singer M, Deutschman CS, Seymour CW, et al. The Third International Consensus Definitions for Sepsis and Septic Shock (Sepsis-3). JAMA. 2016;315:801–10.

[3] Andersen LW, Mackenhauer J, Roberts JC, et al. Etiology and therapeutic approach to elevated lactate levels. Mayo Clin Proc. 2013;88:1127–40.

[4] Varis E, Pettila V, Poukkanen M, et al. Evolution of Blood Lactate and 90-Day Mortality in Septic Shock. A Post Hoc Analysis of the FINNAKI Study. Shock. 2017;47 574–81.

[5] Hernandez G, Ospina-Tascon GA, Damiani LP, et al. Effect of a Resuscitation Strategy Targeting Peripheral Perfusion Status vs Serum Lactate Levels on 28-Day Mortality Among Patients With Septic Shock: The ANDROMEDA-SHOCK Randomized Clinical Trial. JAMA. 2019;321:654–64.

[6] Fischer D, Kindgen-Milles D, Häberle H, et al. Dysfunktion des Immunsystems kritisch Kranker: Kennen – Messen – Therapieren? Anästh Intensivmed. 2019;60:381–8.

[7] Suzuki K, Inoue S, Kametani Y, et al. Reduced Immunocompetent B Cells and Increased Secondary Infection in Elderly Patients With Severe Sepsis. Shock. 2016;46:270–8.

[8] Henning DJ, Carey JR, Oedorf K, et al. The Absence of Fever Is Associated With Higher Mortality and Decreased Antibiotic and IV Fluid Administration in Emergency Department Patients With Suspected Septic Shock. Crit Care Med. 2017;45:e575-e82.

[9] Thomas-Ruddel DO, Poidinger B, Kott M, et al. Influence of pathogen and focus of infection on procalcitonin values in sepsis patients with bacteremia or candidemia. Crit Care. 2018;22:128.

[10] Simon L, Gauvin F, Amre DK, Saint-Louis P, Lacroix J. Serum procalcitonin and C-reactive protein levels as markers of bacterial infection: a systematic review and meta-analysis. Clin Infect Dis. 2004;39:206–17.

[11] Wirz Y, Meier MA, Bouadma L, et al. Effect of procalcitonin-guided antibiotic treatment on clinical outcomes in intensive care unit patients with infection and sepsis patients: a patient-level meta-analysis of randomized trials. Crit Care. 2018;22:191.

[12] Evans L, Rhodes A, Alhazzani W, et al. Surviving sepsis campaign: international guidelines for management of sepsis and septic shock 2021. Intensive Care Med. 2021;47:1181–247.

[13] Schenz J, Weigand MA, Uhle F. Molecular and biomarker-based diagnostics in early sepsis: current challenges and future perspectives. Expert Rev Mol Diagn. 2019;19:1069–78.

[14] Kim MH, Choi JH. An Update on Sepsis Biomarkers. Infect Chemother. 2020;52:1–18.

[15] Kondo Y, Umemura Y, Hayashida K, et al. Diagnostic value of procalcitonin and presepsin for sepsis in critically ill adult patients: a systematic review and meta-analysis. J Intensive Care. 2019;7:22.

[16] Aliu-Bejta A, Atelj A, Kurshumliu M, Dreshaj S, Barsic B. Presepsin values as markers of severity of sepsis. Int J Infect Dis. 2020;95:1–7.

[17] Chang W, Peng F, Meng SS, Xu JY, Yang Y. Diagnostic value of serum soluble triggering expressed receptor on myeloid cells 1 (sTREM-1) in suspected sepsis: a meta-analysis. BMC Immunol. 2020;21:2.

[18] Khater WS, Salah-Eldeen NN, Khater MS, Saleh AN. Role of suPAR and Lactic Acid in Diagnosing Sepsis and Predicting Mortality in Elderly Patients. Eur J Microbiol Immunol (Bp). 2016;6:178–85.

[19] Yin WP, Li JB, Zheng XF, et al. Effect of neutrophil CD64 for diagnosing sepsis in emergency department. World J Emerg Med. 2020;11:79–86.

[20] Hildebrand D, Decker SO, Koch C, et al. Host-Derived Delta-Like Canonical Notch Ligand 1 as a Novel Diagnostic Biomarker for Bacterial Sepsis-Results From a Combinational Secondary Analysis. Front Cell Infect Microbiol. 2019;9:267.

[21] Lundberg OHM, Lengquist M, Spangfors M, et al. Circulating bioactive adrenomedullin as a marker of sepsis, septic shock and critical illness. Crit Care. 2020;24:636.

[22] Khorashadi M, Beunders R, Pickkers P, Legrand M. Proenkephalin: A New Biomarker for Glomerular Filtration Rate and Acute Kidney Injury. Nephron. 2020;144:655–61.

[23] Larsson A, Tyden J, Johansson J, et al. Calprotectin is superior to procalcitonin as a sepsis marker and predictor of 30-day mortality in intensive care patients. Scand J Clin Lab Invest. 2020;80:156–61.

[24] Gao S, Yang Y, Fu Y, Guo W, Liu G. Diagnostic and prognostic value of myeloid-related protein complex 8/14 for sepsis. Am J Emerg Med. 2015;33:1278–82.

[25] Tian R, Wang X, Pan T, et al. Plasma PTX3, MCP1 and Ang2 are early biomarkers to evaluate the severity of sepsis and septic shock. Scand J Immunol. 2019;90:e12823.

[26] Hamed S, Behnes M, Pauly D, et al. Diagnostic value of Pentraxin-3 in patients with sepsis and septic shock in accordance with latest sepsis-3 definitions. BMC Infect Dis. 2017;17:554.

[27] Spoto S, Cella E, de Cesaris M, et al. Procalcitonin and MR-Proadrenomedullin Combination with SOFA and qSOFA Scores for Sepsis Diagnosis and Prognosis: A Diagnostic Algorithm. Shock. 2018;50:44–52.

[28] Zhu X. MiR-125b but not miR-125a is upregulated and exhibits a trend to correlate with enhanced disease severity, inflammation, and increased mortality in sepsis patients. J Clin Lab Anal. 2020;34:e23094.

[29] He F, Zhang C, Huang Q. Long noncoding RNA nuclear enriched abundant transcript 1/miRNA-124 axis correlates with increased disease risk, elevated inflammation, deteriorative disease condition, and predicts decreased survival of sepsis. Medicine (Baltimore). 2019;98:e16470.

[30] Na L, Ding H, Xing E, et al. Lnc-MEG3 acts as a potential biomarker for predicting increased disease risk, systemic inflammation, disease severity, and poor prognosis of sepsis via interacting with miR-21. J Clin Lab Anal. 2020;34:e23123.

[31] He YD, Wohlford EM, Uhle F, et al. The Optimization and Biological Significance of a 29-Host-Immune-mRNA Panel for the Diagnosis of Acute Infections and Sepsis. J Pers Med. 2021;11.

[32] Ducharme J, Self WH, Osborn TM, et al. A Multi-mRNA Host-Response Molecular Blood Test for the Diagnosis and Prognosis of Acute Infections and Sepsis: Proceedings from a Clinical Advisory Panel. J Pers Med. 2020;10(4):266.

[33] Sampson D, Yager TD, Fox B, et al. Blood transcriptomic discrimination of bacterial and viral infections in the emergency department: a multi-cohort observational validation study. BMC Med. 2020;18:185.

[34] Arteaga-Blanco LA, Bou-Habib DC. The Role of Extracellular Vesicles from Human Macrophages on Host-Pathogen Interaction. Int. J. Mol. Sci. 2021;22:10262.

[35] Matsumoto H, Yamakawa K, Ogura H, et al. Clinical Significance of Tissue Factor and CD13 Double-Positive Microparticles in Sirs Patients with Trauma and Severe Sepsis. Shock. 2017;47:409–15.

[36] Weber B, Franz N, Marzi I, Henrich D, Leppik L. Extracellular vesicles as mediators and markers of acute organ injury: current concepts. Eur J Trauma Emerg Surg. 2021;48:1525–1544.

[37] Eriksson M, Nelson D, Nordgren A, Larsson A. Increased platelet microvesicle formation is associated with mortality in a porcine model of endotoxemia. Acta Anaesthesiol Scand. 1998;42:551–7.

[38] Hausfater P, Robert Boter N, Morales Indiano C, et al. Monocyte distribution width (MDW) performance as an early sepsis indicator in the emergency department: comparison with CRP and procalcitonin in a multicenter international European prospective study. Crit Care. 2021;25:227.

[39] Dalli J, Norling LV, Montero-Melendez T, et al. Microparticle alpha-2-macroglobulin enhances pro-resolving responses and promotes survival in sepsis. EMBO Mol Med. 2014;6:27–42.

[40] Crawford K, DeWitt A, Brierre S, et al. Rapid Biophysical Analysis of Host Immune Cell Variations Associated with Sepsis. Am J Respir Crit Care Med. 2018;198:280–2.

[41] Guillou L, Sheybani R, Jensen AE, et al. Development and validation of a cellular host response test as an early diagnostic for sepsis. PLoS One. 2021;16:e0246980.

[42] Agudelo-Ochoa GM, Valdes-Duque BE, Giraldo-Giraldo NA, et al. Gut microbiota profiles in critically ill patients, potential biomarkers and risk variables for sepsis. Gut Microbes. 2020;12:1707610.

[43] Schuijt TJ, Lankelma JM, Scicluna BP, et al. The gut microbiota plays a protective role in the host defence against pneumococcal pneumonia. Gut. 2016;65:575–83.

5 Initiale Stabilisierung in den ersten 6 Stunden

Benjamin Tan, Maik von der Forst, Markus A. Weigand, Maximilian Dietrich

Hämodynamische Instabilität mit konsekutiver Minderperfusion der Organe und Gewebe ist eine häufige Folge der Sepsis. Über 65 % der Patienten, die wegen einer Sepsis in das Krankenhaus aufgenommen werden, benötigen eine Vasopressortherapie, davon 50 % innerhalb der ersten 4,4 Stunden [1]. Die schwerste Form der hämodynamischen Insuffizienz ist der septische Schock, welcher mit einer Letalität von teilweise über 40 % assoziiert werden konnte [2]. Der septische Schock ist gemäß der Sepsis-3-Definition durch Hypotension/Vasopressorbedarf und erhöhten Blutlaktatspiegeln (> 2 mmol/l) gekennzeichnet [2]. Ein septischer Schock liegt bei bis zu 50 % der mit Sepsis auf die Intensivstation aufgenommenen Patienten vor [3]. Dementsprechend fließen auch der Blutdruck bzw. der Katecholaminbedarf zum Erreichen eines adäquaten Perfusionsdruckes als Kriterien bei der Berechnung des SOFA-Scores als Bestandteil der Definition einer Sepsis mit ein [2]. Bei jedem Patienten mit neu aufgetretener hämodynamischer Insuffizienz sollte auch an eine Sepsis als mögliche Ursache gedacht werden. Der septische Schock wird typischerweise als distributive Schockform klassifiziert und ist durch eine Vasodilatation und ein Kapillarleck mit ausgeprägtem Flüssigkeitsverlust nach extravasal gekennzeichnet. Als Gegenregulation kommt es initial häufig zu einer hyperdynamen Kreislaufsituation mit erhöhtem Herzzeitvolumen. Jedoch kann es, bedingt durch eine septische Kardiomyopathie, je nach Definition bei bis zu 60 % der Patienten zusätzlich zu einer kardiogenen Schockkomponente kommen [4]. Zusätzlich zu einer Insuffizienz der Makrozirkulation ist eine gestörte Mikrozirkulation mit einhergehender Minderperfusion der Gewebe pathognomonisch [5]. Die Mikrozirkulation beschreibt den Blutfluss in den kleinsten Gefäßen und Kapillaren. Als Endstrecke des kardiozirkulatorischen Systems sichert eine intakte Mikrozirkulation eine adäquate Versorgung der Gewebe mit Nährstoffen und Sauerstoff. Mikrozirkulationsstörungen geprägt durch eine gestörte Gewebeperfusion, Gefäßhyperpermeabilität mit konsekutiver Ausbildung eines Gewebeödems sind eine entscheidende pathophysiologische Komponente des schockassoziierten Multiorganversagens und zeigen eine Korrelation mit der Sterblichkeit von Patienten mit septischem Schock [5]. Die Wiederherstellung der Gewebe- und Organperfusion durch eine kombinierte Flüssigkeits- und Katecholamintherapie ist deswegen eine der entscheidenden Säulen der Sepsistherapie. Die Surviving Sepsis Campaign (SSC) Guidelines empfehlen daher bei Patienten mit Sepsis-induzierter Hypotension oder einem Serumlaktat von über 4 mmol/l eine zügige Flüssigkeitsgabe von 30 ml/kg/KG, diese sollte ohne Verzögerung innerhalb der ersten Stunde begonnen werden [6]. Umgekehrt sollte bei Patienten ohne Zeichen eines Kreislaufversagens oder einer gestörten Gewebeperfusion eine undifferenzierte Flüssigkeitsgabe vermieden werden. Das Vorgehen bei Erstkontakt mit einem Patienten im septischen Schock ist in Abb. 5.1 dargestellt.

https://doi.org/10.1515/9783110673395-005

bei Aufnahme mit Verdacht auf septischen Schock

engmaschige
Reevaluation

nein

Zeichen der Gewebeminderperfusion
marmorierte Haut, Rekapillarisierungszeit > 3 s, Bewusstseinsstörung,
Oligurie/Anurie, MAP < 65 mmHg,
Laktat > 2 mmol/l, $ScvO_2$ < 70 %

ja

Noradrenalin-Perfusor
titriert auf Ziel-MAP > 65 mmHg
(bei Hypertonie ggf. 80–85 mmHg)

\+ **kristalloider Flüssigkeitsbolus**
500–1000 ml

Reevaluation, Echokardiographie ggf. Inotropiechallenge, erweiterte
Diagnostik (s. Kapitel 8)
Test Volumenreagibilität

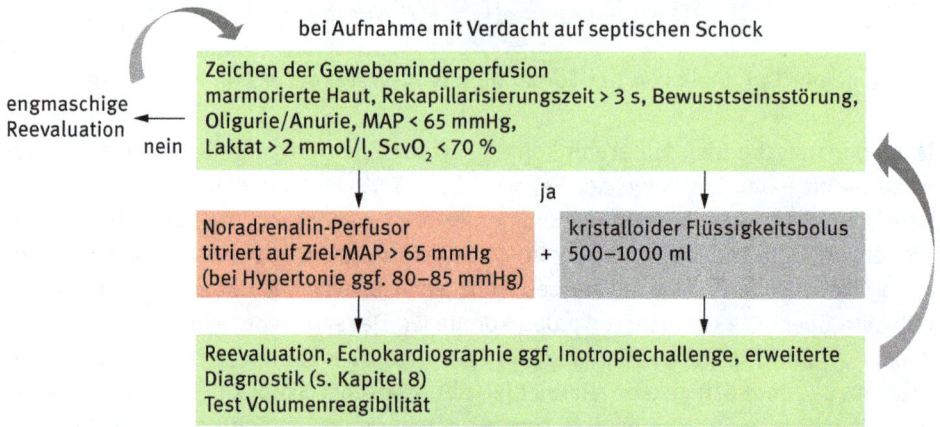

Abb. 5.1: Initiales Vorgehen bei Erstvorstellung von Patienten im septischen Schock ScvO2: Zentralvenöse Sättigung, MAP: Mittlerer arterieller Druck.

Die hämodynamische Therapie von Patienten mit septischem Schock kann in vier Phasen unterteilt werden: *Resuscitation, Optimization, Stabilization* und *Evacuation*. Während der initialen Stabilisierung befinden sich die Patienten in der *Resuscitation* Phase, die regelhaft durch einen relativen Volumenmangel gekennzeichnet ist. Im septischen Schock sollten weiterhin die „4 D`s" der Flüssigkeitstherapie beachtet werden: Medikament (*Drug*), Dosierung (*Dosing*), Therapiedauer (*Duration*), Deeskalation der Therapie (*Deescalation*). Wie bei allen Medikamenten ist auch bei der Volumentherapie entscheidend, das richtige Medikament in der optimalen Dosierung so lange wie notwendig zu verabreichen. Entsprechend sollte bei der Vasopressortherapie vorgegangen werden [7].

Es ist daher sinnvoll, die hämodynamische Therapie anhand aller zur Verfügung stehenden Parameter wiederholt individuell zu evaluieren. Besonders dynamische Parameter sollten zur Abschätzung des Volumen- und Katecholaminbedarfs verwendet werden. Bei fortbestehender hämodynamischer Insuffizienz sollte eine erweiterte Diagnostik zur Bestimmung der vorliegenden Schockform erfolgen. Wie bereits oben beschrieben zeigt ein relevanter Anteil der Patienten auch eine Einschränkung der kardialen Pumpfunktion im Sinne einer septischen Kardiomyopathie. Mit einer fokussierten Ultraschalluntersuchung der Lunge und des Herzens kann eine kardiogene Komponente der zirkulatorischen Dysfunktion erkannt werden.

5.1 Diagnostika in der initialen Stabilisierung

Zusätzlich zu einer Algorithmen-basierten notfallmedizinischen Ersteinschätzung und Anamnese (z. B. nach ABCDE-Schema bzw. SAMPLE-Schema) sollte bei Erstkontakt mit dem Patienten eine zielgerichtete klinische Untersuchung erfolgen. Diese sollte folgende Parameter beinhalten:

–   Rekapillarisierungszeit und periphere Pulse
–   Hautbefund (Temperatur, Feuchtigkeit, Kolorit [Marmorierung])
–   Urin (Menge, Farbe)
–   Neurologische Ersteinschätzung (Vigilanz, Glasgow-Koma-Skala)

Ergänzt wird diese durch das Basismonitoring (EKG, Pulsoximetrie, nichtinvasive Blutdruckmessung, Atemfrequenz) und die initiale Messung des Serumlaktats.

Bei Zeichen eines Schocks (z. B. ausgeprägte Hypotension, Tachykardie, verlängerte Rekapillarisierungszeit) sollte die Anlage einer invasiven arteriellen Blutdruckmessung erwogen werden, um ein kontinuierliches Monitoring des Blutdrucks zu ermöglichen. Diese bietet weiterhin die Möglichkeit einer arteriellen Blutgasanalyse sowie der Beurteilung der arteriellen Druckkurve (siehe Kap. 8). Bei entsprechendem Katecholaminbedarf und konsekutiver Indikation zur Anlage eines zentralen Venenkatheters können sowohl die Dynamik des zentralen Venendruckes als auch die zentralvenöse Sauerstoffsättigung wichtige Zusatzinformationen über die Schwere des Krankheitsgeschehens liefern. Bei Verfügbarkeit und entsprechenden Kenntnissen bietet sich differentialdiagnostisch eine fokussierte Ultraschalluntersuchung an. Die Diagnose des septischen Schockes kann mit der Echokardiographie nicht bestätigt werden, allerdings können andere Schockarten (z. B. obstruktiver, kardiogener oder hypovolämer Schock) mit der Echokardiographie sicher identifiziert oder ausgeschlossen werden. Hierfür sind keine tiefgreifenden echokardiographischen Fähigkeiten notwendig. Eine orientierende Echokardiographie, im Rahmen eines *Point of Care* Ultraschallprotokolles (POCUS) (z. B. *Rapid Ultrasound in Shock Protocol*, RUSH) kann schnell und sicher bei der Einschränkung der Differentialdiagnosen des Schockgeschehens unterstützen [8,9].

5.2 Zielparameter der hämodynamischen Initialtherapie

Das Ziel der hämodynamischen Therapie ist die Wiederherstellung einer adäquaten Gewebeperfusion und Oxygenierung. Hierbei stellt das Serumlaktat einen der wichtigsten Biomarker der Mikrozirkulation dar. Die SSC-*Guideline* empfiehlt deshalb eine Normalisierung des Serumlaktats anzustreben [6]. Jedoch sollten Laktatwerte nicht isoliert zur Einschätzung der Gewebeoxygenierung herangezogen werden, da in der Sepsis die Laktatproduktion durch vermehrte anaerobe Glykolyse als Folge hoher endogener Katecholaminspiegel oder iatrogen durch den Einsatz von Katecholaminen

z. B. Adrenalin gesteigert sein kann. Weiterhin zeigt sich trotz adäquater Gewebeoxygenierung teilweise auch eine „aerobe Glykolyse", der sogenannte „Warburg-Effekt" mit Laktat als Endprodukt [10,11]. Grundvoraussetzung einer intakten Mikrozirkulation ist unter anderem ein adäquater Perfusionsdruck. In der *SSC-Guideline* wird daher empfohlen einen mittleren arteriellen Druck von 65 mmHg aufrecht zu erhalten [6]. Weiterhin kann zur klinischen bettseitigen Beurteilung die Rekapillarisierungszeit herangezogen werden. Eine Steuerung der Therapie mit dem Ziel einer Normalisierung der Rekapillarisierungszeit war einer Laktat-gesteuerten hämodynamischen Therapie gleichwertig [12]. Der von Rivers et al. publizierte Überlebensvorteil durch eine Protokoll-basierte hämodynamische Therapie („*Early Goal directed Therapy*") anhand von statischen Parametern (mittlerer arterieller Druck, zentralvenöse Sättigung, zentralvenöser Druck und Diurese) konnte in den nachfolgenden randomisiert-kontrollierten Studien nicht reproduziert werden [13,14]. Stattdessen sollte eine dynamische und individuelle Beurteilung der Hämodynamik im Kontext zur Komorbidität erfolgen. So kann es z. B. bei Patienten mit vorbestehender arterieller Hypertonie vorteilhaft sein, höhere Blutdruckwerte anzustreben [15]. Die differenzierte Betrachtung weiterer kardiozirkulatorischer Zielgrößen zur Steuerung der Therapie erfolgt in Kap. 8.

5.3 Welche Flüssigkeit soll zur Volumentherapie verwendet werden?

Die differenzierte Volumentherapie ist eine der Therapiesäulen für die Erststabilisierung von Patienten mit Sepsis und septischem Schock. Entsprechend des „4D"-Konzeptes ist die Auswahl („*Drug*"), sowie die Dosierung („*Dosing*") anfänglich von großer Bedeutung. Im allgemeinen Konsens sollte zur Flüssigkeitstherapie primär eine balancierte, kristalloide Vollelektrolytlösung verwendet werden [16]. Isotone Kochsalzlösung (NaCl 0,9 %) sollte nicht angewendet werden, da diese zur Entwicklung einer hyperchlorämen Azidose führen kann und in der Sepsis in der Vergangenheit mit einer erhöhten Sterblichkeit und vermehrtem Auftreten von Nierenfunktionsstörungen assoziiert war [17,18]. Bisher wurden verschiedene balancierte Kristalloidlösungen nicht in großen Studien miteinander verglichen, sodass die Datenlage hinsichtlich der optimalen Zusammensetzung einer balancierten kristalloiden Lösung unklar ist. Eine eingeschränkte Nierenfunktion inklusive Dialysepflichtigkeit stellt keine Kontraindikation für den Einsatz von balancierten Vollelektrolytlösungen dar.

Die Gabe kolloidaler Lösungen hat in einem distributiven Schockzustand mit geringer intravasaler Füllung und geringem Druck in den Kapillaren keinen Vorteil gegenüber der Gabe kristalloider Vollelektrolytlösungen [6]. Jedoch kann in der Sepsis bei Vorliegen eines Albuminmangels als Kolloid Albumin substituiert werden, um einen regelrechten kolloidosmotischen Druck aufrecht zu erhalten [19]. Gemäß der aktuellen Leitlinie zur intravasalen Flüssigkeitstherapie im septischen Schock kann Humanalbumin zum Einsatz kommen, wenn eine akute Hypovolämie allein mit Kristalloiden nicht ausreichend therapiert werden kann [6,20]. Hydroethylstärke (HES)-Lösungen führen bei septischen Patienten zu einem vermehrten Auftreten von Nierenversagen und einer erhöhten Sterblichkeit [21]. In der *SSC-Guideline* von 2021 wird sowohl von HES- als auch von Gelatine-Lösungen zur intravasalen Flüssigkeitstherapie in der Sepsis abgeraten [6]. Die Hämotherapie wird in Kap. 8.3 behandelt.

5.4 Katecholamintherapie

Als primärer Vasopressor bei Patienten mit septischem Schock wird Noradrenalin empfohlen [6]. Eine frühzeitige Gabe von Noradrenalin parallel zur initialen Flüssigkeitsgabe kann den Bedarf an Flüssigkeit reduzieren, führt zu einem früheren Erreichen eines adäquaten Blutdrucks und ist mit einer geringeren Sterblichkeit assoziiert. Deshalb sollte der Effekt der Flüssigkeitsgabe nicht abgewartet werden, sondern wenn möglich direkt eine kontinuierliche Noradrenalingabe mit einem systolischen Blutdruckziel von 65 mmHg begonnen werden [22]. Vasopressin kann zusätzlich zu Noradrenalin angewendet werden, um das Blutdruckziel zu erreichen oder um den Bedarf an Noradrenalin zu reduzieren. Bei Patienten mit eingeschränkter kardialer Pumpfunktion im Rahmen einer septischen Kardiomyopathie kann Dobutamin oder Adrenalin zu einer hämodynamischen Stabilisierung beitragen. Eine detaillierte Darstellung der Pathophysiologie, Indikationen und aktuellen Evidenzlage wird in Kap. 8.2 ausgeführt [6].

Literatur

[1]   Udy A, et al. Incidence, Patient Characteristics, Mode of Drug Delivery, and Outcomes of Septic Shock Patients Treated With Vasopressors in the Arise Trial. Shock. 2019;52(4):400–407. doi: 10.1097/SHK.0000000000001281.

[2]   Singer M, et al. The Third International Consensus Definitions for Sepsis and Septic Shock (Sepsis-3). JAMA. 2016;315(8):801. doi: 10.1001/jama.2016.0287.

[3]   SepNet Critical Care Trials Group. Incidence of severe sepsis and septic shock in German intensive care units: the prospective, multicentre INSEP study. Intensive Care Med. 2016;42 (12):1980–1989. doi: 10.1007/s00134-016-4504-3.

[4]   Beesley SJ, et al. Septic Cardiomyopathy. Crit. Care Med. 2018;46(4):625–634. doi: 10.1097/CCM.0000000000002851.

[5]   Ince C. The microcirculation is the motor of sepsis. Crit. Care. 2005;9(4):S13-9. doi: 10.1186/cc3753.

[6]   Evans L, et al. Surviving Sepsis Campaign: International Guidelines for Management of Sepsis and Septic Shock 2021. Crit. Care Med. 2021;49(11):e1063–e1143. doi: 10.1097/CCM.0000000000005337.

[7]   Malbrain MLNG, et al. Principles of fluid management and stewardship in septic shock: it is time to consider the four D's and the four phases of fluid therapy. Ann Intensive Care. 2018;8(1):66. doi: 10.1186/s13613-018-0402-x.

[8] Seif D, Perera P, Mailhot T, Riley D, Mandavia D. Bedside ultrasound in resuscitation and the rapid ultrasound in shock protocol. Crit. Care Res. Pract. 2012:503254. doi: 10.1155/2012/503254.

[9] Via G, et al. International evidence-based recommendations for focused cardiac ultrasound. J. Am. Soc. Echocardiogr. 2014;27(7):683.e1-683.e33. doi: 10.1016/j.echo.2014.05.001.

[10] Gjedsted J, et al. Effects of adrenaline on lactate, glucose, lipid and protein metabolism in the placebo controlled bilaterally perfused human leg. Acta Physiol. 2011;202(4):641–648. doi: 10.1111/j.1748-1716.2011.02316.x.

[11] Vander Heiden MG, Cantley LC, Thompson CB. Understanding the Warburg Effect: The Metabolic Requirements of Cell Proliferation. Science 2009;324(5930):1029–1033. doi: 10.1126/science.1160809.

[12] Hernández G, et al. Effect of a Resuscitation Strategy Targeting Peripheral Perfusion Status vs Serum Lactate Levels on 28-Day Mortality Among Patients With Septic Shock: The ANDROMEDA-SHOCK Randomized Clinical Trial. JAMA. 2019;321(7):654–664. doi: 10.1001/jama.2019.0071.

[13] Early, Goal-Directed Therapy for Septic Shock — A Patient-Level Meta-Analysis. N. Engl. J. Med. 2017;376(23):2223–2234. doi: 10.1056/NEJMoa1701380.

[14] Rivers E, et al. Early Goal-Directed Therapy in the Treatment of Severe Sepsis and Septic Shock. N. Engl. J. Med. 2001;345(19):1368–1377. doi: 10.1056/NEJMoa010307.

[15] Asfar P, et al. High versus Low Blood-Pressure Target in Patients with Septic Shock. N. Engl. J. Med. 2014;370(17):1583–1593. doi: 10.1056/nejmoa1312173.

[16] Vandervelden S, Malbrain MLNG. Initial resuscitation from severe sepsis: One size does not fit all. Anaesthesiol. Intensive Ther. 2015;47(1):s44–s55. doi: 10.5603/AIT.a2015.0075.

[17] Neyra JA, et al. Association of Hyperchloremia With Hospital Mortality in Critically Ill Septic Patients. Crit. Care Med. 2015;43(9):1938–1944. doi: 10.1097/CCM.0000000000001161.

[18] Semler MW, et al. Balanced Crystalloids versus Saline in Critically Ill Adults. N. Engl. J. Med. 2018;378(9):829–839. doi: 10.1056/NEJMoa1711584.

[19] Caironi P, et al. Albumin Replacement in Patients with Severe Sepsis or Septic Shock. N. Engl. J. Med. 2014;370(15):1412–1421. doi: 10.1056/NEJMoa1305727.

[20] DGAI und weitere AWMF Gesellschaften. S3-Leitlinie Intravasale Volumentherapie bei Erwachsenen. AWMF-Registernummer 001-020 (Stand 21.09.2020). https://www.awmf.org/uploads/tx_szleitlinien/001-020l_S3_Intravasale-Volumentherapie-Erwachsene_2020-10.pdf

[21] Perner A, et al. Hydroxyethyl Starch 130/0.42 versus Ringer's Acetate in Severe Sepsis. N. Engl. J. Med. 2012;367(2):124–134. doi: 10.1056/NEJMoa1204242.

[22] Li Y, Li H, Zhang D. Timing of norepinephrine initiation in patients with septic shock: a systematic review and meta-analysis. Crit. Care. 2020;24(1):488. doi: 10.1186/s13054-020-03204-x.

6 Fokussuche und Sanierung

Felix Schmitt

Da es sich bei einer Sepsis um einen medizinischen Notfall mit akuter Lebensgefahr handelt, liegt ein besonderer Fokus auf einer adäquaten Fokussuche und Erregerdiagnostik, ohne jedoch die kausale Therapie dabei zu verzögern [1]. Da dies in vielen Fällen eine große Herausforderung für das Behandlungsteam darstellt, ist ein strukturiertes Vorgehen umso wichtiger. Die umgehende Fokussuche und die daraus resultierende Fokuskontrolle, im Sinne einer kombinierten Antiinfektiva-Therapie und ggf. einer operativen Versorgung sind wichtige Grundsäulen der Sepsis-Therapie und konnten in mehreren randomisierten Studien belegt werden [2,3]. Vor jeglicher Gerätemedizin stehen aber an erster Stelle zunächst eine zielgerichtete Eigen- oder Fremdanamnese sowie eine körperliche Untersuchung des Patienten. Ziel ist es, insbesondere bei nicht kontaktfähigen Patienten, unscheinbare Foki wie z. B. kleinere Abszesse oder Wunden nicht zu übersehen und wichtige Zusatzinformationen für die spätere Erregerdiagnostik und Therapie zu erlangen (Vorerkrankungen, Reiseanamnese, Risikokontakte, etc.).

Die diagnostischen und therapeutischen Maßnahmen zur Sepsistherapie wurden in so genannte Bündel zusammengefasst. Dabei wird im „hour-1 bundle" gefordert, dass innerhalb der ersten Stunde nach Erkennen einer Sepsis die Erregersuche abgeschlossen und bereits die erste Gabe eines Breitspektrum-Antibiotikums erfolgt sein muss [4,5]. Dieses sehr enge Zeitfenster wurde in der Vergangenheit bereits mehrfach kritisch diskutiert. Denn es bestand die Sorge vor einem zu unkritischen und überschießenden Einsatz von Breitspektrum-Antibiotika und der daraus resultierenden Gefahr durch Selektionsdruck eine Resistenzentwicklung zu begünstigen [6,7]. Schlussendlich bleibt festzuhalten, dass eine schnelle Fokussuche in der Regel auch eine schnelle Fokussanierung ermöglicht und somit das Outcome des Patienten verbessert werden kann. Auch die endgültige Sanierung des Infektionsfokus sollte natürlich immer so schnell als möglich erfolgen.

Umso wichtiger ist daher ein strukturiertes Vorgehen durch das Behandlungsteam, hier sollte am besten schon parallel zur Anamnese und körperlichen Untersuchung die Entnahme von Blutkulturen erfolgen [4,8–11]. Diese stellen auch weiterhin den aktuellen Goldstandard der mikrobiologischen Erregerdiagnostik dar und ermöglichen zusätzlich zur Identifikation des Erregers auch gleichzeitig eine Resistenztestung. Es gilt dabei zu beachten, dass die Abnahme unbedingt vor der ersten Antiinfektiva-Gabe erfolgen sollte. Grund dafür ist, dass bereits die einmalige Gabe eines Antibiotikums eine Inaktivierung von Mikroorganismen bewirken kann, sodass die Nachweiswahrscheinlichkeit eines Pathogens deutlich absinkt und somit eine spätere keimgerechte Anpassung des Therapieregimes unmöglich wird. In der Praxis bedeutet dies in der Regel, dass eine möglichst breite Antibiotikatherapie unnötig lange fortgeführt wird, mit den schon oben genannten negativen Effekten [12]. Bei der Ab-

https://doi.org/10.1515/9783110673395-006

nahme von Blutkulturen ist darauf zu achten, dass multilokuläre Punktionen unter sterilen Bedingungen durchgeführt werden und eine zeitnahe Weiterleitung der Proben erfolgt [9,10,13,14]. In der Praxis erscheinen diese Anforderungen an die Probenentnahme oftmals weniger trivial. Aber auch bei schwierigen Punktionen sollte eine Kontamination des Nährmediums unbedingt vermieden werden. Hierzu zählen eine korrekte Desinfektion der Punktionsstelle, das Tragen von sterilen Handschuhen, sowie ein steriles Überführen der Probe in die Blutkulturflaschen. Dabei gilt zu beachten, dass pro abgenommen Probenpaar ein aerobes und ein anaerobes Fläschchen mit dem nach Herstellerangaben empfohlenen Probevolumen befüllt werden sollte. Um die Wahrscheinlichkeit zur Detektion einer Bakteriämie oder Fungämie zu erhöhen, sollten bei einem septischen Patienten 2–3 Blutkulturpaare entnommen werden [9], wenn möglich an unterschiedlichen Punktionsstellen. Durch die höhere Anzahl an Probenpaaren, gelingt im Falle einer Bakteriämie oder Fungämie der kulturelle Erregernachweis aus Blutkulturen in über 90 % der Fälle. Eine Transportzeit von ≤ 2 h bei Raumtemperatur sollte nach Möglichkeit nicht überschritten werden [13]. Auch die Entnahme von Verlaufskulturen kann z. B. im Rahmen einer Endokarditis durchaus sinnvoll sein. Bzgl. der frühen Abnahme weiteren Probenmaterials, wie zum Beispiel Urinkulturen oder Trachealsekret, kann am ehesten zu einem pragmatischen Vorgehen geraten werden. Da die Sinnhaftigkeit zum einen vom vermuteten Sepsisfokus, aber auch ganz wesentlich vom zeitlichen Aufwand für die Gewinnung des Probenmaterials abhängt. In der Praxis ist z. B. die frühzeitige Anlage eines Urinkatheters meist recht unkompliziert zu bewerkstelligen und ermöglicht im Verlauf, nicht nur das Monitoring der Urinproduktion, sondern eben auch die frühzeitige und sterile Asservierung einer Urinkultur. Bei der Gewinnung von Trachealsekret sollte abgewogen werden, ob die klinische Situation des Patienten ohnehin eine Intubation notwendig macht und damit auch eine zügige Probenentnahme ermöglicht wird oder aber eine Wach-Bronchoskopie von Nöten wäre. Da letzteres meist mit einem beträchtlich größeren Zeitaufwand und einer entsprechenden Expertise des Untersuchers verbunden ist, sollte die Indikation dazu kritisch gestellt werden, um die Erstgabe des Antibiotikums und auch ggf. weitere Maßnahmen zur Fokuskontrolle nicht zu verzögern.

Merke:
– Die Fokussuche und -detektion, sowie die Gabe eines Breitspektrum-Antibiotikums sollten binnen 1 h nach Auftreten der Symptome einer Sepsis abgeschlossen sein.
– Der Goldstandard in der Erregerdiagnostik sind weiterhin Blutkulturen. Es sollten 2–3 Probenpärchen aus verschiedenen Abnahmestellen gewonnen werden.
– Bzgl. der Gewinnung weiterer mikrobiologischer Proben (Urin, Trachealsekret, etc.) sollte immer eine Abwägung zwischen Nutzen, Zeitaufwand und vermutetem Sepsisfokus erfolgen.

6.1 Intensivmedizinische Besonderheiten

Felix Schmitt

Patienten, bei denen eine Intensivmedizinische Versorgung notwendig ist, unterscheiden sich im Management in einer Vielzahl von Punkten gegenüber Patienten in der Notaufnahme oder auf einer Peripherstation. Zunächst gilt es zu unterscheiden, ob der Patient bereits primär wegen eines septischen Fokus intensivmedizinisch aufgenommen wurde oder ob dieser einen septischen Verlauf im Sinne einer Komplikation (z. B. Anastomoseninsuffizienz) aufweist. Gerade bei den Patienten mit einer septischen Komplikation muss oftmals von einer relevanten Grunderkrankung ausgegangen werden, was die Stabilisierung und auch die Akutphase nochmals anspruchsvoller gestalten kann. Für das Behandlungsteam können sich dadurch aber auch wichtige Hinweise auf den Sepsisfokus und die daraus zunächst kalkulierte antiinfektive Therapie ergeben. Als Beispiel seien hier insbesondere Patienten mit neu eingebrachtem Fremdmaterial genannt, wie z. B. Herzklappen, Schrittmacherkabel oder operativ angelegte Dialysekatheter. Daher muss auch die Erregerdiagnostik immer auf den individuellen Patienten abgestimmt werden. Gerade bei einer Sepsis mit einem unklaren Fokus oder bei einem ausbleibendem Therapieerfolg im Sinne von persistierenden Infektwerten oder einer fehlenden hämodynamischen Stabilisierung, muss die Erregerdiagnostik aus allen potenziell zugänglichen Foki erfolgen [15]. Gerade im Falle eines Therapieversagens sollten auch niederschwellig schon erfolgte Abnahmen wiederholt werden. Zu den ergänzenden mikrobiologischen Proben zählen bei Intensivpatienten klassischerweise die Abnahme von respiratorischen Sekreten durch eine bronchoalveoläre Lavage oder durch eine tiefe tracheobronchiale Aspiration. Limitierend kann hier allerdings die klinische Gesamtsituation des Patienten sein, z. B. bei einem sehr hohen FiO2-Bedarf im Rahmen eines ARDS (acute respiratory distress syndrome) oder aber eine erschwerte Zugänglichkeit bei Patienten in Bauchlage. Des Weiteren sind Urinkulturen, aber auch Sekrete aus steril platzierten Drainagen oder Kathetern, oftmals eine sinnvolle Ergänzung. Wann immer möglich, sollte aber auch die Chance genutzt werden, intraoperative Abstriche/Proben oder aber Katheterspitzen und anderes entnommenes Fremdmaterial einzusenden. Darüber hinaus, können aber auch eher untypische Foki, wie z. B. Infektionen des ZNS eine Liquorentnahme notwendig machen. Im Folgenden sollen nun unterschiedliche Besonderheiten sowie diagnostische Möglichkeiten bei Intensivpatienten eingehender besprochen werden.

6.1.1 Katheter-assoziierte Infektionen

Die Inzidenz Katheter-assoziierter Infektionen ist bei Intensiv-Patienten sicherlich auch dadurch erhöht, dass die Verweildauer von (insbesondere zentralen) Venenkatheter deutlich länger ist als bei Patienten auf Peripherstationen. Daher muss bei Patienten mit einem intravaskulären Katheter (> 48 Stunden in situ) und einer unklaren Infektwerterhöhung oder gar eines septischen Verlaufes, dieser auch immer als potenzieller Infektfokus in Betracht gezogen werden [12]. Es gilt dabei zu beachten, dass Katheter-assoziierte Infektionen nicht immer mit Hautefloreszenzen (Rötung, Schwellung) einhergehen und daher auch bei unauffälliger Einstichstelle dieser Ursache einer Sepsis sein kann. Es sollte mindestens ein Blutkultur-Set aus dem Katheter entnommen werden, als auch 1–2 Sets über eine periphere Punktion. Sobald der klinische Verdacht einer Katheter-assoziierten Infektion besteht, ist es obligat diesen so schnell als möglich zu entfernen und die Katheterspitze zur mikrobiologischen Diagnostik einzusenden [16–18].

6.1.2 Erregerdiagnostik bei pulmonalem Fokus

Bei Patienten mit pulmonalem Fokus (Ventilator-associated Pneumonia, VAP; Hospital-acquired Pneumonia, HAP; Community-acquired Pneumonia, CAP) ist die Gewinnung von Atemwegssekreten zur Erregerdetektion obligat. Bzgl. der Entscheidung, ob eine bronchoalveoläre Lavage (BAL) oder eine tracheobronchiale Aspiration vorzuziehen ist, geben die Leitlinien keine Präferenz vor [15,19,20]. Vielmehr sollte hier die klinische Situation des Patienten und ggf. die Notwenigkeit einer dezidierteren Erregerdiagnostik in die Entscheidung mit einfließen. Bei einer BAL ist es in der Regel, auch beim intubierten Patienten, unumgänglich, die Sedierung zu vertiefen, um Verletzungsrisiken durch Husten oder Pressen zu reduzieren. Dies kann den Weaning-Prozess stören oder zu einer zusätzlichen Kreislaufdepression führen. Dennoch können selbst Patienten mit schwerem ARDS oftmals problemlos bronchoskopiert werden, in diesem Fall sollte die Untersuchung allerdings durch einen möglichst erfahrenen Untersucher erfolgen. Darüber hinaus sollte immer eine individuelle Nutzen-Risiko-Abwägung erfolgen, ob ein untersuchungsbedingter Verlust des Positive End-Expiratory Pressure (PEEP) oder die reduzierte Ventilation durch (Teil-)Okklusion des Tubuslumens zu rechtfertigen sind [21–23]. Wie schon eingangs erwähnt, kann aber auch der Umfang der Erregerdiagnostik eine harte Indikation zur Durchführung einer BAL sein. Vor allem Patienten mit Immundefizienz oder Immunsuppression sind besonders gefährdet, eine nosokomiale Infektion zu erleiden. Daher ist hier auch das Keimspektrum in der Diagnostik entsprechend zu berücksichtigen, sowohl eine Pilz- als auch eine virale Infektion (z. B. Zytomegalievirus, CMV) sollten daher ausgeschlossen werden. Dabei sei angemerkt, dass auch Patienten mit protrahiertem intensivmedizinischem Verlauf eine Immunsuppression aufweisen. Eine entsprechend intensivierte Diagnostik macht aber auch bei Patienten mit klinischem Therapieversagen oder fehlendem Ansprechen Sinn, um ggf. das Antiinfektiva-Regime keimgerecht anpassen zu können [15,19]. Grundsätzlich sollte bei jedem Patienten eine mikrobiologische Standarddiagnostik erfolgen. Je nach Immunstatus sollte diese um eine virale (CMV, HSV, etc.) [24–26] und eine fungale Diagnostik, u. a. zum Ausschluss einer invasiven pulmonalen Aspergillose (IPA) [27–30] erweitert werden. Aber auch multiresistente Erreger (MRE) und opportunistische Erreger wie Pneumocystis jirovecii sollten entsprechend bedacht werden. Bei Patienten mit einer ambulant erworbenen Infektion sollte die Diagnostik ebenfalls angepasst werden, insbesondere auch atypische Erreger wie Mycoplasma pneumoniae, Legionella spp., Chlamydia pneumoniae und Rickettsia spp. können hier Auslöser einer Pneumonie sein. Darüber hinaus sollte in den Wintermonaten differentialdiagnostisch auch immer an eine Infektion mit Respiratory Syncytial Virus (RSV), Influenza- und Parainfluenzaviren gedacht werden [28,31–36].

6.1.3 Bildgebende Diagnostik

Das konventionelle Röntgen bietet in der Initialdiagnostik septischer Patienten meist wenig Vorteile, auch wenn dadurch andere Pathologien, wie z. B. ein Pneumothorax, als Ursache für eine hämodynamische Instabilität identifiziert werden können. Selbst bei Pneumonien ist meist eher die Verlaufsbeurteilung aussagekräftiger und auch Hohlorganperforationen sind hierdurch meist nicht sicher zu diagnostizieren, weshalb im Zweifelsfall meist ohnehin eine Schnittbilddiagnostik erfolgen würde. Daher ist das Computertomogramm (CT) in der Fokussuche oftmals der Goldstandard, da bei modernen Geräten selbst großflächige Scans artefaktarm und innerhalb weniger Sekunden möglich sind, was gerade bei instabilen und zeitdringlichen Patienten einen unschätzbaren Vorteil darstellt [37]. Durch verschiedene Kontrastmittelphasen können zudem auch unterschiedlichste Fragestellungen beantwortet werden. Die venöse Phase ermöglicht dabei u. a. die Darstellung von Infektionsherden und kann beispielsweise konsolidierende pneumonische Infiltrate von Atelektasen abgrenzen. Ebenso können durch Kontrastmittelaufnahme auch Abszesse identifiziert werden. Für die Beurteilung der Organperfusion und auch zum Ausschluss einer Lungenarterienembolie werden unterschiedliche arterielle Phasen eingesetzt. Im direkten Verglich ist das CT der konventionellen Röntgendiagnostik bei der Infektionsdiagnostik von pulmonalen Foki deutlich überlegen [38], aber auch bei der Detektion intraabdomineller Infektionsherde im Vergleich zur Sonographie, insbesondere bei Luftüberlagerungen oder adipösen Patienten [39,40]. Die Magnetresonanztomografie (MRT) bietet in der Routine-Diagnostik von septischen Patienten meist wenig Vorteile. Gerade in der Akutphase ist die signifikant längere Untersuchungsdauer einer der Hauptnachteile. Einliegendes Fremdmaterial, wie z. B. Herzschrittmacher, sind nicht grundsätzliche Kontraindikationen. Allerdings ist hier eine sorgfältige Prüfung notwendig, von MRT-Gerätetyp und implantiertem Fremdmaterial. Vorteile bietet das MRT allerdings in der Diagnostik der akuten Spondylodiszitis und bei zentralnervösen Foki, wie z. B. der septisch-embolischen Enzephalitis [41]. Eine besondere Domäne der Sonographie bzw. der Echokardiographie ist nicht nur die Beurteilung der Herzfunktion, sondern auch die Beurteilung von Klappenpathologien, wie z. B. bei einer Endokarditis. Oder aber auch bei unklaren Raumforderungen intrakardial [42]. Welcher Diagnostik hier Vorrang gegeben wird (Transthorakale- oder Transoesophageale Echokardiographie) hängt zum einen von der Fragestellung, aber auch von der lokalen Verfügbarkeit und der Expertise des Untersuchers ab.

6.1.4 Interventionelle Radiologie

Abszesse oder Verhaltformationen können zum einen Auslöser einer fulminanten Sepsis sein, darüber hinaus können diese aber auch die Gefahr von Blutungskomplikationen nach sich ziehen. Dabei bergen gerade postoperative Pankreasfisteln eine besondere Gefahr. Durch die dabei austretenden Enzyme können, insbesondere Gefäße im Oberbauch, durch Arrosionen gefährdet sein [43]. Daher Bedarf es bei einem Großteil der Verhalte einer Sanierung. Bis vor einigen Jahren bedeutete dies in aller Regel eine erneute Operation für den Patienten. Durch die erneute Inflammationsreaktion und die durch das OP-Trauma entstehenden Wundflächen war die Gefahr von Verwachsungen erheblich. Glücklicherweise bieten bildgebungsgesteuerte Verfahren heute die Möglichkeit der interventionellen Drainagenanlage, mit einem nur minimalen Trauma und damit auch weniger Komplikationen wie bei der operativen Revision. Ein weiterer Vorteil ist die Möglichkeit zur Darstellung des Verhalts durch Anspritzen mit wasserlöslichem Kontrastmittel, um ggf. auch Anschlüsse an umgebende Strukturen, wie z. B. Darm oder Gallengänge, nachzuweisen [44]. Welches bildgebende Verfahren (CT, MRT und Sonographie) gewählt wird, ist zum einen von der individuellen Expertise des Interventionalisten, den örtlichen Gegebenheiten, aber auch von der Lage des Verhaltes abhängig. Auf Grund von Luftüberlagerungen kann die Punktion mittels Sonographie schwierig bis unmöglich sein, wobei der entscheidende Vorteil ist, dass diese Bildgebung auch bettseitig oder in Krankenhäusern ohne Schnittbildgebung durchgeführt werden kann. Nach erfolgreicher Punktion sollte auch hier steril gewonnenes Punktat in die Mikrobiologie eingesendet werden. Zur Fokussanierung besteht die Möglichkeit verschiedene Drainagen einzulegen. Einlumige Drainagen dienen meist zur reinen Drainage des Verhaltes, wohingegen doppellumige Drainagen den weiteren Vorteil bieten, das über das zweite Lumen auch eine kontinuierliche Spülung des Abszesses möglich ist. Mögliche Limitationen einer erfolgreichen Drainagenversorgung können sich aus der Abszessformation an sich (z. B. bei multiplen Septierungen) oder aus der Flüssigkeitszusammensetzung (z. B. alte und schon organisierte Hämatome) ergeben.

6.1.5 Interdisziplinäres Behandlungsteam

Auf Grund der meist anspruchsvollen infektiologischen Befunde, in Kombination mit den oft lebensbedrohlichen Grunderkrankungen, ist bei der Beurteilung und Therapie ein interdisziplinäres Team aus Intensivmedizinern, Mikrobiologen/Infektiologen und Pharmakologen im Sinne eines Antibiotic Stewardships (ABS) bzw. Infectious Diseases Stewardships (IDS) wünschenswert. Es konnte bereits gezeigt werden, dass durch solche ABS-Maßnahmen eine Prognoseverbesserung erreicht werden konnte [45]. In der Praxis bietet es sich an, dies als interdisziplinäre Visiten zu festen Zeitpunkten zu implementieren.

Merke:
- Die Fokussuche sollte bereits parallel zur hämodynamischen Stabilisierung erfolgen, um die empirische Gabe eines Breitspektrum-Antibiotikums im Rahmen des „hour-1 bundles" nicht zu verzögern.
- Die Entnahme weiterführender mikrobiologischer Proben sollte in der Initialphase kritisch gegenüber dem möglichen Zeitverlust abgewogen werden.
- Die CT-Untersuchung mit Kontrastmittel ist ein schnelles und etabliertes Verfahren, um eine Vielzahl von septischen Foki auszuschließen. Auch bei beatmeten und Katecholamin-pflichtigen Patienten kann die Untersuchung in der Regel problemlos zugeführt werden.
- Die endgültige Sanierung des Infektionsfokus sollte so schnell wie möglich erfolgen.

Literatur

[1]   Singer M, et al. The Third International Consensus Definitions for Sepsis and Septic Shock (Sepsis-3). JAMA. 2016;315(8):801–10.
[2]   Bloos F, et al. Effect of a multifaceted educational intervention for anti-infectious measures on sepsis mortality: a cluster randomized trial. Intensive Care Med. 2017;43(11):1602–1612.
[3]   Bloos F, et al. Impact of compliance with infection management guidelines on outcome in patients with severe sepsis: a prospective observational multi-center study. Crit Care. 2014;18(2): R42.
[4]   Levy MM, Evans LE, Rhodes A. The Surviving Sepsis Campaign Bundle: 2018 Update. Crit Care Med. 2018;46(6):997–1000.
[5]   Rhodes A, et al. Surviving Sepsis Campaign: International Guidelines for Management of Sepsis and Septic Shock: 2016. Intensive Care Med. 2017;43(3):304–377.
[6]   Force IST, Infectious Diseases Society of America (IDSA) POSITION STATEMENT. Why IDSA Did Not Endorse the Surviving Sepsis Campaign Guidelines. Clin Infect Dis. 2018;66(10):1631–1635.
[7]   Singer M. Antibiotics for Sepsis: Does Each Hour Really Count, or Is It Incestuous Amplification? Am J Respir Crit Care Med. 2017;196(7):800–802.
[8]   Cardoso T, et al. Reducing mortality in severe sepsis with the implementation of a core 6-hour bundle: results from the Portuguese community-acquired sepsis study (SACiUCI study). Crit Care. 2010;14(3):R83.
[9]   Lee A, et al. Detection of bloodstream infections in adults: how many blood cultures are needed? J Clin Microbiol. 2007;45(11):3546–8.
[10] Long B, Koyfman A. Best Clinical Practice: Blood Culture Utility in the Emergency Department. J Emerg Med. 2016;51(5):529–539.

[11] Pien BC, et al. The clinical and prognostic importance of positive blood cultures in adults. Am J Med. 2010;123(9):819–28.

[12] Brunkhorst FM, et al. [S3 Guideline Sepsis-prevention, diagnosis, therapy, and aftercare : Long version]. Med Klin Intensivmed Notfmed. 2020;115(2):37–109.

[13] Cockerill FR, et al. Optimal testing parameters for blood cultures. Clin Infect Dis. 2004;38 (12):1724–30.

[14] Li J, Plorde JJ, Carlson LG. Effects of volume and periodicity on blood cultures. J Clin Microbiol. 1994;32(11):2829–31.

[15] Kalil AC, et al. Management of Adults With Hospital-acquired and Ventilator-associated Pneumonia: 2016 Clinical Practice Guidelines by the Infectious Diseases Society of America and the American Thoracic Society. Clin Infect Dis. 2016;63(5):e61-e111.

[16] Blot F, et al. Earlier positivity of central-venous- versus peripheral-blood cultures is highly predictive of catheter-related sepsis. J Clin Microbiol. 1998;36(1):105–9.

[17] Kaasch AJ, et al. Differential time to positivity is not predictive for central line-related Staphylococcus aureus bloodstream infection in routine clinical care. J Infect. 2014;68(1):58–61.

[18] Malgrange VB, Escande MC, Theobald S. Validity of earlier positivity of central venous blood cultures in comparison with peripheral blood cultures for diagnosing catheter-related bacteremia in cancer patients. J Clin Microbiol. 2001;39(1):274–8.

[19] Mandell LA, et al. Infectious Diseases Society of America/American Thoracic Society consensus guidelines on the management of community-acquired pneumonia in adults. Clin Infect Dis. 2007;44(2):S27-72.

[20] Shorr AF, et al. Invasive approaches to the diagnosis of ventilator-associated pneumonia: a meta-analysis. Crit Care Med. 2005;33(1):46–53.

[21] Guarracino F, et al. Flexible bronchoscopy during mechanical ventilation in the prone position to treat acute lung injury. Rev Port Pneumol. 2013;19(1):42–4.

[22] Kalchiem-Dekel O, et al. Feasibility, safety, and utility of bronchoscopy in patients with ARDS while in the prone position. Crit Care. 2018;22(1):54.

[23] Steinberg KP, et al. Safety of bronchoalveolar lavage in patients with adult respiratory distress syndrome. Am Rev Respir Dis. 1993;148(3):556–61.

[24] Kalil AC, Florescu DF. Is cytomegalovirus reactivation increasing the mortality of patients with severe sepsis? Crit Care. 2011;15(2):138.

[25] Kalil AC, Florescu DF. Prevalence and mortality associated with cytomegalovirus infection in nonimmunosuppressed patients in the intensive care unit. Crit Care Med. 2009;37(8):2350–8.

[26] Al-Omari A, et al. Cytomegalovirus infection in immunocompetent critically ill adults: literature review. Ann Intensive Care. 2016;6(1):110.

[27] Hage CA, et al. Antigen detection in bronchoalveolar lavage fluid for diagnosis of fungal pneumonia. Curr Opin Pulm Med. 2011;17(3):167–71.

[28] Koulenti D, Garnacho-Montero J, Blot S. Approach to invasive pulmonary aspergillosis in critically ill patients. Curr Opin Infect Dis. 2014;27(2):174–83.

[29] Meersseman W, et al. Galactomannan in bronchoalveolar lavage fluid: a tool for diagnosing aspergillosis in intensive care unit patients. Am J Respir Crit Care Med. 2008;177(1):27–34.

[30] Patterson TF, et al. Practice Guidelines for the Diagnosis and Management of Aspergillosis: 2016 Update by the Infectious Diseases Society of America. Clin Infect Dis. 2016;63(4):e1-e60.

[31] Heininger A, et al. Cytomegalovirus reactivation and associated outcome of critically ill patients with severe sepsis. Crit Care. 2011;15(2):R77.

[32] Papazian L, et al. Cytomegalovirus reactivation in ICU patients. Intensive Care Med. 2016;42 (1):28–37.

[33] Cook CH, et al. Pulmonary cytomegalovirus reactivation causes pathology in immunocompetent mice. Crit Care Med. 2006;34(3):842–9.

[34] Chanques G, Jaber S. Treating HSV and CMV reactivations in critically ill patients who are not immunocompromised: con. Intensive Care Med. 2014;40(12):1950–3.

[35] Forel JM, Martin-Loeches I, Luyt CE. Treating HSV and CMV reactivations in critically ill patients who are not immunocompromised: pro. Intensive Care Med. 2014;40(12):1945–9.

[36] Limaye AP, et al. Effect of Ganciclovir on IL-6 Levels Among Cytomegalovirus-Seropositive Adults With Critical Illness: A Randomized Clinical Trial. JAMA. 2017;318(8):731–740.

[37] Barkhausen J, et al. Impact of CT in patients with sepsis of unknown origin. Acta Radiol. 1999;40(5):552–5.

[38] Karhu JM, et al. Early chest computed tomography in adult acute severe community-acquired pneumonia patients treated in the intensive care unit. Acta Anaesthesiol Scand. 2016;60 (8):1102–10.

[39] Dobrin B, et al. Radiologic diagnosis of an intra-abdominal abscess. Do multiple tests help? Arch Surg. 1986;121(1):41–6.

[40] Oto A, et al. Diffusion-weighted MR imaging of abdominopelvic abscesses. Emerg Radiol. 2011;18(6):515–24.

[41] Sans N, et al. Infections of the spinal column–spondylodiscitis. Diagn Interv Imaging. 2012;93 (6):520–9.

[42] Spencer KT, et al. Focused cardiac ultrasound: recommendations from the American Society of Echocardiography. J Am Soc Echocardiogr. 2013;26(6):567–81.

[43] Veillette G, et al. Implications and management of pancreatic fistulas following pancreaticoduodenectomy: the Massachusetts General Hospital experience. Arch Surg. 2008;143(5):476–81.

[44] Jaques P, et al. CT features of intraabdominal abscesses: prediction of successful percutaneous drainage. AJR Am J Roentgenol. 1986;146(5):1041–5.

[45] Rieg S, et al. Mortality of S. aureus bacteremia and infectious diseases specialist consultation– a study of 521 patients in Germany. J Infect. 2009;59(4):232–9.

6.2 Allgemeinchirurgische Besonderheiten

Andreas Hecker, Matthias Hecker, Jens G. Riedel, Ingolf Askevold, Martin Reichert

6.2.1 Klassifikation der Peritonitis

In Notaufnahme und auf Intensivstation ist der Akutmediziner regelhaft mit septischen Patienten konfrontiert, die einen abdominellen Fokus aufweisen. Intraabdominelle Infektionen, die zu einer chirurgischen Vorstellung führen, lassen sich dabei eindrucksvoll anhand des klinischen Bildes einer Peritonitis detektieren, welche in ihrer Maximalvariante als sog. „brettharter Bauch" manifest werden kann. Bei der Peritonitis werden vier verschiedene Formen unterschieden (siehe Tab. 6.1), wobei die sekundäre Peritonitis bei Hohlorganperforation oder Mesenterialischämie der unmittelbaren chirurgischen und intensivmedizinischen Therapie bedürfen. Komplexer stellt sich die Situation auf der Intensivstation im Falle einer tertiären Peritonitis dar: Gemäß der International Sepsis Forum Consensus Konferenz ist diese als persistierende oder > 48 h nach initial vermeintlich erfolgreicher Behandlung einer primären oder sekundären Peritonitis wiederaufflammende Peritonitis definiert. Neben Immunsuppression und Vorerkrankungen stellen gerade Patienten mit chirurgischen, intraabdominellen Komplikationen nach initialer viszeralchirurgischer Operation eine Herausforderung dar, bei denen auch mikrobiologisch ein oftmals anderes Keimspektrum zu erwarten ist.

Tab. 6.1: Klassifikation der Peritonitis.

Klassifikation	Ätiologie
Primäre Peritonitis	– hämatogene Peritonitis im Kindsalter – spontane bakterielle Peritonitis bei vorbestehendem Aszites (z. B. bei Leberzirrhose) – Tuberkulöse Peritonitis – Hämatogene, lymphogene und intraluminale Keiminvasion
Sekundäre Peritonitis	Hohlorganperforation, z. B. bei: – akuter Sigmadivertikulitis – Cholecystitis acuta – Appendicitis acuta – toxisches Megakolon – Ulcus ventriculi aut duodeni Durchwanderungsperitonitis, z. B. bei – Mesenterialischämie – toxischem Megakolon – Ileus Posttraumatische Peritonitis Postoperative Peritonitis, z. B. bei – Anastomoseninsuffizienz – ischämischer Perforation
Tertiäre Peritonitis	persistierende/therapierefraktäre Peritonitis (bei Immunsuppression)
Quartäre Peritonitis	spontaner/iatrogener Abszess CAPD-assoziierte Peritonitis

6.2.2 Diagnostik

Neben der klinischen Untersuchung des Abdomens stellen die Laborchemie (Leukozytose, Erhöhung von CRP- und PCT-Wert, aber auch organspezifische Parameter (z. B. Lipase, GGT, APH, GOT, GPT etc.) den Goldstandard in der initialen Diagnostik des akuten Abdomens dar.

Neben einer reflektorischen Paralyse mit Übelkeit und Erbrechen stellt die peritonitische Bauchdecke das pathognomonische Zeichen dar. Hier gilt es bereits in der Erstuntersuchung Symptome der Hyperinflammation und Sepsis (Hypotonie, Tachykardie, Tachypnoe, Hyper-/Hypothermie) zu detektieren und ggf. noch vor weiterer

Diagnostik therapeutische Initialmaßnahmen durchzuführen. Maskiert werden die Symptome des akuten Abdomens in der postoperativen Situation: Im postoperativen Verlauf können auch ernste chirurgische Komplikationen nur durch regelmäßige, interdisziplinäre Visiten auf der Intensivstation erkannt und Bildgebung initiiert werden. Neben den „üblichen" postoperativen Schmerzen mit begleitender Tachykardie und systemischer Inflammation (SIRS) kann oftmals nur anhand von einzelnen „Ausreißern", Tendenzen in der Laborchemie, persistierend erhöhten Infektwerten [1] oder neu aufgetretenen Untersuchungsbefunden (Herzrhythmusstörungen, zerebrale Verwirrung etc.) der Verdacht auf eine Komplikation gestellt werden.

In diesen Fällen stellt die Sonographie das einfachste Tool dar, um einen Überblick über die abdominelle Situation zu erlangen, wobei einer diagnostischen Punktion von Flüssigkeitsverhalten mit etwaiger Drainageimplantation neben diagnostischer (z. B. Mikrobiologie aus einem intraabdominellen Abszess) auch therapeutische Bedeutung zukommen kann.

Goldstandard für die Diagnostik von sekundärer und tertiärer Peritonitis stellt die Computertomographie dar. Sie erlaubt im Vergleich zur Abdomenübersichtsaufnahme die genaue Lokalisation der Perforation und gibt relevante Nebenbefunde (z. B. Leberzirrhose, Ischämiezeichen etc.) preis. Auf der Intensivstation wird bei postoperativer, persistierender (= tertiärer) Peritonitis die Indikation aufgrund der o. g. oftmals maskierten Klinik relativ großzügig gestellt. Hier gilt es die in der Regel nötige i. v. Kontrastmittelapplikation mit einhergehender Nierenschädigung gegenüber dem diagnostischen Nutzen abzuwägen.

6.2.3 Chirurgische Therapie der intraabdominellen Sepsis – Source Control

Jede zu spät diagnostizierte und therapierte Peritonitis mit intraabdominellem Fokus geht mit einer linear ansteigenden Letalität einher. Korrelationen zwischen der Letalität und der zeitlich verzögerten Antibiose („time-to-antibiotics"), Operation („time-to-intervention") und Intensivtherapie („time-to-intensive-care") sind in der Literatur mehrfach belegt [2].

Sowohl im Falle der sekundären als auch der tertiären Peritonitis stellen die Fokussanierung, antimikrobielle Therapie (Kap. 7, antiinfektive Therapie) und die supportive Intensivmedizin die drei essenziellen Therapiesäulen dar [3]:

Wird die Sanierung des intraabdominellen Fokus („source control") im Sinne eines Debridements, der Entfernung infizierter Fremdmaterialien, der Eröffnung und Drainage von Abszessen und/oder die Dekompression der Bauchhöhle nur unzureichend durchgeführt, steigt die 28-Tagesletalität auf bis zu 42,9 % an! Vor dem Hintergrund, den initialen Eingriff so kurz und damit das Trauma des Patienten so gering wie möglich zu halten, wird das „damage-control"-Konzept der Traumachirurgie mehr und mehr auf peritonitische Notfallpatienten übertragen. Exemplarisch wird bei perforierter Sigmadivertikulitis bei kritischem Allgemeinzustand auf eine Wiederherstellung der Darmkontinuität verzichtet und das Colon descendens als Stoma ausgeleitet. Ziel ist es die gefürchtete „letal triade" aus Koagulopathie, Inflammation und Kreislaufinstabilität zu durchbrechen und dem Patienten auch vor dem Hintergrund etwaiger notwendiger Folgeeingriffe nach kurzer Initialoperation eine Regenerationsphase auf der Intensivstation zu geben.

Für die Notfalloperationen bei intraabdomineller Sepsis gelten als gesichert:

1. Als sog. 3-Stunden-Maßnahmen der SSC-Leitlinie 2016 sollte vor dem operativen Eingriff eine initiale intensivmedizinische Stabilisierung des Patienten erfolgen.
2. Die time-to-intervention, d. h. die Zeitspanne von Diagnose zu Operationsbeginn sollte möglichst kurzgehalten werden.
3. Der Chirurg muss intraoperativ in enger Zusammenarbeit mit dem anästhesiologischen Kollegen die Gesamtsituation des Patienten im Blick haben. Komplexe Rekonstruktionen, die die Operationszeit deutlich verlängern, sollten eher im Rahmen weiterer Folgeeingriffe erfolgen. Die initiale Operation sollte kurzgehalten werden.
4. Im postoperativen Verlauf sollte eine etwaige Relaparotomie „on demand", d. h. nur bei klinischem und/oder radiologischem Verdacht auf eine persistierende, rekurrente Peritonitis erfolgen (keine geplante „second-look" Operation)

Bei ausgeprägter Peritonitis ist der Patient zudem von einer intraabdominellen Hypertonie bedroht. Capillary leakage und Volumensubstitution können zur Entwicklung eines sekundären abdominellen Kompartmentsyndroms (AKS) führen, welches durch eine Messung des intraabdominellen Drucks (durch Blasendruckmessung) > 20 mmHg mit begleitender Organschädigung (z. B. Oligurie, erhöhte Beatmungsdrücke etc.) definiert ist. Durch eine Reihe von Maßnahmen kann der intraabdominelle Druck gesenkt werden (z. B. Drainage intraabdomineller Flüssigkeit, Relaxation, abführende Maßnahmen etc.). Bei Persistenz oder klinischer Verschlechterung ist jedoch die Notfalllaparotomie und Behandlung am offenen Abdomen indiziert. Hier muss der Intensivmediziner die damit einhergehenden pathophysiologischen Veränderungen (Volumenverlust, Muskelproteolyse, eingeschränkte Immunfunktion, Hypothermie) im weiteren Verlauf beachten.

Bei persistierender Peritonitis kann das perioperative Risiko und Trauma im Falle einer erneuten Relaparotomie den Nutzen übersteigen. In diesen Fällen sollte – wenn möglich – die Sonographie- oder CT-gesteuerte Drainage eines entzündlichen Flüssigkeitsverhalts erfolgen. Diese stellt zwar keine Fokussanierung im eigentlichen Sinne dar, kann aber als „therapeutisches bridging" eine temporäre Dekontamination der Bauchhöhle mit damit einhergehender Erholung des Patienten bewirken.

Literatur

[1] Welsch T, Frommhold K, Hinz U, et al. Persisting elevation of C-reactive protein after pancreatic resections can indicate developing inflammatory complications. Surgery. 2008;143(1)20–8.

[2] Hecker A, Uhle F, Schwandner T, Padberg W, Weigand MA. Diagnostics, therapy and outcome prediction in abdmoinal sepsis: current standards and future perspectives. Langenbeck´s Arch Surg. 2014;399(1):11–22.

[3] Moore LJ, Moore F. Early diagnosis and evidence-based care of surgical sepsis. J Intensive Care Med. 2011;28(2):107–17.

6.3 Fokussuche und Sanierung – Unfallchirurgische Besonderheiten

Ulf Brunnemer

6.3.1 Zusammenfassung

Infektionen am Stütz- und Bewegungsapparat stellen insbesondere in Folge eines Traumas schwerwiegende Komplikationen dar. Die Behandlung ist häufig langwierig, zeitaufwendig, technisch anspruchsvoll und bleibt für die Patienten nicht immer folgenfrei [1].

Die erforderliche Therapie besteht aus einer Kombination von:

1. chirurgischer Infektbehandlung mit dem Ziel der lokalen Infektsanierung,
2. stadiengerechter Applikation von Antiinfektiva, in erster Linie Antibiotika, seltener Antimykotika und
3. bei systemischen Komplikationen der interdisziplinären Intensivtherapie.

In diesem Kapitel erfolgt eine Fokussierung auf die chirurgische Infektbehandlung bei Infektionen am Stütz- und Bewegungsapparat.

6.3.2 Grundlagen

Muskuloskelettale Infekte werden nach anatomischen Kriterien klassifiziert in
– Weichteilinfekte
– Knocheninfekte
– Gelenkinfekte
– Implantat-assoziierte Infekte.

Muskuloskelettale Infektionen treten in unterschiedlichen Formen auf, so findet sich in den Weichteilen Abszess/Abszedierung, Phlegmone bis zur nekrotisierenden Fasciitis und Erysipel. Bei Infektionen von Knochen werden Osteitis (durch ein Ereignis von außen, wie Trauma oder operative Eingriffe) und Osteomyelitis (Infektion des

Myelons durch ein Ereignis von innen = hämatogene Induktion des Infekts) in Abhängigkeit der Ursache der Knocheninfektion unterschieden [1]. Gelenkinfektionen sind Empyeme/Gelenkempyeme. Implantat-assoziierte Infektionen treten als Osteosynthesematerial assoziierte Infekte und Prothesen-assoziierte Infekte auf.

6.3.3 Diagnostik

Bei Verdacht auf eine muskuloskelettale Infektion besteht die Diagnostik aus Anamnese, umgehender klinischer Untersuchung, Monitoring der Vitalparameter und laborchemischer Analyse der Infektionsparameter (Leukozytenzahl, CRP, BSG) und eventueller gewebespezifischer Parameter, z. B. Kreatinkinase (MM-Isotyp) und Myoglobin bei Muskulatur [1,2]. Es sollten dabei sowohl die absoluten Werte als auch die Tendenz im klinischen Verlauf beurteilt werden. In Abhängigkeit des vermuteten Infektfokus erfolgt eine differenzierte bildgebende Diagnostik (Sonographie, Röntgen, CT, MRT, nuklearmedizinische Verfahren, ggf. Hybridverfahren). Die Erregerdiagnostik kann sowohl durch Punktionen als auch durch intraoperativ asservierte Gewebeproben (mindestens 5 Proben aus unterschiedlichen Entnahmeorten) oder bei Bakteriämie durch Blutkulturen erfolgen [3,4]. Die konkrete Detektion der pathogenen Erreger ermöglicht eine zielgerichtete antiinfektive Therapie. In der Regel erfolgt eine histopathologische Beurteilung intraoperativ gewonnener Gewebeproben. Diese können Hinweise auf Ausmaß (welche Gewebeschichten sind betroffen?), Ausprägung und Dauer (akut/chronisch) des Infektgeschehens geben.

Die heterogenen Ausprägungen klinischer Anzeichen und Verläufe muskuloskelettaler Infektionen bergen große Herausforderungen. Typische lokale Zeichen einer Infektion wie Calor, Rubor, Dolor, Tumor, Functio laesa sind häufig nicht oder nur teilweise ausgeprägt und können in Einzelfällen vollständig maskiert sein, exemplarisch seien immunsupprimierte oder immuninkompetente Patienten genannt. Auch systemische Anzeichen wie Fieber, Schüttelfrost, Abgeschlagenheit, etc. sind unspezifisch und kommen gelegentlich nicht oder nur milde zur Ausprägung. Als Faustformel kann gelten:

1. Je akuter die Infektion und jünger der Patient, desto wahrscheinlicher ist die Prävalenz von klinischen Infektionszeichen.
2. Je chronischer die Infektion und älter der Patient, desto eher sind klinische Infektionszeichen maskiert [1].

Hingegen gelten Fisteln mit und ohne putrider/purulenter Sekretion, freiliegende Gelenk- oder Knochenimplantate als sichere Infektionszeichen [5,6].

6.3.4 Chirurgische Therapie

6.3.4.1 Allgemeine Chirurgische Therapie

Die Indikation zur operativen Therapie ergibt sich beim fundierten Verdacht auf Vorliegen einer muskuloskelettalen Infektion und dient sowohl therapeutischen als auch diagnostischen Zwecken. Akut, foudroyante klinische Verläufe bedingen unabhängig von den ursächlich infizierten Geweben eine notfallmäßige chirurgische Intervention. Insbesondere bei systemischen Komplikationen wie Sepsis und/oder Multiorganversagen ist die umgehende Adressierung des Infektionsfokus entscheidend zur Verhinderung von Morbidität und Mortalität [15].

Allerdings kann auch bei kompensiertem Allgemeinzustand die dringliche chirurgische Infektionsbehandlung erforderlich sein, da insbesondere bei Gelenkempyemen die vorliegenden Bakterien zu einer irreversiblen Schädigung des hyalinen Knorpels führen [2].

Ziel der muskuloskelettalen Infektbehandlung ist die radikale Infektsanierung unter Erhalt oder Wiederherstellung der Funktion der betroffenen Extremität und damit die Sicherung eines möglichst hohen Maßes an Lebensqualität.

Die Priorität der Behandlung liegt zunächst auf der konsequenten und kompromisslosen Präparation und Resektion des gesamten infizierten und nekrotischen Gewebes, sowie der Spülung des Operationssitus zur Reduktion/Eradikation der pathogenen Erreger. Zumeist erfolgt die Herdsanierung in mehreren Eingriffen, sogenannten Etappen. Ausmaß, Intensität und Dauer der Eingriffe werden individuell durch den klinischen Zustand des Patienten und das exakte Ausmaß des Infektionsgeschehens bestimmt. So kann bei kreislaufinstabilen Patienten ein Konzept im Sinne einer „damage control surgery" vorteilhaft sein, bei dem zunächst eine kontrollierte Abszessdrainage oder umschriebenes Débridement vorgeschaltet ist und damit die Kreislaufbelastung durch OP-Dauer, Blutverlust, etc. limitiert werden kann. Nach Stabilisation des Kreislaufzustands erfolgt anschließend die definitive chirurgische Sanierung. Dem „damage control"-Konzept steht der Wunsch gegenüber nach schneller, umgehender Infektionskontrolle und damit Verhinderung der Persistenz pathogener Erreger und progredienter lokaler Infektionsausbreitung und übergreifender Gewebeschädigungen – „early total care"-Konzept. Für die Klärung der Frage welcher Umfang einer Operation dem Patienten individuell zugemutet werden kann, empfiehlt sich die Erörterung im interdisziplinären Diskurs und die kurzfristige Anpassung entsprechend des intraoperativen Verlaufs.

In weiteren Eingriffen wird das Ziel der konsequenten Infektionsbehandlung durch chirurgisches Débridement und Lavage und damit der sukzessiven Keimreduktion bis zur Infektfreiheit erarbeitet. Die Anzahl der erforderlichen Revisionseingriffe orientiert sich am Lokalbefund, dem klinischen Verlauf, der Entwicklung der laborchemischen Infektionsparameter, sowie dem Nachweis pathogener Erreger in den intraoperativ gewonnenen Gewebeproben. Neben dem klassischen Weichteilverschluss durch Naht mit und ohne Drainage, bieten sich die Optionen der offenen Wundbehandlung, der temporären Weichteildeckung mit Kunstgewebe, wie beispielsweise Epigard® oder der Vakuumversiegelung („VAC-Therapie").

6.3.4.2 Spezielle Chirurgische Therapie
Knocheninfekte

Besonderheit in der Behandlung von Knocheninfektionen ist das Erfordernis der Wiederherstellung der mechanischen Stabilität des Knochens. Avitale oder infektverdächtige Knochenareale, wie beispielsweise Knochensequester, bedingen eine ebenso gründliche Präparation und Resektion wie die Areale anderer Gewebe, auch wenn dadurch die Stabilität (Tragfähigkeit) des Knochens selbst beeinträchtigt wird. Ebenso beinhaltet dies die erforderliche Entfernung oder den Wechsel vorhandener interner Osteosynthesematerialien nach durchgeführter Frakturbehandlung und gegebenenfalls die temporäre Anwendung externer Stabilisationsverfahren wie Fixateur externe [4].

Rekonstruktive Eingriffe

Nach erlangter Infektkontrolle kann in Abhängigkeit der lokalen Situation bei residualen Weichteildefekten die plastische Rekonstruktion erforderlich werden, das Spektrum umfasst die Spalthauttransplantation bis hin zu freien Lappentransplantaten mit mikrovaskulären Anastomosen.

Knöcherne Substanzdefekte bedingen technisch anspruchsvolle, zeitlich oft langwierige Knochenrekonstruktionen, die die Patienten häufig physisch und psychisch vor große Herausforderungen stellen. Grundvoraussetzung für eine erfolgreiche biologische Rekonstruktion knöcherner Strukturen ist ein suffizienter Weichteilmantel. Bone reconstruction erfolgt stadiengerecht und orientiert sich sowohl an den lokalen Gegebenheiten der affektierten Extremität, der Compliance, den Komorbiditäten der Patienten, als auch an deren individuellen Ansprüchen an Funktion und Lebensqualität. Das enorme Behandlungsspektrum geht von der konservativen Therapie durch Immobilisation über interne oder externe Osteosyntheseverfahren mit und ohne Spongiosatransplantation, Knochensegmenttransporten oder mehrzeitigen Knochenneubildungen z. B. im Masquelet-Verfahren entsprechend des Diamond concepts [7,8]. Auch autologe Knochentransplantationen lokal wie beispielsweise fibula-pro-tibia-graft oder frei als gefäßgestielte Knochentransplantationen mit mikrovaskulärer Anastomose, stellen potenzielle Therapieansätze dar [9,10].

Grundlage für sehr gute bis akzeptable funktionelle Ergebnisse sind daher bereits zu Beginn die Antizipation der Optionen rekonstruktiver Maßnahmen an Knochen und Weichteilen.

Prothesen-assoziierte Infektionen

Auf Grund der zunehmenden Anzahl der Implantationen von Endoprothesen treten Prothesen-assoziierte Infektionen zunehmend auf und sollten der Vollständigkeit nach an dieser Stelle Erwähnung finden. Infektionen nach künstlichem Gelenkersatz haben eine Prävalenz von 0,2–2 %, in Ausnahmefällen wie bei Megaprothesen bis zu 9 % und stellen ebenfalls eine herausfordernde therapeutische Aufgabe dar [11]. Konkordant ist auch in diesen Fällen wie bei allen muskuloskelettalen Infektionen die Basis für den Therapieerfolg die konsequente chirurgische Therapie in Kombination mit der systemischen, antibiogramm-gerechten, gezielten antibiotischen Therapie. Die chirurgische Therapie orientiert sich u. a. an der Infektionsdauer und wird unterteilt in chirurgisches Débridement mit Prothesenerhalt, ein- oder mehrzeige Wechseloperationen [12,13]. Bei Implantaten sind potenzielle Biofilmkolonisationen der Prothesenoberflächen problematisch, die aktuell nur durch einen Prothesenwechsel behandelbar sind [14].

Literatur

[1] Tiemann AH, Braunschweig R, Hofmann GO. Bone infections. Unfallchirurg. 2012;115(6):480–8.

[2] Diefenbeck M, Abitzsch D, Hofmann GO. Joint infections. Known facts and new trends. Unfallchirurg. 2012;115(6):489–95.

[3] Schmidt-Rohlfing B, et al. Osteomyelitis in adults. Diagnostic principles and therapeutic strategies. Unfallchirurg. 2012;115(1):55–66.

[4] Clausen JD, et al. Management of fracture-related infections. Unfallchirurg. 2022;125(1):41–49.

[5] Metsemakers WJ, et al. Fracture-related infection: A consensus on definition from an international expert group. Injury. 2018;49(3):505–510.

[6] Depypere M, et al. Recommendations for Systemic Antimicrobial Therapy in Fracture-Related Infection: A Consensus From an International Expert Group. J Orthop Trauma. 2020;34(1):30–41.

[7] Giannoudis PV, Einhorn TA, Marsh D. Fracture healing: the diamond concept. Injury. 2007;38(4):S3-6.

[8] Giannoudis PV, et al. The diamond concept–open questions. Injury. 2008;39(2):S5-8.

[9] Nauth A, et al. Critical-Size Bone Defects: Is There a Consensus for Diagnosis and Treatment? J Orthop Trauma. 2018;32(1):S7-s11.

[10] Toros T, Ozaksar K. Reconstruction of traumatic tubular bone defects using vascularized fibular graft. Injury. 2021;52(10):2926–2934.

[11] Otto-Lambertz C, et al. Periprosthetic Infection in Joint Replacement. Dtsch Arztebl Int. 2017;114(20):347–353.

[12] Metsemakers WJ, et al. General treatment principles for fracture-related infection: recommendations from an international expert group. Arch Orthop Trauma Surg. 2020;140(8):1013–1027.

[13] Savov P, et al. Strategic approach in periprosthetic joint infections. Unfallchirurg. 2022;125(1):59–65.

[14] Mühlhofer HML, et al. Implant-associated joint infections. Orthopade. 2020;49(3):277–286.

[15] Geßmann J, Schildhauer T. Nekrotisierende Weichteilinfektionen mit sofortiger chirurgischer Behandlung. In: Ruchholtz S, Wirtz D, Hrsg. Orthopädie und Unfallchirurgie essentials. 3., vollständig überarbeitete und erweiterte Auflage. Stuttgart: Thieme; 2019.

Weiterführende Literatur
S1-Leitlinie 012/010: Bakterielle Gelenkinfektionen aktueller Stand: 06/2014 https://www.awmf.org/leitlinien/detail/ll/012-010.html

6.4 Internistische Besonderheiten

Christian Dietrich

Das lebensbedrohliche Krankheitsbild einer Sepsis indiziert immer eine multidisziplinäre Zusammenarbeit und betrifft nie nur eine einzelne Fachdisziplin. Im Unterkapitel der Internistischen Besonderheiten wird auf das Management der Begleit- und Vorerkrankungen im allgemeinen internistischen Sinn eingegangen. Ferner gilt es diese im Hinblick auf die Prioritätensetzung in der gezielten Fokusdiagnostik mit einzubeziehen. Im zweiten Teil dieses Kapitels werden dann die Sepsisfoki Pankreatitis (Kap. 6.4.5) inklusive des hepatobiliären Systems und Endokarditis (Kap. 6.4.6) aufgrund ihrer komplexen Diagnose- und Therapiestrategien umfassend beleuchtet.

> **Merke:** Jeder Patient bringt ein individuelles Paket an Vorerkrankungen und Begleitumständen mit, so dass auf Basis allgemeiner Prinzipien immer eine *patientenindividuelle Modifikation der Fokusdiagnostik und Therapie* erforderlich ist.

Die wichtigsten Organsysteme, die der Kliniker dabei im Auge haben muss, sind das kardiovaskuläre, das tracheobronchiale, das urogenitale, das hepatobiliäre und das gastrointestinale Organsystem. Prioritätensetzung in der Diagnostik und Therapiestrategien müssen diesbezüglich individuell angepasst werden und stehen der rein Leitlinien-getriebenen Sepsis-Therapie gegenüber.

Wichtige Informationen in der frühen Einschätzung des Septikers, stellen neben Vorerkrankungen und Medikation, Impfstatus, Berufs- und Reiseanamnese sowie die Medizinische Vorgeschichte dar. Zeitkritische Therapiemaßnahmen der Sepsis dürfen trotz all dieser Überlegungen in keinem Fall verzögert werden.

6.4.1 Kardiovaskuläres System

Die Kombination aus Sepsis und kardialer Dysfunktion ist prognostisch ungünstig und spiegelt sich in einer deutlich erhöhten Mortalität wider (bis 90 %) [2]. Ein wesentlicher Punkt dabei ist neben kardialen Komplikationen die adaptierte Volumentherapie je nach kardialer Funktion. Gemäß der aktuellen S3-Leitlinie der Deutschen Sepsis-Gesellschaft wird bei Sepsis induzierter Hypoperfusion eine Infusionstherapie innerhalb der ersten drei Stunden mit Kristalloiden Infusionslösungen von 30 ml/kg empfohlen [1]. Dieser Infusionsbolus kann je nach kardialer Vorerkrankung zur relevanten Volumenüberlastung führen. Folgen können eine rasche pulmonale Verschlechterung mit Lungenödem und schwerer Hypoxämie sein.

Merke: Bei Patienten mit kardialer Vorerkrankung muss die Volumen- und Vasopressortherapie überlegt gesteuert, ständig reevaluiert und rechtzeitig ggf. begrenzt werden.

Vasopressor der ersten Wahl bei persistierender Hypotonie bei Sepsis ist Noradrenalin [1] und moduliert die Nachlast, was weiterhin bei unvorsichtiger Therapie zur Belastung des linken Ventrikels beitragen kann. Das Herzzeitvolumen wird durch vier Parameter beeinflusst: Vorlast, Nachlast, Herzfrequenz und Inotropie. Diese Parameter sollten immer, bei Patienten mit Sepsis und kardialer Dysfunktion aber mit besonderer Priorität in der Therapiesteuerung berücksichtigt werden. Abb. 6.1 gibt eine Orientierungshilfe zum basalen Monitoring bei Patienten mit kardialer Dysfunktion wieder. Weitere Details werden im Kap. 8 „Hämodynamische Therapie nach initialer Stabilisierung" erörtert.

Aus der klinischen Erfahrung heraus ist bei Patienten mit eingeschränkter Pumpfunktion eine *ergänzende Therapie mit Dobutamin* in titrierender Eindosierung pragmatisch sinnvoll. Hier kann begleitend zur Noradrenalintherapie z. B. bei einer Perfusordosierung von 250 mg Dobutamin/50 ml mit 2 ml/h begonnen und schrittweise nach definierten Zielparametern auf 8 ml/h gesteigert werden. Cave: mögliche unerwünschte Wirkung Herzrhythmusstörungen, insbesondere ventrikuläre Tachykardien.

Sonographie der V. cava inferior
· > 2,2 cm = Volumereagibilität unwahrscheinlich
· < 1,0 cm = Volumereagibilität wahrscheinlich
· > 12 % Atemmodulation = Volumereagibilität unwahrscheinlich

Arterieller Mitteldruck (MAP)
Ziel ~ 65 mmHg
bei Therapie mit Vasopressoren ist ein invasives Blutdruckmonitoring zu empfehlen

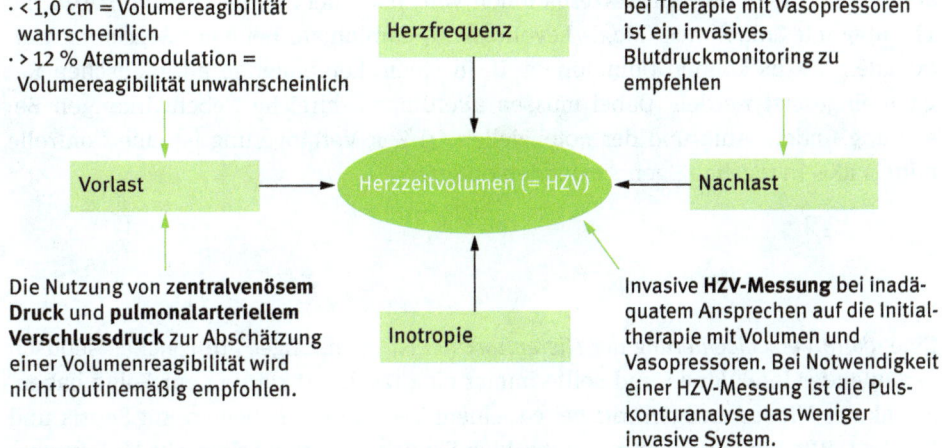

Herzfrequenz

Vorlast → Herzzeitvolumen (= HZV) ← Nachlast

Inotropie

Die Nutzung von **zentralvenösem Druck** und **pulmonalarteriellem Verschlussdruck** zur Abschätzung einer Volumenreagibilität wird nicht routinemäßig empfohlen.

Invasive **HZV-Messung** bei inadäquatem Ansprechen auf die Initialtherapie mit Volumen und Vasopressoren. Bei Notwendigkeit einer HZV-Messung ist die Pulskonturanalyse das weniger invasive System.

Abb. 6.1: Orientierungshilfe zum basalen Monitoring bei Patienten mit kardialer Dysfunktion und Sepsis in Anlehnung an [3].

Eine *Endokarditis* manifestiert sich häufig über das klinische Bild einer kardialen Dekompensation, eher als mit dem Bild einer Sepsis. Dies sollte bei der Fokussuche Beachtung finden, insbesondere, wenn bisher keine kardiale Vorerkrankung bekannt ist. Auch die Sepsis selbst kann mit einer *septischen Kardiomyopathie* einhergehen. Diese ist durch eine Sepsis-bedingte Einschränkung der systolischen Pumpfunktion und eine Störung von Herzfrequenzregulation und -variabilität charakterisiert. Erhöhte Troponinwerte spiegeln dann die Sepsis-bedingte Schädigung der Kardiomyozyten wider und sind in diesem Fall kein Zeichen einer koronararteriellen Ischämie.

6.4.2 Tracheobronchiales System

Merke: *Pulmonale Infektionen* sind nach Angaben der WHO [4] weltweit mit 1,8–2,8 Mio. Fällen jährlich nach Durchfallerkrankungen mit 9,2–15 Mio. Fällen die zweithäufigste Ursache einer Sepsis.

In der westlichen Welt dürfte sich Hygiene- und Risikofaktor-bedingt das Verhältnis zu Gunsten des pulmonalen Fokus verschieben. Pulmonale Vorerkrankungen müssen nicht nur bei der Beatmungstherapie berücksichtigt werden, sondern wirken sich signifikant auf das *potenzielle Erregerspektrum* einer Sepsis aus. Eine adaptierte initiale empirische Antibiotikatherapie ist erforderlich. Es existieren bislang insgesamt spärliche epidemiologische Daten für den deutschsprachigen Raum, aber die Prävalenzen der *COPD* bei Erwachsenen wird auf 5 % bis über 10 % geschätzt [5]. Eine bakterielle Kolonisation der Lunge ist bei COPD Patienten sehr häufig (ca. 25 %) und umfasst Erreger wie Haemophilus influenzae und parainfluenzae, Pneumokokken, Moraxella catarrhalis, Staphylococcus aureus, Enterobakterien und Pseudomonas aeruginosa. Bei schweren Exazerbationen wird nach der S2K-Leitlinie von 2018 die Therapie mit Chinolonen (Moxi-/Levofloxacin) empfohlen. Bei einer Sepsis mit pulmonalem Fokus können Chinolone z. B. in einem kombinierten antibiotischen Regime eingesetzt werden. Dabei müssen allerdings zahlreiche Nebenwirkungen Beachtung finden. Aufgrund der potenziellen QT-Zeit Verlängerung ist eine Kontrolle mittels EKG in regelmäßigen Abständen obligat.

6.4.3 Niere und ableitende Harnwege

Eine *akute Verschlechterung der Nierenfunktion* ist ein häufiges Frühzeichen septisch verlaufender Infektionen und sollte immer eine rasche Abklärung zur Folge haben. Ein akutes Nierenversagen tritt bei ca. einem Viertel aller Patienten mit Sepsis und bei der Hälfte der Patienten mit septischem Schock auf und ist ebenfalls (vgl. kardiale Dysfunktion) mit einer hohen Letalität (bis 70 %) assoziiert [6]. Als Basisdiagnostik wird neben Anamnese und körperlicher Untersuchung eine laborchemische Evaluation (Elektrolyte, Kreatinin, Harnstoff, Harnsäure und mindestens venöse BGA), Urindiagnostik (Status, Kultur und Sediment) und gezielte Sonographie empfohlen. Mittels Sonographie kann eine Differenzierung zwischen prä- und postrenaler Genese und gleichzeitig eine orientierende Beurteilung bezüglich eines urogenitalen Fokus (Stauungsniere, Stauungsblase, Pyelonephritis) schnell und einfach vorgenommen werden. Geht man nach diesem Algorithmus vor, sind neben einem wichtigen Teil der basalen Fokusdiagnostik auch alle Parameter bezüglich der Akutdialyseindikation abgearbeitet. Auch Dialysepatienten ohne relevante Restausscheidung sind vor einer Urosepsis nicht gefeit.

> **Merke:** Akutdialyseindikation (A-E-I-O-U–Regel): **A**zidose (metabolisch), **E**lektrolytentgleisung (rhythmusrelevante therapierefraktäre Hyperkaliämie/Hyperkalzämie), **I**ntoxikation, **O**verload (Überwässerung, Lungenödem), **U**rämie.

Nächster Schritt ist neben der gezielten therapeutischen Intervention je nach Befunden ein Blick auf die Medikation, denn nephrotoxische Substanzen sollten sofern verzichtbar dringend pausiert oder in der Dosis angepasst werden. Alle relevanten Medikamente können hier nicht aufgezählt werden, die wichtigsten und häufigsten Medikamentenklassen, die man dabei im Auge haben muss, sind: ACE-Hemmer, AT1-Blocker, Diuretika, NSAR, Antibiotika und Harnsäuresenker. Ein kritischer Blick auf die antihypertensive Therapie ist bei Kreislaufinstabilität ohnehin eine der Basismaßnahmen.

Der Nutzen einer prophylaktischen Dialyse bei Sepsis und akutem Nierenversagen außerhalb der oben genannten Kriterien ist umstritten. So ergab eine große multizentrische französische Studie für eine frühe Nierenersatztherapie gegenüber einer späten Therapie keinen Vorteil quo ad vitam [7]. Der Einsatz von Dopamin zum Nierenschutz wird nicht empfohlen [1]. Die aktuelle Sepsis-Leitlinie gibt bei Dialyseindikation kontinuierlichen Dialyseverfahren mit schwacher Evidenz gegenüber intermittierenden Verfahren bei hämodynamsicher Instabilität den Vorrang [1].

6.4.4 Gastrointestinales und biliopankreatisches System

Leberzirrhotiker mit gestörter Synthesefunktion, laborchemisch durch Hypalbuminämie, alterierte plasmatische Gerinnung und Hyperbilirubinämie demarkiert, sind als immunsupprimiert zu betrachten. Klinisch muss bei *Enzephalopathie und unklarer hydroper Dekompensation* eine erhöhte „Sepsis-Vigilanz" herrschen. Eine Sonderrolle nimmt hier die *spontan bakterielle Peritonitis* als potenzieller Fokus ein.

Definition der spontan bakteriellen Peritonitis:
- 250 Neutrophile Granulozyten/mm³ Aszites
- Ausschluss alternativer intraabdomineller Fokus (insbesondere Cholezystitis, Appendizitis, Divertikulitis, Hohlorganperforation, Peritonealkarzinose)

Eine *sonographisch gesteuerte Parazentese* ist immer zeitkritisch bei unklarem Infekt und Aszites anzustreben. Die Zellzahl mit Zelldifferenzierung aus dem Punktat ist das wichtigste basale laborchemische Diagnosekriterium. Eine Beimpfung von aeroben und anaeroben Blutkulturflaschen mit mindestens 10–20 ml Aszitesflüssigkeit pro Kulturflasche sollte bei der initialen Aszitesdiagnostik, bei stationären Patienten sowie bei Verdacht auf eine spontan bakterielle Peritonitis (SBP) gemäß den Empfehlungen der DGVS-Leitlinie [8] erfolgen. Anschließend wird nach o. g. Definition eine empirische Therapie mit einem Cephalosporin der Gruppe 3a eingeleitet. Bei nosokomialer Situation, ausgeprägter Klinik und je nach individuellen Risikofaktoren (multiresistente Erreger) ist eine Carbapenem-Therapie indiziert.

Liegen sehr hohe Granulozytenzahlen (etwa > 1000 Neutrophile/mm³) vor oder wird mehr als eine Erregerspezies nachgewiesen, bestehen neu aufgetretene abdominelle Beschwerden oder kommt es zum Nichtansprechen auf eine antibiotische Therapie nach 48 h oder eine Eiweißerhöhung im Aszites, muss der Verdacht auf eine *sekundäre Peritonitis* gestellt werden. Dann ist die Durchführung einer Schnittbildgebung indiziert.

Besteht die Klinik einer *akuten Gastroenteritis* begleitet von systemischen Entzündungszeichen, sollte immer eine Erregerdiagnostik aus dem Stuhl mittels 1–2 Stuhlproben erfolgen. Lediglich bei Verdacht auf Parasitosen werden drei konsekutive Proben empfohlen. Neben verbreiteten enteropathogenen Bakterien (Salmonellen, Campylobacter, Yersinien, Shigellen, pathogene E. coli-Stämme) müssen differentialdiagnostisch auch enteropathogene Viren in Betracht gezogen werden. Die Schädigung der gastrointestinalen Barriere kann eine sekundäre bakterielle Translokation und Bakteriämien zur Folge haben. Eine empirische antibiotische Therapie bei V. a. infektiöse Gastroenteritis ist prinzipiell nur in Sonderfällen indiziert: Systemische Infektionszeichen, Immunsuppression, blutige Diarrhöen. Diese sollte – nach Durchführung einer Erregerdiagnostik – mit einer der folgenden Substanzen erfolgen: Azithromycin (500 mg/d p. o.) für 3 Tage oder Ciprofloxacin (1 g/Tag p. o. oder 800 mg/Tag i. v.) für 3–5 Tage oder Ceftriaxon (2 g/Tag i. v.) für 3–5 Tage [9].

Clostridium difficile hat bei nosokomialen Diarrhöen oder bei in den 3-Monaten zuvor erfolgter antibiotischer Therapie eine herausragende klinische Bedeutung. Hier wird neben dem kulturellen Nachweis in der Regel ein Nachweis z. B. mittels PCR des A oder B Toxins gefordert, um zwischen Kolonisation und Infektion zu differenzieren. Bei hospitalisierten Patienten erfolgt die Therapie mit Vancomycin p. o. 125 mg 4× tgl. oder Fidaxomicin 200 mg 2× tgl., jeweils für 10 Tage [12]. Um Vancomycin-Einläufe kann eskaliert werden. Bei seltenem septischem Verlauf sollte zusätzlich intravenös mit Metronidazol therapiert werden. Als Therapie der Reserve steht der monoklonale Toxin B Antikörper Bezlotoxumab zur Verfügung. Gefürchtete Komplikation mit hoher Letalität [10] ist das *toxische Megacolon*, definiert als Kolondilatation > 6 cm, systemische Infektionszeichen und fakultativ Elektrolytentgleisung, Kreislaufinsuffizienz und Dehydratation [11]. Ein viszeralchirurgisch und gastroenterologisch eng abgestimmtes interdisziplinäres Vorgehen unter initial konservativen Maßnahmen (Elektrolytausgleich, Infusionstherapie, pausieren motilitätshemmender Medikamente, prokinetische und antibiotische Therapie) unter engmaschiger klinischer und bildgebender Kontrolle ist obligat. Indikationsstellung und Zeitpunkt einer endoskopischen oder operativen Intervention müssen individuell diskutiert werden.

Literatur

[1] Brunkhorst FM, Weigand MA, Pletz M, et al. S3-Leitlinie Sepsis – Prävention, Diagnose, Therapie und Nachsorge: Langfassung [S3 Guideline Sepsis – prevention, diagnosis, therapy, and aftercare: Long version]. Med Klin Intensivmed Notfmed. 2020;115(Suppl 2):37–109.

[2] Arfaras-Melainis A, Polyzogopoulou E, Triposkiadis F, et al. Heart Failure Reviews. 2020;25:183–194.

[3] Janssens U, Jung C, Hennersdorf M, et al. Empfehlungen zum hämodynamsichen Monitoring in der Internistischen Intensivmedizin. Kardiologe. 2016;10:149–169.

[4] Rudd KE, Johnson SC, Agesa KM, et al. Global, regional, and national sepsis incidence and mortality, 1990–2017: analysis for the Global Burden of Disease Study. Lancet (London, England). 2020;395(10219):200–11.

[5] Vogelmeier C, Buhl R, Burghuber O, et al. Leitlinie zur Diagnostik und Therapie von Patienten mit chronisch obstruktiver Bronchitis und Lungenemphysem (COPD) [Guideline for the Diagnosis and Treatment of COPD Patients – Issued by the German Respiratory Society and the German Atemwegsliga in Cooperation with the Austrian Society of Pneumology]. Pneumologie. 2018;72 (4):253–308.

[6] Schrier W, Wang W, et al. Acute Renal Failure and Sepsis. N Engl J Med. 2004;351:159–169 doi: 10.1056/NEJMra032401.

[7] Barbar SD, Clere-Jehl R, Bourredjem A, et al. Timing of Renal-Replacement Therapy in Patients with Acute Kidney Injury and Sepsis. N Engl J Med. 2018;379(15):1431–1442.

[8] Gerbes AL, Labenz J, Appenrodt B, et al. Aktualisierte S2k-Leitlinie der Deutschen Gesellschaft für Gastroenterologie, Verdauungs- und Stoffwechselkrankheiten (DGVS) „Komplikationen der Leberzirrhose" [Updated S2k-Guideline "Complications of liver cirrhosis". German Society of Gastroenterology (DGVS)] [published correction appears in Z Gastroenterol. 2019 May;57(5): e168]. Z Gastroenterol. 2019;57(5):611–680.

[9] Hagel S, Epple HJ, Feurle GE, et al. S2k-Leitlinie Gastrointestinale Infektionen und Morbus Whipple [S2k-guideline gastrointestinal infectious diseases and Whipple's disease]. Z Gastroenterol. 2015;53(5):418–459.

[10] Doshi R, Desai J, Shah Y, et al. Incidence, features, in-hospital outcomes and predictors of in-hospital mortality associated with toxic megacolon hospitalizations in the United States. Intern Emerg Med. 2018;13(6):881–887.

[11] Autenrieth DM, Baumgart DC. Toxic megacolon. Inflamm Bowel Dis. 2012;18(3):584–91.

[12] McDonald LC, Gerding DN, Johnson S, et al. Clinical Practice Guidelines for Clostridium difficile Infection in Adults and Children: 2017 Update by the Infectious Diseases Society of America (IDSA) and Society for Healthcare Epidemiology of America (SHEA). Clin Infect Dis. 2018;66(7): e1–e48.

6.4.5 Pankreatitis und hepatobiliäres System

Christian Dietrich

Die Pankreatitis als Fokus eines septisch verlaufenden Krankheitsbildes zeitkritisch zu identifizieren und gegenüber verschiedenen abdominellen Differentialdiagnosen abzugrenzen, ist eine Herausforderung, da die Anamnese erschwert, die Klinik unspezifisch und die Bildgebung Artefakt-behaftet sein kann. Die unvollständige Liste der vital bedrohlichen Differentialdiagnosen umfasst abdominelle Krankheitsbilder, die mit dem Bild einer Peritonitis einhergehen (Hohlorganperforation, Appendizitis, Divertikulitis, Cholezystitis, abdomineller Abszess und Ileus) und akute vaskuläre Pathologien (mesenteriale Ischämie, abdominelles Aortenaneurysma, Aortendissektion und Ruptur) bis hin zu extraabdominellen Erkrankungen (Akuter Myokardinfarkt und Lungenarterienembolie). Als Sepsisfokus kommt neben superinfizierten Pseudozysten und Nekroseаrealen auch eine mögliche begleitende Cholangiosepsis in Betracht. Klar definierte Diagnosekriterien der akuten Pankreatitis, wie die Definition aus dem revidierten Atlanta-Konsensus von 2013 [1], bilden die Grundlage zur strukturierten Versorgung.

> **Merke:** Diagnose akute Pankreatitis, wenn zwei der folgenden drei Kriterien erfüllt sind:
> - typische Klinik
> - Serum Lipase > 3-fach oberhalb der Norm
> - charakteristische Bildgebung

Die *typische Klinik* nach Rünzi, Mayer und Büchler et al. nach der gemeinsamen Leitlinie der DGAV und DGVS von 2000 [2] sind in Tab. 6.2 zusammengefasst.

Tab. 6.2: Typische Klinik der akuten Pankreatitis nach [2].

Symptom	Häufigkeit
gürtelförmige Bauchschmerzen	90 %
Emesis	80 %
paralytischer (Sub-)Ileus	70 %
Fieber	60 %
Gummibauch	60 %

Die *Lipase* besitzt im Vergleich zur obsoleten Amylasebestimmung eine hohe Sensitivität und Spezifität [3]. Eine Aussage über Verlauf oder Schweregrad der Pankreatitis kann nicht getroffen werden, demnach ist eine Verlaufsbestimmung nach Diagnosestellung nicht zielführend. Auch bei anderen Erkrankungsbildern wie Gastroenteritiden, lokalen Traumata oder malignen Erkrankungen, treten Lipasämien als Zeichen der exokrinen Stase oder Mitreaktion auf. Auch eine Pankreatitis ohne Anstieg der

Serumlipase kann z. B. bei akut auf chronischen Verläufen beobachtet werden, wenn die exokrine Funktion im „ausgebrannten" Pankreasgewebe bereits unzureichend ist.

Zur Erhebung der *charakteristischen Bildgebung* stehen mit Abdomensonogramm, Computertomographie, Endosonographie und MRT vier verschiedene Modalitäten zur Verfügung. Der Einsatz hängt neben patientenseitigen Faktoren (Akuität, Transportfähigkeit, Sedierungserfordernis) von strukturellen Gegebenheiten ab. Ein sequenzieller und kombinierter Einsatz ist fast immer sinnvoll. Neben der Anamnese und den Laborwerten kommt der Bildgebung eine wichtige Rolle in der Beurteilung der Genese der Pankreatitis zu.

Die Basisbildgebung ist die Abdomensonographie, die so früh wie möglich zum Einsatz kommt. Sie kann bettseitig, dynamisch und unter unmittelbarer Berücksichtigung der Klinik erfolgen. Begleitender (Sub-)Ileus und Meteorismus können die Beurteilbarkeit signifikant einschränken.

> **Merke:** Die Identifikation einer biliären Genese (< 72 h), insbesondere bei einer begleitenden Cholangitis (< 24 h) trägt mittels endoskopisch retrograder Cholangiopankreatikographie (ERCP) unmittelbare therapeutische Konsequenz.

Lässt sich hiermit die Diagnose stellen und liegt kein Verdacht auf biliäre Genese vor, kann meist zunächst auf weitere Bildgebung verzichtet werden. Bei unklarem Krankheitsbild und nur bei diagnostischer Konsequenz ist ein kontrastmittelgestütztes Computertomogramm indiziert. Dieses unterschätzt initial (bis < 72 h nach Symptombeginn) Schweregrad und Verlauf der Pankreatitis regelhaft und sollte, wenn vertretbar, erst zeitverzögert zur Beurteilung des Schweregrades und von Komplikationen erfolgen. Falls mit dem Abdomensonogramm in Zusammenschau mit Laborwerten und Klinik eine biliäre Genese nicht ausgeschlossen werden kann, ist die Endosonographie (mit 97 % Sensitivität, 90 % Spezifität) der MRCP in der diagnostischen Aussagekraft bezüglich biliärer Genese mindestens ebenbürtig [5].

Nach der Diagnosestellung erfolgt die *Einschätzung des Schweregrades.* Ca. 10 % der Pankreatitiden verlaufen nekrotisierend [1,6]. Bezüglich Prognose-Scores existiert kein Goldstandard. Die Ranson-Kriterien (1974) und der APACHE-II Score (1985) haben klinisch untergeordneten Stellenwert, da eine Verlaufsbeurteilung erforderlich ist oder multiple Items erfasst werden müssen. Die Einteilung des Schweregrades nach der revidierten Atlanta Klassifikation [1] gibt Tab. 6.3 wieder.

Tab. 6.3: Schweregrad nach Banks et al. [1].

Schweregrad	Organversagen	Lokale/systemische Komplikationen
mild	–	–
moderat	transient (< 48 h)	±
schwer	persistierend (> 48 h)	+

Unter *lokalen Komplikationen* werden die ANC (acute necrotic collection) und die APFC (acute pancreatic fluid collection) den *systemischen Komplikationen* (hydrope Dekompensation, pulmonale Insuffizienz, akutes Nierenversagen, Ileus und Hohlorganperforation, septischer Verlauf) gegenübergestellt. Neben den qSOFA Kriterien wird der BISAP-Score (bedside index for severity in acute pancreatitis) in der europäischen [6] und international chirurgischen [4] Leitlinie zur initialen Einschätzung aufgeführt (s. Tab. 6.4).

Tab. 6.4: Mortalitätseinschätzung der akuten Pankreatitis mittels BISAP-Score.

Parameter	Erläuterung	Punkte
BUN (Blood urea nitrogen)	BUN > 25 mg/dl (9 mmol/l) bzw. Serumharnstoff > 54 mg/dl (9 mmol/l)	1
Impaired mental status	Desorientiertheit, Lethargie oder Vigilanzminderung	1
SIRS	mindestens 2 Kriterien erfüllt	1
Age	> 60 Jahre	1
Pleural effusion	in der Bildgebung	1
Interpretation	0–1: < 1 % Mortalität 2: 2 % Mortalität 3–4: 5–20 % Mortalität 5: > 20 % Mortalität	Σ

Merke: Bei einer Pankreatitis sollte die Indikation zur Behandlung auf einer Überwachungseinheit großzügig gestellt werden. Moderate und schwere Pankreatitiden (BISAP ≥ 3, RAP ≥ moderat) oder Pankreatitiden mit Sepsiszeichen (qSOFA+) erfordern eine intensivmedizinische Behandlung.

Die 5 Grundpfeiler der akuten Pankreatitis-spezifischen Intensivtherapie umfassen Volumenmanagement, Ernährung, Schmerztherapie, Antibiotikatherapie und ERCP Indikation. Während eine aggressive initiale Volumentherapie mit Kristalloiden klinisch gut etabliert scheint, findet sich diesbezüglich kaum Evidenz. Ein Volumenexzess geht mit Komplikationen wie hydroper Dekompensation und abdominellem Kompartment einher. Ein zielgerichteter Ansatz (Goal-directed therapy) scheint sinnvoll, während diesbezüglich keine verbindliche Empfehlung ausgesprochen wird [7].

Protrahierte Nüchternheit ist obsolet, da eine frühe orale Ernährung mit einem verminderten Risiko für Infektion, Multiorganversagen und Mortalität einhergeht [9]. Die europäische Leitlinie für Ernährungsmedizin [8] empfiehlt eine orale Ernährung mittels weicher, fettarmer Diät, sobald diese toleriert wird. Die enterale ist der parenteralen Ernährung dabei vorzuziehen. Falls keine orale Nahrungsaufnahme möglich ist, sollte eine Ernährung über Sonde nach 24–72 h begonnen werden. Bei Magenentleerungsstörung sollte eine nasojejunale Ernährung etabliert und ggf. prokinetisch behandelt werden. Bei schwerer Pankreatitis und intraabdominellem Druck > 20 mmHg sollte die enterale Ernährung gestoppt und vorübergehend parenteral ernährt werden.

Das CRP ist bei Werten ≥ 150 mg/l an Tag 3 ein valider Prädiktor für den Verlauf. Das Procalcitonin ist hingegen der verlässlichste Laborparameter für die Identifikation einer bakteriellen Superinfektion [4]. Eine prophylaktische Antibiotikatherapie wird, trotz kontroverser Diskussion, nicht empfohlen [4,6,7]. Bei nachgewiesener infizierter Pankreasnekrose ist eine antibiotische Therapie mit ausreichender Gewebspenetranz und breitem Spektrum im aeroben und anaeroben gramnegativen, aber auch grampositiven Bereich indiziert. Hier kommen Carbapeneme und Chinolone in Betracht. Begleitende Candida-Infektionen sind bei mikrobiologischer Anzucht zu berücksichtigen und treten regelmäßig auf.

Werden in der primären Bildgebung Gallengangsteine nachgewiesen, oder wenn ein Gallengangsverschluss oder eine Cholangitis vorliegen, soll primär eine *ERC mit therapeutischer Intention* erfolgen [10]. Nach Gewinnung von Blutkulturen ist eine antibiotische Therapie bei Nachweis einer Cholangitis, Cholezystitis, Leberabszess oder Zeichen der Perforation sofort zu etablieren. E. coli, Klebsiellen, Pseudomonaden, Enterokokken, aber auch Anaerobier werden bei Cholangitiden regelmäßig nachgewiesen [11]. Lokale Prävalenz von Resistenzen, sowie der Schweregrad und ob eine health-care assoziierte Infektion vorliegt, müssen bei der Auswahl des antibiotischen Regimes berücksichtigt werden.

Weitere invasive Maßnahmen wie *Drainage- und Nekrosektomieverfahren* haben im Verlauf zur Behandlung der Sekundärkomplikationen (walled-off necrosis und superinfizierte oder symptomatische Pseudozyste) ihren Stellenwert. In der Akutphase unterscheidet man wie oben erwähnt ANC (acute necrotic collection) und die APFC (acute pancreatic fluid collection). Nach klinischem Verlauf erfolgt die Reevaluation mittels Ultraschalldiagnostik und Schnittbildgebung z. B. nach 7–10 Tagen und nach 4 Wochen. Nach 4 Wochen bilden sich ANC und APFC zurück oder es findet eine Ausreifung mit „Wand-bildung" zur soliden WOPN oder WON (walled-off pancreatic necrosis) oder liquiden PC (Pseudozyste) statt [12]. Diese kommen als Sepsisfoki in Betracht und sind bei Symptomatik oder Infektionszeichen interventionellen Drainageverfahren zugänglich. Abb. 6.2 gibt den strategischen Ablauf zur Intervention bei entzündlichem peri-/pankreatischem Verhalt im Flussschema wieder.

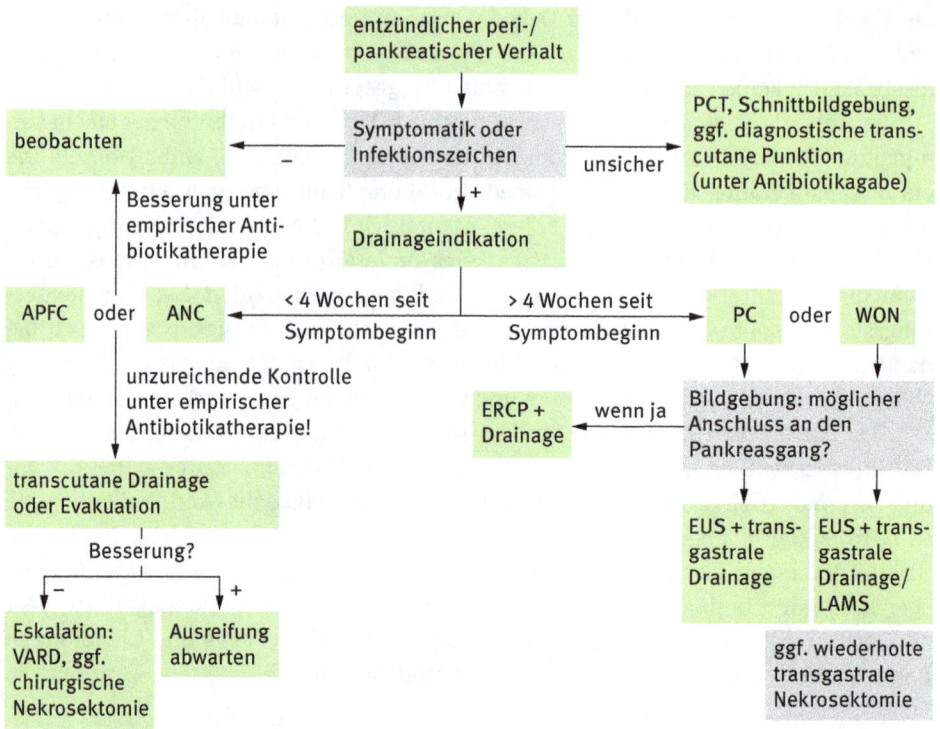

entzündlicher peri-/
pankreatischer Verhalt

beobachten ← − Symptomatik oder Infektionszeichen → unsicher → PCT, Schnittbildgebung, ggf. diagnostische transcutane Punktion (unter Antibiotikagabe)

Besserung unter empirischer Antibiotikatherapie

+

Drainageindikation

APFC oder ANC ← < 4 Wochen seit Symptombeginn | > 4 Wochen seit Symptombeginn → PC oder WON

unzureichende Kontrolle unter empirischer Antibiotikatherapie!

ERCP + Drainage ← wenn ja ← Bildgebung: möglicher Anschluss an den Pankreasgang?

transcutane Drainage oder Evakuation

EUS + transgastrale Drainage | EUS + transgastrale Drainage/ LAMS

Besserung?

− / +

Eskalation: VARD, ggf. chirurgische Nekrosektomie | Ausreifung abwarten

ggf. wiederholte transgastrale Nekrosektomie

Abb. 6.2: Strategisches Vorgehen bei entzündlichem peri-/pankreatischem Verhalt. (VARD = Videoassistierte retroperitoneale Drainage).

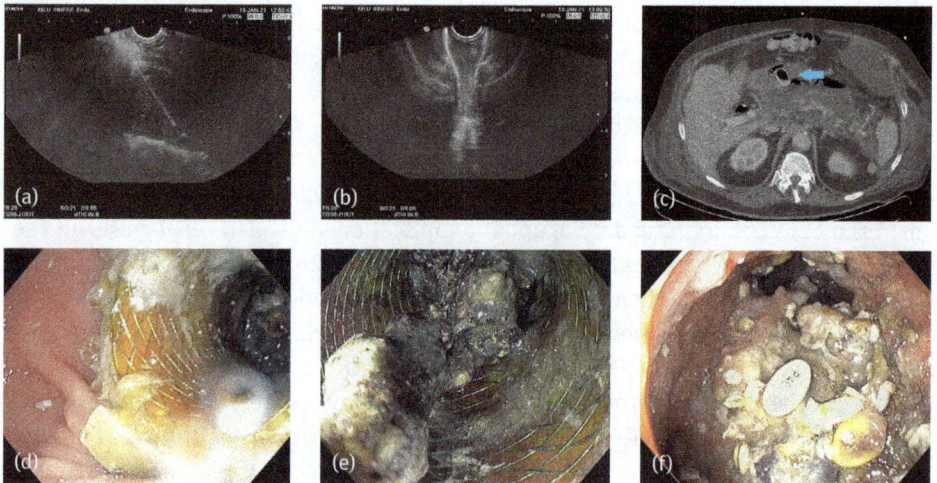

Abb. 6.3: Links oben endosonographische Anlotung und Punktion des Nekroseverhaltes, in der Mitte wird der LAMS über das Echoendoskop eingebracht; rechts oben CT-Schnitt: Der LAMS zwischen Magenlumen und Nekrosehöhle. In der unteren Reihe, endoskopisches Bild links im Magen, in der Mitte mit Nekrosektomie und rechts in der Nekrosehöhle.

Pseudozysten lassen sich mit einer dauerhaften und hohen Erfolgsrate mittels endosonographischer Drainage behandeln. Dabei ist der endoskopische Ansatz der konventionellen chirurgischen Therapie überlegen [13]. Die zusätzliche Platzierung eines LAMS (lumen apposing metal stents) ist bei Nekrosehöhlen von Vorteil, da wiederholt über das Lumen mittels therapeutischem Gastroskop nekrosektomiert werden kann. Der Stent wird nach vier Wochen aufgrund des steigenden Risikos einer Arrosionsblutung endoskopisch entfernt. Die Technik ist in Abb. 6.3 exemplarisch in Bildern dargestellt.

Merke: Ein möglichst konservatives und minimal invasives interventionelles Vorgehen verbessert bei nekrotisierender Pankreatitis die Prognose [13].

Literatur

[1] Banks PA, Bollen TL, Dervenis C, et al. Classification of acute pancreatitis—2012: revision of the Atlanta classification and definitions by international consensus. Gut. 2013;62:102–11.

[2] Rünzi M , Layer P , Büchler MW, et al. Therapie der akuten Pankreatitis. Z Gastroenterol. 2000;38(7): 71–581.

[3] Ismail OZ, Bhayana V. Lipase or amylase for the diagnosis of acute pancreatitis? Clin Biochem. 2017;50(18):1275–1280.

[4] Leppäniemi A, Tolonen M, Tarasconi A, et al. 2019 WSES guidelines for the management of severe acute pancreatitis. World J Emerg Surg. 2019;14:27.

[5] Meeralam Y, Al-Shammari K, Yaghoobi M. Diagnostic accuracy of EUS compared with MRCP in detecting choledocholithiasis: a meta-analysis of diagnostic test accuracy in head-to-head studies. Gastrointest Endosc. 2017;86(6):986–993.

[6] Arvanitakis M, Dumonceau JM, Albert J, et al. Endoscopic management of acute necrotizing pancreatitis: European Society of Gastrointestinal Endoscopy (ESGE) evidence-based multidisciplinary guidelines. Endoscopy. 2018;50(5):524–546.

[7] Crockett SD, Wani S, Gardner TB, et al. American Gastroenterological Association Institute Clinical Guidelines Committee. American Gastroenterological Association Institute Guideline on Initial Management of Acute Pancreatitis. Gastroenterology. 2018;154(4):1096–1101.

[8] Arvanitakis M, Ockenga J, Bezmarevic M, et al. ESPEN guideline on clinical nutrition in acute and chronic pancreatitis. Clin Nutr. 2020;39(3):612–631.

[9] Petrov MS, Pylypchuk RD, Uchugina AF. A systematic review on the timing of artificial nutrition in acute pancreatitis. Br J Nutr. 2009;101:787–793.

[10] Gutt C, Jenssen C, Barreiros AP, et al. Aktualisierte S3-Leitlinie der Deutschen Gesellschaft für Gastroenterologie, Verdauungs- und Stoffwechselkrankheiten (DGVS) und der Deutschen Gesellschaft für Allgemein- und Viszeralchirurgie (DGAV) zur Prävention, Diagnostik und Behandlung von Gallensteinen Z Gastroenterol. 2018;56(8):912–966. German.

[11] Gomi H, Solomkin JS, Schlossberg D, et al. Tokyo Guidelines 2018: antimicrobial therapy for acute cholangitis and cholecystitis. J Hepatobiliary Pancreat Sci. 2018;25(1):3–16.

[12] Boškoski I, Costamagna G. Walled-off pancreatic necrosis: where are we? Ann Gastroenterol. 2014;27(2):93–94.

[13] van Santvoort HC, Bakker OJ, Bollen TL, et al. Dutch Pancreatitis Study Group. A conservative and minimally invasive approach to necrotizing pancreatitis improves outcome. Gastroenterology. 2011;141(4):1254–63.

6.4.6 Infektiöse Endokarditis

Marcus Franz, P. Christian Schulze

6.4.6.1 Definition

Die Endokarditis beschreibt eine chronische oder akute Entzündung des Endokards, der Herzinnenhaut. Bezüglich der Lokalisation wird die häufige Form der *Endocarditis valvularis* mit Befall des Endokards im Bereich der Herzklappen von der sehr seltenen *Endocarditis parietalis* mit Befall des klappenfernen Endokards unterschieden. Letztere tritt insbesondere im Bereich der Vorhof- und Kammerwände sowie der Sehnenfäden und Papillarmuskeln auf und wird häufig übersehen. Nach der Krankheitsätiologie ist die abakterielle Endokarditis, z. B. die *Endocarditis rheumatica*, von der infektiösen Endokarditis abzugrenzen, welche im Wesentlichen durch Bakterien, selten auch durch Pilze, verursacht wird [1]. Das folgende Kapitel stellt ausschließlich die bei weitem häufigere, infektiöse Form der Erkrankung dar.

6.4.6.2 Epidemiologie und Pathogenese

Die Inzidenz der mikrobiell verursachten (infektiösen) Endokarditis beträgt 3–10 Fälle pro 100.000 Einwohner pro Jahr. In bestimmten Risikogruppen, so z. B. Patienten mit vorbestehenden strukturellen Veränderungen der Herzklappen (Mitralklappenprolaps, degenerative Vitien, u. a.) oder i. v.-Drogenabusus, sind deutlich höhere Inzidenzen zu verzeichnen [2]. Ein bislang ungelöstes Problem ist die sehr hohe Letalität der Erkrankung, welche in Europa im Mittel zwischen 20 und 40 %, in Deutschland etwa 17 % beträgt. Deutlich höhere Mortalitätsraten finden sich bei Staphylokokken-Endokarditis (etwa 50 %) oder Pilz-Endokarditis (> 50 %). Dies ist in erster Linie begründet durch die lange diagnostische Latenz, welche im Mittel 29 ± 35 Tage beträgt. Die mittlere stationäre Verweildauer der Patienten liegt bei etwa 42 ± 29 Tagen und bei 25 bis zu 50 % der Patienten ist im Verlauf eine chirurgische Therapie erforderlich. Auch in der Gruppe der chirurgisch versorgten Patienten beträgt die Letalität immer noch 6 bis 25 % [1–3]. Die infektiöse Endokarditis mit Befall der Herzklappen (*Endocarditis valvularis*) manifestiert sich in der Regel als Linksherzendokarditis (Befall der Mitral- und/oder Aortenklappe in 85 % der Fälle), nur selten als Rechtsherzendokarditis (Befall der Trikuspidalklappe oder anderer Strukturen im rechten Herzen in 15 % der Fälle). Bei der Linkherzendokarditis ist hauptsächlich die Mitralklappe (etwa 46 % der Fälle), seltener die Aortenklappe (32 % der Fälle) betroffen, in 23 % der Fälle liegt eine Erkrankung mit Befall beider Klappen (Doppelklappen-Endokarditis) vor [4]. Auch wenn die *Endocarditis parietalis* mit Infektion des ventrikulären oder atrialen Endokards eine sehr seltene Erscheinungsform ist, sollte sie, insbesondere unter der Frage nach Tochtervegetationen vor einem operativen Vorgehen, immer aktiv ausgeschlossen werden, da im Falle eines Nichterkennens die Gefahr einer Klappenprothesenendokarditis droht, welche mit einer sehr schlechten Prognose assoziiert ist.

Die Endokarditis tritt in allen Altersgruppen auf und zeigt einen Häufigkeitsgipfel in der 5. Lebensdekade sowie, insbesondere in den letzten Jahren, bei älteren, multimorbiden Patienten. Prädispositionen sind vorbestehende degenerative Herzklappenerkrankungen, kongenitale Vitien, insbesondere solche mit nicht vollständiger Korrektur, die rheumatische Herzerkrankung oder der intravenöse Drogenabusus. In bis zu 10 % der Fälle tritt die Erkrankung ohne kardiale Vorschädigung oder sonstige Prädisposition, dann in der Regel als akute Verlaufsform, auf.

Die klassische Pathogenese setzt zunächst eine durch abnorme Blutströmungsbedingungen induzierte Endokardläsion voraus, auf welcher sich in der Folge ein Thrombus bildet, der dann im Rahmen transienter Bakteriämien besiedelt wird und so die bakteriell-infizierte Vegetation definiert. Von dieser können sekundär erneute Septikämien ausgehen, wodurch sich im weiteren Verlauf das Vollbild der infektiösen Endokarditis im Sinne einer Systemerkrankung ausbilden kann. Hierzu gehören allgemeine Entzündungsreaktion, Immunkomplexbildung, septische Embolien und lokal invasives Verhalten. Neben der mechanischen Endokardschädigung zeigen aktuelle Untersuchungen, dass auch die Aktivierung von mikroskopisch unauffälligen Endothelzellen im Sinne der vermehrten Expression bestimmter Zelladhäsionsmoleküle zu einer erhöhten Thrombogenität und damit einem erhöhten Risiko für eine bakterielle Besiedelung führen kann. Letzteres wurde insbesondere für die durch *Staphylococcus aureus* verursachte Endokarditis beschrieben [5].

6.4.6.3 Erregerspektrum und Eintrittspforten

Zu den typischen Erregern einer mikrobiell (in der Regel bakteriell) verursachten Endokarditis zählen (in absteigender Reihenfolge) die Staphylokokken, die Streptokokken, die Enterokokken sowie die Koagulase-negativen Staphylokokken. Darüber hinaus gibt es weitere, seltene Erreger, unter anderem Bakterien der HACEK-Gruppe, gramnegative Bakterien und auch Pilze [4]. Insbesondere letztere sind mit einer ausgesprochen schlechten Prognose assoziiert.

Die bakterielle Besiedlung vorgeschädigter Herzklappen mit thrombotischen Auflagerungen setzt eine systemische Bakteriämie voraus. Solche Bakteriämien treten im Alltag (z. B. im Rahmen der Mundhygiene/Zähneputzen) häufig auf, werden aber in der Regel vom Immunsystem gut beherrscht. Typische Eintrittspforten mit relevanten und damit potenziell eine infektiöse Endokarditis verursachenden Bakteriämien sind an aller erster Stelle zahnärztliche Eingriffe mit Zahnextraktionen oder Behandlungen im Bereich der Zahnwurzel, darüber hinaus Tonsillektomien, Prostataresektionen sowie verschiedene endoskopische Eingriffe am Gastrointestinal- und Urogenitaltrakt. Je nach Ort des Eingriffes lassen sich typische Erregerspektren benennen. So führen Eingriffe im Nasen-/Rachenraum oft zu Bakteriämien mit Streptokokken, für Eingriffe an der Haut sind demgegenüber Staphylokokken und für Interventionen am Gastrointestinal- oder Urogenitaltrakt Enterokokken typisch [6].

Zum Zeitpunkt der Präsentation des Patienten ist dieser Eingriff oft Wochen oder Monate zurückliegend, so dass in 50 % der Fälle retrospektiv keine Eintrittspforte mehr eruiert werden kann. Es wird somit im Rahmen der Fokussuche empfohlen, jeden Patienten zahnärztlich vorzustellen und danach, auch unter Einbeziehung des individuellen Risikos, eine endoskopische Diagnostik (Gastroskopie, Koloskopie) durchzuführen. Im Falle von bis dahin unauffälligen Befunden sollte im Weiteren, je nach klinischem Verdacht, eine gezielte fachärztliche Vorstellung oder aber die Veranlassung einer nuklearmedizinischen Bildgebung (insbesondere 18F-FDG-PET/CT oder SPECT/CT mit radioaktiv markierten Leukozyten) durchgeführt werden [7].

6.4.6.4 Klinik, Komplikationen und Prognose der Erkrankung

Die klinische Präsentation von Patienten mit infektiöser Endokarditis ist vielgestaltig und oft unspezifisch. Aus diesem Grunde besteht die Gefahr von Missdeutungen oder Fehldiagnosen, insbesondere im Falle subakuter Verlaufsformen. Zu den typischen Symptomen gehören Fieber (80–85 % der Fälle), darüber hinaus bestehen bei fast allen Patienten Allgemeinsymptome wie Nachtschweiß, Schwächegefühl, Inappetenz oder Gewichtsverlust sowie Muskel-, Glieder- und Gelenkschmerzen. Aufgrund dieser unspezifischen Klinik und der damit assoziierten langen diagnostischen Latenz stellen sich die Patienten meist erst im Stadium aufgetretener Komplikationen vor. Diese umfassen im Wesentlichen eine neurologische Symptomatik durch septische zerebrale Embolien (Schlaganfälle in 15 % der Fälle), eine schwere Herzinsuffizienz oder kardiale Dekompensation, oft in Folge von Klappendestruktionen (64 % der Fälle) oder das Vollbild des septischen Schocks (21 % der Fälle). Zur Prognose der Erkrankung ist zu sagen, dass es vielgestaltige Verlaufsformen von der völlig unkomplizierten Präsentation des klinisch stabilen Patienten bis hin zum hoch komplizierten Verlauf mit hämodynamischer Instabilität gibt. Während unkompliziert verlaufende Endokarditiden mit einer Letalität von 9,6–26 % assoziiert sind, haben komplizierte Verläufe eine Letalität von 35–84 %. Die Todesursachen bei Letzteren sind in der Regel der kardiogene und/oder septische Schock. Vor dem Hintergrund dieser Überlegungen und der Möglichkeit des Krankheitsprogresses vom stabilen Patienten hin zur Intensivpflichtigkeit, ist die Wahl des richtigen Zeitpunktes für eine über die Antibiotika-Therapie hinausgehende chirurgische Intervention von hoher klinischer Relevanz. Eindeutige Empfehlungen gibt es, jenseits der klassischen Operationsindikation (siehe Kap. 6.4.6.6. und Tab. 6.7), aufgrund einer unzureichenden Datenlage zum aktuellen Zeitpunkt nicht.

Insbesondere in der letzten Dekade ist eine deutliche Zunahme komplizierter Verläufe bei infektiöser Endokarditis zu beobachten. Dies liegt im Wesentlichen daran, dass das Krankheitsbild einer enormen Wandlung unterlag. Während die klassische Endokarditis vor allem jüngere Patienten mit klar definierter Herzerkrankung betraf, meist auf dem Boden rheumatischer Vitien durch Besiedlung mit Streptokokken entstand und subakute Verläufe im Sinne einer *Endocarditis lenta* zeigte, stellt sich das Krankheitsbild heutzutage völlig anders dar. So sind zunehmend ältere, multimorbide Patienten betroffen, welche zusätzlich eine Vielzahl neuer Risikofaktoren (z. B. Klappenprothesen, degenerative Vitien, elektrische intrakardiale *Devices*, etc.) aufweisen. Darüber hinaus kam es zu einer Verschiebung des Keimspektrums weg von Streptokokken hin zu den deutlich aggressiveren Staphylokokken, insbesondere *Staphylococcus aureus*, und Enterokokken. Diese Faktoren tragen dazu bei, dass die Endokarditis heutzutage deutlich häufiger akut – foudroyante Verlaufsformen zeigt. Darüber hinaus ist die antibiotische Therapie deutlich komplexer geworden, die Zahl nosokomialer Infektionen nimmt zu und das Problem der Resistenzentwicklung von Mikroorgansimen ist allgegenwärtig. In diesem Zusammenhang wird von der sogenannten *health care* – assoziierten Endokarditis gesprochen. Dieser Begriff beschreibt die durch medizinische Eingriffe bedingte oder begünstigte Erkrankung, welche aktuell bis zu 30 % aller Fälle ausmacht [2,3,8].

Die individuelle Prognose der Patienten wird durch verschiedene Aspekte determiniert, dazu gehören Patientencharakteristika (z. B. Alter, Prothesenendokarditis, Komorbiditäten), die echokardiographischen Befunde (z. B. perianuläre Abszesse, Klappeninsuffizienzen, Vegetationsgröße), bereits eingetretene Komplikationen (z. B. Herzinsuffizienz, Nierenversagen, Schlaganfall, septischer Schock) sowie die Art des Mikroorganismus (z. B. *Staphylococcus aureus*, Pilze, gram-negative Bakterien) [3].

6.4.6.5 Diagnostik der Endokarditis
Die Diagnostik der infektiösen Endokarditis basiert auf den folgenden vier Säulen:
– klinische Präsentation
– Laborparameter
– Bildgebende Verfahren (insbesondere Echokardiographie)
– Mikrobiologie (insbesondere Keimanzucht in der peripheren Blutkultur)

Die ersten beiden Säulen der Diagnostik beinhalten insgesamt keine spezifischen Kriterien der Erkrankung, worin die bereits beschriebene lange diagnostische Latenz mit all ihren negativen Folgen ganz wesentlich begründet ist. Die klinischen Charakteristika der Erkrankung unterscheiden sich kaum von jenen anderen Infekt-Konstellationen. Neben der bereits beschriebenen unspezifischen Symptomatik zeigt die körperliche Untersuchung eine allgemeine Blässe der Patienten und Veränderungen der Vitalfunktionen (z. B. Tachykardie, Hypotonie, ggf. Veränderungen der Blutdruckamplitude). In der Auskultation lassen sich häufig Herzgeräusche feststellen (60–99 % der Fälle), deren diagnostische Wertigkeit vor allem bei älteren Patienten, die häufig unter vorbestehenden degenerativen Vitien leiden, eingeschränkt ist. Hier ist in jedem Fall hilfreich, nach dokumentierten Vorbefunden zu fahnden.

Im Verlauf der Erkrankung treten oft Zeichen der Links- und Rechts- bzw. auch Global-Herzinsuffizienz auf. Im fortgeschrittenen Stadium finden sich darüber hinaus recht typische und diagnostisch wegweisende periphere Manifestationen (30–70 % der Fälle). Hierzu zählen petechiale, teilweise auch konfluierende dermale Einblutungen, subunguale Blutungen (Splinter-Hämorrhagien), die hirsekorngroßen, sehr schmerzhaften und violett gefärbten Osler-Knötchen in Folge einer Immunvaskulitis an Fingern und Zehen, die Janeway-Läsionen im Sinne schmerzloser hämorrhagischer makulöser Exantheme in Folge von Mikroabszessen, insbesondere an den Fußsohlen, sowie die Roth'schen Flecken, welche Einblutungen nach Mikroembolien im Bereich der Netzhaut darstellen. Begleitend kann eine Splenomegalie auftreten (15–50 % der Fälle). Bei durch *Streptococcus gallolyticus* (früher: *Streptococcus bovis*) verursachten infektiösen Endokarditiden besteht häufig ein Malignom im Gastrointestinaltrakt als Komorbidität, sodass bei diesen Patienten zwingend eine endoskopische Diagnostik (Gastroskopie, Koloskopie) empfohlen ist [1–3].

Ebenso wie die klinische Präsentation ist die laborchemische Diagnostik bei Endokarditis oft nicht wegweisend, da spezifische Parameter der Erkrankung bislang fehlen. Es kommt zu Veränderungen der klassischen laborchemischen Infektparameter (u. a. Blutsenkungsgeschwindigkeit, BSG; C-reaktives Protein, CRP; Leukozyten). Außerdem bestehen in 30–50 % der Fälle pathologische Urinbefunde, die hinweisend auf eine Nierenbeteiligung der Erkrankung bzw. Nephrotoxizität der antibiotischen Therapie sein können. Der Stellenwert neuerer Parameter, wie z. B. das in der Sepsis inzwischen gut etablierte Procalcitonin, ist hinsichtlich der differentialdiagnostischen Bedeutung nicht gesichert [1–3].

Neben den beiden erstgenannten Säulen sind vor allem die Bildgebung und die Mikrobiologie entscheidend für die Diagnose der Erkrankung [3,8]. Unter den verfügbaren bildgebenden Verfahren ist die Echokardiographie der Gold-Standard zum Nachweis von Vegetationen und auch zur Diagnose von Komplikationen. Abb. 6.4 zeigt exemplarisch den Befund einer fortgeschrittenen Endokarditis der Aortenklappe mit paravalvulärer Abszessformation. Die Echokardiographie nimmt

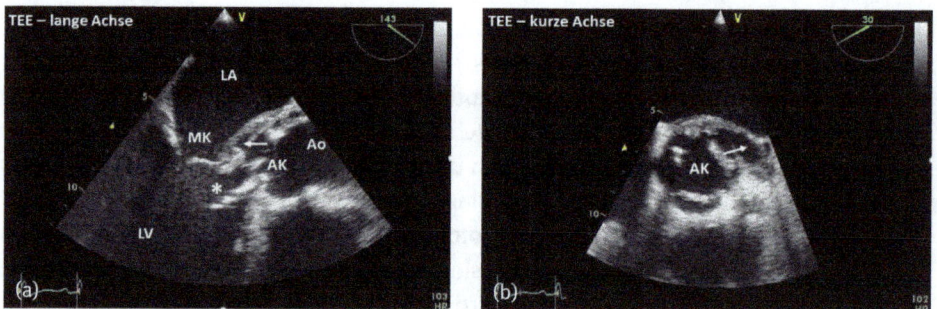

Abb. 6.4: Darstellung einer fortgeschrittenen Endokarditis der Aortenklappe in der transösophagealen Echokardiographie (TEE). Links: destruierte Aortenklappe (AK) mit großer, in den linken Ventrikel (LV) prolabierender Vegetation (*) mit paravalvulärem Abszess (Pfeil). Rechts: Aortenklappe (AK) im Querschnitt mit deutlicher Darstellbarkeit des paravalvulärem Abszess (Pfeil). LA = linker Vorhof, Ao = Aorta ascendens, MK = Mitralklappe.

eine Schlüsselstellung sowohl in der initialen Diagnostik als auch für die Verlaufsbeurteilung und Prognoseabschätzung ein. Während die Sensitivität des Vegetati-
onsnachweises hoch ist, ist die Spezifität gering. Die transösophageale ist deutlich
sensitiver als die transthorakale Echokardiographie mit Ausnahme der Diagnostik
von Rechtsherzendokarditiden, insbesondere der Trikuspidalklappe. Die echokardiographische Untersuchung ist nicht zum Screening geeignet, sondern bedarf prä-
selektionierter Patienten mit persistierender Entzündung, meist positiven Blutkulturen und gleichzeitigem Fehlen eines alternativen (häufigen) Infektfokus. Die
echokardiographischen Diagnosekriterien sind in Tab. 6.5 aufgelistet. Bei begründetem Verdacht auf das Vorliegen einer infektiösen Endokarditis ist eine transthorakale Echokardiographie immer indiziert. Zeigt sich diese ohne Hinweise für eine
Endokarditis und ist der Verdacht eher gering, ist zunächst keine weitere Ultraschalldiagnostik erforderlich. Ist der klinische Verdacht trotz negativer transthora-
kaler Untersuchung hoch oder die Bildqualität unzureichend, sollte niederschwellig eine transösophageale Echokardiographie durchgeführt werden. Wenn diese negativ ist und der klinisch Verdacht persistiert, sollte sie nach wenigen (7 bis max.
10) Tagen wiederholt werden. Neben der Echokardiographie spielen auch weitere
Verfahren eine zunehmende Rolle in der bildgebenden Diagnostik der Endokarditis. Hier seien das 18F-FDG-PET/CT oder das SPECT/CT mit radioaktiv markierten
Leukozyten genannt. Diese Verfahren sind insbesondere bei Zustand nach Implantation einer künstlichen Herzklappenprothese und V. a. Prothesenendokarditis geeignet. Allerdings sollte, zur Vermeidung unspezifischer Befunde, der Abstand zur
Operation mindestens 3 Monate betragen. Abb. 6.5 zeigt exemplarisch den Befund
einer Prothesenendokarditis nach mechanischem Mitralklappenersatz, die nur unter Anwendung der 18F-FDG-PET/CT-Untersuchung (Abb. 6.5) diagnostiziert werden konnte. Im Herz-CT lassen sich insbesondere paravalvuläre Läsionen im Sinne
von Abszessen sehr gut darstellen [3].

Neben der Bildgebung ist die Mikrobiologie mit Durchführung von Blutkulturen
(mit Bestimmung der Minimalen Hemmkonzentration) aus peripheren Venen von
entscheidender Bedeutung für die Diagnostik der Endokarditis. In mehr als 85 % der
Fälle gelingt es, mit Hilfe von 3 Blutkultursets (aerob/anaerob) einen Keimnachweis
zu erbringen. Hierbei ist neben sterilen Abnahmebedingungen und möglichst mehreren Abnahmeorten in einem zeitlichen Abstand von 30 Minuten (unabhängig von
der Körpertemperatur) unbedingt darauf zu achten, dass die Blutkulturen vor Beginn
einer antibiotischen Therapie asserviert und binnen 2 Stunden in das entsprechende
mikrobiologische Labor verbracht werden. Alternative Verfahren sind die Kultur von
intraoperativ gewonnenem Klappengewebe, Nukleinsäure-Amplifikationstechniken
(PCR) oder histopathologische Verfahren zum Vegetationsnachweis. Zur definitiven
Diagnosestellung wird die Verwendung der modifizierten Duke-Kriterien empfohlen
(siehe Tab. 6.5). Hauptkriterien sind die positive Blutkultur und der bildgebende
Nachweis von Vegetationen oder neu aufgetretenen Vitien durch die genannten Methoden. Die Nebenkriterien umfassen Prädispositionen, Fieber, vaskuläre Mitbetei-

ligung, u. a. immunologische Phänomene (Tab. 6.5). Die Diagnose kann gestellt werden, wenn zwei Hauptkriterien, ein Haupt- und drei Nebenkriterien oder fünf Nebenkriterien erfüllt sind [1–3,8–10].

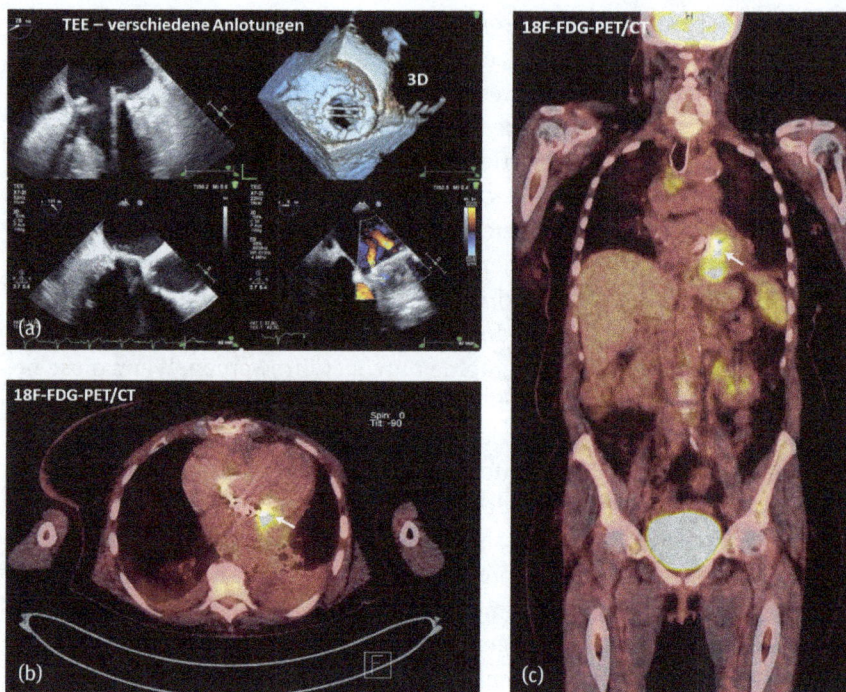

Abb. 6.5: Bildgebende Befunde eines Patienten mit mechanischer Mitralklappenprothese und klinischem, laborchemischem und mikrobiologischem (positive Blutkulturen) Verdacht auf Prothesenendokarditis. Links oben: In der transösophagealen Echokardiographie (TEE) gelingt es in mehreren Anlotungen, auch unter Zuhilfenahme der 3D-Rekonstruktion, nicht, einen eindeutigen Vegetationsnachweis zu erbringen. Rechts und links unten: In der am gleichen Tag durchgeführten 18F-FDG-PET/CT-Untersuchung zeigt sich ein eindeutig vermehrter Glukosemetabolismus im Bereich der mechanischen Mitralklappenprothese (Pfeile), so dass die Diagnose einer infektiösen Endokarditis gestellt werden konnte. Quelle: Universitätsklinikum Jena, Klinik für Nuklearmedizin, Direktor: Prof. Dr. M. Freesmeyer.

Tab. 6.5: Kriterien zur Diagnose einer infektiösen Endokarditis (IE) und deren Definition [modifiziert nach 3].

Hauptkriterien

1. Blutkulturen positiv für eine IE

a. Endokarditis-typische Mikroorganismen in 2 unabhängigen Blutkulturen:
- Viridans-Streptokokken, Streptococcus
- gallolyticus (S. bovis), HACEK-Gruppe,
- Staphylococcus aureus
- ambulant erworbene Enterokokken, ohne Nachweis eines primären Fokus

b. Mikroorganismen vereinbar mit einer IE in anhaltend positiven Blutkulturen:
- mindestens zwei positive Kulturen aus Blutentnahmen mit mindestens 12 Stunden Abstand
- jede von drei oder eine Mehrzahl von ≥ 4 unabhängigen Blutkulturen (erste und letzte Probe in mindestens einer Stunde Abstand entnommen)

c. Eine einzelne positive Blutkultur mit Coxiella burnetii oder Phase-I-IgG-Antikörper-Titer > 1:800

2. Bildgebung positiv für eine IE

a. Echokardiogramm positiv für IE:
- Vegetation
- Abszess, Pseudoaneurysma, intrakardiale Fistel
- Klappenperforation oder Aneurysma
- neue partielle Dehiszenz einer Klappenprothese

b. Abnorme Aktivität in der Umgebung der implantierten Klappenprothese nachgewiesen im 18F-FDG-PET/CT (nur wenn die Prothese vor mehr als 3 Monaten implantiert wurde) oder im SPECT/CT mit radioaktiv markierten Leukozyten

c. Im Herz-CT definitiv nachgewiesene paravalvuläre Läsionen

Nebenkriterien

1. Prädisposition: Prädisponierende Herzerkrankung oder intravenöser Drogenabusus

2. Fieber: Körpertemperatur > 38° C

3. Vaskuläre Phänomene (einschließlich solcher, die nur in der Bildgebung detektiert wurden): schwere arterielle Embolien, septische Lungeninfarkte, mykotisches Aneurysma, intrakranielle Blutungen, konjunktivale Einblutungen, Janeway-Läsionen

4. Immunologische Phänomene: Glomerulonephritis, Osler-Knoten, Roth-Spots, Rheumafaktoren

5. Mikrobiologischer Nachweis: Positive Blutkulturen, die nicht einem Hauptkriterium (s. o.) entsprechen, oder serologischer Nachweis einer aktiven Infektion mit einem mit IE zu vereinbarenden Organismus

---

HACEK = Haemophilus parainfluenzae, H. aphrophilus, H. paraphrophilus, H. influenzae, Actinobacillus actinomycetemcomitans, Cardiobacterium hominis, Eikenella corrodens, Kingella kingae und K. denitrificans.

6.4.6.6 Therapie und interdisziplinäres Management

Die Therapie der infektiösen Endokarditis basiert zum einen auf der antimikrobiellen (antibiotischen) Behandlung und zum anderen auf der chirurgischen Therapie im Sinne der Resektion infizierten Gewebes mit Herzklappenersatz [3]. Nach sorgfältiger Asservierung von Blutkulturen sollte bei Verdacht auf eine infektiöse Endokarditis eine antibiotische Therapie initiiert werden. Bei bereits antibiotisch vorbehandelten Patienten ist, insbesondere in der klinisch stabilen Situation, auch über eine Unterbrechung der Antibiotikagabe zur Gewinnung von Blutkulturen im Antibiose-freien Intervall nachzudenken, da der Keimnachweis von entscheidender Bedeutung ist. Die Gabe von Antibiotika zur Behandlung der infektiösen Endokarditis erfolgt klassischerweise stationär und parenteral über Zeiträume von 6–8 Wochen. Die antibiotische Initialbehandlung ohne Keimnachweis (empirisch/kalkuliert) sollte insbesondere bei akuten Erkrankungsformen, hämodynamischer Instabilität, großen Vegetationen oder Verdacht auf Prothesenendokarditis umgehend entsprechend der aktuellen Leitlinienempfehlungen initiiert werden (Tab. 6.6). Sobald ein mikrobiologischer Keimnachweis gelingt, sollte die antibiotische Therapie an den entsprechenden Erreger angepasst werden. Die Empfehlungen für eine erregergerechte, gezielte Antibiotikatherapie, verfügbar für Streptokokken, Enterokokken, Staphylokokken und seltene Erreger, sind den aktuellen Leitlinien der Europäischen und Deutschen Gesellschaft für Kardiologie aus dem Jahre 2015 zu entnehmen. Darüber hinaus gilt es unbedingt das Resistogramm zu beachten und die Wahl der Antibiotika möglichst in Rücksprache mit den infektiologischen Fachkollegen (so verfügbar) abzustimmen. Dies ist, neben einer zielgerichteten und damit effizienteren Therapie, in der Regel mit einer deutlichen Deeskalation des initial breiten Therapieregimes und der assoziierten unerwünschten Wirkungen verbunden und sollte integraler Bestandteil eines bestmöglichen Managements der Erkrankung sein [2,3,8].

Tab. 6.6: Antibiotikaschemata zur empirischen Initialtherapie der IE bei akut schwerkranken Patienten (vor Identifizierung des Erregers) modifiziert nach [3].

Ambulant erworbene Nativklappen-Endokarditis oder späte Klappenprothesen-Endokarditis (≥ 12 Monate postoperativ)	Empfehlungsgrad/ Evidenzgrad
Ampicillin 12 g/Tag i. v. in 4–6 Dosen mit **(Flu)cloxacillin** 12 g/Tag i. v. in 4–6 Dosen mit **Gentamicin** 3 mg/Kg/Tag i. v. in 1 Dosis oder	IIa B
Vancomycin 30–60 mg/Kg/Tag i. v. in 2–3 Dosen mit **Gentamicin** 3 mg/Kg/Tag i. v. in 1 Dosis	IIb C
Frühe Klappenprothesen-IE (< 12 Monate postoperativ) oder nosokomiale und nichtnosokomiale mit der Krankenversorgung assoziierte Endokarditis	Empfehlungsgrad/ Evidenzgrad
Vancomycin 30 mg/Kg/Tag i. v. in 2 Dosen mit **Gentamicin** 3 mg/Kg/Tag i. v. in 1 Dosis mit **Rifampicin** 900 (–1200) mg/Tag i. v. oder oral in 2 oder 3 geteilten Dosen	IIb C

Der Therapieerfolg einer antibiotischen Behandlung ist durch regelmäßige klinische und laborchemische Untersuchungen sowie EKG und Echokardiographie wiederkehrend zu beurteilen. Bei persistierendem Fieber über 10–14 Tage hinaus sowie bei erneutem Auftreten von Fieber nach Entfieberung ist, neben einem Fortschreiten der Erkrankung selbst, differenzialdiagnostisch auch immer an Medikamentenreaktionen, embolische Prozesse oder Venenkatheterinfektionen zu denken. Der Rückgang unspezifischer Entzündungsparameter kann als Therapieerfolg gewertet werden. Tägliche ärztliche Kontrollen sollten Auskultation und die Anfertigung eines 12-Kanal-Ruhe-EKGs beinhalten. Eine Echokardiographie ist bei stabilen konservativ-antibiotisch behandelten Patienten einmal wöchentlich zu empfehlen [1]. Als Alternative zur parenteralen Therapie steht, in Anlehnung an aktuelle Studiendaten, auch die Option einer oralen Therapie unter bestimmten Bedingungen zur Verfügung [11,12]. Als weiteres innovatives Konzept bei Patienten, die eine parenterale Antibiotika-Therapie benötigen, ist die sogenannte ambulante parenterale Therapie (*outpatient parenteral antimicrobial therapy*, OPAT) zu nennen. Letztere kommt insbesondere bei stabilen Patienten, die auf eine intravenöse Initialtherapie sehr gut ansprechen, in Frage. Darüber hinaus müssen die logistischen Voraussetzungen im ambulanten Bereich und die regelmäßige Re-Evaluierung mit Option der stationären Weiterbehandlung im Zentrum gegeben sein [7,8]. Die Entscheidung über die letztgenannten neuartigen Therapiemodi sowie das therapeutische Management insgesamt sollte stets im Konsens mit den infektiologischen Fachkollegen als wesentlichen Bestandteil des sogenannten Endokarditis-Teams (siehe unten) getroffen werden. Allein durch infektiologische Mitbehandlung kann die Mortalität der Erkrankung signifikant gesenkt und das Outcome verbessert werden [3,9].

Bei bis zu 50 % aller Patienten mit infektiöser Endokarditis ist eine zusätzlich zur antibiotischen Therapie durchzuführende herzchirurgische Intervention erforderlich. Eindeutige Indikationen zum herzchirurgischen Vorgehen sind immer dann gegeben, wenn bereits Komplikationen der Erkrankung (systemische, insbesondere zerebrale Embolie, Herzinsuffizienz, Abszess-Bildung, Sepsis) aufgetreten sind. Die aktuellen Empfehlungen unterscheiden drei Indikationsgruppen: Herzinsuffizienz, unkontrollierte Infektion sowie Prävention einer Embolisierung (Tab. 6.7) [3]. Bei Patienten, die Herzschrittmacher- oder ICD-Träger sind und eine *Staphylococcus aureus*-Endokarditis (oder auch nur Bakteriämie) erleiden, gilt es, das System auch ohne Nachweis einer (Mit-)Infektion desselben komplett zu entfernen [13].

Tab. 6.7: Indikationen und optimaler Zeitpunkt der chirurgischen Therapie bei linksseitiger IE (Nativklappe und Klappenprothese) modifiziert nach [3].

Indikation zur chirurgischen Therapie	Zeitpunkt	Empfehlungsgrad/ Evidenzgrad
1. Herzinsuffizienz		
– Aorten- oder Mitralklappen-NVE oder PVE mit schwerer akuter Insuffizienz oder Fistelbildung mit resultierendem refraktärem Lungenödem oder kardiogenem Schock	Notfall	I B
– Aorten- oder Mitralklappen-NVE oder -PVE mit schwerer Insuffizienz oder Klappenobstruktion mit Symptomen einer Herzinsuffizienz oder echokardiographischen Zeichen einer progredienten hämodynamischen Beeinträchtigung	dringlich	I B
2. Unkontrollierte Infektion		
– Lokal unkontrollierte Infektion (Abszess, falsches Aneurysma, Fistel, progrediente Vegetation)	dringlich	I B
– Infektion durch Pilze oder multiresistente Organismen	dringlich/elektiv	I C
– Anhaltend positive Blutkulturen trotz adäquater Antibiotikatherapie und adäquater Kontrolle von septischen Emboliequellen	dringlich	IIa B
– PVE verursacht durch Staphylokokken oder Gramnegative Bakterien außerhalb der HACEK-Gruppe	dringlich/elektiv	IIa C
3. Prävention einer Embolisierung		
– Aorten- oder Mitralklappen-NVE oder -PVE mit großen Vegetationen (> 10 mm) nach einem oder mehreren embolischen Ereignissen trotz adäquater Antibiotikatherapie	dringlich	I B
– Aorten- oder Mitralklappen-NVE mit großen Vegetationen (> 10 mm), verbunden mit schwerer Klappenstenose oder -insuffizienz, und einem niedrigen Operationsrisiko	dringlich	IIa B
– Aorten- oder Mitralklappen-NVE oder -PVE mit isolierten sehr großen Vegetationen (> 30 mm)	dringlich	IIa B
– Aorten- oder Mitralklappen-NVE oder -PVE mit isolierten großen Vegetationen (> 15 mm) und keiner anderen Indikation zur Chirurgie*	dringlich	IIb C

HACEK = Haemophilus parainfluenzae, H. aphrophilus, H. paraphrophilus, H. influenzae, Actinobacillus actinomycetemcomitans, Cardiobacterium hominis, Eikenella corrodens, Kingella kingae und K. denitrificans. NVE = native valve endocarditis. PVE = prosthetic valve endocarditis. Notfall-Operation: innerhalb von 24 Stunden; dringliche Operation: innerhalb weniger Tage; elektive Operation: nach mindestens 1 oder 2 Wochen Antibiotikatherapie.
*Chirurgische Therapie kann bevorzugt werden, wenn bei dem Eingriff die native Klappe erhalten werden kann.

Die Langzeitprognose nach erfolgreicher chirurgischer (Resektion des infizierten Gewebes und Klappenersatz) und antibiotischer Therapie der Endokarditis ist mit einer 5-Jahres-Überlebensrate von 75 % vergleichsweise sehr gut – insbesondere vor dem Hintergrund der Tatsache, dass die Erkrankung unbehandelt letal verläuft [1,14,15].

Ein explizit zu benennendes und bislang nicht hinreichend gelöstes Problem im Rahmen des Managements der Endokarditis ist die Frage, wie bei Patienten mit Indikation zur dauerhaften Antikoagulation zu verfahren ist. Grundsätzlich wird aufgrund des deutlich erhöhten Blutungsrisikos empfohlen, dass die orale Antikoagulation unterbrochen und durch niedermolekulares Heparin (NMH) oder, insbesondere bei *Staphylococcus aureus*-Endokarditis, durch unfraktioniertes Heparin (UFH) zu ersetzen ist. Eine komplette Pausierung der Antikoagulation ist nach zerebralen Blutungen obligat, die Dauer ist dabei abhängig von der individuellen Befundkonstellation und sollte interdisziplinär, unter Beteiligung der neurologischen/neurochirurgischen Fachkollegen, festgelegt werden. Bei stattgehabtem ischämischen Schlaganfall/(septischen) zerebralen Embolien ohne Blutung wird eine Unterbrechung für etwa 1–2 Wochen empfohlen. Der Evidenzgrad für die genannten Empfehlungen ist allerdings gering [3,9].

Neben der Einhaltung der dargestellten Empfehlungen ist die Interdisziplinarität bei der Behandlung der Endokarditis von entscheidender Bedeutung für den Therapieerfolg und die Prognose der Patienten. Dies gilt insbesondere vor dem Hintergrund der langen diagnostischen Latenz und der hohen Mortalität. Es gibt nach wie vor einen erheblichen Mangel an Evidenz, insbesondere zur Frage nach dem richtigen Zeitpunkt für ein operatives Vorgehen oder auch zur Thematik der Endokarditisprophylaxe (siehe Kap. 6.4.6.7). Zur Verbesserung des diagnostischen und therapeutischen Managements von Endokarditis-Patienten wurde daher der Behandlungsansatz im sogenannten Endokarditis-Team oder Endokarditis-Netzwerk entwickelt. Das multidisziplinäre Endokarditis-Team sollte, neben Kardiologen und Herzchirurgen, insbesondere Infektiologen, Mikrobiologen, Radiologen, Neurologen und Nuklearmediziner beinhalten. Jedes Referenzzentrum für die Erkrankung sollte ein solches Endokarditis-Team vorhalten. Als Alternative zur ungefilterten Überweisung eines jeden Endokarditis-Patienten an ein Referenz-Zentrum besteht der Gedanke des Endokarditis-Netzwerkes darin, bereits frühzeitig nach Diagnosestellung Kontakt zum Referenzzentrum aufzunehmen, um die individuelle Behandlungsstrategie festzulegen und vor Ort zu initiieren. Im Verlauf sollte der Therapieerfolg dann regelmäßig gemeinsam überprüft werden, so dass im Bedarfsfall eine niederschwellige Verlegung der Patienten ins Zentrum der Maximaltherapie möglich ist. Aktuelle wissenschaftliche Untersuchungen zum Thema beweisen zweifelsfrei den Nutzen dieses interdisziplinären Behandlungsansatzes. So kann eine deutliche Verkürzung der diagnostischen Latenz, eine Verbesserung des Outcomes (u. a. eine deutlich reduzierte Schlaganfallrate sowohl prä- als auch postoperativ) sowie ein verbessertes Langzeitüberleben der Patienten erreicht werden [2,3,8,16].

6.4.6.7 Prophylaxe der infektiösen Endokarditis

Aufgrund eines Mangels an Evidenz kann aktuell nicht von einem Nutzen einer umfassenden Antibiotikaprophylaxe zur Verhinderung von infektiösen Endokarditiden ausgegangen werden [17,18]. Es wird daher empfohlen, die prophylaktische Antibiotikagabe auf Hochrisikopatienten zu konzentrieren [6]. Dies sind Patienten mit Herzklappenprothesen oder rekonstruierten Herzklappen, bereits durchgemachter Endokarditis oder angeborenen Herzfehlern, insbesondere jene, die nicht vollständig operativ korrigiert wurden. Die Indikationsstellung für eine Antibiotikaprophylaxe sollte streng erfolgen und es sollte, vor allem in Anbetracht der hohen Rate an *health care* assoziierter Endokarditis (30 %), ein besonderer Fokus auf Präventionsmaßnahmen einschließlich guter Mundhygiene, regelmäßiger Zahnarztbesuche sowie die Beachtung von Sterilität und Desinfektion bei Manipulationen an intravenösen Zugängen und medizinischen Maßnahmen jeglicher Art gelegt werden. Auch die Eingriffe, bei denen eine Antibiotikaprophylaxe durchgeführt werden sollte, wurden deutlich eingeschränkt und umfassen nach aktuellen Empfehlungen hauptsächlich zahnärztliche Eingriffe mit Manipulationen an Gingiva, periapikaler Zahnregion oder Perforation der Mundschleimhaut. Empfohlene Substanzen sind Amoxicillin oder Ampicillin bzw., bei Penicillin- oder Ampicillin-Allergie, Clindamycin 30–60 Minuten vor dem Eingriff per os oder i. v. Für Eingriffe am Respirations-, Gastrointestinal- oder Urogenital-Trakt sowie an Haut und Weichteilen wird keine generelle Antibiotikaprophylaxe empfohlen. Eine Ausnahme stellt potenziell infiziertes Gewebe dar. In diesem Fall ist individuell und im Zweifel für eine Prophylaxe zu entscheiden. Es sollte bei der Auswahl der Antibiotikaprophylaxe immer auf die Mitbehandlung organtypischer potenzieller Endokarditis-Erreger geachtet werden. Bei Risikopatienten ist, neben den genannten prophylaktischen Maßnahmen, auch vor Tätowierungen oder Piercings zu warnen. Bei herz- oder gefäßchirurgischen Eingriffen mit Implantation von Fremdmaterial sollte eine perioperative Prophylaxe 30–60 Minuten vor dem Eingriff erfolgen [2,3].

Literatur

[1]   Naber CK, et al. S2 Guideline for diagnosis and therapy of infectious endocarditis. Z Kardiol. 2004;93(12):1005–21.
[2]   Habib G, Hoen B, Tornos P, et al. Guidelines on the prevention, diagnosis, and treatment of infective endocarditis (new version 2009): the Task Force on the Prevention, Diagnosis, and Treatment of Infective Endocarditis of the European Society of Cardiology (ESC). Endorsed by the European Society of Clinical Microbiology and Infectious Diseases (ESCMID) and the International Society of Chemotherapy (ISC) for Infection and Cancer. Eur Heart J. 2009;30(19):2369–413.
[3]   Habib G, Lancellotti P, Antunes MJ, et al. 2015 ESC Guidelines for the management of infective endocarditis: The Task Force for the Management of Infective Endocarditis of the European Society of Cardiology (ESC). Endorsed by: European Association for Cardio-Thoracic Surgery (EACTS), the European Association of Nuclear Medicine (EANM). Eur Heart J. 2015;36(44):3075–128.
[4]   Sy RW, Kritharides L. Health care exposure and age in infective endocarditis: results of a contemporary population-based profile of 1536 patients in Australia. Eur Heart J. 2010;31(15):1890–7.

[5]   Hoerr V, Franz M, Pletz MW, et al. S. aureus endocarditis: Clinical aspects and experimental approaches. Int J Med Microbiol. 2018;308(6):640–52.

[6]   Naber CK, Al-Nawas B, Baumgartner H, et al. Prophylaxe der infektiösen Endokarditis. Kardiologe. 2007;1:243–250.

[7]   Rezar R, Lichtenauer M, Haar M, et al. Infective endocarditis – A review of current therapy and future challenges. Hellenic J Cardiol. 2021;62(3):190–200.

[8]   Cahill TJ, Baddour LM, Habib G, et al. Challenges in Infective Endocarditis. J Am Coll Cardiol. 2017;69(3):325–44.

[9]   Nishimura RA, Otto CM, Bonow RO, et al. 2014 AHA/ACC guideline for the management of patients with valvular heart disease: a report of the American College of Cardiology/American Heart Association Task Force on Practice Guidelines. J Am Coll Cardiol. 2014;63(22):e57-185.

[10] Li JS, Sexton DJ, Mick N, et al. Proposed modifications to the Duke criteria for the diagnosis of infective endocarditis. Clin Infect Dis. 2000;30(4):633–8.

[11] Iversen K, Ihlemann N, Gill SU, et al. Partial Oral versus Intravenous Antibiotic Treatment of Endocarditis. N Engl J Med. 2019;380(5):415–24.

[12] Rezar R, Jirak P, Lichtenauer M, et al. Partial oral antibiotic therapy is non-inferior to intravenous therapy in non-critically ill patients with infective endocarditis : Review and meta-analysis. Wien Klin Wochenschr. 2020;132(23–24):762–9.

[13] Uslan DZ, Dowsley TF, Sohail MR, et al. Cardiovascular implantable electronic device infection in patients with Staphylococcus aureus bacteremia. Pacing Clin Electrophysiol. 2010;33 (4):407–13.

[14] d'Udekem Y, David TE, Feindel CM, Armstrong S, Sun Z. Long-term results of surgery for active infective endocarditis. Eur J Cardiothorac Surg. 1997;11(1):46–52.

[15] Moreillon P, Que YA. Infective endocarditis. Lancet. 2004;363(9403):139–49.

[16] Diab M, Franz M, Hagel S, et al. Impact of an In-Hospital Endocarditis Team and a State-Wide Endocarditis Network on Perioperative Outcomes. J Clin Med. 2021;10(20).

[17] Pant S, Patel NJ, Deshmukh A, et al. Trends in infective endocarditis incidence, microbiology, and valve replacement in the United States from 2000 to 2011. J Am Coll Cardiol. 2015;65 (19):2070–6.

[18] Mackie AS, Liu W, Savu A, Marelli AJ, Kaul P. Infective Endocarditis Hospitalizations Before and After the 2007 American Heart Association Prophylaxis Guidelines. Can J Cardiol. 2016;32 (8):942–8.

6.5 Urologische Besonderheiten

Florian M. E. Wagenlehner

Obwohl die Sepsis im Allgemeinen eine rückläufige altersstandardisierte Inzidenz und Mortalität zeigt, bleibt sie weltweit eine der Hauptursachen für schwere Gesundheitsschäden [1]. Insbesondere die Inzidenz der Urosepsis nimmt gegenüber anderen Sepsisentitäten in Relation offenbar zu [1]. Harnweginfektionen (HWI) und urologische Besonderheiten, die zu einer Sepsis führen, können sehr heterogen sein. Eine Klassifikation ist deswegen wichtig. Es existieren mehrere Klassifikationssysteme von wissenschaftlichen Gesellschaften und Aufsichtsbehörden, die HWI klassifizieren, um damit Patienten mit einem höheren Progressionsrisiko oder einem höheren Risiko für einen schweren Verlauf zu identifizieren [2]. Generell finden sich schwere uroseptische Verläufe fast ausschließlich bei Patienten mit sogenannten „komplizierten" HWI. Das gemischte Verständnis von „kompliziert" macht die Gruppe der komplizierten HWI jedoch sehr heterogen. Bedenklich ist auch, dass die Ergebnisse einer klinischen Studie an Patienten mit einem bestimmten Kriterium, das „kompliziert" definiert, nicht auf andere Patienten mit komplizierter HWI übertragbar sind, deren Diagnose auf anderen Kriterien beruht. Zum Beispiel haben Patienten mit Nierensteinen ein höheres Risiko für schwere Verläufe als Patienten mit normalen Harnwegen, da Bakterien in den Steinen beherbergt sind und durch eine antibiotische Behandlung nicht ausreichend beseitigt werden können. Gleiches gilt für katheterisierte Patienten, da sich um die Harnkatheter herum bakterielle Biofilme bilden, die eine erfolgreiche Fokuskontrolle erschweren. Ein umfassendes Klassifikationssystem wurde von der Europäischen Sektion für Infektionen in der Urologie (ESIU) entwickelt [3]. Kernmerkmale waren die Einführung einer Schweregradeinstufung und Kategorisierung von Risikofaktoren. Die Einstufung des Schweregrads basiert auf dem klinischen Bild der Sepsisklassifikation. Risikofaktoren werden durch Phänotypisierung in einem System namens ORENUC beschrieben, ein Akronym für alle Kategorien von Risikofaktoren (O – nO risk factor; R – Recurrent UTI risk factor; E – Extraurogenital risk factor; N – Nephropathic risk factor; U – Urological risk factor; C – Catheter risk factor) (Tab. 6.8) [3]. Da die Urosepsis diese unterschiedlichen Risikofaktoren aufweisen kann, ist die frühe spezifische Suche nach diesen Faktoren eminent wichtig. Dieser wichtige Aspekt der frühen Ursachenkontrolle der Sepsis wird auch in der neuen *surviving sepsis campaign guideline* 2021 hervorgehoben [4–6]. Mit der breiten Verfügbarkeit hochempfindlicher Bildgebung, wie CT-Scans, kann das Vorhandensein anatomischer Faktoren in den Harnwegen, die eine Behandlung rechtfertigen, sehr schnell diagnostiziert werden, wodurch der Weg für eine erfolgreiche urologische Behandlung bei Urosepsis frühzeitig geebnet wird.

Die häufigsten urologischen Risikosituationen sind Obstruktionen des Urogenitaltraktes, urologische Interventionen sowie Harnwegskatheter. Der freie Abfluss des Urins ist für die Eliminierung von Bakterien aus den Harnwegen und eine erfolgreiche Infektionsbekämpfung unerlässlich. Wenn Bakterien durch den normalen Harnfluss nicht mechanisch beseitigt werden, bietet die Harnstauung mehr Zeit für Bakterienadhäsion, -invasion und -vermehrung [2]. Eine ähnliche Situation findet sich im Falle von Abszessen der Nieren oder der Prostata.

Jede anatomische oder funktionelle Dysfunktion des Harntraktes kann zu einer Verletzung der Schleimhautschutzschicht und zu Bakterieninvasion und Aktivierung der Wirtsreaktion führen. Solche Zustände umfassen z. B. einen Harnverhalt aufgrund einer Blasenauslassobstruktion oder unvollständige Entleerung aufgrund von neurogenen Blasenstörungen sowie Obstruktionen in den oberen Harnwegen, am häufigsten durch Harnwegssteine.

In zwei Kohortenstudien an Patienten mit obstruktiver Pyelonephritis durch Harnsteine zeigte sich, dass Patienten mit sehr hohem CRP, niedrigem Serum Albumin oder niedrigen Thrombozytenzahlen vermehrt einen uroseptischen Schock entwickelten [7,8]. In einer weiteren Studie waren Procalcitoninkonzentrationen über 1,12 µg/L mit der Entwicklung einer schweren Urosepsis assoziiert [9]. Somit ist es sinnvoll diese Parameter bei Verdacht auf Urosepsis mitzuführen. Das bisher empfohlene Screening Werkzeug qSOFA wird nicht mehr als alleiniges Werkzeug empfohlen, aufgrund der niedrigen Sensitivität. Der qSOFA score wurde auch nie für Urosepsis validiert.

Der wichtigste Baustein in der Therapie von Patienten mit Urosepsis durch Obstruktion ist die prompte Dekompression mittels Ureterschiene oder perkutaner Nephrostomie. Eine Verzögerung der Dekompression führte in einer großen Studie zu einer signifikanten Erhöhung der Mortalität um 29 % [10]. Der optimierte organisatorische Ablauf beginnend mit initialer Bildgebung durch Sonographie, gefolgt von einer Schnittbildgebung, wenn indiziert, bis hin zur prompten Deobstruktion und Dekompression bzw. Punktion oder Drainage von größeren Abszessen als wichtigstes Instrument der Fokuskontrolle, ist ein entscheidender Faktor einer erfolgreichen Urosepsistherapie.

Der zweite wichtige Baustein ist eine adäquate, initiale Antibiotikatherapie. Für die empirische Therapie stehen mehrere Antibiotika zur Verfügung, deren Stellenwert an die lokale Resistenzsituation angepasst werden muss. Kritisch ist es diese Patienten herauszufiltern, die ein höheres Risiko für resistente und multiresistente Erreger aufweisen und deswegen initial mit Reserveantibiotika therapiert werden müssten, damit nicht in allen Fällen Reserveantibiotika verwendet werden. In einer weltweiten Registerstudie speziell an stationären urologischen Patienten waren die häufigsten Erreger der Urosepsis E. coli (43 %), Enterococcus spp. (11 %), P. aeruginosa (10 %) und Klebsiella spp. (10 %) [11]. Die Resistenz gegen häufig verschriebene Antibiotika war generell hoch, die Resistenzraten reichten von 8 % (Imipenem) bis 62 % (Aminopenicillin/Beta-Lactamase-Hemmer); 45 % der Enterobacteriaceae und 21 % der P. aeruginosa waren multiresistent. Resistenzraten bei Urosepsis waren sogar höher als bei anderen klinischen Diagnosen einer HWI [11]. Risikofaktoren für resistente und multiresistente Erreger sind heterogen und umfassen u. a. vorhergehende urologische Interventionen, wie z. B. eine Ureterorenoskopie [12], eine transrektale Prostatastanzbiopsie [13], vorhergehende Antibiotikatherapien oder Aufenthalte in Einrichtungen des Gesundheitswesens [11,14,15]. Damit könnte eine sinnvolle Stratifizierung und angepasste empirische Antibiotikatherapie durchgeführt werden.

Zur empirischen Therapie der Urosepsis kommen u. a. Cephalosporine der Gruppen 3 oder 4 in Betracht. Alternativen sind ein Acylaminopenicillin/Betalaktamasehemmer (z. B. Piperacillin/Tazobactam) oder ein Cephalosporin/Betalaktamasehemmer (Ceftolozan/Tazobactam, Ceftazidim/Avibactam) oder ein Carbapenem der Gruppe 2 (Ertapenem) oder der Gruppe 1 (Imipenem, Meropenem) [16]. Pseudomonaden müssen v. a. bei vorhergegangenen Interventionen im Harntrakt oder Harnwegsdauerkathetern in Betracht gezogen werden. Eine Erweiterung des antibakteriellen Spektrums kann initial z. B. durch eine Kombination mit einem Aminoglykosid oder einem Fluorchinolon mit hoher Harnausscheidung erzielt werden. Generell sollte eine maximal hohe Dosierung der Antibiotika gewählt werden.

Tab. 6.8: Risikofaktoren für Harnwegsinfektionen [3].

Kategorie des Risikofaktors	Beispiele von Risikofaktoren	Phänotyp
NO Risikofaktor	ansonsten gesunde prämenopausale Frau	O
Risikofaktoren für **Rezidivierende HWI**, ohne Risiko für eine schwere Infektion	sexuelle Verhaltensweisen (Häufigkeit, Spermizide), Hormonmangel in der Postmenopause, Sekretorstatus bestimmter Blutgruppen, kontrollierter Diabetes mellitus	R
Extra-urogenitale Risikofaktoren mit Risiko für eine schwere Infektion	Frühgeborenes, Neugeborenes Schwangerschaft männliches Geschlecht unkontrollierter Diabetes mellitus relevante Immunsuppression	E
Nephropathische Erkrankungen mit Risiko für eine schwere Infektion	relevante Niereninsuffizienz polyzystische Nierendegeneration Interstitielle Nephritis	N
Urologische Risikofaktoren mit Risiko für eine schwere Infektion, mit Möglichkeit der Fokuskontrolle	Ureterale Obstruktion durch Ureterstein Infravesikale Obstruktion Nierenabszess, Prostataabszess Neurogene Blasenentleerungsstörung	U
Catheter im Harntrakt, die nicht entfernt werden können, nicht kontrollierbarer urologischer Fokus	Harnwegsdauerkatheter nicht kontrollierbare Obstruktion des Harntraktes	C

Literatur

[1] Rudd KE, Johnson SC, Agesa KM, et al. Global, regional, and national sepsis incidence and mortality, 1990–2017: analysis for the Global Burden of Disease Study. Lancet. 2020;395 (10219):200–11.

[2] Wagenlehner FME, Bjerklund Johansen TE, Cai T, et al. Epidemiology, definition and treatment of complicated urinary tract infections. Nat Rev Urol. 2020;17(10):586–600.

[3] Bjerklund Johansen TE, Cek M, Grabe M, et al. Critical review of current definitions of urinary tract infections and proposal of an EAU/ESIU classification system. In: Naber KG SA, Heyns CF, Matsumoto T, Shoskes DA and Bjerklund Johansen TE, editor. Urogenital Infections. Arnheim, Netherlands: International Consultation on Urological Diseases (ICUD) and European Association of Urology. 2010:979–93.

[4] Evans L, Rhodes A, Alhazzani W, et al. Executive Summary: Surviving Sepsis Campaign: International Guidelines for the Management of Sepsis and Septic Shock 2021. Crit Care Med. 2021;49 (11):1974–82.

[5] Evans L, Rhodes A, Alhazzani W, et al. Surviving Sepsis Campaign: International Guidelines for Management of Sepsis and Septic Shock 2021. Crit Care Med. 2021;49(11):e1063–e143.

[6]   Evans L, Rhodes A, Alhazzani W, et al. Surviving sepsis campaign: international guidelines for management of sepsis and septic shock 2021. Intensive Care Med. 2021;47(11):1181–1247.

[7]   Kakinoki H, Tobu S, Kakinoki Y, et al. Risk Factors for Uroseptic Shock in Patients with Urolithiasis-Related Acute Pyelonephritis. Urol Int. 2018;100(1):37–42.

[8]   Tambo M, Okegawa T, Shishido T, Higashihara E, Nutahara K. Predictors of septic shock in obstructive acute pyelonephritis. World J Urol. 2014;32(3):803–11.

[9]   Baboudjian M, Gondran-Tellier B, Di Bisceglie M, et al. The prognostic value of serum procalcitonin in acute obstructive pyelonephritis. World J Urol. 2021;39(5):1583–9.

[10]   Haas CR, Li G, Hyams ES, Shah O. Delayed Decompression of Obstructing Stones with Urinary Tract Infection is Associated with Increased Odds of Death. J Urol. 2020;204(6):1256–62.

[11]   Tandogdu Z, Bartoletti R, Cai T, et al. Antimicrobial resistance in urosepsis: outcomes from the multinational, multicenter global prevalence of infections in urology (GPIU) study 2003–2013. World J Urol. 2016;34(8):1193–200.

[12]   Paranjpe I, Kapoor A, Tran T, et al. Multi-Institutional Predictors of Antibiotic Resistance in Patients Presenting to the Emergency Department with Urosepsis Secondary to Ureteral Obstruction. J Endourol. 2021;35(1):97–101.

[13]   Begier E, Rosenthal NA, Gurtman A, et al. Epidemiology of Invasive Escherichia coli Infection and Antibiotic Resistance Status Among Patients Treated in US Hospitals: 2009–2016. Clin Infect Dis. 2021;73(4):565–74.

[14]   Tandogdu Z, Cek M, Wagenlehner F, et al. Resistance patterns of nosocomial urinary tract infections in urology departments: 8-year results of the global prevalence of infections in urology study. World J Urol. 2014;32(3):791–801.

[15]   Tandogdu Z, Koves B, Cai T, et al. Condition-specific surveillance in health care-associated urinary tract infections as a strategy to improve empirical antibiotic treatment: an epidemiological modelling study. World J Urol. 2020;38(1):27–34.

[16]   Funfstuck R, Hoyme U, Naber K, et al. Calculated parenteral initial treatment of bacterial infections: Infections of the kidneys and the genito-urinary tract. GMS Infect Dis. 2020;8:Doc12.

6.6 Septische Enzephalopathie

Dominik Michalski, Johann O. Pelz

6.6.1 Begriffsbestimmung, Häufigkeit und Folgen

Die septische Enzephalopathie gehört neben der Critical-Illness-Polyneuropathie zu den seit langem bekannten neurologischen Komplikationen der Sepsis mit Erstbeschreibungen, die bis in das 19. Jahrhundert zurückreichen [1]. Definiert wird die septische Enzephalopathie als eine zerebrale Dysfunktion, die im zeitlichen Zusammenhang mit einer Sepsis auftritt, potenziell reversibel und nicht auf andere Ursachen sowie im Besonderen nicht auf eine direkte Infektion des zentralen Nervensystems (ZNS) zurückzuführen ist [2,3].

Der Begriff Enzephalopathie wird in diesem Zusammenhang teils kritisch diskutiert, weil er abseits klinischer Merkmale auch für elektrophysiologisch, laborchemisch und bildbasiert erkennbare Alterationen des ZNS verwendet wird. Hinzu kommen Unschärfen bereits bei der klinischen Betrachtung, da sich Überlappungen zum Delir gerade im Kontext der intensivmedizinischen Behandlung ergeben [4].

Durch nicht einheitlich verwendete Definitionen der septischen Enzephalopathie ergeben sich beträchtliche Schwankungen in der berichteten Häufigkeit von zumeist 20 bis 40 % [5], teils auch ca. 70 % der Patienten mit einer Sepsis [6,7].

Nach überlebter Sepsis werden kognitive Einschränkungen entsprechend einer Metaanalyse mit 16 Studien auch im Langzeitverlauf bei 12,5 bis 21 % der Patienten beobachtet [8]. Demnach persistieren zumindest einzelne klinische Merkmale der septischen Enzephalopathie bei einem relevanten Anteil der Patienten. Erschwert wird diese Einschätzung jedoch durch möglicherweise im Vorfeld der Sepsis bereits bestehende kognitive Einschränkungen, die im Zuge der Akuterkrankung lediglich eine Verstärkung erfahren oder sich unabhängig von der Sepsis entwickelt hätten. In diesem Zusammenhang von Bedeutung sind die Ergebnisse einer Untersuchung, die Daten der amerikanischen „Health and Retirement Study" (HRS) nutzte, um den Einfluss einer erlittenen Sepsis auf den mittels validierter Instrumente erfassten kognitiven Zustand zu analysieren [9]. Im Vergleich zu Hospitalisierungen, die nicht auf eine Sepsis zurückgingen, war eine Zunahme um 10,6 % der Patienten mit moderater bzw. schwerer kognitiver Beeinträchtigung in Folge einer Sepsis-assoziierten Hospitalisierung festzustellen, sodass eine relevante Einflussnahme durch die Erkrankung Sepsis naheliegt. Statistisch ergab sich ein 3,3-fach erhöhtes Risiko nach einer schweren Sepsis eine moderate bzw. schwere kognitive Einschränkung aufzuweisen [9]. Zum Vergleich wiesen nur 6 % der Patienten eines gemischten Kollektivs mit intensivmedizinischer Behandlung, die in 10 % der Fälle die Aufnahmediagnose Sepsis beinhaltete, eine kognitive Beeinträchtigung im Langzeitverlauf auf [10]. Im Langzeitverlauf werden zudem psychiatrische Symptome, vor allem Angst und Depression, beobachtet [11,12]. Ein Zusammenhang mit der septischen Enzephalopathie ist naheliegend, jedoch dürfte die Abgrenzung zu den Folgen des rein intensivmedizinischen Aufenthalts im Einzelfall schwierig sein. So finden sich psychiatrische Symptome im Langzeitverlauf auch bei anderen akuten und überwachungspflichtigen Erkrankungen des ZNS wie dem Hirninfarkt [13].

Neben kognitiven und psychiatrischen Beeinträchtigungen werden im Nachgang einer Sepsis auch relevante funktionelle Einschränkungen beobachtet. Die auf den Daten der HRS fußende Untersuchung zeigte dahingehend, dass gerade bei Patienten, die vor der erlittenen Sepsis keine funktionelle Beeinträchtigung aufwiesen, im mehrjährigen Verlauf relevante Beeinträchtigungen in den Aktivitäten des täglichen Lebens vorliegen [9].

Bei einem relevanten Anteil der Patienten ist somit ein Kontinuum der septischen Enzephalopathie hin zu chronischen Beeinträchtigungen in mehreren Bereichen erkennbar. Auswirkungen ergeben sich nicht nur für Patienten selbst, sondern auch für Angehörige und durch die Inanspruchnahme sozialmedizinischer Leistungen für das Gesundheitssystem [12,14].

Die folgenden Ausführungen sollen dennoch auf die Akutphase und damit den unmittelbaren zeitlichen Zusammenhang mit der Sepsis fokussieren, weil der frühzeitigen Erkennung und bestmöglichen Behandlung die vermutlich entscheidende Rolle zukommt.

6.6.2 Pathophysiologische Überlegungen

In einer bereits mehr als 30 Jahre zurückliegenden Übersicht zu den Effekten der Sepsis auf das ZNS wurden als pathophysiologische Mechanismen die Bildung von Mikroabszessen im ZNS, ein veränderter Aminosäuretransport und Hirnstoffwechsel sowie ein reduzierter zerebraler Blutfluss beschrieben [15]. Da gerade in der frühen Phase der septischen Enzephalopathie keine direkte Kompromittierung des ZNS durch bakterielle oder virale Erreger vorliegt, rückten in den nachfolgenden Jahren zunehmend die Auswirkungen der systemischen Inflammation und insbesondere deren Antwort mit zahlreichen immunologischen Kaskaden in den Fokus pathophysiologischer Erklärungsmodelle [16,17]. Demnach sind an der Initiierung und Aufrechterhaltung der inflammatorischen Reaktion zusätzlich zu bakteriellen Endotoxinen wie beispielsweise Lipopolysacchariden auch Monozyten/Makrophagen, neutrophile Granulozyten, dendritische und T-Zellen sowie andere Zellpopulationen beteiligt [17,18]. Als proinflammatorische Zytokine spielen insbesondere der Tumornekrosefaktor (TNF)-alpha sowie Interleukin (IL) 1 und 6 eine Rolle [19,20]. Auf zellulärer Ebene nimmt daher die Mikroglia eine wichtige Rolle ein, weil diese neben der Phagozytose von Zellresten vor allem bei der Aufrechterhaltung der inflammatorischen Reaktion durch die Produktion von Zytokinen und Metalloproteinasen beteiligt ist [21,22]. Neben exzitotoxischen Mechanismen und oxidativem Stress sowie der Beeinträchtigung von Neuronen mit folgender Apoptose sind auch Astrozyten beteiligt, die unter anderem Einflüsse auf den Natriumstrom in das extrazelluläre Kompartiment und den Energietransport zu Neuronen sowie stabilisierende Effekte im endothelialen Bereich der Blut-Hirn-Schranke haben [3,23,24]. Eine endotheliale Dysfunktion mit relevanten Störungen der Integrität der Blut-Hirn-Schranke und der Mikrozirkulation wird dabei sogar als frühzeitig auftretender Mechanismus angesehen [20,25–27].

Als übergeordnete pathophysiologische Elemente der septischen Enzephalopathie werden aktuell auf das ZNS bezogene, (neuro-)inflammatorische Prozesse, Veränderungen im vaskulären Bereich mit resultierender Beeinträchtigung der regionalen und globalen Hirnperfusion sowie die Imbalance von Neurotransmittern mit vor allem Zunahme von GABA und Dopamin sowie Reduktion von Acetylcholin angesehen [3,5,7,19,28,29].

6.6.3 Klinische Präsentation und Diagnostik

Klinische Merkmale der septischen Enzephalopathie treten frühzeitig im Krankheitsverlauf auf und sind daher sogar ein Bestandteil verschiedener Definitionen der Sepsis. Allerdings existierte auch stets eine begriffliche Unschärfe hinsichtlich der Symptombeschreibung: Zum Beispiel „eingeschränkte Vigilanz, Desorientiertheit, Unruhe, Delirium" als Symptome einer akuten zerebralen Dysfunktion bei schwerer Sepsis [30]. In der sorgfältigen klinischen Untersuchung können bereits innerhalb weniger Stunden nach einer Bakteriämie neuropsychologische Symptome wie beispielsweise eine eingeschränkte Aufmerksamkeit und Konzentration beobachtet werden [1]. Im klinischen Alltag erscheint die Erkennung dieser Einschränkungen durch die oft notwendige Fokussierung auf vitale Funktionen erschwert. Andererseits hat eine Beeinträchtigung des Bewusstseins („Glasgow Coma Scale" (GCS) < 15 Punkte) neben einer erhöhten Atemfrequenz (≥ 22/Minute) und einem erniedrigten systolischen arteriellen Blutdruck (≤ 100 mmHg) Eingang in das „quick Sequential Organ Failure Assessment" (qSOFA) gefunden, das prähospital und in der Notaufnahme genutzt wird, um rasch Patienten zu identifizieren, die mit hoher Wahrscheinlichkeit an einer Sepsis erkrankt sind [31].

Auf Grund der Vielzahl der klinischen Präsentationen erscheint eine möglichst kategoriale Einordnung von Symptomen aus Gründen der verbesserten Erkennung, dem Monitoring und der differentialdiagnostischen Abgrenzung der septischen Enzephalopathie sinnvoll, wenngleich dieser Ansatz durch regelmäßig auftretende Mischformen erschwert wird. Zusätzlich zur quantitativen Beeinträchtigung des Bewusstseins (Vigilanz) mit vorkommender Somnolenz bis hin zum Koma, erscheint vor allem die Spannbreite qualitativer Bewusstseinsstörungen als Ausdruck einer septischen Enzephalopathie besonders groß. Neben der eingeschränkten Orientierung in einer oder mehreren Dimensionen und des Gedächtnisses finden sich Alterationen der Psychomotorik mit sowohl hypodynamen als auch hyperdynamen Anteilen bis hin zur Agitation sowie dem Vollbild des Delirs mit Störungen des Schlaf-Wach-Rhythmus, der Wahrnehmung und möglichen Halluzinationen [2,4]. In der klinischen Präsentation überwiegen die vorgenannten diffusen bzw. globalen zerebralen Symptome deutlich gegenüber fokalen Ausfällen oder dem Auftreten von epileptischen Anfällen [1]. Erschwert wird die klinische Beurteilung durch einen gerade in der Akutphase der Sepsis oft vorhandenen Einfluss von Sedativa, der sich aus der notwendig gewordenen Intubation oder einer zur Ermöglichung der mechanischen Ventilation erforderlichen Sedierung ergibt [7].

Entscheidendes Element in der frühzeitigen Erkennung der septischen Enzephalopathie ist dennoch die klinische Untersuchung [32,33]. Neben der Beurteilung der Vigilanz und einer möglichen qualitativen Bewusstseinsstörung sind die Überprüfung der Hirnnerven und der Motorik sowie das Erkennen pathologischer Reflexe (Babinski-Zeichen), Myoklonien und eines eventuell vorhandenen Meningismus vor allem aus differentialdiagnostischer Sicht notwendig [16]. Hierbei ergeben sich Überlappungen mit den Empfehlungen zur Untersuchung bewusstseinsgestörter und vor allem komatöser Patienten [34–36]. Zur standardisierten Erfassung einer quantitativen Bewusstseinsstörung ist die GCS etabliert, die im intensivmedizinischen Bereich in der Regel gut bekannt ist [37]. Einschränkend muss bei der Verwendung und Kommunikation der GCS jedoch bedacht werden, dass im Einzelfall einem verminderten Punktewert auch ein fokal-neurologisches Defizit wie eine Sprachstörung oder eine Hemiparese zu Grunde liegen kann, was dann eine entsprechende differentialdiagnostische Abklärung bedingen sollte. Bei nicht oder nur gering bewusstseinsgestörten Patienten eröffnet sich zudem die Möglichkeit zur Anwendung standardisierter Instrumente auch im qualitativen Bereich. Wenngleich für die septische Enzephalopathie keine spezifischen Bewertungsinstrumente vorliegen, bieten sich durch die Überlappung mit dem Delir hierfür gut untersuchte Instrumente wie die „Confusion Assessment Method for the Intensive Care Unit" (CAM-ICU; [38]) und die „Intensive Care Delirium Screening Checklist" (ICDSC; [39]) an [7,16]. Vor allem können diese durch eine frühzeitige und fortan konsequente Nutzung im Verlauf wertvolle Hinweise auf die Entwicklung einer septischen Enzephalopathie liefern. Ohnehin sollte bei intensivpflichtigen Patienten ein standardisiertes Delir-Screening unter Verwendung validierter Scoring-Systeme wie beispielsweise CAM-ICU oder ICDSC regelmäßig, d. h. typischerweise alle 8 Stunden, erfolgen [40].

6.6.4 Apparative und laborgestützte Diagnostik

Die bei Patienten mit Sepsis klinisch manifeste zerebrale Dysfunktion ist frühzeitig Ausgangspunkt für Zusatzuntersuchungen, bei denen im Rahmen der intensivmedizinischen Bedingungen und zumeist eingeschränkten Stabilität der Patienten vor allem die Durchführbarkeit den entscheidenden, limitierenden Faktor darstellt.

Gerade die Elektroenzephalographie (EEG) bietet sich dabei als bettseitige Untersuchung an. Trotz der seit mehr als 20 Jahren vorliegenden Erfahrungen existieren Unsicherheiten bei der Einordnung von EEG-Befunden hinsichtlich der Diagnostik und des Verlaufs der septischen Enzephalopathie [33,41]. Zu den typischen Befunden gehören vor allem generalisierte Verlangsamungen des Grundrhythmus in den theta- oder auch delta-Bereich sowie triphasische Wellen; aber auch eine fehlende Reagibilität, starke Suppressionen (Burst-Suppression-Muster) sowie periodisch auftretende epileptiforme Entladungen und epilepsietypische Potenziale wurden beschrieben [33,42,43]. Wenngleich die diagnostische Einordnung der EEG in vielerlei Hinsicht unsicher bleibt, wird deren Anwendung niederschwellig empfohlen, vor allem um konkurrierende Ursachen mit abweichender Behandlung wie den non-konvulsiven Status epilepticus zu erkennen. Weil dieser auch in intermittierender Form auftreten kann, wird bei gegebenem Verdacht die wiederholte, prolongierte, teils sogar kontinuierliche EEG empfohlen [42,44].

Hinsichtlich bildgebender Verfahren werden bei der septischen Enzephalopathie in der klassischen, auf strukturelle Veränderungen ausgerichteten zerebralen Computertomographie (CT) und Magnetresonanztomographie (MRT) unauffällige Befunde erwartet [42]. Überwiegend in Form von Fallsammlungen wurden jedoch Pathologien beschrieben, die mit zytotoxischen und vasogenen Ödemen, Hirninfarkten und -blutungen kompatibel erscheinen; auch fanden sich Veränderungen, wie sie im Rahmen des Posterioren Reversiblen Enzephalopathie Syndroms (PRES) auftreten [42,45]. Als pathophysiologisches Korrelat werden Beeinträchtigungen der Blut-Hirn-Schranke und der mikrovaskulären Funktion, septische und beispielsweise kardial bedingte Embolien sowie Alterationen des Gerinnungssystems vor allem im Rahmen der disseminierten intravasalen Gerinnung mit sowohl ischämischen als auch hämorrhagischen Komplikationen angenommen. Hinsichtlich PRES-ähnlicher Befunde werden autoimmune Phänomene mit letztlich endothelialer Dysfunktion und Ausbildung von Mikrothromben als pathophysiologische Korrelate angenommen [45–47]. Zusammenfassend kommt die strukturelle Bildgebung in der frühen Phase der septischen Enzephalopathie vor allem zum Einsatz um akute, konkurrierende Pathologien wie raumfordernde ischämische und hämorrhagische sowie entzündliche Prozesse abzugrenzen. Im Falle eines arteriellen Hauptstammverschlusses könnten sich hieraus eine neuroradiologische endovaskuläre Therapie bzw. im Falle einer raumfordernden Blutung ein neurochirurgischer Handlungsbedarf ableiten. Noch weitgehend unklar ist der Nutzen einer zusätzlichen funktionellen zerebralen Bildgebung. Möglicherweise können die funktionelle MRT und vor allem die auf Neurotransmitter und hier auf den GABA-Stoffwechsel fokussierte Positronen-Emissions-Tomographie helfen, die septische Enzephalopathie frühzeitig zu erkennen und prognostische Aussagen zu ermöglichen [45].

Laboruntersuchungen können im Zusammenhang mit der septischen Enzephalopathie helfen, anhand von Inflammationsparametern mit unterschiedlichen Kinetiken eine systemische Infektion frühzeitig zu erhärten. Die größere Bedeutung der Labordiagnostik liegt jedoch in der differentialdiagnostischen Abgrenzung von Zuständen, aus denen sich klinische Erscheinungen ergeben, die denen der septischen Enzephalopathie ähneln. Relevant sind hierbei Hypo- und Hyperglykämien, Elektrolytstörungen (vor allem Hypo- und Hypernatriämie) sowie die hepatische und urämische Enzephalopathie. Im endokrinologischen Bereich kommen vordergründig Störungen der Schilddrüsenfunktion und hierbei die Hypothyreose in Betracht, nachrangig auch der Mb. Addison. Laborgestützt kann zudem der Nachweis von Vitaminmangelzuständen und Intoxikationen, beispielsweise durch psychiatrische Medikationen oder noch zirkulierende Sedativa, geführt werden [48]. Nicht zur differentialdiagnostischen Abgrenzung, sondern mit dem Ziel der Etablierung von Biomarkern wurden im Zusammenhang mit der septischen Enzephalopathie vor allem die Serumkonzentrationen der Neuronen-spezifischen Enolase (NSE) und des $S100\beta$ untersucht [5,37]. Letztlich bleibt die diagnostische und prognostische Bedeutung dieser offen, in erster Linie, weil der primär neuronal verortete Marker NSE und das Glia-assoziierte S100β auch bei anderen zerebralen Schädigungen in erhöhten Konzentrationen im Serum zu finden sind [49].

Die Untersuchung des Liquors besitzt vor allem zur Abgrenzung einer viralen bzw. bakteriellen Meningitis und damit der primär entzündlichen Erkrankung des ZNS eine entscheidende Bedeutung. Bei dieser würden sich vor allem eine signifikant erhöhte Zahl der Leukozyten bei zudem möglicher Erhöhung des Gesamteiweißes sowie – im Falle einer bakteriellen Meningitis – auch eine Erniedrigung der Glukose und eine Erhöhung des Laktats im Liquor finden. Bei der septischen Enzephalopathie werden hingegen unauffällige Befunde für diese Parameter und allenfalls eine Erhöhung des Gesamteiweißes als Ausdruck einer Störung der Blut-Hirn-Schranke erwartet [7,50]. Erschwert wird die Interpretation bei Grenzbefunden insbesondere bezüglich der Zellzahl. So könnte eine grenzwertig erhöhte Leukozytenzahl wie beispielsweise 8 MpT/l bei einem Referenzbereich von 0 bis 4 MpT/l noch als unspezifische Reizpleozytose interpretiert werden, gerade vor dem Hintergrund der mannigfaltig im ZNS ablaufenden zellulären Veränderungen oder etwaiger Mikroabszedierungen bzw. ischämischer Ereignisse während der Sepsis. Eine Hilfestellung bei der Interpretation derartiger Befunde geben mikrobiologische und virologische Untersuchungen des Liquors, in denen im Falle der septischen Enzephalopathie in Abgrenzung zur Infektion des ZNS kein Erregernachweis gelingen sollte [50]. Darüber hinaus kann die zerebrale Bildgebung und hier vor allem die MRT helfen, Ursachen für eine grenzwertig erhöhte Zellzahl einzugrenzen. Bei Unsicherheiten bleibt in der Akutphase mit zu diesem Zeitpunkt meist eingeschränkter Transportstabilität und mithin schmalem Spektrum an möglicher Zusatzdiagnostik oft nur die Berücksichtigung einer ZNS-Penetration der antiinfektiven Therapie.

Als weitere apparative Diagnostik wurden die Nahinfrarotspektroskopie (NIRS) und der transkranielle Doppler (TCD) diskutiert, vor allem bei Patienten, die sich auf Grund einer höhergradigen Bewusstseinsstörung dem zuverlässigen klinischen Monitoring entziehen. Mit der NIRS könnten Informationen zum lokalen Sauerstoffbedarf und mit dem TCD Angaben zum regionalen Blutfluss gemacht werden, die vor allem im zeitlichen Verlauf Änderungen der Hirnperfusion als eines der pathophysiologischen Merkmale der septischen Enzephalopathie anzeigen könnten. Als Gründe für den bisher nicht routinemäßigen Einsatz von NIRS und TCD sind vor allem verschiedene Interpretationsmöglichkeiten der Ergebnisse und die Anfälligkeit gegenüber Umgebungsvariablen wie dem diastolischen Blutdruck und einer Hyperkapnie, beispielsweise in Folge einer Hypoventilation, zu nennen [37].

Ausgehend von der Definition der septischen Enzephalopathie mit im Vordergrund stehenden klinischen Merkmalen einer zerebralen Dysfunktion und der notwendigen Abgrenzung gegenüber konkurrierenden zerebralen Pathologien, beinhaltet Abb. 6.6 einen pragmatisch orientierten diagnostischen Pfad.

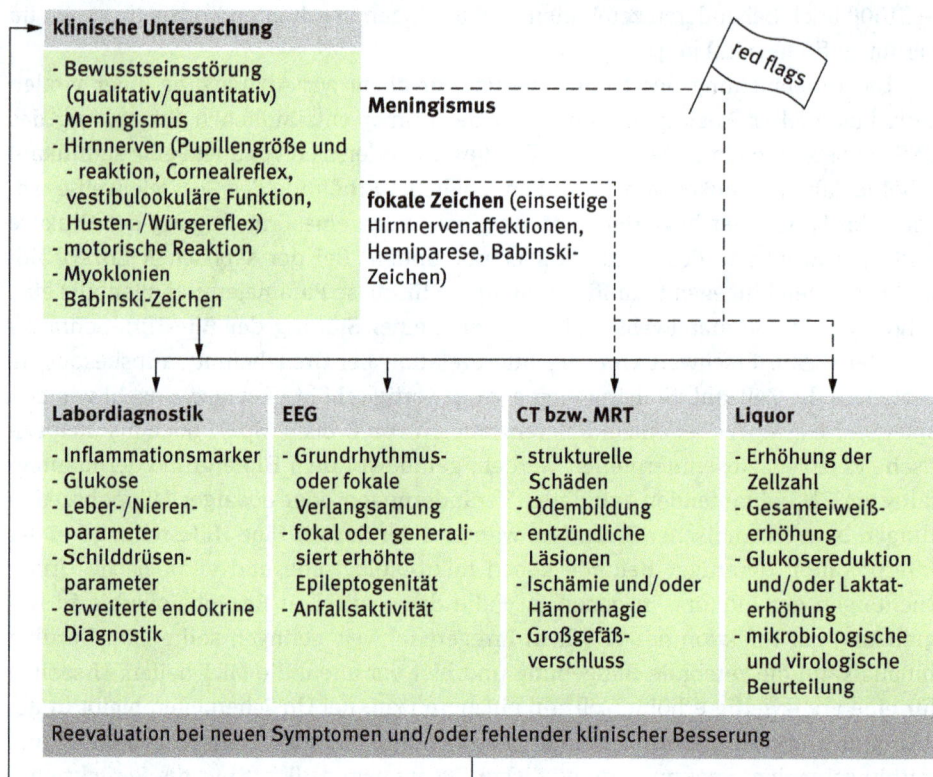

Abb. 6.6: Pragmatisches Vorgehen zur Diagnostik und Differentialdiagnostik der septischen Enzephalopathie. EEG: Elektroenzephalographie, CT: Computertomographie, MRT: Magnetresonanztomographie.

6.6.5 Therapie

Mit dem Ziel der Entwicklung spezifischer Therapien adressierten tierexperimentelle und pharmakologische klinische Studien einzelne Elemente der sich zunehmend als komplex darstellenden Pathophysiologie der septischen Enzephalopathie. So wurden beispielsweise Aminosäuren infundiert, um ein Gleichgewicht von Neurotransmittern herzustellen, Glutamatinhibitoren und Antioxidantien eingesetzt, um exzitotoxische Mechanismen und mikrovaskuläre Schäden abzuschwächen, Plasmapheresen und Zytokinrezeptorantagonisten verwendet, um die Menge proinflammatorischer Zytokine zu reduzieren [7]. Auch wurden intravenöse Immunglobulingaben eingesetzt, um die Immunantwort unspezifisch zu modulieren [51]. Ein moderner Ansatz fokussiert auf Sphingolipide und hier speziell auf Sphingosin-1-Phosphat (S-1-P), dem stabilisierende Effekte im Bereich der Blut-Hirn-Schranke zugeschrieben werden und wofür mit dem S-1-P-Analogon Fingolimod bereits ein Präparat vorhanden ist, dessen Sicherheits- und Effektivitätsnachweis in dieser Indikation jedoch noch zu erbringen ist [52].

Bisher mündeten diese Bemühungen noch nicht in der Etablierung einer spezifischen Therapie der septischen Enzephalopathie. Zu den verbleibenden Therapiestrategien gehören daher die frühzeitige und aggressive Therapie der zu Grunde liegenden Sepsis sowie die Vermeidung einer zusätzlichen Beeinträchtigung des ZNS durch beispielsweise metabolische Faktoren, toxische Medikamente oder eine hypotone Kreislaufsituation [3,7].

Literatur

[1]   Bolton CF, Young GB, Zochodne DW. The neurological complications of sepsis. Ann Neurol. 1993;33:94–100.

[2]   Hund E. Septische Enzephalopathie. Dtsch Med Wochenschr. 2007;132:322–4.

[3]   Adam N, Kandelman S, Mantz J, Chrétien F, Sharshar T. Sepsis-induced brain dysfunction. Expert Rev Anti Infect Ther. 2013;11:211–21.

[4]   Siami S, Annane D, Sharshar T. The encephalopathy in sepsis. Crit Care Clin. 2008;24:67–82.

[5]   Mazeraud A, Righy C, Bouchereau E, et al. Septic- Associated Encephalopathy: a Comprehensive Review. Neurotherapeutics. 2020;17:392–403.

[6]   Young GB, Bolton CF, Austin TW, et al. The encephalopathy associated with septic illness. Clin Invest Med. 1990;13:297–304.

[7]   Gofton TE, Young GB. Sepsis-associated encephalopathy. Nat Rev Neurol. 2012;8:557–66.

[8]   Calsavara AJC, Nobre V, Barichello T, Teixeira AL. Post-sepsis cognitive impairment and associated risk factors: A systematic review. Aust Crit Care. 2018;31:242–53.

[9]   Iwashyna TJ, Ely EW, Smith DM, Langa KM. Long-term cognitive impairment and functional disability among survivors of severe sepsis. JAMA. 2010;304:1787–94.

[10] Müller A, von Hofen-Hohloch J, Mende M, et al. Long-term cognitive impairment after ICU treatment: a prospective longitudinal cohort study (Cog-I-CU). Sci Rep. 2020;10:15518.

[11] Streck EL, Comim CM, Barichello T, Quevedo J. The septic brain. Neurochem Res. 2008;33:2171–7.

[12] Lamar CD, Hurley RA, Taber KH. Sepsis-associated encephalopathy: review of the neuropsychiatric manifestations and cognitive outcome. J Neuropsychiatry Clin Neurosci. 2011;23:237–41.

[13] Prost A, Kubitz K, Pelz J, et al. Acute and long-term impairments regarding emotional symptoms and quality of life in patients suffering from transient ischemic attack and stroke. Neurol Res. 2021;43:396–405.

[14] Mazeraud A, Pascal Q, Verdonk F, et al. Neuroanatomy and Physiology of Brain Dysfunction in Sepsis. Clin Chest Med. 2016;37:333–45.

[15] Bowton DL. CNS effects of sepsis. Crit Care Clin. 1989;5:785–92.

[16] Schmutzhard E, Pfausler B. Neurologic complications of sepsis. Handb Clin Neurol. 2017;141:675–83.

[17] Ren C, Yao RQ, Zhang H, Feng YW, Yao YM. Sepsis-associated encephalopathy: a vicious cycle of immunosuppression. J Neuroinflammation. 2020;17:14.

[18] Ziaja M. Septic encephalopathy. Curr Neurol Neurosci Rep. 2013;13:383.

[19] Tauber SC, Eiffert H, Brück W, Nau R. Septic encephalopathy and septic encephalitis. Expert Rev Anti Infect Ther. 2017;15:121–32.

[20] Catarina AV, Branchini G, Bettoni L, De Oliveira JR, Nunes FB. Sepsis- Associated Encephalopathy: from Pathophysiology to Progress in Experimental Studies. Mol Neurobiol. 2021;58:2770–9.

[21] Deng YY, Fang M, Zhu GF, Zhou Y, Zeng HK. Role of microglia in the pathogenesis of sepsis-associated encephalopathy. CNS Neurol Disord Drug Targets. 2013;12:720–5.

[22] Michels M, Danielski LG, Dal-Pizzol F, Petronilho F. Neuroinflammation: microglial activation during sepsis. Curr Neurovasc Res. 2014;11:262–70.

[23] Papadopoulos MC, Davies DC, Moss RF, Tighe D, Bennett ED. Pathophysiology of septic encephalopathy: a review. Crit Care Med. 2000;28:3019–24.

[24] Zhao L, Gao Y, Guo S, et al. Sepsis-Associated Encephalopathy: Insight into Injury and Pathogenesis. CNS Neurol Disord Drug Targets. 2021;20:112–24.

[25] Sharshar T, Polito A, Checinski A, Stevens RD. Septic-associated encephalopathy–everything starts at a microlevel. Crit Care. 2010;14:199.

[26] Varatharaj A, Galea I. The blood-brain barrier in systemic inflammation. Brain Behav Immun. 2017;60:1–12.

[27] Nwafor DC, Brichacek AL, Mohammad AS, et al. Targeting the Blood-Brain Barrier to Prevent Sepsis-Associated Cognitive Impairment. J Cent Nerv Syst Dis. 2019;11:1179573519840652.

[28] Taccone FS, Scolletta S, Franchi F, Donadello K, Oddo M. Brain perfusion in sepsis. Curr Vasc Pharmacol. 2013;11:170–86.

[29] Tsuruta R, Oda Y. A clinical perspective of sepsis-associated delirium. J Intensive Care. 2016;4:18.

[30] Reinhart K, Brunkhorst FM, Bone HG, et al. Diagnose und Therapie der Sepsis – S-2 Leitlinien der Deutschen Sepsis-Gesellschaft e. V. (DSG) und der Deutschen Interdisziplinären Vereinigung für Intensiv- und Notfallmedizin (DIVI). Clin Res Cardiol. 2006;95:429–54.

[31] Singer M, Deutschman CS, Seymour CW, et al. The Third International Consensus Definitions for Sepsis and Septic Shock (Sepsis-3). JAMA. 2016;315:801–10.

[32] Postelnicu R, Evans L. Monitoring of the physical exam in sepsis. Curr Opin Crit Care. 2017;23:232–6.

[33] Esen F, Orhun G, Özcan PE, Brenes Bastos AR, Tüzün E. Diagnosing acute brain dysfunction due to sepsis. Neurol Sci. 2020;41:25–33.

[34] Braun M, Schmidt WU, Möckel M, et al. Coma of unknown origin in the emergency department: implementation of an in-house management routine. Scand J Trauma Resusc Emerg Med. 2016;24:61.

[35] Pelz J, Michalski D. Neurologische Untersuchung des bewusstlosen Patienten. Notfallmedizin up2date. 2016;11:215–20.

[36] Erbguth F, Lange R. Bewusstseinsstörungen – Erscheinungsformen, Differentialdiagnose und Management. Notaufnahme up2date. 2020;2:219–35.

[37] Robba C, Crippa IA, Taccone FS. Septic Encephalopathy. Curr Neurol Neurosci Rep. 2018;18:82.

[38] Ely EW, Inouye SK, Bernard GR, et al. Delirium in mechanically ventilated patients: validity and reliability of the confusion assessment method for the intensive care unit (CAM-ICU). JAMA. 2001;286:2703–10.

[39] Bergeron N, Dubois MJ, Dumont M, Dial S, Skrobik Y. Intensive Care Delirium Screening Checklist: evaluation of a new screening tool. Intensive Care Med. 2001;27:859–64.

[40] S3-Leitlinie Analgesie, Sedierung und Delirmanagement in der Intensivmedizin (DAS-Leitlinie 2020). AWMF-Registernummer: 001/012. Online: https://www.awmf.org/uploads/tx_szleitlinien/001-012l_S3_Analgesie-Sedierung-Delirmanagement-in-der-Intensivmedizin-DAS_2021-08.pdf. [Abruf 01.09.2021].

[41] Hosokawa K, Gaspard N, Su F, et al. Clinical neurophysiological assessment of sepsis-associated brain dysfunction: a systematic review. Crit Care. 2014;18:674.

[42] Sweis R, Ortiz J, Biller J. Neurology of Sepsis. Curr Neurol Neurosci Rep. 2016;16:21.

[43] Pantzaris ND, Platanaki C, Tsiotsios K, Koniari I, Velissaris D. The Use of Electroencephalography in Patients with Sepsis: a Review of The Literature. J Transl Int Med. 2021;9:12–6.

[44] Claassen J, Taccone FS, Horn P, et al. Recommendations on the use of EEG monitoring in critically ill patients: consensus statement from the neurointensive care section of the ESICM. Intensive Care Med. 2013;39:1337–51.

[45] Stubbs DJ, Yamamoto AK, Menon DK. Imaging in sepsis-associated encephalopathy – insights and opportunities. Nat Rev Neurol. 2013;9:551–61.

[46] Bartynski WS, Boardman JF, Zeigler ZR, Shadduck RK, Lister J. Posterior reversible encephalopathy syndrome in infection, sepsis, and shock. AJNR Am J Neuroradiol. 2006;27:2179–90.

[47] Fugate JE, Claassen DO, Cloft HJ, et al. Posterior reversible encephalopathy syndrome: associated clinical and radiologic findings. Mayo Clin Proc. 2010;85:427–32.

[48] Eggers V, Schilling A, Kox WJ, Spies C. Septische Enzephalopathie. Differentialdiagnose und therapeutische Einflussmöglichkeiten. Anaesthesist. 2003;52:294–303.

[49] Zenaide PV, Gusmao-Flores D. Biomarkers in septic encephalopathy: a systematic review of clinical studies. Rev Bras Ter Intensiva. 2013;25:56–62.

[50] Davies NW, Sharief MK, Howard RS. Infection-associated encephalopathies: their investigation, diagnosis, and treatment. J Neurol. 2006;253:833–45.

[51] Esen F, Ozcan PE, Tuzun E, Boone MD. Mechanisms of action of intravenous immunoglobulin in septic encephalopathy. Rev Neurosci. 2018;29:417–23.

[52] Kuperberg SJ, Wadgaonkar R. Sepsis-Associated Encephalopathy: The Blood- Brain Barrier and the Sphingolipid Rheostat. Front Immunol. 2017;8:597.

7 Antiinfektive Therapie

7.1 Empirische antibiotische Therapie

Stefan Hagel

Das zentrale Motto einer erfolgreichen antiinfektiven Therapie wurde bereits 1913 von Paul Ehrlich mit der Aufforderung *„Frapper fort et frapper vite"* postuliert und gilt bis heute. Ähnlich der Behandlung des Schlaganfalls, des Myokardinfarkts oder der Versorgung von Patienten mit einem Polytrauma spielt bei der Sepsis die schnellstmögliche Therapieeinleitung eine entscheidende Rolle. In der aktuellen AWMF S3-Leitlinie „Sepsis – Prävention, Diagnose, Therapie und Nachsorge" wird die *„Verabreichung von intravenösen Antiinfektiva so schnell wie möglich, idealerweise innerhalb einer Stunde, nach der Diagnose einer Sepsis oder eines septischen Schocks"* empfohlen [1]. Hintergrund ist, dass in mehreren Studien gezeigt werden konnte, dass jede Stunde Verzögerung, in Bezug auf die Verabreichung geeigneter Antiinfektiva, mit einer Steigerung der Mortalität und Organschädigung einhergeht [2]. Während die verfügbaren Daten aus Studien nahelegen, dass die frühestmögliche intravenöse Verabreichung geeigneter Antiinfektiva nach der Identifizierung einer Sepsis oder eines septischen Schocks zu optimalen Ergebnissen führt, wird von den Leitlinienautoren eine Stunde als angemessenes Mindestziel empfohlen [1]. In der Praxis gilt es dieses Ziel bestmöglich umzusetzen, was vor allem eine frühzeitige Identifizierung der Patienten mit einer Sepsis, sowie die schnelle Verabreichung der Antiinfektiva beinhaltet. Die Überlebensrate bei einer Sepsis kann sich weiter verringern, wenn die eingeleitete empirische Therapie die ursächlichen Erreger nicht abdeckt [3].

Vor Gabe der Antiinfektiva sollen geeignete Untersuchungsmaterialien für die mikrobiologische Diagnostik aus allen Lokalisationen abgenommen werden, die als potenzieller Fokus in Frage kommen [1]. Studien konnten zeigen, dass die Wahrscheinlichkeit einen Erreger nachzuweisen um bis zu 50 % sinkt, wenn die Blutkulturen nach Beginn der Antibiotikatherapie abgenommen werden [4]. Gelingt ein Erregernachweis, kann die antimikrobielle Therapie im weiteren Krankheitsverlauf gezielt angepasst werden (Deeskalation oder Eskalation), was wiederum mit einem verbesserten Outcome einhergeht. Der Beginn der Antibiotikatherapie darf sich durch die diagnostischen Maßnahmen jedoch nicht wesentlich verzögern.

Neben der antimikrobiellen Therapie ist eine frühzeitige, d. h. so schnell wie medizinisch und logistisch möglich, und möglichst vollständige Sanierung des Infektionsfokus Grundvoraussetzung für eine erfolgreiche Behandlung einer schweren Infektion [1]. Schlecht durchblutetes, insbesondere nekrotisches Gewebe und Abszesse (z. B. diabetischer Fuß, nekrotisierende Fasziitis) sind für Antibiotika kaum erreichbar. Solche Herde sind durch eine alleinige Antibiotikatherapie nicht bzw. nur schwer zu sanieren.

https://doi.org/10.1515/9783110673395-007

Die Notwendigkeit eines schnellen Therapiebeginn mit einer adäquaten antiinfektiven Therapie (d. h. einer wirksamen Therapie gegen das bzw. die verursachen-
de(n) Pathogen(e)) bedingt in der Regel eine initial breite empirische antiinfektive
Therapie, da ein mikrobiologisches Ergebnis, inklusive Resistogramm, in der Regel
erst nach 36–48 Stunden vorliegt. Bei der Auswahl der empirischen antimikrobiellen
Therapie müssen die medizinische Vorgeschichte des Patienten, der klinische Zustand und lokale epidemiologische Faktoren berücksichtigt werden. Zu den wichtigsten Punkten gehören:
- Die Lokalisation des Infektionsherds unter Beachtung des typischen Pathogen-
  Profils und der Gewebegängigkeit der Antiinfektiva (z. B. Pneumonie, intraabdominelle, intrazerebrale oder urogenitale Infektion).
- Das Umfeld in dem die Infektion erworben wurde (z. B. ambulanter Bereich, Ver-
  sorgungseinrichtung für chronisch Kranke, Krankenhaus, Ausland).
- Das Vorliegen von Begleiterkrankungen (z. B. eine chronische Nieren- oder Leberinsuffizienz, die bei der Substanzwahl berücksichtigt werden muss)
- Das Vorliegen einer Immunsuppression, bei der spezielle (opportunistische) Erreger eine Rolle spielen könnten (z. B. Neutropenie, Z. n. Splenektomie, eine
  schlecht kontrollierte HIV-Infektion, erworbene oder angeborene Immundefekte,
  bzw. Störungen der Leukozytenfunktion).
- Das Vorliegen von speziellen Risikofaktoren für (biofilmassoziierte) Infektionen
  (z. B. implantiertes Fremdmaterial wie z. B. Dauerkatheter, Gelenkprothesen,
  permanente Gefäßkatheter oder Herzschrittmacher).
- Das Vorliegen einer Kolonisierung bzw. vorangegangene Infektionen mit multiresistenten Bakterien (z. B. MRSA oder ESBL) sowie eine Behandlung mit Antiinfektiva innerhalb der letzten drei Monate.

Außerdem müssen die lokale Epidemiologie von Pathogenen inklusive deren Resistenzen, sowie Medikamentenunverträglichkeiten und Toxizitäten berücksichtigt werden. Da sich die Faktoren für jeden einzelnen Patienten, ja sogar bei jeder neuen
Sepsisepisode bei einem einzelnen Patienten, unterscheiden können, kann keine generelle Empfehlung zur „idealen" Auswahl einer empirischen antimikrobiellen Therapie bei Patienten mit Sepsis und septischem Schock gegeben werden. Aufgrund
dessen wird für die Auswahl der empirischen antimikrobiellen Therapie auf die entsprechenden krankheitsspezifischen Leitlinien (z. B. ambulant erworbene Pneumonie oder Meningoenzephalitis) verwiesen, welche aktuelle Informationen zu Behand-
lungsempfehlungen geben. Generell sollten jedoch Antibiotika gewählt werden, mit
denen am Infektionsort ausreichende Konzentrationen erreicht werden. Große Moleküle, z. B. Glykopeptide (Vancomycin, Teicoplanin), diffundieren schlechter in ausgewählte Kompartimente (Liquor, Knochen). Kleine Moleküle, z. B. Fosfomycin haben hier Vorteile. Ebenfalls zu beachten ist, dass Daptomycin durch den pulmonalen
Surfactant inaktiviert wird, sodass es für die Therapie einer Pneumonie nicht geeignet ist. Tigecyclin wiederum sollte bei Blutstrominfektionen nicht als Monotherapie

eingesetzt werden, da aufgrund des hohen Verteilungsvolumens nur unzureichende Blutspiegel erwartet werden können.

Neben der empirischen Therapie von Bakterien muss auch die Möglichkeit einer Pilzinfektion als Ursache der Sepsis in Betracht gezogen werden. Generell wird der routinemäßige kalkulierte Einsatz von Antimykotika bei Patienten mit Sepsis oder einem septischen Schock nicht empfohlen. Bei Vorliegen einer entsprechenden Risikokonstellation wird jedoch eine zusätzliche empirische Therapie mit einem gut Candida-wirksamen Antimykotikum empfohlen. Bei kritisch kranken Patienten wird der empirische Einsatz von einem Echinocandin (Anidulafungin, Micafungin oder Caspofungin) empfohlen, um auch Candida glabrata oder Candida krusei adäquat abzudecken. Triazole (z. B. Fluconazol) sind bei hämodynamisch stabilen, weniger schwer erkrankten Patienten akzeptabel, bei denen keine vorherige Triazol-Exposition vorlag, und die nicht bekanntermaßen mit Azol-resistenten Spezies kolonisiert sind [1]. Zu den Risikofaktoren für invasive Candida-Infektionen gehören:
- eine Beeinträchtigung des Immunsystems,
- invasive Gefäßkatheter (Hämodialyse-Katheter, zentralvenöse Katheter),
- eine nekrotisierende Pankreatitis,
- eine parenterale Ernährung,
- ein kurz zuvor erfolgter großer chirurgischer Eingriff (insbesondere im Abdominalbereich, speziell im oberen Gastrointestinaltrakt wie z. B. Anastomoseninsuffizienz nach Ösophagusresektion),
- eine längere Verabreichung von Breitspektrum-Antibiotika,
- ein längerer Krankenhausaufenthalt und
- eine Kolonisierung mit Candida an mehreren Lokalisationen.

7.1.1 Kombinationstherapie

Unter einer Kombinationstherapie versteht man die Verwendung von mindestens zwei verschiedenen antiinfektiven Substanzen mit unterschiedlicher Zielsetzung:
- Erweiterung des Spektrums der antimikrobiellen Aktivität, um die Wahrscheinlichkeit zu erhöhen, dass zumindest ein aktiver Wirkstoff verabreicht wird. Z. B. a) Kombination eines β-Laktam Antibiotikum mit einem Fluorchinolon oder Aminoglykosid-Antibiotikum zur Erfassung gram-negativer Bakterien mit speziellen Resistenzen (z. B. ESBL); b) Vancomycin oder Linezolid in Ergänzung bei MRSA-Risiko; c) Makrolid-β-Laktam-Kombination zur Erfassung von atypischen Bakterien im Rahmen einer ambulant erworbenen Pneumonie; oder d) ein Echinocandin in Ergänzung zu einem Antibiotikum bei Risikofaktoren für eine Candida-Infektion.
- Synergismus. Z. B. Kombinationstherapie bei einer Enterokokken-Endokarditis: Zellwand-aktive β-Laktam Antibiotika erleichtern den Aminoglykosiden die Pe-

netration in die Bakterienzelle und heben dadurch die intrinsische „low level" Aminoglykosid-Resistenz der Enterokokken auf.

– Verhinderung einer Resistenzentstehung. Z. B. 4-fach Kombinationstherapie bei Tuberkulose.
– Zusätzliche Effekte. Z. B. Rifampicin zur verbesserten Biofilmpenetration; Clindamycin zur Hemmung der Toxinproduktion bei der Therapie des Streptokokken Toxic Shock-Syndrom oder ein Makrolid Antibiotikum zur Hemmung der Inflammation bei der ambulant erworbenen Pneumonie.

Ob eine Kombinationstherapie aus oben genannten Gründen erforderlich ist, muss für jeden Patienten und Sepsisereignis individuell entschieden werden. Im Gegensatz dazu wird eine kalkulierte Kombinationstherapie unter Verwendung von zwei verschiedenen Antibiotikaklassen (üblicherweise ein β-Laktam mit einem Fluorchinolon oder Aminoglykosid) für ein einzelnes Pathogen, von dem erwartet wird, dass dieses eine hohe Empfindlichkeit auf beide Wirkstoffe aufweist, und durch die Kombination die Clearance des Pathogens beschleunigt werden soll, in der aktuellen Sepsis-Leitlinie nicht routinemäßig bei der Behandlung der Sepsis empfohlen [1].

7.1.2 Pharmakokinetische/Pharmakodynamische Aspekte der Antibiotikatherapie

Ziel der empirischen Antibiotikatherapie in der Sepsis muss es sein, möglichst schnell eine ausreichend hohe Medikamentenkonzentration am Ort der Infektion zu erreichen. Schwere Infektionserkrankungen beim Intensivpatienten, v. a., wenn sie mit einer Organdysfunktion einhergehen und den Einsatz von Vasopressoren erfordern, führen jedoch bei fast allen antiinfektiven Substanzen zu einer erheblichen Veränderung der substanzspezifischen Pharmakokinetik [5]. Dabei kann die Pharmakokinetik derselben Substanz bei einem Patienten von Tag zu Tag große intraindividuelle Unterschiede aufweisen. In den aktuellen Leitlinien werden deswegen Dosierungsstrategien basierend auf anerkannten pharmakokinetischen/pharmakodynamischen Prinzipien und spezifischen Medikamenteneigenschaften empfohlen [1].

Die Pharmakokinetik von Antiinfektiva wird beim kritisch kranken Patienten durch komplexe, teils gegenläufige Prozesse beeinflusst. Diese umfassen Störungen der Arzneistoffaufnahme, Verteilung, Metabolisierung und Ausscheidung. Die dadurch bedingten Veränderungen können erheblich die Arzneistoffkonzentrationen im Plasma und am Infektionsort beeinflussen, wodurch einerseits die Gefahr der Unterdosierung mit unzureichender therapeutischer Wirkung und der Entwicklung von Resistenzen, andererseits überhöhte Plasmaspiegel mit dem Risiko unerwünschter toxischer Nebenwirkungen drohen.

Bei kritisch kranken Patienten auf der Intensivstation wird typischerweise eine Vergrößerung des Extrazellularraums und eine starke Abweichung der ausscheidenden Organe (Leber und Nieren) in beide Richtungen beobachtet. Durch eine kapilläre

Schrankenstörung, Hypoproteinämie und aggressive Flüssigkeitstherapie kommt es zu einer Expansion des extrazellulären Volumens und damit des Verteilungsvolumens hydrophiler Substanzen (β-Laktame, Aminoglykoside, Colistin und Glykopeptide). Lipophile Substanzen (Fluorchinolone und Makrolide), die ohnehin ein hohes Verteilungsvolumen haben, sind davon weniger betroffen. Als Folge können die Plasmakonzentrationen nach Standarddosen in weiten Bereichen streuen, wodurch die Gefahr der Unterdosierung mit unzureichender therapeutischer Wirkung besteht. Darüber hinaus führt eine Vergrößerung des Extrazellularraums zu niedrigeren Spitzenkonzentrationen und zu einer längeren Halbwertszeit. Das Erreichen von Steady-State-Konzentrationen ist verzögert; deswegen wird bei kritisch kranken Patienten z. B. im septischen Schock die Gabe einer (erhöhten) Initialdosis („loading dose") hydrophiler Substanzen empfohlen.

Auf der anderen Seite kann es bei begleitender Organdysfunktion zu einer Reduktion der hepatischen und renalen Clearance kommen, welche zu einer verminderten Ausscheidung der Antiinfektiva führt. Dies muss bei der Dosierung ebenfalls berücksichtigt werden. Für alle Stadien der Nieren- und Leberinsuffizienz gilt jedoch, dass in den ersten 24–48 Stunden die Dosierung identisch mit der von Nieren- oder Lebergesunden sein sollte, um eine Unterdosierung zu vermeiden. Bei einer initial reduzierten Dosis der Antiinfektiva kann es unter Umständen mehrere Tage dauern, bis eine wirksame Konzentration erreicht wird.

Neben einer verminderten Clearance kann es jedoch auch aufgrund einer vermehrten Organdurchblutung der Niere zu einer gesteigerten Clearance („augmented renal clearance") kommen. Diese gesteigerte Clearance (GFR > 130 ml/min) kann v. a. bei jüngeren, organgesunden Patienten (insbesondere mit intrakraniellen pathologischen Störungen, großflächigen Verbrennungen) und bei Patienten in der frühen, hyperdynamen Phase des septischen Schocks, bei Pankreatitis oder bei Patienten mit malignen hämatologischen Erkrankungen beobachtet werden und führt zu reduzierten Plasmakonzentrationen renal eliminierter Medikamente. Die zur Therapieerhaltung notwendige Dosis ist direkt proportional zur Antibiotika-Clearance. Eine Anpassung an die Nierenfunktion bedeutet somit nicht immer eine Dosisreduktion!

Ist die Anwendung eines Nierenersatzverfahren erforderlich, muss die zusätzliche Elimination der verabreichten Arzneistoffe über das Dialysat/Filtrat bei der Dosierung berücksichtigt werden. Zur hepatischen und renalen Restclearance addiert sich die Clearance des Nierenersatzverfahrens als eigenständiger Eliminationsweg. Besonders hydrophile Substanzen mit geringen Verteilungsvolumen und geringer Proteinbindung werden in relevantem Ausmaß aus dem Blut entfernt. Für eine effektive Dosierung bei Patienten unter Nierenersatzverfahren sind nur bedingt allgemeine und evidenzbasierte Empfehlungen verfügbar. Neben der Art des Nierenersatzverfahren und Filtertyp spielen vor allem auch die Geräteeinstellungen wie der Dialysat- oder Filtratfluss und Prä- oder Postdilution im Falle einer Hämofiltration eine bedeutsame Rolle und machen die Vorhersage der extrakorporalen Antibiotika-Clearance beim einzelnen Patienten schwierig. Darüber hinaus müssen die häufigen, auch zeitlich relevanten Unterbrechungen des Nierenersatzverfahren zur Diagnostik und Behandlung oder aus anderen Gründen (z. B. Dialyseauslassversuch) mit bei der Dosierungsstrategie für den individuellen Patienten berücksichtigt werden. Nachdem die heutigen Nierenersatzverfahren eine deutlich leistungsfähigere Elimination von Toxinen und Medikamenten ermöglicht, führen ältere Dosisempfehlungen häufig zu einer Unterdosierung. Aufgrund dessen ist es unabdingbar aktuellste Empfehlungen und Literatur zu Rate zu ziehen. Die im Alltag weit verbreiteten Nachschlagewerke zur Dosisfindung unter Nierenfunktionseinschränkung oder Nierenersatztherapie, wie z. B. http://www.dosing.de/; http://www.zct-berlin.de/niereninsuff/; Renal Drug Handbook oder „Ulmer Liste" haben den Nachteil, dass z. B. der Dialysatfluss, Blutfluss, Dialysedauer oder die Restnierenfunktion in der Regel nicht berücksichtigt werden. Diese bekannten Einflussfaktoren werden im webbasierten CADDy (calculator to approximate drug dosing in dialysis) Kalkulationsprogramm (http://www.thecaddy.de) berücksichtigt, welches eine für den Patienten wahrscheinlich optimale, rationale Dosis empfiehlt.

Zusätzlich zu den oben genannten pharmakokinetischen Veränderungen haben Intensivpatienten häufig auch relevante Proteinverluste, welche zu einer Hypalbuminämie führen. Eine Hypalbuminämie (< 25 g/L) kann bei etwa 40–50 % der Patienten auf einer Intensivstation beobachtet werden. Für Substanzen mit einer hohen Proteinbindung (Ceftriaxon, Ertapenem, Flucloxacillin und Daptomycin) steigt das Verteilungsvolumen um bis zu 100 % unter einer Hypalbuminämie. Durch die verminderte Albuminbindung kommt es bei diesen Substanzen vor allem in der frühen Phase des Dosierungsintervalls zu einem (vorteilhaften) Anstieg der freien, wirksamen Konzentration, im weiteren Verlauf jedoch zu einer gesteigerten Elimination des nicht an Albumin gebundenen freien Anteils. Dies hat zur Folge, dass bei Antibiotika mit einer zeitabhängigen Abtötungskinetik (z. B. β-Laktame) ein erhöhtes Verteilungsvolumen und erniedrigte Plasmaproteine zu einem schnellen Abfall der Blutspiegel im späten Dosierungsintervall führen.

Neben der ausreichenden Dosierung spielen auch pharmakodynamische Überlegungen bei der adäquaten Antibiotikatherapie eine Rolle. Während die Pharmakokinetik die Aufnahme, Verteilung, Metabolisierung und Ausscheidung eines Arzneistoffes beschreibt, handelt es sich bei Pharmakodynamik um die originäre Wirkung und Wirksamkeit (Bakterizidie, Bakteriostase) des Arzneistoffes in Abhängigkeit von der substanzspezifischen Kinetik. Hierbei werden je nach Substanz drei unterschiedliche Abtötungskinetiken beschrieben, wobei für manche Substanzen teilweise widersprüchliche Studienergebnisse vorliegen oder mehr als eine Abtötungskinetik relevant ist. Bei der konzentrationsabhängigen Bakterizidie führt eine Steigerung der Konzentration auf ein Vielfaches der minimalen Hemmkonzentration (MHK) des Erregers zu einer verstärkten Abtötung des Erregers. Dieses Phänomen wird vor allem bei Aminoglykosiden (z. B. Gentamicin) aber auch bei Daptomycin beobachtet. Idealerweise werden diese Arzneistoffe deshalb in relativ hohen Einzeldosen als Kurzinfusion verabreicht. Um Überdosierungen und damit unerwünschte Arzneimittelwirkungen zu minimieren, muss mit der Gabe der nächsten Dosis solange gewartet werden, bis der Arzneistoff vollständig ausgeschieden ist (verlängertes Applikationsintervall bei Niereninsuffizienz). Das therapeutische Drug Monitoring (TDM) der Aminoglykoside in diesem Kontext soll hauptsächlich sicherstellen, dass die Talspiegel ausreichend gering sind, um das Potenzial für eine renale Toxizität zu minimieren.

Im Gegensatz dazu sind u. a. β-Laktam-Antibiotika (Penicilline, Cephalosporine und Carbapeneme), Glykopeptide und Oxazolidinone zeitabhängig wirksam (fT > MHK). Das bedeutet, dass die effektive Zeit, die der freie, wirksame Arzneistoff (fT) oberhalb der MHK liegt, entscheidend für die Wirkung eines β-Laktam-Antibiotikums ist. Initial nimmt die Bakterizidie mit steigenden Konzentrationen des Antibiotikums bis zu diesem Wert zu, höhere Wirkspiegel können jedoch das Therapieergebnis nicht verbessern. Während für eine Bakteriostase deutlich kürzere Zeiträume oberhalb der MHK notwendig sind, wird für eine maximale Bakterizidie bei β-Laktam-Antibiotika eine freie Arzneistoffkonzentration von mindestens 50–100 % der Zeit eines Dosierungsintervalls oberhalb der MHK benötigt. Diese Empfehlungen basieren jedoch nur auf theoretischen Überlegungen und wurden aus Tierversuchen abgeleitet. Klinische Untersuchungen zeigen hingegen, dass bei einer fT > MHK von 100 % eine effektivere antiinfektive Wirksamkeit beim Patienten sichergestellt werden kann [6]. Gerade auch vor dem Hintergrund des Erreichens adäquater Gewebekonzentrationen auch in tiefen Kompartimenten (z. B. bei der Pneumonie, Abszess oder Osteomyelitis) und der Vermeidung von Resistenzentwicklung wird zudem empfohlen eine höhere Konzentration im Serum (4–5-fach der MHK) anzustreben. Um diese Ziele zu erreichen kann eine Aufteilung der Tagesdosis in möglichst viele Einzeldosen (z. B. Gabe von 6 × 2 g Flucloxacillin statt 3 × 4 g i. v.) und/oder eine Verlängerung der Infusionszeiten erfolgen. In einer Reihe von klinischen Studien wurden deshalb bis heute sowohl prolongierte Infusionszeiten (3–4 Stunden) als auch kontinuierliche Infusionen über 24 h immer wieder überprüft. Aktuellere Daten zu diesem Thema unterstreichen überzeugend, dass insbesondere der schwerkranke Intensivpatient von einer, unter Pharmakokinetik/Pharmakodynamik-Aspekten, optimierten Applikationsform von β-Laktam-Antibiotika (prolongierte Applikation über 3–4 Stunden) profitiert [7]. Eine kontinuierliche Applikation über 24 Stunden von β-Laktam-Antibiotika ohne Kontrolle der Blutspiegel (TDM) wird aktuell jedoch nicht empfohlen, da hier insbesondere beim Intensivpatienten eine Gefahr der dauerhaften Unterschreitung der PK/PD-Ziele besteht (z. B. bei hoher MHK des Erregers oder bei gesteigerter Antibiotika-Clearance). Einschränkend ist zu erwähnen, auch wenn für die prolongierte Applikation von β-Laktam-Antibiotika ein Nutzen gezeigt werden konnte, dass diese Applikationsform nicht durch Herstellerangaben und Zulassung abgesichert ist (außer für Ceftazidim/Avibactam mit einer empfohlenen Infusionsdauer von 2 Stunden). Vor der Anwendung dieser verlängerten Infusionszeiten sollte zudem für jede Intensivstation kritisch geprüft werden, ob die lokalen Bedingungen solche Applikationen zulassen, die höhere Anforderungen an Logistik (Applikation über Spritzenpumpe oder Infusomat), Zubereitung und Überwachung stellen als intermittierend applizierte parenterale Gaben. Auch führt die prolongierte Applikation von Antiinfektiva dazu, dass Katheterzugänge über lange Zeit blockiert werden. Hier muss v. a. ein Augenmerk auf mögliche Interaktionen mit anderen parenteral applizierten Substanzen gerichtet werden. Darüber hinaus muss die Stabilität der rekonstituierten Lösung unter Raumtemperatur beachtet werden. Von hoher praktischer Bedeutung ist die Verwendung des empfohlenen Lösungsmittels, um eine optimale Löslichkeit und Stabilität zu gewährleisten. Gerade Imipenem ist aufgrund seiner geringen Stabilität von maximal 4 h unter Raumtemperatur (25° C und nicht höher!) praktisch kaum für eine über eine Stunde verlängerte Infusionsdauer geeignet. Interaktion und Stabilität müssen somit zwingend produktspezifisch mit einem Pharmazeuten oder Apotheker besprochen werden. Prinzipiell ist auch Vancomycin (weniger Teicoplanin aufgrund seiner hohen Proteinbindung) pharmakologisch für eine verlängerte Infusionsdauer geeignet. In der Praxis zeigte sich eine kontinuierliche Applikation gegenüber der intermittierenden Applikation von Vancomycin zunächst nicht wirksamer, jedoch können mit geringerer Dosis anhaltend höhere Wirkspiegel bei relevant geringerer Nephrotoxizität erzielt werden. Zu beachten ist jedoch ein höherer Zielspiegel unter einer kontinuierlichen Infusion von Vancomycin (20–25 mg/l) [6]. Wichtig zu erwähnen ist, dass vor dem Beginn einer prolongierten oder kontinuierlichen Infusion (egal für welche Substanz) immer eine Initialdosis als Kurzinfusion verabreicht werden muss (Loading dose). Ohne die Gabe einer Loading Dose ist das Erreichen der wirksamen Konzentrationen deutlich verzögert und der Therapieerfolg gefährdet.

Die dritte Abtötungskinetik ist konzentrations- und zeitabhängig (z. B. Tigecyclin, Vancomycin). Die Effektivität ist hierbei abhängig vom Verhältnis der Substanzmenge im Serum zur MHK des Erregers ($AUC_{0\text{-}24h}$/MHK), mit der Fläche unter der Konzentrations-Zeit-Kurve als Maß für die Substanzmenge im Körper (AUC = area under the curve). Die Dosierungsstrategie für diese Antibiotika besteht darin, eine tägliche Gesamtdosis in einer Weise bereitzustellen, die das erforderliche AUC/MHK-Verhältnis erreicht und gleichzeitig unerwünschte Ereignisse reduziert.

Die große Herausforderung bei der antiinfektiven Therapie von kritisch kranken Patienten auf der Intensivstation ist somit die Sicherstellung der pharmakokinetischen und pharmakodynamischen Zielparameter. Dieses gilt insbesondere deshalb, da die Dosisempfehlungen in den Fachinformationen meist auf Daten von gesunden, männlichen Versuchspersonen beruhen, die sich aus pharmakologischen Gesichtspunkten deutlich von denen eines kritisch kranken Patienten unterscheiden. Um die Gabe von Antiinfektiva bei kritisch kranken Patienten besser steuern zu können, kann eine Spiegelmessung im Sinne eines therapeutischen Drug-Monitorings (TDM) sinnvoll sein. Dies ist aber in der Regelversorgung bislang meist nur für Aminoglykoside und Glykopeptide, ggf. noch für Voriconazol verfügbar. Diese Substanzen haben einen engen therapeutischen Bereich und schon geringfügige Überschreitungen dieses Konzentrationsbereichs können zu toxischen Wirkungen führen. Für einen sicheren Einsatz dieser Substanzen ist ein TDM dringend empfohlen. Für viele andere Antibiotika, z. B. β-Laktam-Antibiotika, ist die Gefahr unerwünschter toxischer Wirkungen eher gering, da sie eine relativ große therapeutische Breite besitzen. Ziel des TDM bei diesen Substanzen ist es vielmehr, unter Beachtung pharmakodynamischer Aspekte, die individuell optimale Dosierung für den Patienten zu finden. Die Möglichkeit zur regelmäßigen, idealerweise täglichen, Konzentrationsbestimmung dieser Substanzen mit Ergebnismitteilung am selben Tag ist aktuell jedoch nur in wenigen Einrichtungen möglich. Aufgrund der teilweise großen intraindividuellen Schwankungen der β-Laktam-Serumkonzentrationen innerhalb kurzer Zeit, v. a. in der Frühphase einer schweren Infektion mit Organdysfunktion, ist eine Ergebnismitteilung mit geringer Zeitverzögerung (< 24 Stunden) erforderlich.

7.2 Gezielte antibiotische Therapie

Stefan Hagel

Jede antiinfektive Therapie muss täglich kritisch reevaluiert werden. Dies gilt sowohl für die empirische (kalkulierte) Therapie, bei welcher der/die Erreger für die zugrundeliegende Infektion (noch) nicht bekannt ist/sind, als auch für die gezielte Therapie, bei bekanntem Erreger. Hierbei ist täglich zu prüfen:

a) ob es neue mikrobiologische Befunde gibt, die eine gezielte Anpassung der Therapie ermöglichen bzw. erforderlich machen
b) ob Nebenwirkungen durch die Therapie aufgetreten sind (z. B. *C. difficile* assoziierte Diarrhoe, Nephro- oder Hepatotoxizität, allergische Reaktion)
c) ob die gewählte Dosierung an die aktuelle Organfunktion angepasst werden muss (hauptsächlich eingeschränkte oder sich erholende Nierenfunktion)
d) ob die gewählte antiinfektive Therapie den möglicherweise in der Zwischenzeit identifizierten Fokus erreicht (z. B. Daptomycin bei MRSA-Pneumonie ungeeignet)
e) ob es unter der gewählten Therapie zu einer klinischen Besserung gekommen ist (u. a. hämodynamische Stabilisierung und Abfall der Infektparameter)
f) ob die antiinfektive Therapie beendet werden kann (z. B. bei ausreichend langer Therapiedauer oder aber, wenn sich der initiale Infektionsverdacht nach klinischen und/oder mikrobiologischen Kriterien im Verlauf nicht erhärtet hat)

Wichtig bei der Interpretation der mikrobiologischen Befunde ist die Differenzierung zwischen Kontamination, Kolonisation und Infektion. Nicht nur Erreger der physiologischen Flora, auch potenziell pathogene Erreger können in Material, das nicht durch Punktion/Biopsie gewonnen wurde wie respiratorische Sekrete, Wundabstrich oder Urin als Kolonisation auftreten (z. B. Enterokokken oder Candida in respiratorischem Material) und erfordern keine antiinfektive Therapie. Eine „Übertherapie" von

Besiedelungen ist sinnlos und schädlich im Hinblick auf die Selektion und Verbreitung resistenter Erreger. Darüber hinaus kann sie beim einzelnen Patienten antibiotikaassoziierte Komplikationen wie z. B. eine *C. difficile*-Colitis auslösen und ist mit einem erhöhten Mortalitätsrisiko assoziiert [8].

Bei Patienten mit Sepsis oder septischem Schock ist im Allgemeinen eine empirische Breitspektrumtherapie solange gerechtfertigt, bis der verursachende Organismus und dessen antimikrobielle Empfindlichkeit bekannt ist. Falls möglich sollte an diesem Punkt eine resistogramm-gerechte Deeskalation durchgeführt werden, auch wenn es sich hierbei nur um wenige Tage handelt. Deeskalation beinhaltet dabei sowohl den Wechsel von einer Kombinations- auf eine Monotherapie als auch den Wechsel von Breit- auf Schmalspektrum-Antibiotika [1]. Für die *S. aureus* Bakteriämie konnte beispielsweise gezeigt werden, dass – bei nachgewiesener Oxacillinempfindlichkeit – auch ein späterer Wechsel von einer initialen Therapie mit Vancomycin auf das schmal, aber wesentlich besser staphylokokkenwirksame Staphylokokkenpenicillin (z. B. Flucloxacillin oder Cefazolin) mit einer signifikanten Reduktion der Letalität einhergeht. Bei ambulant erworbener und nosokomialer Pneumonie sollte nach Leitlinie selbst ohne Erregernachweis bei klinischem Ansprechen eine initiale Kombinationstherapie auf eine Monotherapie, in der Regel auf das β-Laktam-Antibiotikum, deeskaliert werden. Als Surrogatparameter der Therapieeffizienz sowie zu Steuerung und Überwachung des Krankheitsverlaufes kann der Verlauf des Procalcitonin (PCT) dienen.

Bei etwa einem Drittel der Patienten mit einer Sepsis kann jedoch kein verursachendes Pathogen identifiziert werden. Das ist überwiegend dann der Fall, wenn die Kulturen unter bereits laufender antimikrobieller Therapie abgenommen wurden. Darüber hinaus muss in einem solchen Fall auch die Verdachtsdiagnose einer Sepsis nochmals kritisch hinterfragt werden. Wenn eine Infektion nach klinischen und/oder mikrobiologischen Kriterien nicht bestätigt werden kann, wird empfohlen die antimikrobielle Therapie umgehend einzustellen [1]. Falls die relevanten Kulturen negativ sein sollten, ist eine empirische Therapiebeschränkung basierend auf einem guten klinischen Ansprechen laut Empfehlung der Leitlinienautoren angemessen [1]. Die Antiinfektive Therapie sollte generell so lange wie nötig und so kurz wie möglich sein. Je länger eine Antibiotikatherapie dauert, desto höher ist die Wahrscheinlichkeit der Selektion resistenter Erreger. Aufgrund dessen wurde in den vergangenen Jahren die Empfehlungen zur Dauer der Antibiotikatherapie für eine Vielzahl von häufigen Infektionen verkürzt (siehe Tab. 7.1). In der aktuellen Sepsis-Leitlinie wird eine Behandlungsdauer von in der Regel 7 bis 10 Tagen bei Patienten mit Sepsis als ausreichend betrachtet. Eine verkürzte Therapiedauer wird bei Patienten mit einem raschen klinischen Ansprechen aufgrund einer effektiven Fokussanierung (z. B. intraabdomineller Fokus), bei Urosepsis oder anatomisch unkomplizierter Pyelonephritis, mit oder ohne Bakteriämie, empfohlen. Eine Steuerung der antimikrobiellen Therapie nach PCT-Werten kann die Therapiedauer verkürzen, ohne dass dies einen negativen Einfluss auf die Sterblichkeit hat [1]. Wichtig ist jedoch zu beachten, dass

Procalcitonin und alle anderen Biomarker bei der Entscheidung zur Änderung oder Beendigung einer Antibiotikatherapie nur unterstützen können, die klinische Beurteilung jedoch weiterhin maßgebend ist. Die Schwere der Erkrankung, d. h. Organdysfunktion und Schock, erfordert per se somit keine längere Therapiedauer. Früher angenommene Relaps/Rezidiv-Probleme aufgrund zu kurzer Antibiotikagaben haben sich bis auf wenige Ausnahmen als falsch erwiesen. Eine erhöhte Relapsrate bei zu kurzer Therapie findet sich lediglich bei Erregern mit langer Replikationsdauer (Mykobakterien, Pilze) und Biofilm-assoziierten Infektionen (Endokarditis, Osteomyelitis, septische Arthritis, septische Thrombophlebitis, nicht-entfernbare Fremdkörper), bei denen ebenfalls metabolisch inaktive und intrazelluläre Erregerpopulationen entstehen können. Die bei diesen Infektionen beobachtete erhöhte Relapsrate erklärt sich möglicherweise durch meist fehlende oder stark verminderte Wirksamkeit von Antibiotika gegen sich nicht teilende Erreger. Darüber hinaus wird ebenfalls eine längere Therapie bei Patienten mit einem verzögerten Therapieansprechen, mit persistierenden bzw. schwierig zu sanierenden Infektionsherden (z. B. begrenzte Medikamentenpenetration i. R. größerer Abszesse und Osteomyelitis), mit bestimmten Pilz- (z. B. Candidämie oder invasive Aspergillose) und Virusinfektionen (z. B. Herpes oder CMV) oder Immundefizienz einschließlich Neutropenie empfohlen, muss aber immer auf individueller Basis geprüft werden. Die Therapiedauer bei unkomplizierter Candidämie soll im Regelfall 14 Tage ab der ersten negativen Blutkultur und vollständiger Resolution aller infektionsassoziierten Befunde betragen. Ebenfalls ist bei einer *S. aureus* Bakteriämie, die mit einer hohen Rate an septischen, Biofilm-assoziierten Absiedelungen einhergehen kann, eine längere Therapie erforderlich. Diese beträgt bei unkomplizierter *S. aureus* Bakteriämie mindestens 14 Tage, wobei die gesamte Therapie intravenös durchgeführt werden soll. Bei komplizierter *S. aureus* Bakteriämie wird eine Gesamttherapiedauer von mindestens 4–6 Wochen empfohlen. In der Regel werden einfach sanierbare oder oberflächliche Infektionsherde (Weichteilinfektionen, Gefäßkatheterinfektionen mit rasch entferntem Katheter) als unkompliziert angesehen. Zudem muss eine Endokarditis ausgeschlossen worden sein, es dürfen keine implantierten Fremdkörper (z. B. Herzklappenprothesen, Schrittmacher/Implantierbarer Kardioverter-Defibrillator [AICD], Gelenkprothesen) oder tiefsitzende metastatische Absiedelungen vorhanden sein, die Kontroll-Blutkulturen nach 48–96 Stunden nach Therapieeinleitung müssen negativ sein und der Patient muss innerhalb 48–72 Stunden nach Therapieeinleitung entfiebert haben [9].

Tab. 7.1: Kürzere versus längere Dauer der Antibiotikatherapie – in klinischen Studien dokumentierte Äquivalenz adaptiert nach [10].

	Behandlungsdauer (Tage)	
Erkrankung	kurz	lang
ambulant erworbene Pneumonie	3–5	7–10
nosokomiale Pneumonie	≤ 8	10–15
Pyelonephritis	5–7	10–14
intraabdominale Infektion	4	10
chronische Bronchitis mit akuter Exazerbation und COPD	≤ 5	≥ 7
akute bakterielle Sinusitis	5	10
Cellulitis (Haut-Weichteil-Infektion)	5–6	10
chronische Osteomyelitis	42	84
Bakteriämie mit gram-neg Bakterien	7	14
septische Arthritis	14	28

Vorgehen bei Therapieversagen

Gibt es nach 48–72 Stunden keine klinischen oder laborchemischen Hinweise auf ein Therapieansprechen, muss die Ursache gefunden und die Therapie ggf. umgestellt werden. Folgende Konstellationen können Ursache eines fehlenden Therapieansprechens sein:

a) Der Erreger wurde durch die begonnene Antibiotikatherapie nicht erfasst. Dabei müssen neben resistenten Bakterien auch andere Pathogene (z. B. Pilze oder Viren) bedacht werden.

b) Die Blut- oder Gewebespiegel der Antiinfektiva sind zu niedrig. Es muss auf eine adäquate Dosierung der Antiinfektiva geachtet werden, um eine ausreichende Antiinfektivakonzentration auch in schwer zugänglichen Kompartimenten (z. B. Knochen, ZNS) zu erreichen. Einen Hinweis auf die beschleunigte Exkretion von β-Laktam-Antibiotika mit konsekutiv subtherapeutischen Spiegeln liefert z. B. eine Kreatinin-Clearance > $130/m^2/min$ (sogenannte „Augmented Renal Clearance").

c) Der zugrundeliegende Fokus ist durch Antiinfektiva nicht bzw. schwer sanierbar. Dies gilt v. a. für größere Abszesse, infizierte Fremdkörper und persistierende intra-abdominelle Leckagen. In solchen Fällen sollte auch eine erneute bildgebende Untersuchung erfolgen sowie niederschwellig eine operative Exploration („second look") in Betracht gezogen werden.

d) Während der Therapie ist es zu einem Erregerwechsel oder einer weiteren Infektion (nosokomiale Infektion) gekommen.

e) Es liegt keine Infektion, sondern eine Inflammation nicht-infektiöser Genese vor (z. B. Thrombose statt Erysipel, Pyoderma gangraenosum statt Wundinfektion, interstitielle Lungenerkrankung oder -embolie statt Pneumonie, zentrales Fieber oder drug fever bei Intensivpatienten).

Literatur

[1]   S3-Leitlinie Sepsis – Prävention, Diagnose, Therapie und Nachsorge, AWMF-Registernummer: 079–001, Stand 31.12.2018.

[2]   Ferrer R, Martin-Loeches I, Phillips G, et al. Empiric antibiotic treatment reduces mortality in severe sepsis and septic shock from the first hour: results from a guideline-based performance improvement program. Crit Care Med. 2014;42(8):1749–55.

[3]   Paul M, Shani V, Muchtar E, et al. Systematic review and meta-analysis of the efficacy of appropriate empiric antibiotic therapy for sepsis. Antimicrob Agents Chemother. 2010;54(11):4851–63.

[4]   Scheer CS, Fuchs C, Gründling M, et al. Impact of antibiotic administration on blood culture positivity at the beginning of sepsis: a prospective clinical cohort study. Clin Microbiol Infect. 2019;25(3):326–31.

[5]   Roberts JA, Lipman J. Pharmacokinetic issues for antibiotics in the critically ill patient. Crit Care Med. 2009;37(3):840–51; quiz 859.

[6]   Abdul-Aziz MH, Alffenaar J-WC, Bassetti M, et al. Antimicrobial therapeutic drug monitoring in critically ill adult patients: a Position Paper. Intensive Care Med. 2020;46(6):1127–53.

[7]   Rhodes NJ, Liu J, O'Donnell JN, et al. Prolonged Infusion Piperacillin-Tazobactam Decreases Mortality and Improves Outcomes in Severely Ill Patients: Results of a Systematic Review and Meta-Analysis. Crit Care Med. 2018;46(2):236–43.

[8]   Stevens V, Dumyati G, Fine LS, Fisher SG, van Wijngaarden E. Cumulative antibiotic exposures over time and the risk of Clostridium difficile infection. Clin Infect Dis. 2011;53(1):42–8.

[9]   Hagel S, Kaasch AJ, Weis S, et al. [Staphylococcus aureus Bacteraemia – an Interdisciplinary Challenge]. Anasthesiol Intensivmed Notfallmed Schmerzther. 2019;54(3):206–16.

[10] Deutsches Ärzteblatt. Antibiotika-Einnahme: Einfache Faustregeln greifen zu kurz [Internet]. Deutsches Ärzteblatt. 2017 [zitiert 23. Juli 2020]. Verfügbar unter: https://www.aerzteblatt.de/archiv/194883/Antibiotika-Einnahme-Einfache-Faustregeln-greifen-zu-kurz

7.3 Antifungale Therapie

Christina Bahrs

Zur Therapie invasiver Pilzerkrankungen stehen derzeit 4 unterschiedliche Antimykotikaklassen zur Verfügung: Echinocandine, Polyene, Azole und das Pyrimidin-Antimykotikum Flucytosin. Polyene und Azole haben unterschiedliche Angriffspunkte im Bereich der Pilzzellmembran, Echinocandine im Bereich der Pilzzellwand und Flucytosin wird als falscher Metabolit in die RNA eingebaut [1]. Die Therapieauswahl muss entsprechend dem nachgewiesenen bzw. erwartetem Pilzerreger, dem Infektfokus sowie unter Berücksichtigung entsprechender Pilzvortherapien bzw. Komorbiditäten und Organdysfunktionen erfolgen.

Zunächst sollen das antimikrobielle Spektrum sowie Stärken und Schwächen der einzelnen Antimykotikaklassen dargestellt werden. Im Anschluss soll die spezifische Therapie der wichtigsten invasiven Pilzerkrankungen zusammengefasst werden.

7.3.1 Echinocandine

Echinocandine sind die jüngste Antimykotikaklasse [1]. Die derzeit verfügbaren Vertreter sind Caspofungin, Anidulafungin und Micafungin. Diese drei Substanzen unterscheiden sich kaum in ihrer antifungalen Wirksamkeit. Es sind aber Unterschiede hinsichtlich der Dosierung, der Notwendigkeit einer Ladungsdosis, ihrer Metabolisierung und etwaiger Interaktionen zu beachten (siehe Tab. 7.2).

Tab. 7.2: Pharmakokinetische Unterschiede der drei verfügbaren Echinocandine (adaptiert nach Bellmann et al. [2] bzw. Cornely et al. [3]).

	Caspofungin	Anidulafungin	Micafungin
Dosis (mg 1 × täglich) beim Erwachsenen	Ladungsdosis 70, Erhaltungsdosis 50 (70 bei Körpergewicht > 80 kg) weitere Dosisanpassung ab 120 kg notwendig [4], Sicherheit ohne Toxizität in klinischen Studien bis 200 [5]	Ladungsdosis 200, Erhaltungsdosis 100 bei Gewicht ab 140 kg erhöhte Erhaltungsdosis 125 notwendig [6]	100–150, bei Gewicht > 115 kg Dosiserhöhung auf 200 notwendig [7]
Plasma- Eliminations-Halbwertszeit (h)	8–11	25–50	13–20
Metabolismus und Elimination	Hepatisch, unabhängig von Cytochrom P450	spontane Degradierung im Plasma	hepatisch, Cytochrom P450 involviert
eingeschränkte Leberfunktion	erhöhte Exposition bei moderat eingeschränkter Leberfunktion. Dosisreduktion beim kritisch kranken Pat. ohne Leberzirrhose kann aber zu Therapieversagen führen [8]	gering erniedrigte Konzentrationen, keine Dosisanpassung notwendig	gering erniedrigte Konzentrationen, allerdings Kontraindikation in Europäischer Fachinformation wegen potenziellem Risiko für Lebertumore im Tierversuch (Ratten)
relevante Interaktion mit Cyclosporin	Plasmakonzentration von Caspofungin steigt → Überwachung der Transaminasen notwendig	–	–
relevante Interaktion mit Tacrolimus	Plasmakonzentration von Tacrolimus sinkt → Tacrolimusdosis muss gesteigert werden	–	–

Tab. 7.2: (fortgesetzt)

	Caspofungin	Anidulafungin	Micafungin
relevante Interaktion mit Sirolimus	–	–	Plasmakonzentration von Sirolimus steigt → ggf. Sirolimusdosis anpassen
relevante Interaktion mit Rifampicin	Plasmakonzentration von Caspofungin sinkt → Dosiserhöhung notwendig (70 mg Erhaltungsdosis)	–	–

Aufgrund ihres hohen Molekulargewichts und der schlechten Bioverfügbarkeit < 5 % müssen alle 3 Substanzen intravenös verabreicht werden. Für alle Echinocandine ist keine Dosisanpassung bei Niereninsuffizienz erforderlich und sie haben alle eine hohe Plasmaproteinbindung (> 90 %). Insgesamt besteht eine gute klinische Verträglichkeit. Nebenwirkungen, die auftreten können, sind eine Hepatotoxizität (Anstieg der Transaminasen), Infusions-assoziierte Reaktionen (Flush, Fieber) und es gibt Hinweise auf Embryotoxizität [9,10].

Echinocandine sind nicht-kompetitive Inhibitoren eines in der Zellmembran lokalisierten Enzyms, die Beta-(1,3)-D-Glukan-Synthase. Dieses Enzym ist für die Synthese von Beta-(1,3)-D-Glukan, einer essentiellen Komponenten der inneren Schicht der Zellwand vieler Pilze, verantwortlich [10]. Somit sind die Echinocandine derzeit die einzig zugelassenen Antimykotika, die in die Zellwandsynthese der Pilze eingreifen können. Da es im menschlichen Organismus kein entsprechendes Enzym gibt, sind Echinocandine insgesamt gut verträglich und haben mit Ausnahme der in Tab. 7.2 aufgeführten Interaktionen kein wesentliches Interaktionspotential. Die antifungale Wirksamkeit der Echinocandine korreliert am besten mit dem Verhältnis aus der Fläche unter der Konzentrations-Zeit-Kurve während des Steady States über 24 Stunden (AUC_{0-24}) zur minimalen Hemmkonzentration (MHK) [11,12].

Ihr antifungales Wirkspektrum umfasst im wesentlichen Candida und Aspergillus Spezies. Gegenüber Kryptokokken, Fusarium und Mucorales Spezies haben Echinocandine keine Wirksamkeit.

Für invasive Candidainfektionen sind sie das Mittel der 1. Wahl [13], da sie gegenüber Candida Spezies hochwirksam sind und eine fungizide Wirksamkeit aufweisen, d. h. den Pilz abtöten können. Zusätzlich haben Echinocandine im Vergleich zu Azolen auch eine höhere Aktivität gegenüber Candida-Biofilmen [14]. Beim kritisch kranken oder mit einem Azol-vortherapierten Patienten mit Verdacht auf bzw. einer nachgewiesenen invasiven Candidainfektion sind somit Echinocandine anderen Antimykotika vorzuziehen. Einzelne Candida-Spezies wie *Candida parapsilosis* oder *Candida guilliermondii* haben allerdings höhere MHKs gegenüber Echinocandinen, die klinische Bedeutung hiervon ist jedoch unklar [13]. Echinocandine erreichen eine rasche Gewebepenetrationen und haben eine längere Halbwertszeit in Geweben als im Plasma. Ein therapeutisches Drug-Monitoring (TDM) wird bei Echinocandinen auch für kritisch kranke Patienten nicht routinemäßig empfohlen [11]. Ein wesentlicher Nachteil von Echinocandinen ist allerdings, dass sie nur schwach in Liquor, Glaskörper und Urin penetrieren. *Aus diesem Grund sind sie keine Therapieoption für ZNS-Infektionen, Candida-Endophthalmitis oder Candida-Harnwegsinfektionen.*

Gegenüber Aspergillus Spezies sind Echinocandine nur fungistatisch wirksam, d. h. sie hemmen das Pilzwachstum, können aber den Pilz nicht abtöten. Bei „non-Aspergillus-Schimmelpilzen" (z. B. Mucor) haben Echinocandine keine Wirksamkeit. Sie sind kein Mittel der Wahl zur Monotherapie bei Aspergillose und sollen nur bei Kontraindikationen bzw. Unverträglichkeit gegenüber Azolen und Polyenen eingesetzt werden [15]. In vitro erhöht aber eine Kombinationstherapie von Azolen und Echinocandinen die Effektivität gegenüber Aspergillus Spezies. Prospektive Studien bestätigen dies zum Teil [16]. Die neue ESCMID Leitlinie empfiehlt bei reduzierter in vitro Empfindlichkeit gegenüber Voriconazol (MHK von 2 mg/l) oder in vitro Resistenz (MHK > 2 mg/l) oder einer hohen lokalen Azol-Resistenzrate (ab 10 %) als Alternative zur Initial-Therapie mit Liposomalen Amphotericin B eine Kombinationstherapie von Voriconazol mit einem Echinocandin durchzuführen [17].

7.3.2 Polyene

Polyene sind die älteste Antimykotikaklasse mit dem Vertreter Amphotericin B [1]. Konventionelles Amphotericin B, Amphotericin B Deoxycholat (D-AmB), wurde bereits in den späten 1950er Jahren eingeführt und war für Jahrzehnte der Goldstandard für die Therapie lebensbedrohlicher invasiver Pilzerkrankungen. Trotz des bereits langen Einsatzes haben sich bisher keine Probleme hinsichtlich einer Resistenzinduktion gezeigt [18]. Amphotericin B wirkt dosis-abhängig fungizid und hat hohe klinische Wirksamkeit. Für eine systemische Wirksamkeit muss Amphotericin B intravenös verabreicht werden. Es gibt aber auch die Möglichkeit einer lokalen Applikation z. B. als Blasenspülung sowie eine orale (Bioverfügbarkeit < 10 %), intrathekale (cave: Toxizität), intravitreale oder inhalative Verabreichung oder der Einsatz als antifungale Locktherapie [19]. Der klinische Einsatz von D-AmB zur systemischen Therapie ist aber aufgrund einer relevanten Nebenwirkungsrate insbesondere von dosisabhängiger Nephrotoxizität (in 80 % Verschlechterung der Nierenfunktion, in 40 % 2facher Anstieg des Kreatinins) und infusionsassoziierten Reaktionen (Fieber, Schüttelfrost, Muskelschmerzen, Hypo-, oder Hypertension, Hypoxie, Übelkeit, Erbrechen) limitiert, verschiedene Leitlinien sprechen wegen der Toxizität und besser verträglicheren Alternativen eine klare Empfehlung gegen den systemischen Einsatz von D-AmB aus [9]. Zur Optimierung der Verträglichkeit wurden daher die Lipid-assoziierten Formulierungen entwickelt, von denen vor allem Liposomales Amphotericin B (L-AmB) klinisch eingesetzt wird. L-AmB ist mittlerweile das Polyen der Wahl in den meisten Situationen, in denen eine Therapie mit Amphotericin B indiziert ist. Im Vergleich zu D-AmB hat L-AmB eine geringere Nephrotoxizität ohne neue zusätzliche Toxizitäten. L-AmB wird in höheren Dosen verabreicht als D-AmB und erzielt daher auch höhere Serumspiegel und erreicht höhere Gewebekonzentrationen in der Lunge und im ZNS [20,21]. Sowohl unter Therapie mit D-AmB als auch L-AmB können die folgende Toxizitäten auftreten: gastrotintestinale Nebenwirkungen, Hepatotoxizität, Nephrotoxizität, Knochenmarksdepression und Infusions-assoziierte Reaktionen, Elektrolytstörungen insbesondere eine Hypokaliämie [9].

Tab. 7.3 vergleicht wichtige pharmakokinetische Parameter und Dosierung von konventionellem versus liposomalem Amphotericin B.

Tab. 7.3: Vergleich wichtiger Charakteristika von liposomalem Amphotericin B (L-AmB) und Amphotericin B Desoxycholat (D-AmB). Adaptiert nach Stone et al. [21] und Groll et al. [20].

	L-AmB	D-AmB
Struktur	Mizellen	unilamelläre sphärische Liposomen
Standarddosierung	3–5 mg/kg i. v.	1 mg/kg i. v.
Infusionsdauer	≥ 4 Stunden wird empfohlen	≥ 4 Stunden ist Pflicht, aber kontinuierliche Infusion nicht empfohlen (reduziert zwar Toxizität, aber auch die Wirksamkeit [22])
Spitzenkonzentration (mg/l)	14–29	1,5–2,9
Plasma-Eliminations-Halbwertszeit (h)	13–24	15–27
Substrat/Inhibitor von Cytochrom P450	nein	nein
Elimination	Galle, verlängerte Zirkulation im Blut, endgültige Elimination ist unklar; keine Metaboliten bekannt	Galle, Niere; keine Metaboliten bekannt
Risiko für Nephrotoxizität	moderat	hoch
Nierenfunktionseinschränkung	keine Dosisanpassung notwendig, aber Nephrotoxizität berücksichtigen	Kontraindiziert bei reversibler Nierenfunktionseinschränkung
Leberfunktionsstörungen	keine Dosisanpassung notwendig, aber Hepatotoxizität berücksichtigen	keine Dosisanpassung, aber Hepato- und Nephrotoxizität beachten

Da die antifungale Wirksamkeit von Amphotericin B am besten mit dem Verhältnis der Spitzenkonzentration zur MHK korreliert [2], sollte von einer kontinuierlichen Gabe zur Reduktion der Toxizität Abstand genommen werden [22].

Amphotericin ist fungizid wirksam und hat gute Biofilmaktivität [23]. Der Angriffspunkt von Amphotericin B ist die Zellmembran der Pilze. Hier bindet Amphotericin B an Ergosterol und bildet dabei eine Ionen-durchgängige Pore. Essenzielle Substrate mit niedrigem Molekulargewicht wie Elektrolyte strömen aus und es kommt zum Zelltod [1]. Amphotericin B hat ein sehr breites antifungales Spektrum inklusive Mucorales Spezies mit nur wenigen Ausnahmen. Lücken im Spektrum sind *Candida lusitaniae*, *Aspergillus terreus*, *Scedosporium spp*, und einige Fusarien. Darüber hinaus hat Amphotericin B nur eine reduzierte Wirksamkeit gegenüber *Aspergillus flavus* [24].

In der Schwangerschaft ist Amphotericin B das Mittel der Wahl zur Therapie jeglicher invasiver Pilzerkrankungen [25]. Weitere wichtige Therapieindikationen zur gezielten Therapie mit den entsprechenden Dosierungsempfehlungen sind im Folgenden angegeben:

L-AmB in Hochdosis (5–10 mg/kg Körpergewicht i. v.) ist Mittel der 1. Wahl zur Therapie einer Mukormykose [26]. In Normaldosis 3 (–5) mg/kg ist liposomales Amphotericin B indiziert zur Initialtherapie von invasiven Candidainfektionen als Alternative zu Echinocandinen [13], zur Therapie bei invasiver Aspergillose als Alternative zu Aspergillus-wirksamen Azolen [17]. Darüber hinaus ist L-AmB (3–6 mg/kg) in Kombinationstherapie mit Flucytosin indiziert zur Initialtherapie einer Kryptokokkenmeningitis [27,28].

Bei übergewichtigen Patienten (totales Körpergewicht > 120 % des idealen Körpergewichts), die nicht kritisch krank sind, sollte zur Berechnung der Dosierung von L-AmB anstelle des totalen Körpergewichts das angepasste Körpergewicht herangezogen werden [29]. Von den Autoren Wasmann et al. wird eine fixe Dosierung bei > 100 kg von maximal 300 mg (bei Indikation 3 mg/kg Körpergewicht) bzw. 500 mg (bei Indikation 5 mg/kg Körpergewicht) empfohlen [30]. Bei kritisch kranken Patienten bzw. Pilzregern oder Infektfoci, die mit hoher Mortalität assoziiert sind, sollte trotzdem auch bei diesen Patienten das totale Körpergewicht verwendet werden, da es in einer rezenten Studie Hinweis auf einen Trend zur höheren Mortalität bei einer Dosierung entsprechend dem angepassten Körpergewicht gab (cave: Nephrotoxizität [29]).

7.3.3 Azole

Azole haben ihren Angriffspunkt im Bereich der Zellmembran von Pilzen, indem sie die Ergosterolsynthese inhibieren. Azole blockieren das Cytochrom P450-abhängige Enzym Lanosterol 14-alpha-Demethylase und verhindern somit die Umwandlung von Lanosterol zu Ergosterol, einem essenziellen Baustein der Pilzzellmembran [1].

Ein Hauptvertreter der Azole ist das Schmalspektrum-Azol Fluconazol mit guter Wirksamkeit gegenüber Candida Spezies mit Ausnahme von *Candida krusei* und reduzierter Wirksamkeit gegenüber *Candida glabrata* und fehlender Wirksamkeit gegenüber Schimmelpilzen.

Voriconazol hat ein erweitertes Pilzspektrum inklusive Aspergillus Spezies und Scedosporium Spezies. Die Breitspektrum-Azole Posaconazol und Isavuconazol erfassen zusätzlich Mucorales. Alle genannten Azole sind sowohl oral als auch intravenös verfügbar und sind Substrate und/oder Inhibitoren von Cytochrom P450 Enzymen. Daher müssen beim Einsatz von Azolen zahlreiche Medikamenten-Interaktionen beachtet werden. Darüber hinaus zeigt insbesondere Voriconazol eine nicht lineare Pharmakokinetik und eine extensive Metabolisierung über Cytochrom P450 Enzyme (primär via CYP2C19; CYP2C9 und CYP3A4). In Tab. 7.4 sind die Dosierungen sowie pharmakokinetische Parameter und die Empfehlung zum therapeutischen Drug-Monitoring der wichtigsten Vertreter gegenübergestellt.

Tab. 7.4: Dosierungen und wichtige pharmakokinetische Charakteristika der klinischen relevanten Azole Fluconazol (FLZ), Voriconazol (VOR), Posaconazol (POSA) und Isavuconazol (ISA) für invasive Pilzinfektionen. Adaptiert nach Cornely et al. [3] und Abdul-Aziz et al. [11].

	FLZ	VOR	POSA	ISA
i. v. Dosierung im Erwachsenenalter	10–12 mg/kg bei kritisch kranken Patienten	2 × 6 mg/kg Tag 1, 2 × 4 mg/kg ab Tag 2	2 × 300 mg Tag 1, 1 × 300 mg ab Tag 2 (nur über zentralen Venenzugang verabreichen)	3 × 200 mg über 48 h, dann 1 × 200 mg
orale Dosierung im Erwachsenenalter	siehe i. v. Dosierung	Tablette oder Suspension: 2 × 400 mg Tag 1 2 × 200–300 mg Tag 2	Tablette: siehe i. v. Dosierung Orale Suspension: 2 × 400 mg oder 4 × 200 mg	siehe i. v. Dosierung
Dosisanpassung aufgrund Nieren- oder Leberfunktionseinschränkung	Dosisreduktion bei GFR < 50 ml/min	halbe Erhaltungsdosis bei mild-moderater Leberfunktionseinschränkung	keine Dosisanpassung bei mild bis moderater Leberfunktionseinschränkung	keine Dosisanpassung bei mild bis moderater Leberfunktionseinschränkung
Plasmaproteinbindung	12 %	58 %	> 98 %	> 99 %
Plasmaeliminations-Halbwertszeit	30 h	6 h	27–35 h	110–115 h
Substrat/Inhibitor v. Cytochrom P450 Enzymen	3A4 1A2 2C9/10/19	3A4 2C9 2C19	3A4	3A4 3A5

Tab. 7.4: (fortgesetzt)

	FLZ	VOR	POSA	ISA
Substrat v. P-Glykoprotein	nein	nein	ja	nein
hohe Penetrationsfähigkeit	Liquor, Glaskörper, 80 % unverändert im Urin ausgeschieden	Liquor, Glaskörper, Knochen	-	in Einzelfallberichten gute Penetration in infiziertes Gehirngewebe, aber schlecht in nicht infiziertes Gehirngewebe [31]
therapeutisches Drug-Monitoring	nicht routinemäßig empfohlen	routinemäßig empfohlen: Talspiegel 2–6 mg/l für schwere Erkrankung [15,32]	routinemäßig nur für die orale Suspension empfohlen: Talspiegel > 1 mg/l	nicht routinemäßig empfohlen

Bei kritisch kranken Patienten bzw. schwerer Erkrankung sollte allerdings immer eine initiale i. v. Therapie gestartet werden [15]. Bei den i. v. Formulierungen von Posaconazol und Voriconazol ist als Lösungsvermittler Cyclodextrin enthalten. Dieser kann bei Niereninsuffizienz akkumulieren und wird durch Dialyse auch teilweise eliminiert. Im klinischen Alltag spielt eine mögliche Nephrotoxizität aber nur eine untergeordnete Rolle [33]. Mögliche Toxizitäten von Azolen beinhalten gastrointestinale Nebenwirkungen, Hepatotoxizität, ZNS-Toxizität, Sehstörungen, Kardiotoxizität und Phototoxizität [9]. Die höchste Hepatotoxizität weist Voriconazol auf, sodass bei Anstieg der Transaminasen ohne Beeinträchtigung der Leberfunktion ein Wechsel auf entweder Posaconazol oder Isavuconazol erfolgen kann. Bei zusätzlich beeinträchtigter Leberfunktion sollte allerdings ein Switch auf eine andere Antimykotikaklasse erwogen werden. Eine ZNS-Toxizität sowie Sehstörungen treten am häufigsten unter Voriconazol und sind häufig mit erhöhten Voriconazol-Blutspiegeln assoziiert. Die Kardiotoxizität der Azole beruht in der Regel auf einer Verlängerung der QTc-Zeit. Nur unter Isavuconazol kommt es zu einer QTc-Verkürzung. Insbesondere unter Voriconazol kann es bei Langzeitgabe aufgrund der Phototoxizität zum Auftreten von aktinischen Keratosen und Plattenepithelkarzinomen kommen. Auch Fälle von Periostitis sind unter Voriconazol beschrieben [34]. Alle Azole sind mit reproduktiver Toxizität im Tierversuch assoziiert und sollten daher nicht in der Schwangerschaft eingesetzt werden [25].

Die antifungale Wirksamkeit der Azole korreliert am besten mit dem Verhältnis aus AUC_{0-24} zur MHK [11]. Azole wirken fungistatisch gegenüber Candida species und haben nur geringe Biofilmaktivität [14]. Bestimmte Azole wie Voriconazol wirken fungizid gegenüber Aspergillus Spezies.

Fluconazol ist Mittel der Wahl für invasive Candidainfektionen durch Fluconazol-sensible Candida Spezies bei klinisch stabilen Patienten und Mittel der Wahl zur Erhaltungstherapie bei Kryptokokkose. Voriconazol und Isavuconazol sind Mittel der Wahl zur Therapie bei invasiver Aspergillose [35]. Aufgrund der geringeren Arzneimittelinteraktionen, der linearen Pharmakokinetik von Isavuconazol und der besseren Verträglichkeit im Vergleich zu Voriconazol wird Isavuconazol im klinischen Alltag insbesondere bei transplantierten Patienten bevorzugt eingesetzt. Darüber hinaus war in einer rezenten Studie Posaconazol als Tablette oder bei i. v. Gabe Voriconazol zur Initialtherapie bei invasiver Aspergillose nicht unterlegen und war mit einer geringeren Nebenwirkungsrate assoziiert [36]. Zusätzlich können Isavuconazol und Posaconazol als Alternative zur Hochdosis L-AmB bei Mucorales-Infektionen eingesetzt werden [26].

7.3.4 Pyrimidin-Antimykotikum Flucytosin

Flucytosin ist ein Antimykotikum mit fungistatischer Wirksamkeit [2], schmalem Spektrum (Kryptokokken, Candida spp. mit Ausnahme von *C. krusei* und ggf. Aspergillusarten) und nur geringer therapeutischer Breite. Die größte klinische Bedeutung hat Flucytosin in der Kombinationstherapie mit Amphotericin B zur Initial-/Induktionstherapie bei Kryptokokkenmeningitis/-enzephalitis, da diese Kombination die primäre Ansprechrate und die Mortalität bei dieser lebensbedrohlichen Erkrankung senken kann [27]. Weitere Indikationen einer Kombinationstherapie von Flucytosin mit Amphotericin B sind komplizierte Candida-Infektionen wie Candida-Endokarditis/-meningitis/-endophthalmitis. Indikationen für eine Monotherapie wären beispielsweise eine symptomatische Zystitis durch eine Fluconazol-resistente, aber Flucytosin-sensible Candida-Spezies [25].

Flucytosin wird in der Pilzzelle zum aktiven Metaboliten 5-Fluorouracil reduziert. Dieses wird als falscher Baustein in die RNA eingebaut und hemmt somit das Pilzwachstum. Flucytosin hat eine gute orale Bioverfügbarkeit von 80 %. Da die orale Applikationsform nur in den USA aber nicht in Europa nicht verfügbar ist, muss Flucytosin in Europa i. v. verabreicht werden. Flucytosin hat eine niedrige Plasmaproteinbindung (10 %) und wird in > 90 % unverändert im Urin ausgeschieden. Es hat hohe Liquorgängigkeit und erreicht hohe Spiegel im Glaskörper und Peritoneum.

Die antifungale Wirksamkeit von Flucytosin korreliert am besten mit dem kumulativen Prozentsatz der Zeit über 24 Stunden, während Steady State Bedingungen, in der die Antimykotikakonzentration oberhalb der MHK des Pilzerregers liegt. Die Plasmaeliminationshalbwertszeit von Flucytosin liegt bei nur 3–6 Stunden [3]. Daher erfolgt die Verabreichung von Flucytosin als 4 × tägliche Gabe.

Bei Kombination mit Amphotericin B wird Flucytosin in einer Tagesdosis mit 100 mg/kg empfohlen, eine Dosisanpassung ist aber bei einer GFR < 40 ml/min indiziert. Bei Monotherapie wird eine höhere Dosierung mit einer Tagesdosis von 150 mg/kg Körpergewicht empfohlen. Relevante Nebenwirkungen unter Flucytosin sind Knochenmarksdepression (Anämie, Granulozytopenie, Thrombozytopenie), gastrointestinale Störungen, Hautausschlag und Hepatotoxizität [9]. Schwere Nebenwirkungen treten vor allem bei Niereninsuffizienz auf. Aufgrund der geringen therapeutischen Breite wird bei Einsatz von Flucytosin ein therapeutisches Drug-Monitoring (wegen Toxizität 2 h nach Applikation) 2 × pro Woche empfohlen. Die Flucytosin-Spitzenkonzentration sollte < 100 mg/l liegen [11,17].

7.3.5 Spezifische Therapie der wichtigsten invasiven Pilzinfektionen

Tab. 7.5 zeigt die therapeutischen Empfehlungen der häufigsten invasiven Pilzinfektionen (Candidainfektion versus Aspergillose versus Mukormykose) im Überblick.

Tab. 7.5: Antifungale Therapie der häufigsten invasiven Pilzinfektionen.

invasive Aspergillose	Invasive Candidainfektion	Mukormykose	seltene Pilzinfektionen
Voriconazol od. Isavu- oder Posaconazol. Alternativ: L-AmB	Echinocandine od. L-AmB od. Azole (entsprechend der Spezies und dem Antimykogramm)	Hochdosiertes L-AmB od. Isavuconazol od. Posaconazol	abhängig von der mykologischen Diagnostik
bei Therapieversagen Unverträglichkeit Klassenwechsel empfohlen			
Echinocandin nur als letzte Wahl			

L-AmB = Liposomales Amphotericin B, Standarddosis 3 mg/kg/KG, Hochdosis 5–10 mg/kg/KG

Tab. 7.6 zeigt die aktuellen Therapieempfehlungen bei Kryptokokkenmeningitis.

Tab. 7.6: Antifungale Therapie der Kryptokokkenmeningitis. Adaptiert nach Williamson et al. [27] und Perfect et al. [28].

Stadium	Therapie-Regime	Dauer
Induktion	L-AmB 3–6 mg/kg/d 1-0-0 (oder D-AmB 0,7–1 mg/kg/d + Flucytosin 100 mg/kg/d aufgeteilt auf 4 × tägl. Gabe	– HIV+: 2 Wochen – Transplantiert: ≥ 2 Wo. – für alle anderen inkl. *C. gatti* Inf.: 4–6 Wochen
Konsolidierung	Fluconazol 400–800 mg/d HIV+: ART ab 4 Wo.	8 Wochen
Erhaltungstherapie	Fluconazol 200 mg/d HIV+: Absetzen nach mind. 1 Jahr, wenn CD4+ > 100/µl und HIV-Viruslast nicht messbar	≥ 1 Jahr

L-AmB = Liposomales Amphotericin B, D-AmB = Amphotericin B Desoxycholat. ART = antiretrovirale Therapie
Cave: Drainage bei erhöhtem intrakraniellem Druck

Eine Sonderstellung nimmt die Therapie einer Pneumocystis jiroveci-Pneumonie (PJP) ein. Auch wenn es sich hierbei um eine lebensbedrohliche Pilzinfektion handelt, kommen keine der klassischen Antimykotika als Firstline-Medikamente zum Einsatz. Da *Pneumocystis jiroveci* kein Ergosterol in der Zellmembran enthält, sind Polyene und Azole hier nicht wirksam. Auch Echinocandine wirken nur auf die Pneumocystis Zysten, nicht auf die trophische Form, und werden daher ebenso nicht primär zur Therapie empfohlen. Allerdings gibt es Berichte in der Literatur, dass Caspofungin bei Therapieversagen zusätzlich einen Benefit bringen kann [37].

Mittel der Wahl bei PJP ist eine Hochdosistherapie mit Cotrimoxazol (15–20 mg/kg Trimethoprimkomponente, 75–100 mg/kg Sulfamethoxazol/d) aufgeteilt auf 3–4 Einzeldosen i. v. (bei schwerer Erkrankung) oder oral (bei milder bis moderater Erkrankung) über einen Zeitraum von 21 Tagen. Als Alternative kann Clindamycin (3 × 600 mg/d) i. v./oral plus Primaquin (30 mg/d) nach Ausschluss Mangels an Glukose-6-phosphat-Dehydrogenase oder Atovaquon 2(–3) × 750 mg/d oral mit fettreicher Nahrung oder Pentamidin 4 mg/kg/d i. v. (Reservemedikament, toxisch, nicht bei einer GFR < 60 ml/min) verabreicht werden [38].

Literatur

[1] Lewis RE. Current concepts in antifungal pharmacology. Mayo Clin Proc. 2011;86(8):805–17.

[2] Bellmann R, Smuszkiewicz P. Pharmacokinetics of antifungal drugs: practical implications for optimized treatment of patients. Infection. 2017;45(6):737–79.

[3] Cornely OA, Hoenigl M, Lass-Flörl C, et al. Defining breakthrough invasive fungal infection-Position paper of the mycoses study group education and research consortium and the European Confederation of Medical Mycology. Mycoses. 2019;62(9):716–29.

[4] Martson AG, van der Elst KCM, Veringa A, et al. Caspofungin Weight-Based Dosing Supported by a Population Pharmacokinetic Model in Critically Ill Patients. Antimicrob Agents Chemother. 2020;64(9).

[5] Cornely OA, Vehreschild JJ, Vehreschild MJ, et al. Phase II dose escalation study of caspofungin for invasive Aspergillosis. Antimicrob Agents Chemother. 2011;55(12):5798–803.

[6] Wasmann RE, Ter Heine R, van Dongen EP, et al. Pharmacokinetics of Anidulafungin in Obese and Normal-Weight Adults. Antimicrob Agents Chemother. 2018;62(7).

[7] Maseda E, Grau S, Luque S, et al. Population pharmacokinetics/pharmacodynamics of micafungin against Candida species in obese, critically ill, and morbidly obese critically ill patients. Crit Care. 2018;22(1):94.

[8] Kurland S, Furebring M, Lowdin E, et al. Pharmacokinetics of Caspofungin in Critically Ill Patients in Relation to Liver Dysfunction: Differential Impact of Plasma Albumin and Bilirubin Levels. Antimicrob Agents Chemother. 2019;63(6).

[9] Mourad A, Perfect JR. Tolerability profile of the current antifungal armoury. J Antimicrob Chemother. 2018;73(suppl_1):i26-i32.

[10] Mroczynska M, Brillowska-Dabrowska A. Review on Current Status of Echinocandins Use. Antibiotics (Basel). 2020;9(5).

[11] Abdul-Aziz MH, Alffenaar JC, Bassetti M, et al. Antimicrobial therapeutic drug monitoring in critically ill adult patients: a Position Paper. Intensive Care Med. 2020;46(6):1127–53.

[12] Pea F, Lewis RE. Overview of antifungal dosing in invasive candidiasis. J Antimicrob Chemother. 2018;73(suppl_1):i33-i43.

[13] Cornely OA, Bassetti M, Calandra T, et al. ESCMID* guideline for the diagnosis and management of Candida diseases 2012: non-neutropenic adult patients. Clin Microbiol Infect. 2012;18 Suppl 7:19–37.

[14] Tobudic S, Kratzer C, Lassnigg A, Presterl E. Antifungal susceptibility of Candida albicans in biofilms. Mycoses. 2012;55(3):199–204.

[15] Ullmann AJ, Aguado JM, Arikan-Akdagli S, et al. Diagnosis and management of Aspergillus diseases: executive summary of the 2017 ESCMID-ECMM-ERS guideline. Clin Microbiol Infect. 2018;24 Suppl 1:e1-e38.

[16] Marr KA, Schlamm HT, Herbrecht R, et al. Combination antifungal therapy for invasive aspergillosis: a randomized trial. Ann Intern Med. 2015;162(2):81–9.

[17] Ullmann AJ, Cornely OA, Donnelly JP, et al. ESCMID* guideline for the diagnosis and management of Candida diseases 2012: developing European guidelines in clinical microbiology and infectious diseases. Clin Microbiol Infect. 2012;18 Suppl 7:1–8.

[18] Faustino C, Pinheiro L. Lipid Systems for the Delivery of Amphotericin B in Antifungal Therapy. Pharmaceutics. 2020;12(1).

[19] Imbert C, Rammaert B. What Could Be the Role of Antifungal Lock-Solutions? From Bench to Bedside. Pathogens. 2018;7(1).

[20] Groll AH, Rijnders BJA, Walsh TJ, et al. Clinical Pharmacokinetics, Pharmacodynamics, Safety and Efficacy of Liposomal Amphotericin B. Clin Infect Dis. 2019;68(Suppl 4):S260-S74.

[21] Stone NR, Bicanic T, Salim R, Hope W. Liposomal Amphotericin B (AmBisome((R))): A Review of the Pharmacokinetics, Pharmacodynamics, Clinical Experience and Future Directions. Drugs. 2016;76(4):485–500.

[22] Maharom P, Thamlikitkul V. Implementation of clinical practice policy on the continuous intravenous administration of amphotericin B deoxycholate. J Med Assoc Thai. 2006;89 Suppl 5:S118-24.

[23] Ramage G, Jose A, Sherry L, et al. Liposomal amphotericin B displays rapid dose-dependent activity against Candida albicans biofilms. Antimicrob Agents Chemother. 2013;57(5):2369–71.

[24] Rudramurthy SM, Paul RA, Chakrabarti A, Mouton JW, Meis JF. Invasive Aspergillosis by Aspergillus flavus: Epidemiology, Diagnosis, Antifungal Resistance, and Management. J Fungi (Basel). 2019;5(3).

[25] Pappas PG, Kauffman CA, Andes DR, et al. Clinical Practice Guideline for the Management of Candidiasis: 2016 Update by the Infectious Diseases Society of America. Clin Infect Dis. 2016;62(4):e1-50.

[26] Cornely OA, Alastruey-Izquierdo A, Arenz D, et al. Global guideline for the diagnosis and management of mucormycosis: an initiative of the European Confederation of Medical Mycology in cooperation with the Mycoses Study Group Education and Research Consortium. Lancet Infect Dis. 2019;19(12):e405-e21.

[27] Williamson PR, Jarvis JN, Panackal AA, et al. Cryptococcal meningitis: epidemiology, immunology, diagnosis and therapy. Nat Rev Neurol. 2017;13(1):13–24.

[28] Perfect JR, Dismukes WE, Dromer F, et al. Clinical practice guidelines for the management of cryptococcal disease: 2010 update by the infectious diseases society of america. Clin Infect Dis. 2010;50(3):291–322.

[29] Ting MH, Spec A, Micek ST, Ritchie DJ, Krekel T. Evaluation of Total Body Weight versus Adjusted Body Weight Liposomal Amphotericin B Dosing in Obese Patients. Antimicrob Agents Chemother. 2021;65(9):e0236620.

[30] Wasmann RE, Smit C, van Dongen EPH, et al. Fixed Dosing of Liposomal Amphotericin B in Morbidly Obese Individuals. Clin Infect Dis. 2020;70(10):2213–5.

[31] Rouzaud C, Jullien V, Herbrecht A, et al. Isavuconazole Diffusion in Infected Human Brain. Antimicrob Agents Chemother. 2019;63(10).

[32] Koehler P, Bassetti M, Chakrabarti A, et al. Defining and managing COVID-19-associated pulmonary aspergillosis: the 2020 ECMM/ISHAM consensus criteria for research and clinical guidance. Lancet Infect Dis. 2021;21(6):e149-e62.

[33] Xing Y, Chen L, Feng Y, et al. Meta-analysis of the safety of voriconazole in definitive, empirical, and prophylactic therapies for invasive fungal infections. BMC Infect Dis. 2017;17(1):798.

[34] Rausch CR, Kontoyiannis DP. Prolonged voriconazole treatment in a patient with chronic lymphocytic leukemia resulting in a litany of chronic overlapping toxicities. J Oncol Pharm Pract. 2019;25(3):747–53.

[35] Ullmann AJ, Akova M, Herbrecht R, et al. ESCMID* guideline for the diagnosis and management of Candida diseases 2012: adults with haematological malignancies and after haematopoietic stem cell transplantation (HCT). Clin Microbiol Infect. 2012;18 Suppl 7:53–67.

[36] Maertens JA, Rahav G, Lee DG, et al. Posaconazole versus voriconazole for primary treatment of invasive aspergillosis: a phase 3, randomised, controlled, non-inferiority trial. Lancet. 2021;397 (10273):499–509.

[37] Tian Q, Si J, Jiang F, et al. Caspofungin combined with TMP/SMZ as a first-line therapy for moderate-to-severe PCP in patients with human immunodeficiency virus infection. HIV Med. 2021;22 (4):307–13.

[38] Maschmeyer G, Helweg-Larsen J, Pagano L, et al. ECIL guidelines for treatment of Pneumocystis jirovecii pneumonia in non-HIV-infected haematology patients. J Antimicrob Chemother. 2016;71 (9):2405–13.

7.4 Antivirale Therapie

Daniel C. Richter, Markus A. Weigand

Vorbemerkung

Die in diesem Kapitel vorgestellten Krankheitsbilder und deren Therapie bezieht sich explizit auf (prämorbid) immunkompetente Patienten. Die Therapiestrategien immunsupprimierter und insbesondere hämatoonkologischer Risikopatienten kann deutlich abweichen.

Während (ss) RNA (*single-strand ribonucleic acid*)-Viren wie das Influenza-Virus (Familie der *Orthomyxoviridae*), das Respiratorische Synzytial-Virus (RSV, Familie der *Pneumoviridae*) oder die *Coronaviridae* (exemplarisch: SARS-CoV-2) zu primären und (meist) ambulant erworbenen Virus-Pneumonien mit teils schwerem Verlauf führen, werden intensivmedizinisch relevante Infektionen im Verlauf der Sepsis und des septischen Schocks v. a. durch Vertreter der *Herpes viridae* (ds DNA [*double-strand desoxyribonucleic acid*]-Viren) verursacht. Das Humane Herpes Virus (HHV) 5 (Cytomegalovirus, CMV) und die HHV-1 & 2 (*Herpes simplex* Viren, HSV) zeigen hier die höchste Prävalenz [1]. Eine Exposition der Bevölkerung gegenüber HHV ist häufig. So liegt die Serumprävalenz von HSV-1 und 2 in der Bevölkerung zwischen 16 und 54 % [1]. Eine subklinische Infektion mit CMV durchlaufen 60–90 % der Bevölkerung [1,2]. Da Viren einen ausgeprägten Tropismus aufweisen, zählen z. B. Ganglienzellen zum Reservoir der neurotropen *Herpes simplex* Viren, während CMV in verschiedensten Zelltypen (z. B. Monozyten-Makrophagen-System, Niere, endotheliale Zellen) persistieren kann.

Welche Mechanismen eine Virusreaktivierung auslösen und unter welchen Umständen diese Reaktivierung in eine manifeste Virusinfektion übergeht, ist nicht abschließend geklärt. Eine entscheidende Rolle wird dem „immunologischen Ungleichgewicht" zugeschrieben, welches sich im Rahmen einer Sepsis entwickeln kann. Auf eine initiale Hyperinflammation (*Severe Inflammatory Response Syndrome*, SIRS), kann eine anti-inflammatorische Episode (*Compensatory Anti-inflammatory Response Syndrome*, CARS) folgen. Die immunparalytische Phase des CARS ist durch folgende Veränderungen gekennzeichnet: (1) Vorherrschen von Th2- und T_{reg}-Zellen, (2) Lymphopenie (CD4 +) und reduzierte Funktion der B-Lymphozyten, (3) mangelnde Zytokin-Produktion durch Monozyten, (4) verminderte HLA-DR und (5) mangelnde Phagozytose durch Neutrophile. Diese Veränderungen tragen möglicherweise entscheidend zur Virusreaktivierung und zu manifesten Virusinfektionen in dieser Phase bei [3,4].

Neben klinischen und bildgebenden Hinweisen einer Virusinfektion, gilt der Nachweis von Virus-DNA mittels PCR [*polymerase chain reaction*] heute als Goldstandard der Diagnostik. Mit Hilfe einer spezifischen PCR (Nutzung erregerspezifischer Primer und Amplifikation von Nukleinsäuren distinkter Erreger; vgl. unspezifische PCR) kann Virus-DNA aus verschiedenen Proben (Blut, respiratorisches Sekret, Punktate) amplifiziert werden. Der Nachweis von Virus-DNA ist dabei jedoch kein Beweis einer Infektion. Eine definitive Unterscheidung zwischen Reaktivierung und Infektion ist allein auf Basis der PCR nicht möglich und bedarf insbesondere klinischer Parameter.

7.4.1 Herpes simplex Virus (HSV) – Infektionen

7.4.1.1 HSV – Pneumonie

Neben einer Veränderung des Mikrobioms im Rahmen des Intensivaufenthaltes [5], ist auch die Besiedelung des Respirationstraktes mit HSV bei beatmeten Patienten eher die Regel als die Ausnahme: zwischen 13–64 % der Patienten dieses Kollektivs werden im Verlauf der Beatmungstherapie besiedelt [6–8]; eine Infektion des Lungenparenchyms tritt dennoch selten auf. Zur Pathogenese der HSV-Pneumonie existieren verschiedene, teils experimentelle, Modelle. Die Verschleppung von Viruspartikeln aus dem Oropharynx ([Mikro]aspiration) in die oberen und unteren Atemwege wird ebenso diskutiert, wie die neurogene oder hämatogene Ausbreitung des Virus [9,10]. Die Reaktivierung geht meist ohne die, ansonsten typischen, ulzero-vesikulären Läsionen des Integuments einher (nach typischen Läsionen sollte dennoch auch auf der Intensivstation gesucht werden). Die HSV-Pneumonie wird bei septischen Patienten einer Intensivstation in der Regel als Ventilator-assoziierte (Virus-)Pneumonie (VAP) imponieren. Inwiefern HSV das ursächliche Pathogen der VAP ist, oder vielmehr als Epiphänomen einer schweren Beeinträchtigung der Immunantwort zu sehen ist, kann häufig nicht geklärt werden. Eine gestörte Immunantwort im Rahmen der Sepsis (s. o.) ist aber sicher eine notwendige Voraussetzung schwerer Infektionen mit HSV. Die Sterblichkeit von Patienten mit HSV-Pneumonien ist, schon wegen der in der Regel zugrunde liegenden Sepsis oder des septischen Schocks mit Immundysfunktion, hoch. So lag die Sterblichkeit von ARDS-Patienten mit HSV-1 Nachweis bei 60 % (ggü. 45 % bei ARDS-Patienten ohne Virusnachweis) [9].

Diagnose

Die Diagnose einer HSV-Pneumonie ist aus den oben genannten Gründen nicht trivial. Klinische, laborchemische und radiologische Diagnosekriterien sind unspezifisch und häufig nicht zielführend [1,9]. Die Isolation des Virus aus respiratorischen Sekreten allein kann nicht zwischen Reaktivierung und Infektion unterscheiden. Serologische Antikörpernachweise sind ebenso unspezifisch und daher zur Diagnosestellung ungeeignet. Mit einer Spezifität von praktisch 100 % ist die PCR dem kulturellen Virusnachweis überlegen. Zu beachten ist, dass die Viruslast in tracheobronchialen Sekreten (tracheobronchiale Aspiration, TBAS) durch Kolonisation im Rahmen einer längeren Beatmungstherapie im Vergleich zu Proben aus einer BAL deutlich höher sein kann [8]. Daher sollte zum Virusnachweis Proben aus einer BAL der Vorzug ge-

Kriterien HSV-PCR Atemwege
1. Hauptkriterien:
· AB-refraktäre VAP
· refraktäres ARDS unter suffizienter AB-Therapie
2. Nebenkriterien:
· CT/Rö-Thx: (atypische) Pneumonie
· blutiges TS
· auffällige (orale/pharyngeale) Läsionen
· Befund Bronchoskopie: herpetiforme Läsionen
· Immunsuppression

Diagnostik, wenn 1 Hauptkriterium & ≥ 1 Nebenkriterium erfüllt

Probennahme HSV 1/2
1. BAL
2. TRAS: bei ARDS, PEEP > 10 mbar, Hypoxämie

< 10⁵ Kopien/mL
(low viral load)
→ keine Therapie

≥ 10⁵ Kopien/mL
(high viral load)
→ Therapie

Kontroll-PCR nach 7 (low viral load) bzw. 10 Tagen (bei Therapie)

Anmerkungen

1. Probennahme:
· Viruslast im TBAS höher als in BAL
· individuelle Nutzen-Risiko-Abwägung der BAL vs. TBAS

2. antivirale Therapie:
Standard:
a. Aciclovir 10 mg/kg KG/die alle 8 h (1 h Infusion)
Rescue-Therapien:
a. Foscarnet 80–120 mg/kg KG/die in 2–3 ED
b. Cidofovir 5 mg/kg KG/die (+ Probenecid!)

✓ strenge Dosisanpassung an Nierenfunktion
✓ Rescue-Therapie NUR in RS Oberarzt/Infektiologie

3. Therapie-Evaluation anderer Ursachen einer Pneumonie/eines ARDS

4. Kontroll-PCR nach 10 Tagen Therapie:
· Dekrement der HSV-Kopienzahl?
· kein Dekrement bei dtl. verbesserter Klinik spricht gegen HSV-Relevanz!

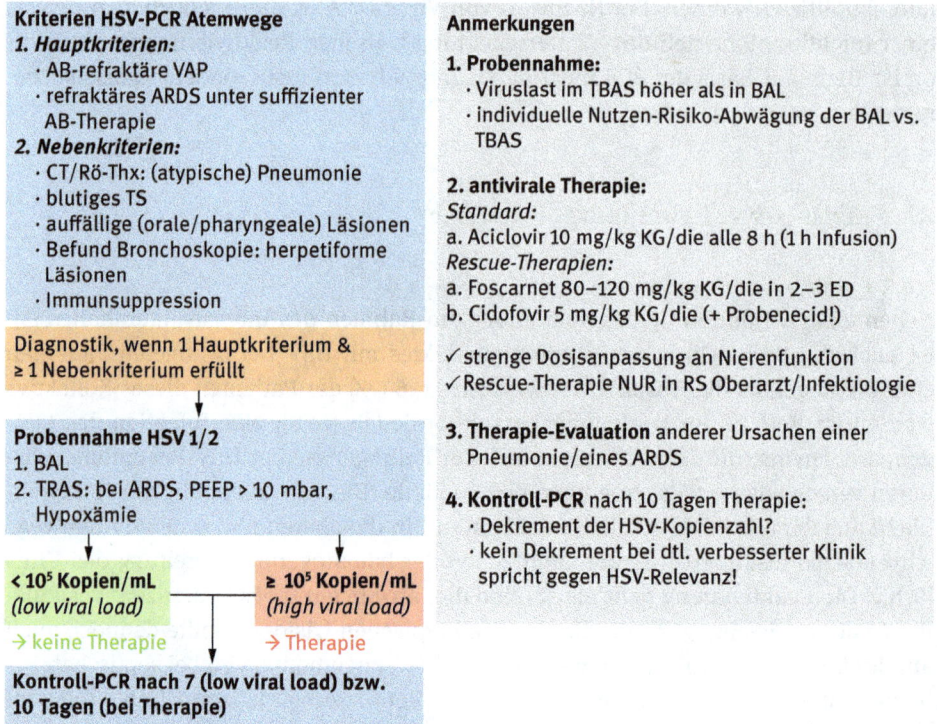

Abb. 7.1: SOP HSV-Pneumonie.

geben werden. Bei kritischen Patienten und/oder hoher Beatmungsinvasivität ist die Durchführung einer BAL u. U. nicht möglich und eine TBAS in Zusammenschau die sinnvollere Alternative (Ausbildung von Atelektasen, *De-Recruitment*/PEEP-Verlust). Da in der Virusdiagnostik aus Sekreten Kopien oder DNA bezogen auf ein Volumen angegeben werden, sollten die entnommenen Proben standardisierten Volumina entsprechen, z. B.: Anspülen bei BAL oder TBAS mit 2 ml NaCl 0,9 %. Die Entnahmebedingungen sollten der Virologie mitgeteilt werden, um die Interpretation einer Viruskonzentration zu erleichtern. Als *ultima ratio* kann zur Diagnosesicherung eine Lungenbiopsie erfolgen (invasive Maßnahme mit fraglicher Zuverlässigkeit).

Die Diagnose einer HSV-Pneumonie ist somit individuell und unter Berücksichtigung verschiedener klinischer und infektiologischer Parameter zu stellen (Abb. 7.1).

Therapie

Die Standardtherapie der HSV-Pneumonie sollte zunächst mit Aciclovir eingeleitet werden (10 mg/kg/KG alle 8 h). Die Infusionsdauer beträgt jeweils eine Stunde. Die Probenentnahme sollte vor Therapiebeginn erfolgen. Eine Adaptation der Aciclovir-Dosierung unter Nierenersatztherapie ist notwendig (Tab. 7.7).

Tab. 7.7: Anpassung der Aciclovir-Dosierung an die aktuelle Nierenfunktion und während Nierenersatzverfahren.

CrCL [mL/min]	Dosis [%], Intervall [h]
> 50	100 % alle 8 h
50—25	100 % alle 12 h
25—10	100 % alle 24 h
< 10	RS Pharmazie
Kontinuierliche Nierenersatzverfahren	
CVVH	100 % alle 24 h
CVVHDF	100 % alle 12 h
Intermittierende Hämodialyse	50 % alle 24 h (zusätzlich 50% nach der Dialyse)
CAPD (peritoneale Dialyse)	50 % alle 24 h

Tab. 7.8: Dosierung Foscarnet bei Niereninsuffizienz.

GFR [ml/kg/min]	Foscarnet Dosis
> 100 ml/min	3 × 40 mg/kg i. v.
70–99 ml/min	3 × 30 mg/kg i. v.
56–69 ml/min	3 × 20 mg/kg i. v.
42–55 ml/min	2 × 25 mg/kg i. v.
34–41 ml/min	2 × 20 mg/kg i. v.
28–34 ml/min	2 × 15 mg/kg i. v.
< 28 ml/min	keine Therapieempfehlung

Das Monitoring der Virusreaktivierung in konsekutiven respiratorischen Proben unter Therapie (spätestens nach 2 Wochen Therapie) dient mehreren Zielen. Einerseits kann die Effektivität der Therapie mit einem deutlichen Abfall (oder sogar fehlendem Nachweis) der Kopienzahl nachgewiesen werden. Andererseits kann eine konstant hohe oder ansteigende Kopienzahl in respiratorischen Sekreten unter Therapie auf ein Therapieversagen hinweisen (s. u.):

1. Ist unter Therapie und weiter hoher Viruslast eine klinisch deutliche Verbesserung des Patienten festzustellen, war HSV möglicherweise nicht die Ursache der Pneumonie und ist als Epiphänomen der schweren Grunderkrankung zu werten (wahrscheinlich Virus-Reaktivierung).

2. Zeigt der Patient keine klinische Verbesserung oder gar eine Aggravation der Pneumonie, kann eine (seltene) Aciclovir-Resistenz vorliegen. Eine entsprechende Resistenztestung (Versand von Proben an ein Referenzlabor) und Adaptation der Therapie ist in dieser Situation angezeigt.

Eine aktuelle Metaanalyse von Hagel et al. [11] untersuchte die Effekte einer antiviralen Therapie bei invasiv beatmeten Patienten auf der Intensivstation mit HSV1/2-Nachweis in Atemwegsproben. In den insgesamt neun Studien (n = 1069 Patienten) zeigte sich eine Reduktion der Sterblichkeit unter einer Therapie mit Aciclovir (Krankenhaussterblichkeit: RR 0,74, 95 % CI [0,64; 0,85], 30-Tage-Sterblichkeit: RR 0,75, 95 % CI [0,59; 0,94], Sterblichkeit Intensivstation: RR 0,73, 95 % CI [0,51; 1,05]). Ein Problem ist aber sicherlich die Heterogenität der inkludierten Studien (z. B. hohe Heterogenität *„Sterblichkeit Intensivstation"* [I^2 = 68 %]), die Isolationsorte des Erregers (oropharyngeal vs. BAL vs. Histopathologie), Randomisierung und die Viruslast, ab welcher eine Therapie initiiert wurde. Mit Blick auf einen möglichen Cut-off-Wert für einen Therapiestart, zeigen die retrospektiven Daten (2013–2018, n = 126 Patienten) von Schuierer et al. [8], dass Patienten mit VAP und hoher HSV-Viruslast ($\geq 10^5$ Kopien/mL) in respiratorischen Sekreten (ausgeschlossen waren in dieser Arbeit HSV-Nachweise aus oropharyngealen Proben) von einer Therapie mit Aciclovir profitieren (Risiko des Versterbens im Intensivaufenthalt a) Subgruppe mit $\geq 10^5$/mL Kopien, keine Therapie vs. Aciclovir: HR 0,31, 95 % CI [0,11–0,92]; p = 0,035 und b) Subgruppe mit 10^3–10^5 Kopien, keine Therapie vs. Aciclovir: HR 0,93, 95 % CI [0,28–3,1]; p = 0,91).

Verdacht eines Therapieversagens
(Abb. 7.2): Zeigt sich unter einer *adäquaten* (s. o.) Dosierung von Aciclovir keine Verbesserung (Klinik unverändert oder schlechter, weiter hohe Viruslast), besteht der Verdacht eines Therapieversagens. Hier sollten im interdisziplinären Team folgende Überlegungen angestellt werden:
1. Handelt es sich beim HSV-Nachweis tatsächlich um die Ursache oder ein Epiphänomen?
2. Wird Aciclovir korrekt dosiert (Nierenfunktion) und ist eine Spiegelbestimmung sinnvoll?
3. Kann eine Aciclovir-Resistenz vorliegen?
4. Besteht die Möglichkeit einer bakteriellen oder fungalen (Co-)Infektion, müssen dahingehend Proben entnommen werden und muss der Patient entsprechend behandelt werden?
5. Muss eine erneute Fokussuche erfolgen/ist der vermutete Fokus *„Lunge"* korrekt (Computertomographie Thorax, Abdomen)?

Wird eine (seltene) Aciclovir-Resistenz angenommen, ist eine Resistenztestung obligat und die Umstellung der Therapie auf Foscarnet (80–120 mg/kg/KG in 2–3 Einzel-

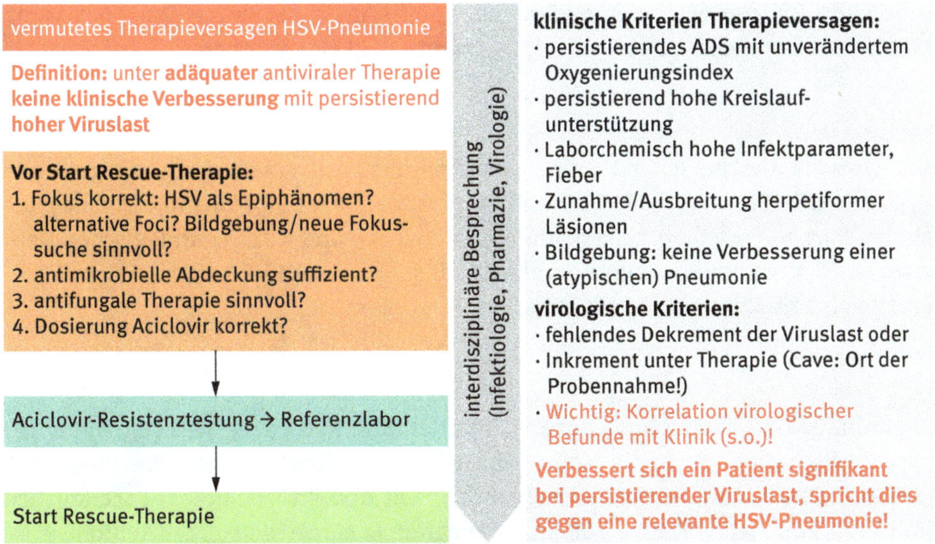

vermutetes Therapieversagen HSV-Pneumonie

Definition: unter **adäquater** antiviraler Therapie **keine klinische Verbesserung** mit persistierend **hoher Viruslast**

Vor Start Rescue-Therapie:
1. Fokus korrekt: HSV als Epiphänomen? alternative Foci? Bildgebung/neue Fokus-suche sinnvoll?
2. antimikrobielle Abdeckung suffizient?
3. antifungale Therapie sinnvoll?
4. Dosierung Aciclovir korrekt?

Aciclovir-Resistenztestung → Referenzlabor

Start Rescue-Therapie

interdisziplinäre Besprechung (Infektiologie, Pharmazie, Virologie)

klinische Kriterien Therapieversagen:
· persistierendes ADS mit unverändertem Oxygenierungsindex
· persistierend hohe Kreislauf-unterstützung
· Laborchemisch hohe Infektparameter, Fieber
· Zunahme/Ausbreitung herpetiformer Läsionen
· Bildgebung: keine Verbesserung einer (atypischen) Pneumonie

virologische Kriterien:
· fehlendes Dekrement der Viruslast oder
· Inkrement unter Therapie (Cave: Ort der Probennahme!)
· Wichtig: Korrelation virologischer Befunde mit Klinik (s.o.)!

Verbessert sich ein Patient signifikant bei persistierender Viruslast, spricht dies gegen eine relevante HSV-Pneumonie!

Abb. 7.2: Vorgehen Therapieversagen HSV-Pneumonie.

dosen; Cave: Nierenfunktion, s. Tab. 7.8) oder Cidofovir (5 mg/kg(KG mit Probenecid) zwingend erforderlich.

Luyt et al. [12] untersuchten in einer randomisierten und Placebo-kontrollierten Studie aus dem Jahre 2019 den Effekt einer präemptiven Therapie mit Aciclovir (3 × 5 mg/kg für 14 Tage) bei 239 beatmeten Patienten mit positivem oropharyngealem HSV-Nachweis. Hier zeigte sich kein Einfluss auf den primären Endpunkt Beatmungsdauer. Zusammen mit den Ergebnissen anderer Studien erscheint eine präemptive Therapie mit Aciclovir bei immunkompetenten Intensivpatienten mit positivem HSV-Nachweis nicht sinnvoll zu sein.

7.4.1.2 HSV – Enzephalitis

Virale Meningoenzephalitiden (VME) werden bei immunologisch kompetenten Patienten durch eine kleine Gruppe von Viren ausgelöst: Herpes-simplex-Virus 1 (HSV 1), Varizella-zoster-Virus (VZV), Epstein-Barr-Virus (EBV) sowie Mumps-, Masern und Enteroviren. Die Inzidenz der VME liegt zwischen 1,5–7 Fällen/100.000. Mit einer Inzidenz von 0,2–0,4/ 100.000 ist die Herpes-simplex-Virusenzephalitis (HSVE) die häufigste sporadische Enzephalitis in Westeuropa und weist unbehandelt eine Sterblichkeit von 70 % auf. Die HSVE durch HSV-1 verläuft bei Erwachsenen meist als nekrotisierende Enzephalitis mit hoher Defektheilungsrate. Eine HSVE durch HSV-2 verläuft bei Erwachsenen meist als „gutartige" (aseptische) HSVE. Die Diagnose einer HSVE bei kritisch kranken Patienten stellt eine Herausforderung dar, weil typische, klinisch-neurologische Symptome durch Analgosedierung und Beatmung gänzlich fehlen können und Verdachtsmomente so nicht entstehen.

Symptome

Der typische Verlauf einer HSVE-1 ist zweigipflig. Auf ein Stadium mit grippaler Symptomatik (Cephalgien, Fieber) und kurzfristiger Besserung folgt häufig eine klassische Trias aus psychotischen Symptomen, Aphasie und fokal-neurologischen Defiziten (z. B. Hemiparese). Aufgrund der Lokalisation der HSVE-1 im mesialen Schläfenlappen sind Krampfanfälle häufig.

Diagnose

Liquorpunktion mit Nachweis des HSV-1 in der PCR. Meist zeigt sich eine initial gemischtzellige Pleozytose, die nach einigen Tagen in eine lymphozytäre Pleozytose (5–350 Zellen/µL) konvertiert. Eiweißerhöhungen und ein leichter (!) Lactatanstieg im Liquor kommen vor. Eine Computertomographie eignet sich in der Akutphase lediglich zum Ausschluss möglicher Differenzialdiagnosen (Schlaganfall, Blutung, Tumor) und zeigt die HSVE-1 erst im späten, nekrotischen Stadium an. Goldstandard der Bildgebung ist die kraniale Magnetresonanztomographie (cMRT). Hier zeigen sich sehr früh enzephalitische Herde medio-temporo-basal. Ein unauffälliges MRT schließt eine HSVE-1 aus.

Therapie

Aufgrund der hohen Sterblichkeit bei Behandlungsverzögerung und der relevanten Rate an Defektheilungen, muss schon bei Verdacht einer HSVE-1 (!) nach Liquorpunktion kalkuliert mit Aciclovir therapiert werden (10 mg/kg/KG alle 8 h. für mind. 14 Tage). Erst nach definitivem Ausschluss einer HSVE-1 kann die Therapie mit Aciclovir beendet werden. Bei Patienten mit AIDS und nach Organtransplantation sind Aciclovir-resistente Stämme häufiger beschrieben und eine Therapie mit Foscarnet (60 mg/kg/KG alle 8 h für 3 Wochen) gerechtfertigt. Zu beachten sind die relevanten Nebenwirkungen von Foscarnet (blutbildendes System, Nephrotoxizität) und die Tagestherapiekosten. Die Behandlung dieses speziellen Krankheitsbildes sollte zusammen mit Spezialisten der Neurologie erfolgen.

7.4.2 Cytomegalovirus (CMV) – Infektionen

Ungefähr 60–80 % der immunkompetenten Erwachsenen durchlaufen eine, in der Regel asymptomatische, CMV-Primärinfektion und erlangen Seropositivität (CMV-IgG positiv) [2]. CMV persistiert in Monozyten, Makrophagen und einer Vielzahl anderer Organe und kann im Rahmen einer schweren Erkrankung wie der Sepsis reaktiviert werden. Risikofaktoren hierfür sind Sepsis, ARDS, Transfusion von Blutprodukten und die Therapie mit Glukokortikoiden [13]. Dabei gibt es keine spezifischen Anzeichen einer Virusreaktivierung. Ob eine CMV-Reaktivierung ein Symptom der schweren Grunderkrankung (Epiphänomen, vgl. *Herpes simplex* Infektionen) oder aber eine eigenständige Krankheitsentität ist, wird weiter diskutiert. Manifeste CMV-Infektionen (15–20 % der kritischen Patienten) äußern sich v. a. als Pneumonie, Colitis, Opthalmitis/Retinitis und Enzephalitis. Einige Studien konnten zeigen, dass CMV-Infektionen nicht nur die Beatmungszeit verlängern, sondern, über die Modulation des Immunsystems, auch nosokomiale Infektionen begünstigen könnten. Limaye et al. [14] konnten in einer Serie von 120 immunkompetenten Intensivpatienten bereits im Jahr 2008 eine Assoziation zwischen einer CMV-Reaktivierung, der 30-Tage-Sterblichkeit und der Hospitalisierungsdauer nachweisen (CMV-Virämie insgesamt: aOR 4,3, 95 % CI (1,6–11,9), p < 0,005; CMV-Virämie > 1000 Kopien/mL: aOR 13,9, 95 % CI [3,2–60,9], p < 0,01).

7.4.2.1 CMV – Pneumonien

Die Lunge ist bei einer aktiven Infektion eines der am häufigsten betroffenen Organe. Dennoch sind nachgewiesene CMV-Pneumonien selten. In einer Studie aus dem Jahr 1998 [15] konnten in einem Zeitraum von 4 Jahren bei 197 ARDS-Patienten durch 37 Biopsien nur 18 CMV-Pneumonien definitiv bewiesen werden. Daten zeigen aber andererseits auch, dass bereits eine pulmonale CMV-Reaktivierung über zytopathologische Effekte des Virus zu einer pulmonalen Schädigung führen kann. Spezifische radiologische Zeichen einer CMV-Pneumonie existieren nicht.

Diagnose

Die Diagnose erfolgt, analog der Diagnose einer HSV-Pneumonie, auf der Basis klinischer Parameter. Ein CMV-Nachweis (PCR, Antigen-Assays, Virus-Kultur), sollte erst dann erfolgen, wenn prädiktive Parameter einer Infektion vorliegen. Hauptkriterien sind: persistierende Lungeninfiltrate, ausgeprägte Oxygenierungsstörung (Persistenz der Symptome trotz suffizienter Antibiose) und dem Nachweis von CMV in der BAL. Nebenkriterien sind unter anderem Leukopenie, Hämophagozytose und prolongierte Beatmung (s. Abb. 7.3).

Anzumerken ist, dass aufgrund ausgeprägter Veränderungen des Immunsystems in der Sepsis die Genauigkeit diagnostischer Tests beeinflusst werden kann. Andererseits ist die Sensitivität der CMV-PCR so hoch, dass auch CMV-Reste (*„viral shreddings"*) detektiert werden können.

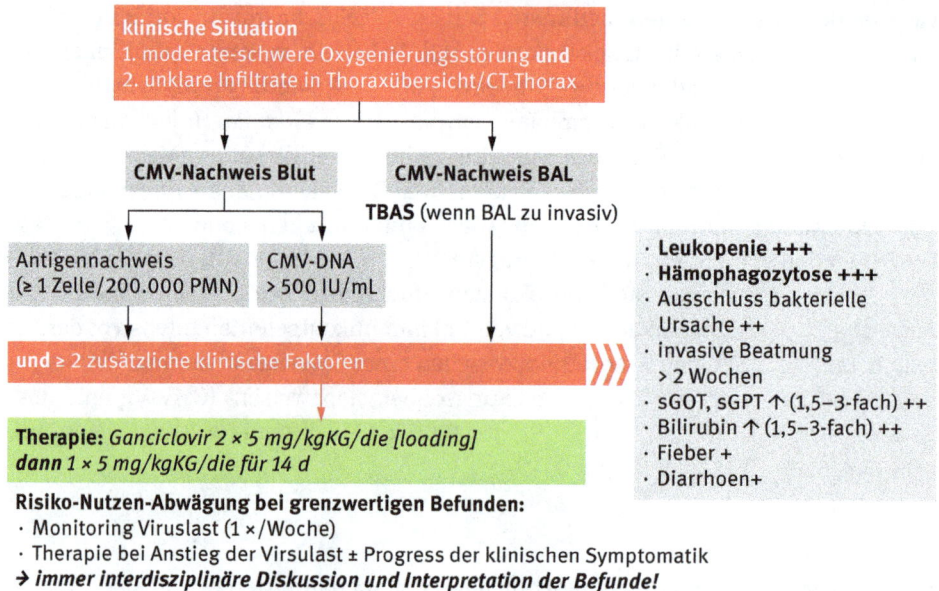

klinische Situation
1. moderate-schwere Oxygenierungsstörung **und**
2. unklare Infiltrate in Thoraxübersicht/CT-Thorax

CMV-Nachweis Blut

CMV-Nachweis BAL

TBAS (wenn BAL zu invasiv)

Antigennachweis
(≥ 1 Zelle/200.000 PMN)

CMV-DNA
> 500 IU/mL

· **Leukopenie +++**
· **Hämophagozytose +++**
· Ausschluss bakterielle
  Ursache ++
· invasive Beatmung
  > 2 Wochen
· sGOT, sGPT ↑ (1,5–3-fach) ++
· Bilirubin ↑ (1,5–3-fach) ++
· Fieber +
· Diarrhoen+

und ≥ 2 zusätzliche klinische Faktoren

Therapie: *Ganciclovir 2 × 5 mg/kgKG/die [loading]*
***dann** 1 × 5 mg/kgKG/die für 14 d*

Risiko-Nutzen-Abwägung bei grenzwertigen Befunden:
· Monitoring Viruslast (1 ×/Woche)
· Therapie bei Anstieg der Viruslast ± Progress der klinischen Symptomatik
→ *immer interdisziplinäre Diskussion und Interpretation der Befunde!*

Abb. 7.3: Vorgehen CMV-Nachweis.

Therapie

Eine kurative Therapie sollte dann initiiert werden, wenn zu den klinischen Zeichen einer schweren Pneumonie und dem Nachweis einer CMV-Reaktivierung (positiver CMV-Antigennachweis und/oder PCR-Nachweis) weitere Risikofaktoren hinzukommen (s. Abb. 7.3). Therapie der Wahl ist die Gabe von Ganciclovir (2 × 5 mg/kg KG/ die, dann 1 × 5 mg/kg KG/die für 2 Wochen). Valganciclovir (Prodrug von Ganciclovir) kann alternativ eingesetzt werden (Dosierung: Startdosis 2 × 900 mg, dann 1 × 900 mg *per os*). Bestehen Kontraindikationen für eine Ganciclovir-Therapie oder wurde eine Ganciclovir-Resistenz nachgewiesen, wird mit Foscarnet (Startdosis 2 × 90 mg/kg, dann 1 × 90 mg/kg) oder Cidofovir therapiert.

Weiter diskutiert wird, ob eine präemptive CMV-Therapie bei kritischen Intensivpatienten sinnvoll ist. Theoretische Überlegungen und die zytopathologischen Eigenschaften des Cytomegalievirus selbst, lassen diese Idee zwar sinnvoll erscheinen, Studien lieferten bisher jedoch widersprüchliche Ergebnisse. So führte die routinemäßige Prophylaxe von kritisch kranken Patienten in einer 2017 publizierten (randomisierten und kontrollierten) Studie an CMV-IgG-positiven, invasiv beatmeten Intensivpatienten ohne Immunsuppression zwar zu einer signifikant geringeren CMV-Reaktivierungsrate, ein positiver Einfluss auf die Endpunkte Sterblichkeit, Beatmungsdauer oder Dauer der Intensivbehandlung konnte aber nicht nachgewiesen werden [16]. Eine aktuelle Studie von Papazian et al. aus dem Jahre 2021 [17] griff die Frage einer frühen CMV-Therapie erneut auf. In einer doppelt-verblindeten, randomisierten und Placebo-kontrollierten Studie auf 19 Intensivstationen in Frankreich, randomisierten Papazian et al. 76 beatmete (> 96 h) Patienten mit Nachweis einer CMV-Reaktivierung (definiert als ≥ 500 IU/mL CMV-DNA in Vollblut) in eine Gruppe mit Ganciclovir-Therapie (n = 39 mit 2 × 5 mg/kg KG/die über 1 h) oder Placebotherapie (n = 37). Papazian et al. konnten keinen Vorteil der präemptiven Ganciclovir-Therapie auf das Überleben der Patienten nachweisen. Patienten mit Ganciclovir-Therapie schienen zwar schneller von der Beatmung entwöhnt werden zu können, dieser Trend verfehlte aber das Signifikanzniveau deutlich.

Damit kann eine präemptive CMV-Therapie nicht empfohlen werden und sollte daher interdisziplinär geplant und beschlossen werden.

7.4.2.2 CMV-Nachweis im Blut

Über die tatsächliche Pathogenität von CMV wird weiter diskutiert. Epidemiologische Studien und Subgruppenanalysen in Risikokollektiven (ARDS, ECMO) legen die Pathogenität von CMV nahe. Während eine Assoziation von Reaktivierung und schlechterem Behandlungsergebnis auf der Intensivstation mehrfach gezeigt werden konnte, bleibt weiterhin offen, inwiefern eine (präemptive) Therapie das Behandlungsergebnis günstig beeinflussen kann, bzw. die Sterblichkeit in der vulnerablen Gruppe der kritisch kranken Patienten zu senken vermag. In den letzten Jahren wurden drei wichtige, prospektiv-randomisierte Studien publiziert, deren Ziel es war, die Effekte einer frühen CMV-Therapie bei Intensivpatienten zu untersuchen. Eine der Studien (*Efficacy of a Preemptive Treatment by Ganciclovir or by Aciclovir in ICU Patients Requiring Prolonged Mechanical Ventilation and Presenting a Viral Replication* [PTH], NCT02152358) hat bisher nur Daten zur präemptiven Therapie mit Aciclovir vorgelegt. Cowley et al. [18] konnten in ihrer Kohorte kritisch kranker, immunkompetenter Patienten (CCCC study) zwar eine relevante Suppression der CMV-Reaktivierung unter Aciclovir oder Valganciclovir nachweisen. Allerdings ergab sich bezüglich Mortalität, Behandlungsdauer und Organdysfunktion kein signifikanter Unterschied zur Kontrollgruppe. Limaye et al. [16] konnten in ihrer randomisiert-kontrollierten Studie (GRAIL) an CMV-seropositiven Intensivpatienten (n = 160, Sepsis, Trauma, respiratorisches Versagen) ebenso keinen relevanten Effekt einer Ganciclovir-Therapie feststellen.

Damit ist auch bei Nachweis von CMV im Patientenblut weiter unklar, ab wann eine Therapie sinnvoll und nötig erscheint. Wir können festhalten, dass eine Assoziation zwischen einer starken CMV-Reaktivierung und dem Behandlungsergebnis des kritisch kranken Patienten besteht. Daher führen wir an unserer Klink eine CMV-Therapie gemäß dem Flussdiagramm in Abb. 7.3 durch. Eine Ausnahme besteht bei Patienten nach Lebertransplantation. Sind Spender oder Empfänger CMV-seropositiv, führen wir in dieser speziellen Gruppe eine Prophylaxe mit Ganciclovir oder Valganciclovir zur Prävention einer Reaktivierung und Infektion durch (Hochrisikokonstellation: Spender CMV-positiv/Empfänger CMV-negativ).

Grundsätzlich ist es unsere Auffassung, dass die Therapieentscheidung und insbesondere die Therapie schwerer Virusinfektionen auf der Intensivstation interdisziplinäre Herausforderungen sind. Daher legen wir besonderen Wert auf interdisziplinäre Visiten und Fallbesprechungen dieser Patienten und empfehlen diesen Ansatz.

Literatur

[1] Jellinge ME, Hansen F, Coia JE, Song Z. Herpes Simplex Virus Type 1 Pneumonia—A Review. Journal of Intensive Care Medicine. 2021;36:1398–1402.

[2] Papazian L, Hraiech S, Lehingue S, et al. Cytomegalovirus reactivation in ICU patients. Intensive care medicine. 2016;42:28–37.

[3] Hotchkiss RS, Monneret G, Payen D. Immunosuppression in sepsis: a novel understanding of the disorder and a new therapeutic approach. The Lancet infectious diseases. 2013;13:260–268.

[4] Giamarellos-Bourboulis EJ. What is the pathophysiology of the septic host upon admission? International journal of antimicrobial agents. 2010;36:S2-S5.

[5] Schmitt FC, Lipinski A, Hofer S, et al. Pulmonary microbiome patterns correlate with the course of disease in patients with sepsis-induced ARDS following major abdominal surgery. Journal of Hospital Infection. 2020;105:438–446.

[6] Linssen CF, Jacobs JA, Stelma FF, et al. Herpes simplex virus load in bronchoalveolar lavage fluid is related to poor outcome in critically ill patients. Intensive care medicine. 2008;34:2202–2209.

[7] Lepiller Q, Sueur C, Solis M, et al. Clinical relevance of herpes simplex virus viremia in Intensive Care Unit patients. Journal of Infection. 2015;71:93–100.

[8] Schuierer L, Gebhard M, Ruf H-G, et al. Impact of acyclovir use on survival of patients with ventilator-associated pneumonia and high load herpes simplex virus replication. Critical Care. 2020;24:12.

[9] Simoons-Smit A, Kraan E, Beishuizen A, van Schijndel RS, Vandenbroucke-Grauls C. Herpes simplex virus type 1 and respiratory disease in critically-ill patients: real pathogen or innocent bystander? Clinical microbiology and infection. 2006;12:1050–1059.

[10] Luginbuehl M, Imhof A, Klarer A. Herpes simplex type 1 pneumonitis and acute respiratory distress syndrome in a patient with chronic lymphatic leukemia: a case report. Journal of medical case reports. 2017;11:1–4.

[11] Hagel S, Scherag A, Schuierer L, et al. Effect of antiviral therapy on the outcomes of mechanically ventilated patients with herpes simplex virus detected in the respiratory tract: a systematic review and meta-analysis. Critical Care. 2020;24:1–10.

[12] Luyt CE, Forel JM, Hajage D, et al. Preemptive Treatment for Herpesviridae Study Group, Réseau Européen de recherche en Ventilation Artificielle Network. Acyclovir for Mechanically Ventilated Patients With Herpes Simplex Virus Oropharyngeal Reactivation: A Randomized Clinical Trial. JAMA Intern Med. 2020;180(2):263–272.

[13] Al-Omari A, Aljamaan F, Alhazzani W, Salih S, Arabi Y. Cytomegalovirus infection in immunocompetent critically ill adults: literature review. Annals of intensive care. 2016;6:110.

[14] Limaye AP, Kirby KA, Rubenfeld GD, Leisenring WM, Bulger EM, Neff MJ, Gibran NS, Huang M-L, Santo Hayes TK, Corey L. Cytomegalovirus reactivation in critically ill immunocompetent patients. Jama. 2008;300:413–422.

[15] Papazian L, Thomas P, Bregeon F, et al. Open-lung biopsy in patients with acute respiratory distress syndrome. The Journal of the American Society of Anesthesiologists. 1998;88:935–944.

[16] Limaye AP, Stapleton RD, Peng L, et al. Effect of ganciclovir on il-6 levels among cytomegalovi-rus-seropositive adults with critical illness: a randomized clinical trial. Jama. 2017;318:731–740.

[17] Papazian L, Jaber S, Hraiech S, et al. Preemptive ganciclovir for mechanically ventilated patients with cytomegalovirus reactivation. Annals of intensive care. 2021;11:1–12.

[18] Cowley NJ, Owen A, Shiels SC, et al. Safety and efficacy of antiviral therapy for prevention of cytomegalovirus reactivation in immunocompetent critically ill patients: a randomized clinical trial. JAMA internal medicine. 2017;177:774–783.

8 Hämodynamische Therapie nach initialer Stabilisierung

Maik von der Forst, Benjamin Tan, Markus A. Weigand, Maximilian Dietrich

Schock kann als ein Zustand des generalisierten Missverhältnisses von Sauerstoffangebot und -bedarf in Organen und Geweben definiert werden. Dabei kann sowohl eine gestörte Makrozirkulation als auch ein gestörter Blutfluss in den Kapillaren (Mikrozirkulation) oder eine verminderte Sauerstoffabgabe und Verwertung im Gewebe Ursache der Mangelversorgung sein. Insbesondere im septischen Schock ist eine gestörte Mikrozirkulation ein wichtiges pathophysiologisches Phänomen das kausal zum Organversagen beiträgt.

Weiterhin kann es bei Patienten zu einer Entkopplung von Makro- und Mikrozirkulation kommen, die als hämodynamische Inkohärenz bezeichnet wird [1]. So führt eine Stabilisierung makrohämodynamischer Zielparameter wie beispielsweise Blutdruck und Herzzeitvolumen nicht zwangsläufig zu einem physiologischen Blutfluss in den Kapillaren [2].

Das hämodynamische System von Patienten mit Sepsis/septischem Schock unterliegt einer ausgeprägten Dynamik und erfordert eine wiederholte Evaluation mit folgender Therapieanpassung, um eine optimale Gewebeperfusion sicherzustellen. Der Übergang von der initialen Stabilisierung des akuten Schockgeschehens zur differenzierten hämodynamischen Therapie ist fließend.

Die Therapie des septischen Schocks kann in vier Phasen (*ROSE-Konzept*) unterteilt werden: *Resuscitation-*, *Optimization-*, *Stabilization-* und *Evacuation*-Phase [3]. Während die frühe Phase (*Resuscitation*-Phase) des septischen Schocks durch eine hohe Wahrscheinlichkeit für einen ausgeprägten Volumenmangel charakterisiert ist und eine schnellstmögliche Stabilisierung mit Erreichen eines adäquaten Blutdrucks zur Wiederherstellung der Organperfusion im Vordergrund steht, besteht in den nachfolgenden Therapiephasen (*Optimization, Stabilization* und *Evacuation*) ein variabler, interindividuell unterschiedlicher Volumen- und Katecholaminbedarf um einerseits eine adäquate Organdurchblutung zu erreichen und andererseits eine Flüssigkeitsüberladung zu vermeiden. Sogar der Volumenentzug durch eine diuretische Therapie oder ein Nierenersatzverfahren kann notwendig werden.

8.1 Diagnostische Möglichkeiten zur hämodynamischen Evaluation

Die orientierende Basisdiagnostik muss deswegen durch eine differenzierte hämodynamische Diagnostik ergänzt werden. Eine zu geringe Flüssigkeitsgabe mit übermäßiger Katecholamintherapie führt über eine Verminderung des Herzminutenvolumens und Vasokonstriktion zu einer Minderperfusion der Gewebe und Organe. Eine

https://doi.org/10.1515/9783110673395-008

übermäßige Volumengabe fördert die Bildung eines generalisierten Gewebeödems und führt damit über eine Verlängerung der Diffusionstrecke zu einer verringerten Sauerstoffversorgung der Organe [4].

Insgesamt ist die Beurteilung der hämodynamischen Situation anhand einzelner Variablen unzureichend. Es sollte eine wiederholte Einschätzung anhand aller verfügbaren hämodynamischen Parameter erfolgen. Welche Instrumente dafür angewendet werden sollen, hängt nicht zuletzt von der apparativen Verfügbarkeit und der individuellen Erfahrung des behandelnden Arztes ab. Die Protokoll-basierte hämodynamische Therapie (*Early Goal directed Therapy*) mit der Vorgabe festgelegte Zielwerte statischer Parameter (mittlerer arterieller Druck, zentralvenöse Sättigung, zentralvenöser Druck und Diurese) zu erreichen, zeigte nach initial vielversprechenden Ergebnissen keinen Vorteil für das Überleben der Patienten [5]. Eine kombinierte, Puzzle-artige Betrachtung von makro- und mikrozirkulatorischen Parametern erscheint daher sinnvoller, um zu einer umfassenden Einschätzung der hämodynamischen Situation des Patienten zu gelangen (s. Abb. 8.1). Ebenso kann diese sich im Verlauf mehrfach innerhalb kurzer Zeit ändern, sodass eine wiederholte umfassende Evaluation notwendig ist. Die Beurteilung sollte dynamische Variablen und

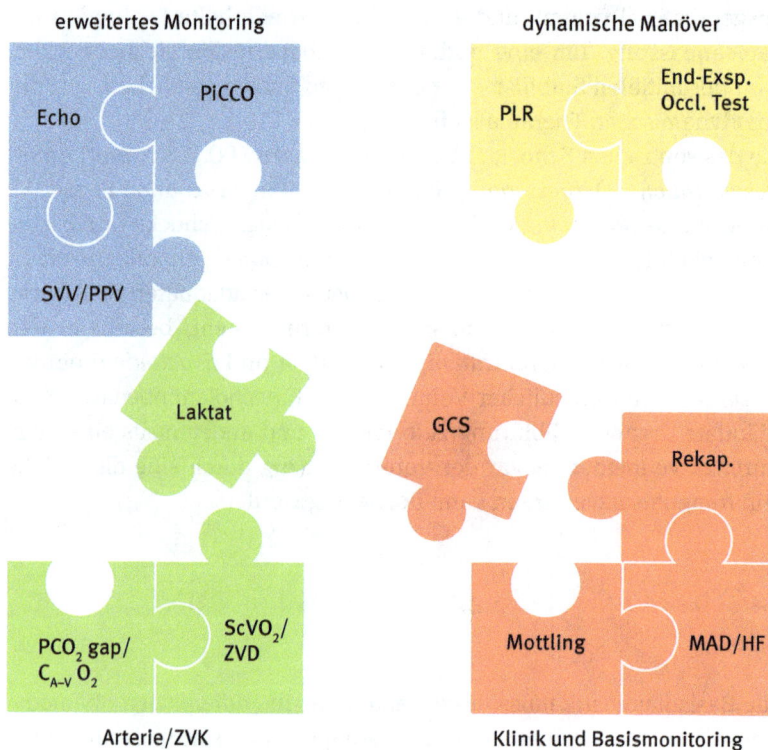

Abb. 8.1: Diagnostische Bausteine für die hämodynamische Therapie des septischen Schocks.

Tests beinhalten, da diese der isolierten Betrachtung von statischen Parametern überlegen sind [6]. In Kap. 5, Initiale Stabilisierung des septischen Schocks, wurde die Basisdiagnostik bereits erläutert. Im Folgenden werden verschiedene weiterführende Verfahren zur kardiozirkulatorischen Diagnostik aufgelistet und detailliert behandelt.

8.1.1 Skin Mottling – Marmorierung der Haut

Bereits beim ersten klinischen Blick können wichtige Hinweise über den Zustand des Patienten gewonnen werden. Bei kritisch kranken Patienten imponiert häufig das sogenannte *Skin Mottling*. Dieses beschreibt eine Marmorierung der Haut als beobachtbares Korrelat von Mikrozirkulationsstörungen im Rahmen der Sepsis. Typische Lokalisation ist der Bereich des Knies mit Oberschenkelvorderseite (s. Abb. 8.2). Die Schwere der Ausprägung wird durch den *Mottling-Score* erfasst: Der Score reicht von null Punkten (kein Mottling) über einen Punkt (münzgroßes Areal oberhalb des Knies) bis zur maximalen Ausprägung von fünf Punkten (Marmorierung bis oberhalb der Leistenfalte). Ein hoher *Mottling-Score* ist mit einer hohen Sterblichkeit assoziiert. Eine rasche Besserung der Mikrozirkulationsstörung im Sinne eines Rückgangs der Marmorierung unter hämodynamischer Therapie spricht für eine höhere Überlebenswahrscheinlichkeit des Patienten [7].

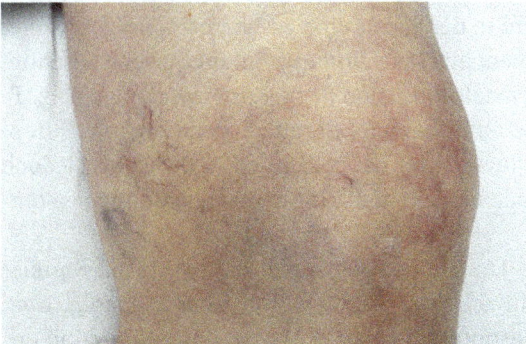

Abb. 8.2: *Skin-Mottling* – Beispiel für die Störung der Mikrozirkulation im Bereich des Kniegelenks im Rahmen einer Sepsis.

8.1.2 Rekapillarisierungszeit

Die Messung der Rekapillarisierungszeit ist eine einfache und ubiquitär verfügbare Methode die Perfusion in der Mikrozirkulation klinisch zu untersuchen. Dafür wird vom Untersucher meist auf das Fingernagelbett ein statischer Druck über mehrere Sekunden ausgeübt, um das Blut aus den Kapillaren zu drücken, bis sich eine blasse Färbung der Messstelle zeigt. Anschließend wird der Druck von der Messstelle genommen und die Zeit bis zur Füllung der Kapillaren (Farbumschlag von blass nach rosig) gemessen.

Als Normwert bei Gesunden wird im Bereich des Nagelbettes häufig eine Rekapillarisierungszeit von unter 2 s angegeben, bei kritisch kranken Patienten werden höhere Grenzwerte (2,5–3 s) angewendet. Bei septischen Patienten ist eine verlängerte Rekapillarisierungszeit mit Organversagen, erhöhten Laktatwerten und einer höheren Sterblichkeit assoziiert [8,9].

Die Rekapillarisierungszeit zeigt ein rasches Ansprechen auf die hämodynamische Therapie, sodass eine Rekapillarisierungszeit am Fingernagel von unter 3 s als ein Zielparameter der Flüssigkeits- und Katecholamintherapie bei Patienten mit septischem Schock angestrebt werden kann [6,10].

8.1.3 Laktat

Laktat ist das Produkt der anaeroben Glykolyse und ist somit ein unspezifischer Indikator eines Missverhältnisses von Sauerstoffbedarf und Angebot im Gewebe. Die Ursache erhöhter Laktatwerte kann sowohl eine lokalisierte (z. B. Darmischämie) oder generalisierte (z. B. Schock) Gewebeminderperfusion sein. Die vermehrte Laktatproduktion im septischen Schock ist nicht ausschließlich durch eine gestörte Gewebeperfusion zu erklären, sondern kann auch als Folge der Katecholamintherapie oder durch belastungsinduzierte Anpassungsvorgänge im Energiestoffwechsel der Zellen verursacht werden [11]. Ursächlich wird in der Sepsis eine gesteigerte aerobe Glykolyse (Warburg-Effekt), auch bei ausreichendem Sauerstoffangebot im Gewebe beschrieben. Weiterhin kann eine erhöhte Laktatproduktion Folge einer endogenen (z. B. Stress) oder iatrogenen (z. B. Katecholamintherapie) Stimulation adrenerger Rezeptoren sein [12,13]. Der Abbau des Laktats erfolgt hauptsächlich in der Leber, jedoch auch in Niere und Herz, wo dieses auch als Substrat zur Energiegewinnung verstoffwechselt wird.

Bei Patienten mit Sepsis stellt das Laktat den wichtigsten Biomarker mit Korrelation zur Sterblichkeit dar [11,14]. Ein erhöhter Laktatspiegel über 2 mmol/l bzw. 18 mg/dl ist neben Hypotonie bzw. Vasopressorbedarf Bestandteil der Definition des septischen Schocks [15]. Bei Patienten mit eingeschränkter Leberfunktion kann der Abbau vermindert sein, erhöhte Laktatwerte sind auch bei diesen Patienten als Biomarker eines Schockzustands mit erhöhter Sterblichkeit zu werten [14].

Eine Reduktion des Serumlaktats nach Beginn der hämodynamischen Therapie bei Patienten mit Sepsis kann als positives Therapieansprechen gewertet werden und geht mit einer Verbesserung der Prognose einher. Die langsame Änderung verglichen mit anderen hämodynamischen Parametern limitiert jedoch die Anwendbarkeit in Akutsituationen, sodass die Beurteilung der Laktatkinetik in 1–6 h Intervallen sinnvoll erscheint. In der Zusammenschau sollte Laktat immer im Gesamtkontext beurteilt werden und nicht isoliert zur Therapiesteuerung angewendet werden.

8.1.4 Echokardiographie

Bereits frühzeitig sollte als bettseitige, erweiterte, nicht-invasive Untersuchung die Echokardiographie zum Einsatz kommen. Hierzu äußert sich die *European Society of Intensive Care Medicine* (ESICM), wie folgt [16]:

   „Wenn ein erweitertes Monitoring benötigt wird, um die Art des Schockes zu evaluieren, soll bevorzugt die Echokardiographie eingesetzt werden."

   Bei Patienten, die nicht auf die initiale Therapie ansprechen, soll das Herzzeitvolumen und das Schlagvolumen und ihre Reaktionen auf Volumen und/oder Inotropikagabe evaluiert werden. Hierzu kann die Echokardiographie eingesetzt werden.

   Somit ergeben sich für den septischen Schock zwei Indikationen für die Durchführung einer Echokardiographie:
1. Einschränkung der Differentialdiagnosen des septischen Schocks (siehe Kap. 5, Initiale Stabilisierung des septischen Schocks)
2. erweitertes hämodynamisches Monitoring

Der Fokus dieses Abschnittes soll auf dem Einsatz der Echokardiographie im Rahmen des erweiterten hämodynamischen Monitorings liegen. Die Echokardiographie beim septischen Schock dient zum einen dazu, andere relevante hämodynamische Komorbiditäten zu identifizieren (z. B. vorbestehende dilatative Kardiomyopathie oder hochgradige Aortenklappenstenose) und ist zum anderen ein wichtiges Werkzeug zur Identifikation von direkten kardiodepressiven Effekten im Rahmen des septischen Schocks, der sogenannten septischen Kardiomyopathie.

   Die septische Kardiomyopathie ist facettenreich und kann sowohl diastolische als auch systolische Funktionsstörungen des rechten und linken Ventrikels umfassen [17]. Die Echokardiographie ist das einzige hämodynamische Monitoring, welches die gesamten pathologischen Effekte der septischen Kardiomyopathie erfassen kann. Die limitierenden Faktoren sind der hohe Trainingsaufwand, sowie die Abhängigkeit der Untersuchungsqualität von der Erfahrung des Anwenders und der Untersuchungssituation (Anatomie, Lagerung, Beatmung etc.).

   Wie im Folgenden erläutert kann bei der Echokardiographie als erweitertes hämodynamisches Monitoring zwischen „Basisdiagnostik" und einer „Fortgeschrittenen Diagnostik" unterschieden werden [18].

8.1.4.1 Basisdiagnostik
Modifiziert nach Nikravan et al. 2020 [19] lassen sich mit Hilfe eines einzelnen 4-Kammerblickes (subxiphoidaler oder apikaler 4-Kammerblick), verschiedene kardiovaskuläre Cluster im septischen Schock identifizieren und wie in Tab. 8.1 dargestellt einteilen.

Tab. 8.1: Kardiovaskuläre Cluster des septischen Schockes, modifiziert n. Nikravan et al. 2020.

Cluster	Cluster A *the good heart*	Cluster B *the broken heart*	Cluster C *the crashed right*
Beschreibung	biventrikuläre gute oder hyperdyname systolische Funktion	systolische und/oder diastolische Funktionsstörungen des LV oder beider Ventrikel	isolierte rechtsventrikuläre Dysfunktion
sonographische Charakteristika	schmaler RV + LV, kollabierende VCI und A-Profil im LUS oder normale RV + LV-Größe, normale Größe der VCI und A-Profil im LUS	Dilatierter LV und LA, *oder* Dilatation aller Herzkammern, dilatierte VCI und B-Profil im LUS oder hypertrophierter LV und dilatierter LA, kollabierende VCI und A-Profil im LUS	dilatierter ± hypertrophierter RV und dilatierter RA, dilatierte VCI und B-Profil im LUS
mögliche therapeutische Konsequenzen	weitere Volumengabe notwendig oder ausreichender Volumenstatus (Volumen-Responsiveness und -toleranz prüfen s. u.)	Geringe Volumentoleranz Inotropika-Responsiveness prüfen (s. u.) (erweiterte echokardiographische Untersuchung notwendig)	Volumen- und Inotropika-Responsiveness prüfen (s. u.) (erweiterte echokardiographische Untersuchung notwendig)

RV: Rechter Ventrikel; LV: Linker Ventrikel; RA: Rechter Vorhof; LA: Linker Vorhof; VCI: V. cava inferior; LUS: Lungensonographie

8.1.4.2 Fortgeschrittene Diagnostik

Das Herzzeitvolumen ist eine zentrale Größe für eine adäquate Gewebeperfusion und somit der empfohlene Zielparameter einer Volumen- oder Inotropie-*Challenge* (Anstieg um 10–15 %, s. Abschnitt *Fluid challenge*) [16].

Aus energetischer Sicht ist ein Herzzeitvolumen mit hohem Schlagvolumen und niedrigerer Herzfrequenz am günstigsten (bessere kardiale Füllung, bessere Koronarperfusion, geringerer kardialer Sauerstoffverbrauch bei niedriger Herzfrequenz). Somit ist es ausreichend mittels Echokardiographie das Schlagvolumen und seine Reaktion auf Volumen- und Inotropikagabe zu bestimmen.

Hierzu kann als Surrogatparameter das *Velocity-Time Integral* (VTI) im entsprechenden ventrikulären Ausflusstrakt bestimmt werden. Der Normwert des VTI ist abhängig von der Herzfrequenz und beträgt bei einer Normofrequenz (55–95/ min) für beide Ventrikel ca. 18–22 cm. Ein VTI < 15 cm korreliert mit einem *low Cardiac Output*-Syndrom. Ein Anstieg des VTI um 10–15 % nach einem Volumenbolus (z. B. 500 ml Vollelektrolytlösung) oder einer Inotropikagabe (z. B. 40 ug Epinephrin) wird als positiver *Volumenresponder* oder positiver *Inotropieresponder* bezeichnet [20].

In der Phase der *Optimization* nach dem *ROSE*-Konzept ist es unsere gängige Praxis vor weiterer Volumengabe die Volumen-Responsiveness mit einer Volumen-Challenge zu prüfen und nur bei positivem Ansprechen sowie einem gegebenen Flüssigkeitsbedarf weitere Volumensubstitution durchzuführen.

Das Prüfen der kardialen Volumentoleranz im septischen Schock bei einer bestehenden Kardiomyopathie ist besonders in der Phase der *Optimization* relevant, in der eine weitere Volumengabe kritisch abgewogen werden muss, um eine Volumenüberladung zu verhindern. Da der rechte Ventrikel aufgrund seiner dünnen Wand sehr sensibel auf eine Volumenüberladung reagiert, kann seine Größe und Form, kombiniert mit der Größe und Atemvariabilität der Vena cava inferior, eine gute Abschätzung über seine Volumentoleranz geben.

Bei dem kräftigeren linken Ventrikel ist dies optisch nicht so eindeutig festzustellen. Hier ist die Abschätzung des linksatrialen Druckes notwendig. Ergänzt durch eine lungensonographische Untersuchung, lässt sich folgende Einteilung zur Volumentoleranz treffen (siehe Tab. 8.2).

Tab. 8.2: Echokardiographische Parameter zur Beurteilung der kardialen Volumentoleranz modifiziert nach [21].

Herz	Volumentolerant	Volumenintolerant
Rechter Ventrikel		
RVEDA: LVEDA oder RVEDD: LVEDD	≤ 0,6	> 0,6 ± Septal shift, D-shaped LV in Diastole
V. cava inferior	≤ 2,1 cm; kollabiert > 50 %	> 2,1 cm; kollabiert < 50 %
Linker Ventrikel		
E/e'	< 8	≥ 13
Lungensonographie	A-Profil	B-Profil ± Pleuraergüsse

RVEDA: Right ventricular end-diastolic area; LVEDA: Left ventricular end-diastolic area; RVEDD: Right ventricular end-diastolic diameter; LVEDD: Left ventricular end-diastolic diameter; LV: Left Ventricle

8.1.5 Dynamische Parameter und Fluid Challenge

Die *Surviving Sepsis Campaign (SSC) Guidelines* empfehlen eine Beurteilung des Volumenbedarfs anhand von dynamischen Parametern. Dafür kann bei beatmeten Patienten die hämodynamische Reaktion auf die Veränderung der Beatmungsdrücke durch eine visuelle Einschätzung der Zu- und Abnahme der arteriellen Druckkurve

(*Swing*) beobachtet oder anhand der *Pulse Pressure Variation* (PPV), *Stroke Volume Variation* (SVV) oder der *Systolic Pressure Variation* (SPV) gemessen werden.

Die physiologische Grundlage der Parameter beruht auf dem vermehrten venösen Rückstrom durch den niedrigeren intrathorakalen Druck während der Exspirationsphase beatmeter Patienten. Hier kommt es bei Patienten mit Volumenbedarf durch eine verbesserte kardiale Vorlast über den Frank-Starling-Mechanismus zu einem erhöhten Schlagvolumen.

Bei Spontanatmung, lungenprotektiver Beatmung mit niedrigem Tidalvolumen oder Herzrhythmusstörungen wie z. B. Vorhofflimmern ist die Aussagekraft o. g. Parameter eingeschränkt.

Umfasst das verfügbare Monitoring eine Möglichkeit das Herzzeitvolumen zu messen (z. B. Echokardiographie, Picco- oder Pulmonaliskatheter) bietet die Gabe eines vordefinierten Volumenbolus (*Fluid Challenge*), ein Flachlegen mit Anheben der Beine (*Passive Leg Raising* [PLR]) oder bestimmte Beatmungsmanöver (*End-expiratory occlusion*) eine valide Möglichkeit, um die Reaktion des Organismus auf eine Volumengabe zu testen.

Das sogenannte PLR ist ein mittlerweile sehr gut validiertes und einfaches Instrument, um mittels eines relativen Volumenbolus die Flüssigkeitsreagibilität des Patienten abzuschätzen. Der Patient wird hierfür in eine leichte Oberkörperhochlage gebracht und dann im gesamten Bett so gekippt, dass der Oberkörper flach und im Gegenzug die Beine hochgelagert sind. Der pathophysiologische Hintergrund liegt in der Mobilisierung der Flüssigkeit aus den venösen Kapazitätsgefäßen der unteren Extremitäten und die Reaktion auf die verbesserte Vorlast.

Zur Auswertung des PLR reicht ein alleiniges Blutdruckmonitoring nicht aus, entscheidend ist vielmehr wie weiter oben bereits erwähnt die Veränderung des Herzzeitvolumens. Dies kann beispielsweise mittels zeitgleicher Echokardiographie, Pulskonturanalyse oder anderen Verfahren zur PPV/ SVV Messung erfolgen.

Beim endexspiratorischen Verschlusstest handelt es sich um ein dynamisches Verfahren zur Bestimmung der Volumenreagibilität bei beatmeten Patienten. Hier wird am Ende der Exspiration die Beatmung unter Monitoring des Herzzeitvolumens bzw. PPV/ SVV für ca. 15 Sekunden unterbrochen, wodurch es zu einer maximalen Erhöhung der Vorlast kommt. Wie bereits beschrieben entsteht hierdurch bei Volumenbedarf eine Steigerung des Herzzeitvolumens bzw. einer Senkung der PPV/ SVV. Auch hier ist eine alleinige Beurteilung des Blutdruckes nicht aussagekräftig. Jedoch kann auch die dynamische Einschätzung der weiter oben beschriebenen, mikrozirkulatorischen Parameter im Verlauf relevante Informationen zum Volumenstatus des septischen Patienten liefern.

Zur Evaluierung des Volumenbedarfs durch eine *Fluid Challenge* bei kritisch kranken Patienten ist die intravenöse Gabe von ca. 4 ml kristalloider Flüssigkeit pro kgKG über eine Dauer von 5–10 min ein empfohlenes Prozedere. Eine Zunahme des Herzzeitvolumens um mindestens 10 % durch einen der dynamischen Tests spricht dafür, dass der Patient von einer weiteren Volumengabe profitiert [16].

Ebenso kann eine Abnahme der Rekapillarisierungszeit und eine Verringerung des *Skin Mottlings* interpretiert werden. Jedoch muss der weitere Volumenbedarf engmaschig reevaluiert werden und sogenannte *Stop*-Zeichen der Volumentherapie (z. B. *B-Lines* in der Lungensonographie, sprunghafter Anstieg des zentralen Venendrucks) unbedingt beachtet werden, um eine Flüssigkeitsüberladung zu vermeiden.

8.1.6 Thermodilution und Pulskonturanalyse

Neben der Bestimmung des Herzzeitvolumens im Rahmen einer Echokardiografie stehen verschiedene andere Messmethoden zur Verfügung. Am verbreitetsten ist die Pulskonturanalyse auf Basis des Thermodilutionsverfahrens. Voraussetzung für den Einsatz dieses Monitorings sind ein zentraler Venenkatheter, sowie die Anlage eines speziellen arteriellen Katheters mit einem Thermistor.

Nach einer initialen Kalibrierung werden kontinuierlich das Schlagvolumen und das Herzzeitvolumen, anhand der arteriellen Druckkurve (Pulskonturanalyse) berechnet [22]. Zusätzlich können über die transpulmonale Thermodilutionskurve verschiedene intrathorakale Volumenparameter errechnet werden. Hierdurch lassen sich u. a. das extrazelluläre Lungenwasser, der systemische Gefäßwiderstand sowie verschiedene Vorlastparameter abschätzen.

In Ihrer Stellungnahme zum zirkulatorischen Schock und hämodynamischen Monitoring äußert sich die *European Society of Intensive Care Medicine* (ESICM), wie folgt zum Einsatz und Stellenwert des PiCCO [16]:
- Bei komplexen Patienten (z. B. schwere DCMP und Sepsis) wird empfohlen, zusätzlich einen Pulmonalarterienkatheter zu platzieren oder die transpulmonale Thermodilution einzusetzen, um die Schockart zu identifizieren.
- Während eines Schockzustandes wird die sequenzielle Evaluation des hämodynamischen Status empfohlen.
- Die transpulmonale Thermodilution oder der pulmonalarterielle Katheter werden bei Patienten mit schwerem Schock, speziell, wenn zusätzlich ein *Acute Respiratory Distress Syndrome* (ARDS) vorliegt, empfohlen.

Ihren Hauptstellenwert haben diese Verfahren in der *Optimization*-Phase nach dem ROSE Konzept, wenn die Hauptfragestellung Volumengabe oder Einsatz von Vasopressoren lautet [23]. Durch die direkte Schlagvolumen- und Herzzeitvolumen-Messung können direkt die Effekte von Tests der Volumenreagibilität (z. B. PLR-Manöver [s. Kap. 8.1.5, Dynamische Parameter]) detektiert werden.

Für den Pulmonalarterienkatheter, der durch seine direkte Messung der Kreislaufparameter weiterhin als „Goldstandard" gilt, konnten in der breiten Anwendung aufgrund der mit der Invasivität der Maßnahme verbundenen Komplikationen bisher keine Vorteile für Patienten gezeigt werden. Dieser sollte deshalb selektierten Patientenkollektiven vorbehalten bleiben [24].

Zusammenfassend stellt die Pulskonturanalyse ein wichtiges hämodynamisches Monitoring dar, dass den Anwender bei der Entscheidung, zwischen Volumen- und Vasopressortherapie unterstützen kann.

8.1.7 Zentralvenöser Druck und Sättigung

Wenngleich die venösen Parameter zentralvenöser Druck (ZVD) und die zentralvenöse Sättigung (ScvO$_2$) als zu erreichende Zielgrößen seit April 2010 nicht mehr im 6-Stunden-Bündel der *Surviving Sepsis Campaign* berücksichtigt werden, handelt es sich weiterhin um hilfreiche diagnostische Parameter im Rahmen der hämodynamischen Stabilisierung bei Sepsis Patienten.

Es gibt mittlerweile eine gute Evidenz, dass sich der ZVD allein weder zur Evaluation noch zur Steuerung des Flüssigkeitshaushaltes eignet. Dies gilt jedoch aufgrund der Komplexität des menschlichen Organismus nicht nur für den ZVD, sondern auch für nahezu alle anderen Parameter. Gerade aber weil viele verschiedene Einflüsse (u. a. intrathorakaler/intraabdomineller Druck, Volumenstatus, Rechtsherzfunktion) auf Letzteren wirken, kann der ZVD als wichtiges Puzzleteil zur Einschätzung des Patientenstatus dienen. Es konnte gezeigt werden, dass die Anwendung der ZVD-Messung zu einer niedrigeren 28-Tage-Mortalität führte und zudem, dass ein erhöhter ZVD mit einem erhöhten Sterblichkeitsrisiko und einem häufigeren Auftreten von akutem Nierenversagen einherging [25]. Die negativen Effekte eines erhöhten ZVD gehen am ehesten auf eine Störung des venösen Abstroms und damit einer Stauung der kapillären Mikrozirkulation zurück [26,27].

Zusätzlich können relevante Veränderungen des ZVD auf Akutereignisse wie Rechtsherzversagen oder Anstieg des abdominellen Druckes bei einem drohendem Kompartmentsyndrom hinweisen.

Seinen Stellenwert bekommt der ZVD nicht zuletzt durch die einfache und unkomplizierte Messung, welche ohne größeren Aufwand und nahezu ohne Risiko für den Patienten möglich ist. Ein spontaner ZVD im Korridor zwischen 8–12 mmHg und die aufmerksame Beobachtung von dynamischen Veränderungen im Verlauf sind zu empfehlen. Es ist somit sinnvoll den ZVD bei septischen Patienten mit hämodynamischer Instabilität regelmäßig zu evaluieren und insbesondere relative Änderungen im Kontext mit anderen Parametern zu bewerten.

Die Steuerung der Therapie mit dem Ziel einer zentralvenösen Sättigung (ScvO$_2$) > 70 % konnte ebenfalls das Überleben nicht verbessern und ist deshalb verlassen worden [28]. Dennoch kann dieser Parameter bei Patienten mit eingeschränkter Herzleistung als Surrogat in die Bewertung der hämodynamischen Situation mit einfließen. Die ScvO$_2$ spielt bei der Unterscheidung zwischen einem Transport- (z. B. hochgradig eingeschränkte Pumpfunktion) oder einem Verwertungsproblem (z. B. hyperdyname Phase der Sepsis) eine Rolle.

So können beispielsweise ein erhöhter Laktatspiegel und ZVD bei normaler $ScvO_2$ auf eine Mikrozirkulationsstörung hinweisen [29]. Bei steigenden Laktatwerten kann diese Information grundlegend wichtig sein, um abzuwägen, ob der Einsatz von Vasopressoren, Inotropika oder anderen therapeutischen Maßnahmen erforderlich ist [30].

Vorsicht ist aber nicht nur bei einer niedrigen, sondern auch bei ausreichender oder erhöhter $ScvO_2$ geboten, da eine isolierte $ScvO_2 > 90\,\%$ oder eine $ScvO_2$ von $> 70\,\%$ in Kombination mit einem erhöhten Laktat ($> 2,5$ mmol/l) mit einer erhöhten Mortalität bei septischen Patienten einhergehen können [31]. Ähnlich wie beim ZVD handelt es sich bei der $ScvO_2$ um einen wenig invasiven Parameter, der meist schnell zur Verfügung steht und deshalb einen Stellenwert bei der Behandlung der hämodynamischen Instabilität in der Sepsis hat. Eine $ScvO_2$ außerhalb der Norm, sollte durch ergänzende Diagnostik abgeklärt werden und in die Steuerung der Therapie mit einfließen.

8.1.8 PCO$_2$ gap

Die PCO_2 gap ist die Differenz zwischen dem zentralvenösen CO_2-Partialdruck ($PcvCO_2$) und dem arteriellen CO_2-Partialdruck ($PaCO_2$), dies entspricht näherungsweise der Differenz des veno-arteriellen CO_2-Gehaltes. Bei konstanter CO_2-Produktion kommt es in Abhängigkeit vom Herzzeitvolumen zu einer Änderung der veno-arteriellen CO_2-Differenz und somit der PCO_2 gap. Anders ausgedrückt: Nimmt das Herzzeitvolumen bei konstanter CO_2-Produktion ab, so kommt es zu einer Zunahme der PCO_2 gap und umgekehrt. Zur Detektion einer Hypoxie ist die PCO_2 gap nicht geeignet [32]. Eine PCO_2 gap > 6 mmHg kann bedeuten, dass das Herzzeitvolumen nicht hoch genug ist, um die globalen metabolischen Bedürfnisse des Organismus abzudecken.

Im septischen Schock konnte gezeigt werden, dass die Kombination aus einer $ScvO_2 > 70\,\%$ und einer PCO_2 gap < 6 mmHg dem alleinigen Zielparameter $ScvO_2 > 70\,\%$ überlegen ist und mit deutlich niedrigeren Laktatkonzentrationen, einer höheren Laktat-Clearance als auch einem schnelleren Abfall des SOFA-Score assoziiert ist [33]. Weiterhin war eine persistierend erhöhte PCO_2 gap in der frühen *Resuscitation*-Phase des septischen Schockes mit vermehrtem Multiorganversagen und einem schlechteren 28-Tage-Ergebnis vergesellschaftet [34].

Die *European Society of Intensive Care Medicine* (ESICM) empfiehlt in ihrem Consensus Statement zum zirkulatorischen Schock die Nutzung der PCO_2 gap zur Identifikation unzureichend therapierter Patienten [16].

8.1.9 PCO$_2$ gap/C$_{A-V}$ O$_2$

Da die PCO$_2$ gap keine Aussage über eine bestehende Hypoxie oder anaeroben Metabolismus treffen kann, wurde versucht diese Lücke durch die Kombination der PCO$_2$ gap mit Sauerstoffabhängigen Variablen zu schließen. Hierzu wird die PCO$_2$ gap durch die arteriovenöse Differenz des Sauerstoffgehaltes (C$_{A-V}$ O$_2$) dividiert. Hierdurch bestimmt man näherungsweise den respiratorischen Quotienten, wodurch es möglich ist CO$_2$-Produktion, welche unabhängig vom Sauerstoffverbrauch stattfindet, zu demarkieren [32].

Formel nach Gavelli 2019: PCO2 gap / CA-V O2
  PCO2 gap = Pc$_V$CO$_2$ – P$_a$CO$_2$
  CA-V O2 = CaO2 – CcvO2
  CaO2 = (1,34 × Hb × SaO2) + (PaO2 × 0,003)
  CcVO2 = (1,34 × Hb × ScvO2) + (PcvO2 × 0,003)

Als *Cutoff*-Wert für einen globalen anaeroben Stoffwechsel wird ein respiratorischer Quotient (Pa-ACO$_2$/CA-VO$_2$) > 1,4 mmHg/ml angenommen [32]. Im septischen Schock, wo eine Hyperlaktatämie nicht isoliert durch einen anaeroben Stoffwechsel entsteht, scheint der respiratorische Quotient dementsprechend ein besserer Marker für globalen anaeroben Stoffwechsel zu sein als Laktat und die ScvO$_2$ [35].

Weiterhin ist ein erhöhter respiratorischer Quotient mit einer schlechteren Laktat-Clearance, erhöhter Mortalität und vermehrten Auftreten von Organversagen assoziiert. Eine Verbesserung unter Volumentherapie kann möglicherweise darauf hinweisen, dass *Volume-Responder* auch mit einer Steigerung der Sauerstoffverwertung auf die durchgeführte Volumengabe reagieren [36].

Allerdings scheint eine durch den respiratorischen Quotienten gesteuerte, verglichen mit einer ScvO2-gesteuerten Therapie im septischen Schock nicht überlegen zu sein [37]. In diesem Kontext ist bei anhaltender Hyperlaktatämie unter laufender hämodynamischer Therapie eine Berechnung des respiratorischen Quotienten zur weiteren Differentialdiagnostik zu empfehlen.

8.2 Hämodynamische Therapie – die bestmögliche Kombination aus Flüssigkeitsgabe und Medikamentenauswahl/-dosierung

Die hämodynamische Therapie im septischen Schock lässt sich nach einem allgemeingültigen Schema durchführen, es gilt die Flüssigkeits- und Katecholamintherapie gemäß der 4D-Regel anzuwenden. Dies bedeutet das richtige Medikament (*Drug*) mit der optimalen Dosis (*Dosing*) und Gabedauer (*Duration*) zu verabreichen und zum richtigen Zeitpunkt abzusetzen (*De-escalation*). Das Ziel dieser Therapie muss sein eine stabile Makrohämodynamik wiederherzustellen und konsekutiv auch eine optimale Gewebeperfusion zu erreichen, ohne dabei unerwünschte Effekte z. B. durch eine Flüssigkeitsüberladung zu verursachen.

Die Therapie sollte sich am Zustand und den Vorerkrankungen des Patienten orientieren. Allgemein wird ein mittlerer arterieller Blutdruck von 65 mmHg als untere akzeptable Grenze empfohlen, bei vorbestehender Hypertonie oder kardiovaskulären Vorerkrankungen kann es jedoch sinnvoll sein auch höhere Werte anzustreben [6]. Die Organperfusion und die Mikrozirkulation sollten anhand der verschiedenen zuvor beschriebenen diagnostischen Parameter engmaschig reevaluiert und die Therapie entsprechend angepasst werden.

Im Folgenden werden die verschiedenen therapeutischen Möglichkeiten aufgelistet sowie auf deren Stellenwert und Besonderheiten eingegangen.

8.2.1 Flüssigkeitstherapie

Für die Flüssigkeitstherapie bei septischen Patienten stehen verschiedene Präparate zur Verfügung. Grundsätzlich werden hierbei kristalloide und kolloidale Lösungen unterschieden. Je nach Zusammensetzung können diese hypo-, iso- oder hyperton sein und unterschiedliche Konzentrationen an Elektrolyten enthalten. Hypotone Lösungen (z. B. auf Basis von G5 %) haben bei der Volumentherapie heutzutage keinen relevanten Stellenwert und wurden selbst als Erhaltungstherapie im pädiatrischen Bereich als weniger sicher gegenüber isotonen Lösungen bewertet [38].

Hypertone Lösungen hingegen wurden in der Vergangenheit immer wieder in Studien untersucht und im Rahmen der sogenannten *Small Volume Resuscitation* verwendet. Hierunter zeigte sich ein verringerter Flüssigkeitsverbrauch, der jedoch mit Veränderungen im Elektrolythaushalt einherging und keinen Einfluss auf das Überleben der Patienten hatte [39].

Als primäre Präparate zum Flüssigkeitsersatz werden aktuell balancierte Kristalloide empfohlen, welche auch als Vollelektrolytlösungen bekannt sind (z. B. Sterofundin® bzw. Plasmalyte®) [6,40]. Im Gegensatz zur früher verwendeten isotonen Kochsalzlösung (NaCl 0,9 %), versuchen diese Präparate durch eine „physiologischere" Elektrolytzusammensetzung und den Einsatz verschiedener organischer Anionen (z. B. Acetat, Laktat, Malat) sich der physiologischen Zusammensetzung des Blutes anzunähern.

Dies soll insbesondere dazu dienen den unphysiologisch hohen Chloridgehalt der Präparate zu reduzieren. Letzterer kann zur Entwicklung einer hyperchlorämischen Azidose führen, weshalb NaCl 0,9 % Lösung mit einer erhöhten Rate an Nierenversagen und einer höheren Morbidität assoziiert wurde [41–43]. Die 2021 erschienene BaSICS-Studie zeigte keinen Unterschied bezüglich der 90-Tage-Sterblichkeit von Sepsis-Patienten durch die Verwendung balancierter Kristalloid-Lösung verglichen mit NaCl 0,9 %-Lösung. Dennoch wird NaCl 0,9 %-Lösung aktuell zur Flüssigkeitssubstitution nicht mehr empfohlen [6].

Für die zweite große Gruppe, den Kolloiden, ist die therapeutische Verwendung im Rahmen der Sepsis-Therapie deutlich eingeschränkt. Insbesondere große randomisierte Untersuchungen zu HES-haltigen Präparaten, wie die von Perner et al. 2012 erschienene Studie, zeigten eine höhere Mortalität und eine höhere Inzidenz von Nierenversagen mit Bedarf an Nierenersatzverfahren bei septischen Patienten nach HES Therapie. Dies führte dazu, dass seit 2013 bei Patienten mit Sepsis von der Anwendung hydroxyethylstärkehaltiger Infusionslösungen durch European Medical Agency untersagt wird [44–46].

Zu Gelatine-haltigen Lösungen liegen bisher keine ausreichenden Daten aus großen randomisierten Studien zum Vergleich mit anderen Präparaten vor [47]. Retrospektive Daten legen jedoch nahe, dass die Umstellung von HES auf Gelatine keinen positiven Einfluss auf Sterblichkeit und Komplikationen bei kritisch kranken Patienten hat [48]. Vom Einsatz Gelatine-haltiger Präparate in der Sepsis wird daher in der SSC Leitlinie 2021 abgeraten [6].

Die Verwendung von Albumin als natürliches Kolloid scheint sicher zu sein und konnte nicht mit relevanten Nebenwirkungen assoziiert werden [49]. Daher bleibt Albumin insbesondere bei einem septischen Schock mit hohem Flüssigkeitsbedarf oder zusätzlichen Indikationen, wie Hypalbuminämie, großer Mengen Aszites oder Pleuraergüssen, eine empfohlene Ergänzung zur alleinigen Kristalloid-Therapie [6,50].

Insgesamt zeigte aber ein Cochrane-Review von Perel et. al über die Flüssigkeitstherapie bei kritisch kranken Patienten, dass keines der genannten Kolloide einen Vorteil gegenüber kristalloiden Lösungen hatte [39]. Zusammenfassend wird der Einsatz von balancierten Kristalloiden insbesondere zur initialen Stabilisierung empfohlen. Frühzeitig sollte dieses Regime jedoch durch Katecholamine und ggf. die Gabe von Albumin ergänzt werden. Des Weiteren ist eine möglichst präzise Evaluation des Volumenstatus anzustreben, da sowohl übermäßige als auch zu geringe Flüssigkeitsgabe mit schwerwiegenden Komplikationen einhergehen können.

8.2.2 Pharmakologische Therapie

8.2.2.1 Vasopressoren: Noradrenalin und Vasopressin

Noradrenalin ist gemäß der Leitlinie der primär empfohlene Vasopressor bei hypotonen Patienten mit Sepsis [6]. Es wirkt vorwiegend über einen Agonismus an α-1-Adrenozeptoren als Vasokonstriktor sowohl im arteriellen als auch venösen Gefäßsystem. Zusätzlich zeigt Noradrenalin eine agonistische Wirkung an β-1-Adrenozeptoren. Durch die Verengung der venösen Gefäße kommt es zu einem vermehrten venösen Rückstrom zum Herzen und damit in Kombination mit der β-1-vermittelten positiv inotropen Wirkung zu einer Erhöhung des Schlagvolumens mit Zunahme des Herzzeitvolumens. Zusätzlich führt die vasokonstriktive Wirkung im arteriellen System zu einer Erhöhung des peripheren Gefäßwiderstands. Als Folge dieser Effekte kommt es zu einer Blutdruckerhöhung als Produkt aus gesteigertem Herzzeitvolumen und peripherem Gefäßwiderstand und hierdurch zu einer besseren hämodynamischen Stabilisierung. Es konnte gezeigt werden, dass die frühe Gabe von Noradrenalin bei Patienten mit septischem Schock zu einer Verringerung des Volumenbedarfs, einem schnelleren Erreichen des Zielblutdrucks und einer geringeren Sterblichkeit verglichen mit einer späteren Gabe führt [51,52]. Somit sollte bei septischen Patienten mit begleitender Hypotonie der Blutdruck bereits parallel zur initialen Flüssigkeitstherapie frühestmöglich durch eine kontinuierliche Noradrenalingabe normalisiert werden.

Vasopressin ist ein Nonapeptid-Hormon, das bei Hypotension und Hypernatriämie aus der posterioren Hypophyse freigesetzt wird [53]. Es führt über die Stimulation von V1a-Rezeptoren zur Vasokonstriktion, über V1b-Rezeptoren zur ACTH-Ausschüttung und über V2-Rezeptoren zur vermehrten renalen Wasserrückresorption.

Insgesamt kann Vasopressin somit den Norepinephrinbedarf vermindern, die Nierenfunktion unterstützen und aufgrund fehlender V1-Rezeptoren in der Lungenstrom, kann es den systemischen Perfusionsdruck anheben, ohne die pulmonale Vasokonstriktion zu erhöhen [54,55]. Vor dem Hintergrund der verhältnismäßig zu niedrigen Vasopressinspiegel bei Patienten im septischen Schock erscheint der Einsatz von Vasopressin aus pathophysiologischer Sicht sinnvoll. Zusätzlich ist für Vasopressin im Vergleich zu Noradrenalin ein positiver Einfluss auf die plasmatische Zytokinkonzentration beschrieben [56].

Große randomisierte Studien konnten allerdings keinen Unterschied bezüglich der Sterblichkeit für die Anwendung von Vasopressin im septischen Schock im Vergleich zu Noradrenalin zeigen [57–59]. Lediglich die VASST-Studie konnte in der Subgruppe mit geringerem Norepinephrin Bedarf (< 15 ug/min) eine geringere Sterblichkeit durch die Anwendung von Vasopressin zeigen, welche sich in einer Sekundäranalyse nach SEPSIS 3 Kriterien auch bei einer Laktatkonzentration < 2,0 mmol/l bestätigte [59,60].

In Bezug auf die Nierenfunktion konnten Vorteile lediglich in kleineren Studien nachgewiesen werden [55,61,62]. Allerdings war in einer Post-hoc Analyse der VASST-Studie die Anwendung von Vasopressin mit einem signifikant geringeren Fortschreiten eines Nierenversagens und einer geringeren Rate an Nierenersatzverfahren assoziiert, letzteres zeigte auch die VANISH-Studie [57,63].

Unerwünschte Wirkung der Vasopressin-Therapie können ein vermehrtes Auftreten von digitalen Ischämien sein, welche besonders bei hohen Vasopressin-Dosierungen (> 0,06 IU/min) auftreten können, wobei eine periphere arterielle Verschlusskrankheit hierfür einen unabhängigen Risikofaktor darstellt (Dunser, 2003). Im Niedrigdosisbereich (≤ 0,06 IU/min) scheinen die Nebenwirkungen ähnlich hoch zu sein wie unter alleiniger Norepinephrin-Therapie [57,59,64].

Die SSC empfiehlt Vasopressin als Vasopressor der 2. Wahl, nach Norepinephrin [6]. Aufgrund der vorliegenden Daten erscheint es insbesondere bei Komorbiditäten, die mit einer erhöhten Rechtsherzbelastung assoziiert sind sinnvoll, den additiven Einsatz von Vasopressin bereits in einer frühen Phase des septischen Schocks zu erwägen. Hierdurch können möglicherweise hohe Noradrenalin-Dosen vermieden und die pulmonale Nachlast reduziert werden.

Nach erfolgreicher Stabilisierung empfiehlt sich ein Ausschleichen des Vasopressin erst, wenn Norepinephrin stabil auf moderate Dosen reduziert werden konnte, um eine beschriebene erhöhte Kreislaufinstabilität bei frühzeitiger Vasopressin-Reduktion zu vermeiden [65].

8.2.2.2 Inotropika: Dobutamin, Adrenalin, Milrinon und Levosimendan

Dobutamin ist hauptsächlich ein β-1-adrenerger Agonist, mit schwacher β-2 und α-1 Aktivität. Bei Patienten mit eingeschränkter Pumpfunktion führt Dobutamin zu einer Erhöhung der Herzfrequenz, des Schlagvolumens und somit insgesamt zu einer Steigerung des Herzzeitvolumens. Gleichzeitig reduziert Dobutamin die linksventrikulären Füllungsdrücke und den systemischen vaskulären Widerstand, wodurch es zu unerwünschten Nebeneffekten wie einem Abfall des systemischen Blutdruckes, aber auch Herzrhythmusstörungen kommen kann [66].

Bei Patienten im septischen Schock ist entsprechend der aktuellen Datenlage die Kombination aus Norepinephrin und Dobutamin im Vergleich zu einer Monotherapie mit Epinephrin gleichwertig, die Wahl der geeigneten Therapie ist daher eine Einzelfallentscheidung [6,67].

Die SSC gibt bei der geringen Evidenzlage eine schwache Empfehlung für den Einsatz von Dobutamin bei Patienten mit Kardiomyopathie und persistierender Hypotension, trotz adäquater Volumensubstitution und dem Einsatz von Vasopressoren [6]. Aufgrund des erhöhten Risikos von Herzrhythmusstörungen und systemischer Hypotension, sollte Dobutamin Patienten vorbehalten werden, bei denen eine echokardiographisch gesicherte reduzierte kardiale Funktion vorliegt [53]. Hier wird Dobutamin, aufgrund der zusätzlichen Senkung des pulmonalen Druckes, bevorzugt bei führender Rechtsherzproblematik eingesetzt [68].

Überwiegt eine linksventrikuläre Dysfunktion, kommt eher Adrenalin als Inotropikum in Betracht, um das Risiko einer Verstärkung der systemischen Hypotension zu minimieren. Adrenalin wird in den Leitlinien ebenfalls als additives Katecholamin empfohlen [6]. Die vielfältigen Wirkungen werden durch unspezifische Bindung sowohl an α- als auch an β-Adrenozeptoren vermittelt.

Bei nicht Erreichen der Blutdruckziele, ist es wichtig die Situation stetig zu reevaulieren und eine individuelle Anpassung der Katecholamintherapie vorzunehmen.

Bislang gibt es keine klare Evidenz, dass Adrenalin die Sterblichkeit bei Sepsis erhöht, es wurden jedoch mehr unerwünschte Nebenwirkungen wie z. B. eine erhöhte Laktatproduktion beschrieben. Eine 2021 veröffentlichte retrospektive Studie konnte sowohl die Adrenalin- als auch die Dobutamin-Dosis mit einer erhöhten Sterblichkeit im septischen Schock assoziieren, die Datenlage bleibt somit weiter unklar [69].

In supportiver Indikation können auch neuere Inotropika wie der PDE-5-Hemmer Milrinon und der Ca-Sensitizer Levosimendan zum Einsatz kommen. Interessant ist insbesondere der β-Rezeptor unabhängige Wirkmechanismus von Levosimendan, welcher nicht zu einem erhöhten myokardialen Sauerstoffverbrauch führt [70]. Dennoch konnten in vergleichenden Studien sowohl Milrinon als auch Levosimendan keine klaren Vorteile zeigen [71–73]. Von einem generellen Einsatz in der Sepsis ist daher abzuraten, beide Wirkstoffe sollten als Reservemedikamente speziellen Patientengruppen vorbehalten bleiben [6].

8.2.2.3 Ausblick: Betablocker, Angiotensin-II und Methylenblau

Im septischen Schock kann es zu einer exzessiven Sympathikusüberstimulation, hohen Katecholaminleveln, myokardialer Depression, vaskulärer Hypoaktivität und autonomer Dysfunktion kommen [74]. Aufgrund dieser Pathophysiologie gibt es Therapieansätze, die versuchen, durch die Gabe von vornehmlich ultrakurz wirksamen Betablockern (z. B. Esmolol, Landiolol), diese adrenerge Überstimulation abzuschwächen. Die Betablockergabe wurde bisher bei weiterhin bestehender Tachykardie nach erfolgter *Resuscitation* mit Volumen und Vasopressoren, teilweise sogar erst nach 24 h Stabilisierung, durchgeführt. Die Gabe von ultrakurz wirksamen Betablockern in Patienten mit Sepsis scheint sicher und ist möglicherweise mit einer reduzierten Mortalität assoziiert [74–76]. Eine abschließende Bewertung der Therapie ist zum aktuellen Zeitpunkt noch nicht möglich, eine vorsichtige Frequenzkontrolle nach erfolgter Stabilisierung kann jedoch erwogen werden.

Ein weiteres vielversprechendes Agens in der Therapie des septischen Schocks könnte Angiotensin-II sein. In der 2017 publizierten ATHOS-3 Studie zeigten sich eine effektive Steigerung des Blutdruckes sowie eine Senkung des kumulativen Katecholaminbedarfs bei Patienten im vasodilatativen Schock [77]. Die Datenlage bezüglich der Effekte auf die unterschiedlichen Organsysteme ist für eine Empfehlung in der Therapie der Sepsis bisher jedoch noch unzureichend.

Methylenblau vermindert die NO-vermittelte Vasodilatation über die Hemmung der löslichen Guanylatcyclase. Die Gabe von Methylenblau bei Patienten mit septischem Schock führt über eine Erhöhung des peripheren Widerstands zu einer Reduktion des Katecholaminbedarfs und zu einem Anstieg des Blutdrucks. Bisher konnte dadurch jedoch kein verbessertes Überleben gezeigt werden. Aktuell ist die Gabe von Methylenblau im septischen Schock als individuelle Rescue-Therapieoption zu werten, die bei hoch katecholaminpflichtigen Patienten mit therapierefraktärem septischem Schock in Betracht gezogen werden kann [78].

8.2.3 Aktive Therapiedeeskalation

Eine positive Flüssigkeitsbilanz ist mit einer erhöhten Mortalität bei Patienten mit Sepsis assoziiert. Hierbei scheint vor allem eine positive Flüssigkeitsbilanz über 48 h negative Effekte wie z. B. akutes Nierenversagen zu begünstigen [79]. Dies macht deutlich, dass eine kalkulierte Flüssigkeitszufuhr, während der kritischen Initialphase mitentscheidend ist. Ein gewisser Flüssigkeitsüberschuss wird sich aber oft aufgrund der Pathophysiologie des septischen Schocks nicht vermeiden lassen, woraus sich die Notwendigkeit einer aktiven Deeskalation inklusive Flüssigkeitsentzug ergibt. Diese kann in Betracht gezogen werden, sobald die *Stabilization*-Phase erreicht ist. Es sollte ab diesem Punkt des Krankheitsgeschehens täglich geprüft werden, ob die hämodynamische Therapie deeskaliert und wenn notwendig mit einem Flüssigkeitsentzug begonnen werden kann. Ziel sollte es sein, (vorausgesetzt der Zustand des Patienten verschlechtert sich nicht erneut) innerhalb der ersten 72 h nach Stabilisierung des septischen Schockes eine Negativbilanzierung mit dem Ziel einer ausgeglichenen Gesamtbilanz zu erreichen. Notwendige Voraussetzungen hierfür sind:

- ein ausreichendes Herzzeitvolumen
- keine relevante Störung der Mikrozirkulation
- rückläufiger Katecholaminbedarf bei ausreichendem mittlerem arteriellem Druck
- Besserung der Organfunktionen (fallender SOFA-*Score*)

Sind diese Voraussetzungen gegeben kann mit dem Flüssigkeitsentzug begonnen werden. Die Evidenz bezüglich des optimalen Vorgehens ist jedoch begrenzt. Hierzu wurden verschiedene Herangehensweisen publiziert. Von Cordeman und Malbrain et al. wurde bei Patienten mit ARDS die sog. PAL (PEEP, Albumin, Lasix)-Strategie vorgeschlagen [4,80]. Hiermit konnten erfolgreich sowohl das extrazelluläre Lungenwasser als auch der intraabdominelle Druck gesenkt und eine Negativbilanz bei ARDS-Patienten erreicht werden. Nachteil einer Monodiuretika-Therapie ist allerdings das erhöhte Risiko einer Hypernatriämie. Mögliche Konsequenz könnte der Einsatz weiterer Diuretika, im Sinne einer sequenziellen oder sogar kompletten Nephronblockade sein, der ebenfalls bereits beschrieben wurde [81–83]. Bei dem Einsatz von Diuretika sollten grundsätzlich jedoch auch potenziell nephrotoxische Eigenschaften berücksichtigt werden und ebenso der Elektrolyt- sowie der Säure-Basenhaushalt einem engmaschigen Monitoring unterzogen werden.

Eine mögliche aktive Therapiedeeskalation könnte somit z. B. folgende Punkte umfassen:

- Reduktion der Basisflüssigkeitstherapie *(fluid creep)*:
  - Reduktion der täglichen Infusionstherapie auf ein Minimum
  - wenn möglich umsetzen aller i. v. Medikamentengaben auf orale Applikation
  - bevorzugt enterale Ernährung anstatt parenteraler Ernährung
- Diuretikatherapie
  - Furosemid kombiniert mit einem Thiaziddiuretikum (vermindert Hypernatriämien)
  - ggf. ergänzend um Spironolacton bei Hypokaliämie und/oder Aszites
  - ggf. ergänzend um Acetazolamid bei metabolischer Alkalose

Ist zum Zeitpunkt der *Stabilization*-Phase noch keine Spontandiurese eingetreten, kann mit Hilfe eines Furosemid-Stresstests, überprüft werden ob dennoch eine Diuretika-basierte *De-resuscitation* erfolgreich ist [84–86]. Fällt der Furosemid-Stresstest negativ aus und zeigen sich klinisch deutliche Zeichen einer Volumenüberladung (z. B. Lungenödem, Anasarka) und/oder besteht das akute Nierenversagen bereits seit 48–72 h, kann nach aktueller Studienlage der Einsatz eines kontinuierlichen Nierenersatzverfahren erfolgen [87]–[89].

8.2.4 Fazit

Das Ziel der hämodynamischen Therapie ist die Wiederherstellung und Aufrechterhaltung der Gewebe- und Organperfusion, um eine weitere hypoperfusionsbedingte Schädigung der Organsysteme zu verhindern. Entscheidend ist es, dem Patienten eine optimale Menge an Flüssigkeit bzw. katecholaminerger Kreislaufmedikation für seine Schock- bzw. Erkrankungsphase zu verabreichen. Dafür sollte eine wiederholte, Puzzle-artige Beurteilung der oben beschriebenen Parameter, mit entsprechender Therapieanpassung erfolgen (s. Abb. 8.3). In Zukunft könnte diese Gratwanderung durch algorithmenbasierte *Clinical Decision Support* Systeme unterstützt und die Sepsis Therapie dadurch weiter individualisiert werden.

Trotz der hier vorgestellten Evidenz und Leitlinien, bedingt die hämodynamische Therapie des septischen Schocks eine Herangehensweise, welche ein hohes Maß an intensivmedizinischer Erfahrung und interprofessioneller Zusammenarbeit erfordert.

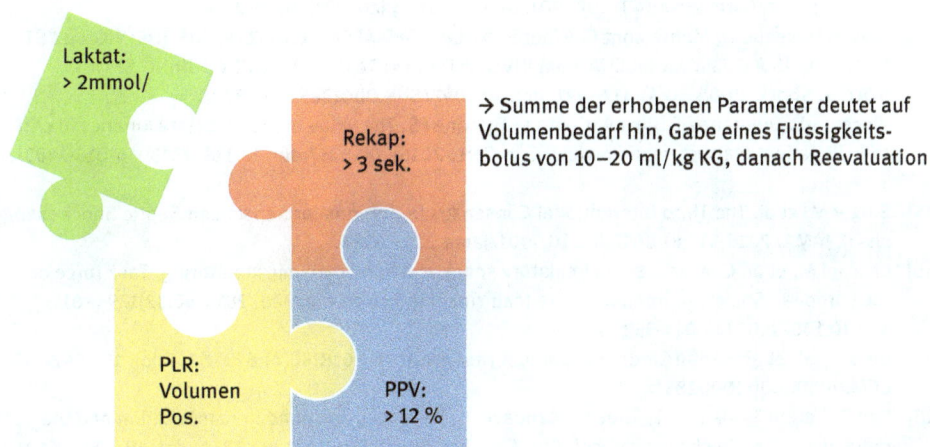

Laktat: > 2mmol/

Rekap: > 3 sek.

PLR: Volumen Pos.

PPV: > 12 %

→ Summe der erhobenen Parameter deutet auf Volumenbedarf hin, Gabe eines Flüssigkeitsbolus von 10–20 ml/kg KG, danach Reevaluation

Abb. 8.3: Beispielhafte Kombination diagnostischer Variablen und exemplarische therapeutische Konsequenz.

Literatur

[1] Ince C. The microcirculation is the motor of sepsis. Crit. Care. 2005;9(4):13-9. doi: 10.1186/cc3753.

[2] Ince C. Hemodynamic coherence and the rationale for monitoring the microcirculation. Crit. Care. 2015;19(3):8. doi: 10.1186/cc14726.

[3] Malbrain MLNG, Van Regenmortel N, Saugel B, et al. Principles of fluid management and stewardship in septic shock: it is time to consider the four D's and the four phases of fluid therapy. Ann Intensive Care. 2018;8(1):66. doi: 10.1186/s13613-018-0402-x.

[4] Malbrain MLNG, et al. Fluid overload, de-resuscitation, and outcomes in critically ill or injured patients: a systematic review with suggestions for clinical practice. Anestezjol. Intens. Ter. 2014;46(5):361–380. doi: 10.5603/AIT.2014.0060.

[5] Early, Goal-Directed Therapy for Septic Shock — A Patient-Level Meta-Analysis. N. Engl. J. Med. 2017;376(23):2223–2234. doi: 10.1056/NEJMoa1701380.

[6] Evans L, et al. Surviving Sepsis Campaign: International Guidelines for Management of Sepsis and Septic Shock 2021. Crit. Care Med. 2021;49(11):e1063–e1143, Nov. 2021, doi: 10.1097/CCM.0000000000005337.

[7] Ait-Oufella H, et al. Mottling score predicts survival in septic shock. Intensive Care Med. 2011;37(5):801–7. doi: 10.1007/s00134-011-2163-y.

[8] Lima A, Jansen TC, van Bommel J, Ince C, Bakker J. The prognostic value of the subjective assessment of peripheral perfusion in critically ill patients. Crit. Care Med. 2009;37(3):934–938. doi: 10.1097/CCM.0b013e31819869db.

[9] Ait-Oufella H, et al. Capillary refill time exploration during septic shock. Intensive Care Med. 2014;40(7):958–964. doi: 10.1007/s00134-014-3326-4.

[10] Hernández G, et al. Effect of a Resuscitation Strategy Targeting Peripheral Perfusion Status vs Serum Lactate Levels on 28-Day Mortality Among Patients With Septic Shock: The ANDROMEDA-SHOCK Randomized Clinical Trial. JAMA. 2019;321(7):654–664. doi: 10.1001/jama.2019.0071.

[11] Garcia-Alvarez M, Marik P, Bellomo R. Sepsis-associated hyperlactatemia. Crit. Care. 2014;18(5):503. doi: 10.1186/s13054-014-0503-3.

[12] Bar-Or D, Carrick M, Tanner A, et al. Overcoming the Warburg Effect: Is it the key to survival in sepsis? J. Crit. Care. 2018;(43):197–201. doi: 10.1016/j.jcrc.2017.09.012.

[13] Levy B, Desebbe O, Montemont C, Gibot S. "INCREASED AEROBIC GLYCOLYSIS THROUGH β2 STIMULATION IS A COMMON MECHANISM INVOLVED IN LACTATE FORMATION DURING SHOCK STATES. Shock. 2008;30(4):417–421. doi: 10.1097/SHK.0b013e318167378f.

[14] Vincent J-L, Quintairos E Silva A, Couto L, Taccone FS. The value of blood lactate kinetics in critically ill patients: a systematic review. Crit. Care. 2016;20(1):257 doi: 10.1186/s13054-016-1403-5.

[15] Singer M, et al. The Third International Consensus Definitions for Sepsis and Septic Shock (Sepsis-3). JAMA. 2016;315(8):801. doi: 10.1001/jama.2016.0287.

[16] Cecconi M, et al. Consensus on circulatory shock and hemodynamic monitoring. Task force of the European Society of Intensive Care Medicine. Intensive Care Med. 2014;40(12)1795–815. doi: 10.1007/s00134-014-3525-z.

[17] Beesley SJ, et al. Septic Cardiomyopathy. Crit. Care Med. 2018;46(4):625–634. doi: 10.1097/CCM.0000000000002851.

[18] Seif D, Perera P, Mailhot T, Riley D, Mandavia D. Bedside ultrasound in resuscitation and the rapid ultrasound in shock protocol. Crit. Care Res. Pract. 2012;2012:503254. doi: 10.1155/2012/503254.

[19] Nikravan S, Song P, Bughrara N, Díaz-Gómez JL. Focused ultrasonography for septic shock resuscitation. Curr. Opin. Crit. Care. 2020;26(3):296–302. 2020, doi: 10.1097/MCC.0000000000000730.

[20] Blanco P. Rationale for using the velocity-time integral and the minute distance for assessing the stroke volume and cardiac output in point-of-care settings. ultrasound J. 2020;12(1):21. doi: 10.1186/s13089-020-00170-x.

[21] Porter TR, et al. Guidelines for the Use of Echocardiography as a Monitor for Therapeutic Intervention in Adults: A Report from the American Society of Echocardiography, J. Am. Soc. Echocardiogr. 2015;28(1):40–56, Jan. 2015, doi: 10.1016/j.echo.2014.09.009.

[22] Hewitt NA, Braaf SC. The clinical application of pulse contour cardiac output and intrathoracic volume measurements in critically ill patients. Aust. Crit. Care. 2006;19(3):86–94. doi: 10.1016/S1036-7314(06)80003-2.

[23] Sakka SG, Klein M, Reinhart K, Meier-Hellmann A. Prognostic Value of Extravascular Lung Water in Critically Ill Patientsl. Chest. 2002;122(6):2080–2086. doi: 10.1378/chest.122.6.2080.

[24] Leibowitz AB, Oropello JM. The pulmonary artery catheter in anesthesia practice in 2007: An historical overview with emphasis on the past 6 years. Semin. Cardiothorac. Vasc. Anesth. 2007;11 (3):162–176. doi: 10.1177/1089253207306102.

[25] Chen H, et al. Central venous pressure measurement is associated with improved outcomes in septic patients: An analysis of the MIMIC-III database. Crit. Care. 2020;24(1):1–10. doi: 10.1186/s13054-020-03109-9.

[26] Legrand M, et al. Association between systemic hemodynamics and septic acute kidney injury in critically ill patients: A retrospective observational study. Crit. Care. 2013;17(6):2–9. doi: 10.1186/cc13133.

[27] Vellinga NAR, Ince C, Boerma EC. Elevated central venous pressure is associated with impairment of microcirculatory blood flow in sepsis: A hypothesis generating post hoc analysis. BMC Anesthesiol. 2013;13(1):1. doi: 10.1186/1471-2253-13-17.

[28] Marik P, Bellomo R. A rational approach to fluid therapy in sepsis. Br. J. Anaesth. 2016;116 (3):339–349. doi: 10.1093/bja/aev349.

[29] Pope JV, Jones AE, Gaieski DF, et al. Multicenter Study of Central Venous Oxygen Saturation (ScvO2) as a Predictor of Mortality in Patients With Sepsis. Ann. Emerg. Med. 2010;55(1):40–46. e1, Jan. 2010, doi: 10.1016/j.annemergmed.2009.08.014.

[30] Gattinoni L, et al. Understanding Lactatemia in Human Sepsis. Potenzial Impact for Early Management. Am. J. Respir. Crit. Care Med. 2019;200(5):582–589. doi: 10.1164/rccm.201812-2342OC.

[31] Koch C, et al. Prospective evaluation of regional oxygen saturation to estimate central venous saturation in sepsis. J. Clin. Monit. Comput. 2015;29(4):443–453. doi: 10.1007/s10877-015-9683-x.

[32] Gavelli F, Teboul J-L, Monnet X. How can CO2-derived indices guide resuscitation in critically ill patients? J. Thorac. Dis. 2019;11(S11):S1528–S1537. doi: 10.21037/jtd.2019.07.10.

[33] Vallée F, et al. Central venous-to-arterial carbon dioxide difference: an additional target for goal-directed therapy in septic shock? Intensive Care Med. 2008;34(12):2218–2225. doi: 10.1007/s00134-008-1199-0.

[34] Ospina-Tascón GA, et al. Persistently high venous-to-arterial carbon dioxide differences during early resuscitation are associated with poor outcomes in septic shock. Crit. Care. 2013;17(6): R294. doi: 10.1186/cc13160.

[35] Mallat J, et al. Ratios of central venous-to-arterial carbon dioxide content or tension to arteriovenous oxygen content are better markers of global anaerobic metabolism than lactate in septic shock patients. Ann. Intensive Care. 2016;6(1):10 doi: 10.1186/s13613-016-0110-3.

[36] Monnet X, et al. Lactate and Venoarterial Carbon Dioxide Difference/Arterial-Venous Oxygen Difference Ratio, but Not Central Venous Oxygen Saturation, Predict Increase in Oxygen Consumption in Fluid Responders*. Crit. Care Med. 2013;41(6):1412–1420. doi: 10.1097/CCM.0b013e318275cece.

[37] Su L, et al. P(v-a)CO2/C(a-v)O2-directed resuscitation does not improve prognosis compared with SvO2 in severe sepsis and septic shock: A prospective multicenter randomized controlled clinical study. J. Crit. Care. 2018;48:314–320. doi: 10.1016/j.jcrc.2018.09.009.

[38] Wang J, Xu E, Xiao Y. Isotonic Versus Hypotonic Maintenance IV Fluids in Hospitalized Children: A Meta-Analysis Pediatrics. 2014;133(1):105–113. doi: 10.1542/peds.2013-2041.

[39] Perel P, Roberts I, Ker K, et al. Colloids versus crystalloids for fluid resuscitation in critically ill patients (Review) Colloids versus crystalloids for fluid resuscitation in critically ill patients. Cochrane Collab. 2013;3:1–71. doi: 10.1002/14651858.CD000567.pub6.Copyright.

[40] DGAI und weitere AWMF Gesellschaften. S3-Leitlinie Intravasale Volumentherapie beim Erwachsenen. 2014. [Online]. Available: http://www.awmf.org/leitlinien/detail/ll/001-020.html.

[41] Scheingraber S, Rehm M, Sehmisch C, Finsterer U. Rapid saline infusion produces hyperchloremic acidosis in patients undergoing gynecologic surgery. Anesthesiology. 1999;90(5):1265–70. doi: 10.1097/00000542-199905000-00007.

[42] Mahler SA, Conrad SA, Wang H, Arnold TC. Resuscitation with balanced electrolyte solution prevents hyperchloremic metabolic acidosis in patients with diabetic ketoacidosis. Am. J. Emerg. Med. 2011;29(6):670–674. doi: 10.1016/j.ajem.2010.02.004.

[43] Semler MW, et al. Balanced Crystalloids versus Saline in Critically Ill Adults. N. Engl. J. Med. 2018;378(9):829–839. doi: 10.1056/NEJMoa1711584.

[44] Perner A, et al. Hydroxyethyl Starch 130/0.42 versus Ringer's Acetate in Severe Sepsis. N. Engl. J. Med. 2012;367(2):124–134. doi: 10.1056/NEJMoa1204242.

[45] Haase N, et al. Hydroxyethyl starch 130/0.38–0.45 versus crystalloid or albumin in patients with sepsis: Systematic review with meta-analysis and trial sequential analysis. BMJ. 2013;346 (7900):1–12. doi: 10.1136/bmj.f839.

[46] Zarychanski R, et al. Association of hydroxyethyl starch administration with mortality and acute kidney injury in critically ill patients requiring volume resuscitation: a systematic review and meta-analysis. JAMA. 2013;309(7):678–88. doi: 10.1001/jama.2013.430.

[47] Moeller C, et al. How safe is gelatin? A systematic review and meta-analysis of gelatin-containing plasma expanders vs crystalloids and albumin. J. Crit. Care. 2016;35:75–83. doi: 10.1016/j.jcrc.2016.04.011.

[48] Albrecht FW, Glas M, Rensing H, et al. A change of colloid from hydroxyethyl starch to gelatin does not reduce rate of renal failure or mortality in surgical critical care patients : Results of a retrospective cohort study. J. Crit. Care. 2016;36:160–165. doi: 10.1016/j.jcrc.2016.07.005.

[49] Finfer S, Bellomo R, Boyce N, et al. A comparison of albumin and saline for fluid resuscitation in the intensive care unit. N Engl J Med. 2004;350(22):2247-56. doi: 10.1056/NEJMoa040232.

[50] Caironi P, et al. Albumin Replacement in Patients with Severe Sepsis or Septic Shock. N. Engl. J. Med. 2014;370(15):1412–1421. doi: 10.1056/NEJMoa1305727.

[51] Ospina-Tascón GA, et al. Effects of very early start of norepinephrine in patients with septic shock: a propensity score-based analysis. Crit. Care 2020;24(1):52. doi: 10.1186/s13054-020-2756-3.

[52] Permpikul C, Tongyoo S, Viarasilpa T, et al. Early Use of Norepinephrine in Septic Shock Resuscitation (CENSER). A Randomized Trial. Am. J. Respir. Crit. Care Med. 2019;199(9):1097–1105. doi: 10.1164/rccm.201806-1034OC.

[53] Annane D, et al. A global perspective on vasoactive agents in shock. Intensive Care Med. 2018;44(6):833–846. doi: 10.1007/s00134-018-5242-5.

[54] Holmes CL, Walley KR, Chittock DR, Lehman T, Russell JA. The effects of vasopressin on hemodynamics and renal function in severe septic shock: a case series. Intensive Care Med. 2001;27 (8):1416–21. doi: 10.1007/s001340101014.

[55] Patel BM, Chittock DR, Russell JA, Walley KR. Beneficial effects of short-term vasopressin infusion during severe septic shock. Anesthesiology. 2002;96(3):576–82. doi: 10.1097/00000542-200203000-00011.

[56] Landry DW, et al. Vasopressin deficiency contributes to the vasodilation of septic shock. Circulation. 1997;95(5):1122–5. doi: 10.1161/01.cir.95.5.1122.

[57] Gordon AC, et al. Effect of Early Vasopressin vs Norepinephrine on Kidney Failure in Patients With Septic Shock: The VANISH Randomized Clinical Trial. JAMA. 2016;316(5):509–18. doi: 10.1001/jama.2016.10485.

[58] Hajjar LA, et al. Vasopressin Versus Norepinephrine for the Management of Septic Shock in Cancer Patients: The VANCS II Randomized Clinical Trial. Crit. Care Med. 2019;47(12):1743–1750. doi: 10.1097/CCM.0000000000004023.

[59] Russell JA, et al. Vasopressin versus norepinephrine infusion in patients with septic shock. N. Engl. J. Med. 2008;358(9):877–87. doi: 10.1056/NEJMoa067373.

[60] Russell JA, Lee T, Singer J, et al. The Septic Shock 3.0 Definition and Trials: A Vasopressin and Septic Shock Trial Experience. Crit. Care Med. 2017;45(6):940–948. doi: 10.1097/CCM.0000000000002323.

[61] Lauzier F, Lévy B, Lamarre P, Lesur O. Vasopressin or norepinephrine in early hyperdynamic septic shock: a randomized clinical trial. Intensive Care Med. 2006;32(11):1782–9. doi: 10.1007/s00134-006-0378-0.

[62] Morelli A, et al. Continuous terlipressin versus vasopressin infusion in septic shock (TERLIVAP): a randomized, controlled pilot study. Crit. Care. 2009;13(4):R130. doi: 10.1186/cc7990.

[63] Gordon AC, et al. The effects of vasopressin on acute kidney injury in septic shock. Intensive Care Med. 2010;36(1):83–91. doi: 10.1007/s00134-009-1687-x.

[64] Dünser MW, et al. Ischemic skin lesions as a complication of continuous vasopressin infusion in catecholamine-resistant vasodilatory shock: incidence and risk factors. Crit. Care Med. 2003;31(5):1394–8. doi: 10.1097/01.CCM.0000059722.94182.79.

[65] Bissell BD, Flannery AH. Hemodynamic Instability Secondary to Vasopressin Withdrawal in Septic Shock. J. Intensive Care Med. 2019;34(1):79–80. doi: 10.1177/0885066617745810.

[66] Nativi-Nicolau J, Selzman CH, Fang JC, Stehlik J. Pharmacologic therapies for acute cardiogenic shock. Curr. Opin. Cardiol. 2014;29(3):250–7. doi: 10.1097/HCO.0000000000000057.

[67] Annane D, et al. Norepinephrine plus dobutamine versus epinephrine alone for management of septic shock: a randomised trial. Lancet (London, England). 2007;370(9588):676–84. doi: 10.1016/S0140-6736(07)61344-0.

[68] Price LC, Wort SJ, Finney SJ, Marino PS, Brett SJ. Pulmonary vascular and right ventricular dysfunction in adult critical care: current and emerging options for management: a systematic literature review. Crit. Care. 2010;14(5):R169. doi: 10.1186/cc9264.

[69] Sato R, et al. Effects of Inotropes on the Mortality in Patients With Septic Shock. J. Intensive Care Med. 2021;36(2):211–219. doi: 10.1177/0885066619892218.

[70] Figgitt DP, Gillies PS, Goa KL. Levosimendan. Drugs. 2001;61(5):613–27; discussion 628–9. doi: 10.2165/00003495-200161050-00006.

[71] Gordon AC, et al. Levosimendan for the Prevention of Acute Organ Dysfunction in Sepsis. N. Engl. J. Med. 2016;375(17):1638–1648. doi: 10.1056/NEJMoa1609409.

[72] Alhashemi JA, Alotaibi QA, Abdullah GM, Shalabi SA. Levosimendan vs dobutamine in septic shock. J. Crit. Care. 2009;24(3):e14-5. doi: 10.1016/j.jcrc.2009.06.006.

[73] Zhu Y, Yin H, Zhang R, Ye X, Wei J. The effect of dobutamine versus milrinone in sepsis: a big data, real world study. Int. J. Clin. Pract. 2021:e14689. doi: 10.1111/ijcp.14689.

[74] Morelli A, et al. Effect of heart rate control with esmolol on hemodynamic and clinical outcomes in patients with septic shock: a randomized clinical trial. JAMA. 2013;310(16):1683–91. doi: 10.1001/jama.2013.278477.

[75] Kakihana Y, et al. Efficacy and safety of landiolol, an ultra-short-acting β1-selective antagonist, for treatment of sepsis-related tachyarrhythmia (J-Land 3 S): a multicentre, open-label, randomised controlled trial. Lancet. Respir. Med. 2020;8(9):863–872. doi: 10.1016/S2213-2600(20)30037-0.

[76] Hasegawa D, et al. Effect of Ultrashort-Acting β-Blockers on Mortality in Patients With Sepsis With Persistent Tachycardia Despite Initial Resuscitation: A Systematic Review and Meta-analysis of Randomized Controlled Trials. Chest. 2021;159(6):2289–2300. doi: 10.1016/j.chest.2021.01.009.

[77] Khanna A, et al. Angiotensin II for the treatment of vasodilatory shock. N. Engl. J. Med. 2017;377(5):419–430. doi: 10.1056/NEJMoa1704154.

[78] Saha BK, Burns SL. The Story of Nitric Oxide, Sepsis and Methylene Blue: A Comprehensive Pathophysiologic Review. Am. J. Med. Sci. 2020;360(4):329–337. doi: 10.1016/j.amjms.2020.06.007.

[79] Dhondup T, Tien J-CC, Marquez A, et al. Association of negative fluid balance during the de-escalation phase of sepsis management with mortality: A cohort study. J. Crit. Care. 2020;55:16–21. doi: 10.1016/j.jcrc.2019.09.025.

[80] Cordemans C, et al. Aiming for a negative fluid balance in patients with acute lung injury and increased intra-abdominal pressure: a pilot study looking at the effects of PAL-treatment. Ann. Intensive Care. 2012;2(1):S15. doi: 10.1186/2110-5820-2-S1-S15.

[81] Jermyn R, Rajper N, Estrada C, et al. Triple Diuretics and Aquaretic Strategy for Acute Decompensated Heart Failure due to Volume Overload. Case Rep Cardiol. 2013;2013:750794. doi: 10.1155/2013/750794.

[82] Morris C, Rogerson D. What is the optimal type of fluid to be used for peri-operative fluid optimisation directed by oesophageal Doppler monitoring? Anaesthesia. 2011;66(9):819–827. doi: 10.1111/j.1365-2044.2011.06775.x.

[83] Bihari S, Holt AW, Prakash S, Bersten AD. Addition of indapamide to frusemide increases natriuresis and creatinine clearance, but not diuresis, in fluid overloaded ICU patients. J. Crit. Care. 2016;33:200–6. doi: 10.1016/j.jcrc.2016.01.017.

[84] Chawla LS, et al. Development and standardization of a furosemide stress test to predict the severity of acute kidney injury. Crit. Care. 2013;17(5):R207. doi: 10.1186/cc13015.

[85] Matsuura R, et al. Response to different furosemide doses predicts AKI progression in ICU patients with elevated plasma NGAL levels. Ann. Intensive Care. 2018;8(1):1–10. doi: 10.1186/s13613-018-0355-0.

[86] Lumlertgul N, et al. Early versus standard initiation of renal replacement therapy in furosemide stress test non-responsive acute kidney injury patients (the FST trial). Crit. Care. 2018;22(1):1–9. doi: 10.1186/s13054-018-2021-1.

[87] Barbar SD, et al. Timing of Renal-Replacement Therapy in Patients with Acute Kidney Injury and Sepsis. N. Engl. J. Med. 2018;379(15):1431–1442. doi: 10.1056/nejmoa1803213.

[88] STARRT-AKI Investigators, et al. Timing of Initiation of Renal-Replacement Therapy in Acute Kidney Injury. N. Engl. J. Med. 2020;383(3):240–251. doi: 10.1056/NEJMoa2000741.

[89] Gaudry S, et al. Initiation Strategies for Renal-Replacement Therapy in the Intensive Care Unit. N. Engl. J. Med. 2016;375(2):122–133. doi: 10.1056/nejmoa1603017.

8.3 Blutkomponenten

Lotta Hof, Suma Choorapoikayil, Patrick Meybohm

8.3.1 Erythrozytenkonzentrate

Neben der Bekämpfung der Infektion und den kreislaufstabilisierenden Maßnahmen spielt bei der Behandlung einer Sepsis und eines septischen Schocks die Optimierung des Sauerstoffangebots eine wesentliche Rolle. Hierfür kann bei Vorliegen einer schweren Anämie die Verwendung von Erythrozytenkonzentraten (EK) notwendig werden [1]. Laut Weltgesundheitsorganisation ist eine Anämie bei Frauen durch einen Hämoglobinwert (Hb-Wert) unter 12 g/dl und bei Männern durch einen Hb-Wert unter 13 g/dl gekennzeichnet [2]. Die Ursache für die Anämie bei septischen Patienten ist dabei oft multifaktoriell (Abb. 8.4). Als Folge der Flüssigkeitstherapie kann eine Dilution zu einer deutlichen Verringerung des Hb-Werts um 1–2 g/dl führen. Daneben kann bei septischen Patienten zum einen die Erythropoese und zum anderen die Lebensdauer der Erythrozyten beeinträchtigt sein [3]. Eventuell parallel auftretende Blutungen können das Blutvolumen weiter reduzieren. Zusätzlich wirken sich häufige diagnostische Blutentnahmen negativ auf das Blutvolumen von hospitalisieren Personen aus [4,5]. Insgesamt kann die durch die niedrigen Hb-Werte verminderte Sauerstofftransportfähigkeit des Blutes die Unterversorgung und Schädigung der Organe verstärken. Dies führt dazu, dass viele septische Patienten während ihrer Hospitalisierung mindestens ein EK erhalten [6,7]. In einer Untersuchung von 213 Patienten mit septischem Schock wurde beobachtet, dass 45 % der Patienten im Median 3 EK-Transfusionen verabreicht wurden [6].

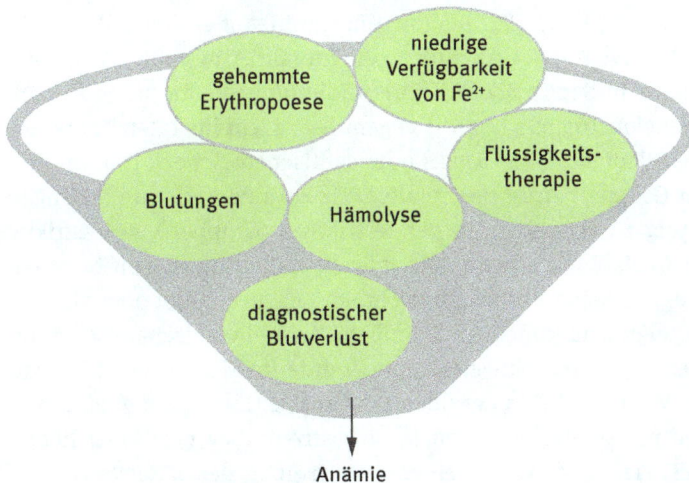

Abb. 8.4: Multiple Faktoren, die bei Patienten mit Sepsis und septischem Schock zur Anämie beitragen.

Themelin et al. zeigten in einer Subanalyse mit 32 septischen Patienten nach Transfusion von 1 EK einen Anstieg des Hb-Werts (von 7,5 g/dl auf 8,5 g/dl) [8]. Allerdings war kein signifikanter Anstieg der gemischt-venösen Sauerstoffsättigung (66,4 % auf 70,3 %) zu beobachten. Ein relevanter Nutzen hinsichtlich Laktatwert, Herzindex und die venöse zu arterieller Kohlenstoffdioxiddifferenz blieb ebenfalls aus.

Gegenüber dem potenziellen Nutzen von Bluttransfusionen stehen Transfusionsrisiken, z. B. Infektionen und Verwechslungen [9,10]. In einer retrospektiven Studie von Peju et al. 2021 mit 893 septischen Patienten erhielten 42 % der Patienten mindestens eine EK-Transfusion [7]. Bei der Analyse der auf der Intensivstation zusätzlich erworbenen Infektionen zeigte sich, dass 52 % der Patienten mit zusätzlich erworbener Infektion mindestens eine EK-Transfusion erhalten hatten. Hingegen hatten nur 38 % der Patienten ohne zusätzliche Infektion eine EK-Transfusion erhalten [7]. Somit gilt es, das Nutzen-Risiko-Verhältnis und den Trigger von EK-Transfusionen in septischen Patienten sorgsam individuell abzuwägen.

Eine individuelle Nutzen-Risiko-Abwägung spielt auch beim Patient Blood Management (PBM) eine wesentliche Rolle. Neben der Etablierung von evidenzbasierten Transfusionstriggern gehören auch die Förderung blutsparender Diagnostik, der Erhalt des patienteneigenen Blutvolumens und die Stimulation der Erythropoese zu den PBM-Maßnahmen, von denen auch Intensivpatienten profitieren können [11].

Einen ersten Hinweis darauf, dass die restriktive (Hb-Wert < 7 g/dl) Gabe von EK-Transfusionen in kritisch Kranken sicher ist, lieferte die TRICC (The Transfusion Requirements in Critical Care)-Studie [12]. Ein restriktiver (7 g/dl) gegenüber einem liberalen (9 g/dl) Transfusionstrigger hatte in einer diversen Gruppe kritisch kranker Patienten keinen Einfluss auf die 30-Tage-Mortalität (restriktiv 18,7 % vs. liberal 23,3 %). In der liberal transfundierten Gruppe war außerdem ein Trend zu erhöhter Krankenhaussterblichkeit (22,2 % vs. 28,1 %) und ein signifikant erhöhtes Risiko für kardiale Ereignisse (13,2 % vs. 21,0 %) erkennbar. Die im Jahr 2014 publizierte TRISS (Transfusion Requirements in Septic Shock Trial)-Studie untersuchte die Sicherheit eines restriktiven Transfusionstriggers (7 g/dl) gegenüber einem liberalen Transfusionstrigger (9 g/dl) in 998 Patienten mit Sepsis oder septischem Schock [13]. Im Vergleich zu der liberalen Gruppe betrug das relative Risiko innerhalb von 90 Tagen nach der Randomisierung zu versterben in der restriktiven Gruppe 0,94 (restriktiv 43 % vs. liberal 45 %). Auch ein Jahr nach dem Intensivstationsaufenthalt hatte ein liberales Transfusionsregime keine Vorteile hinsichtlich Lebensqualität oder Mortalität [14]. Beide Gruppen zeigten außerdem eine ähnliche Anzahl von ischämischen Ereignissen. Den Patienten in der restriktiven Gruppe wurde im Median nur 1 EK verabreicht, gegenüber im Median 4 EK in der liberalen Gruppe [13]. Mazza et al. untersuchten in 46 Patienten mit septischem Schock, ob restriktiv (< 7 g/dl) oder liberal (< 9 g/dl) eingesetzte EK-Transfusionen zu einer Verbesserung der Sauerstoffversorgung der Organe beitragen [15]. Interessanterweise konnte in der restriktiv transfundierten Gruppe ein Abfall des Laktatwerts (von 2,4 mmol/l auf 2,2 mmol/l) beobachtet werden. Eine zentralvenöse Sauerstoffsättigung < 70 % war entscheidend für den Anstieg nach der Transfusion, nicht der Ausgangs-Hb-Wert. Patienten in der restriktiv transfundierten Gruppe hatten niedrigere Ausgangswerte und profitierten deutlicher (von 68 % auf 72 %). In liberal transfundierten Patienten war weder eine signifikante Veränderung der zentralvenösen Sauerstoffsättigung (von 72 % auf 72 %) noch des Laktatwerts (von 1,9 mmol/l auf 2,0 mmol/l) festzustellen [15]. In den 24 liberal und 22 restriktiv transfundierten Patienten mit septischem Schock lag die Mortalität jeweils bei 54 % und 50 % [15]. Ebenso deuten die verschiedenen Studien darauf hin, dass neben dem Hb-Wert auch andere Parameter als Transfusionstrigger etabliert werden sollten. Dies zeigt auch die Studie von Scheuzger et al. zum Einfluss von EK-Transfusionen auf die mikrozirkuläre Durchblutung in 64 Intensivpatienten. Unabhängig vom Transfusionstrigger (7,5 oder 9 g/dl) hatte eine EK-Transfusion entweder eine Verbesserung oder eine Verschlechterung der Durchblutung zur Folge [16].

Zusammengenommen wird bei septischen Patienten weiter ein restriktiver Transfusionstrigger mit Hb-Werten von kleiner 7 g/dl und einem Ziel-Hb-Bereich von 7–8 g/dl empfohlen [17].

8.3.2 Erythropoese, Erythropoetin und Eisen

Neben EK-Transfusionen kann einer Anämie unter Umständen auch entgegengewirkt werden, indem die Blutbildung mit Erythropoese-stimulierenden Substanzen angeregt wird. Bei der Gabe von Erythropoetin (EPO) handelt es sich dabei aber bis auf wenige Ausnahmen im intensivmedizinischen Bereich um einen Off-label-Einsatz [18]. Mangels ausreichender randomisierter Studien und eines unklaren Nutzen-Risiko-Verhältnisses wird in septischen Patienten von der Verabreichung von EPO abgeraten [19]. Bisher wurde festgestellt, dass in kritisch kranken Patienten vergleichsweise hohe EPO-Konzentrationen notwendig sind, um die Erythropoese zu stimulieren [20]. Dies hängt vermutlich auch damit zusammen, dass die EPO-Werte in Patienten mit Sepsis oder septischem Schock vorab schon etwa 10-mal so hoch sind wie in gesunden Patienten [21]. Zudem tritt der Effekt der ansteigenden Hb-Werte erst einige Tage nach der Verabreichung von EPO auf, die während einer Sepsis auftretende Anämie entwickelt sich jedoch sehr schnell. Besonders im Tiermodel gibt es Hinweise darauf, dass EPO neben seinem stimulierenden Effekt auf die Blutbildung auch eine schützende Wirkung ausübt und auf diese Weise Organschädigungen verringert [22]. Eine Metaanalyse von Litton et al. unterstützt diese Hypothese zwar und deutete an, dass EPO die Krankenhaussterblichkeit reduziert (12,6 % vs. 15,4 %), ein eindeutiger Nutzennachweis steht jedoch aus [23]. Ein weiteres wichtiges Ergebnis dieser Metaanalyse ist, dass EPO die Anzahl der verwendeten EK-Einheiten verringert (Relatives Risiko (RR) 0,88) und es keinen signifikanten Unterschied in der Anzahl schwerwiegender unerwünschter Ereignisse gibt (RR 1,11). Speziell in septischen Patienten wurde eine mögliche schützende Wirkung von EPO allerdings mangels Studien noch nicht nachgewiesen.

Einige, in kritisch Kranken erhöhte, inflammatorische Zytokine bewirken außerdem, dass der Eisen-Membrantransporter Ferroportin internalisiert wird und die Erythropoese daraufhin aufgrund des entstehenden Eisenmangels gehemmt wird [24]. Hohe intrazelluläre Eisenkonzentrationen können in den betroffenen Organen auch zu Gewebeschädigungen führen. Da der Stoffwechsel von Mikroorganismen oftmals auf Eisen angewiesen ist, wird diese Reaktion jedoch als Schutzmechanismus des Körpers gegenüber Infektionen angesehen [25]. Aufgrund des erhöhten Infektionsrisikos wird deshalb auch die Gabe von intravenösem Eisen in septischen Patienten aktuell kritisch gesehen.

8.3.3 Thrombozyten und Thrombopoetin

Während einer Sepsis stimulieren die erhöhten Entzündungswerte häufig eine Sepsis-assoziierte disseminierte intravasale Gerinnung (siehe auch Kap. 11.2). Septische Patienten haben demnach ein erhöhtes Thrombembolierisiko. Der übermäßige Verbrauch der Gerinnungsfaktoren und der Thrombozyten führt aber auch zu einem erhöhten Blutungsrisiko. Bis zu 55 % der septischen Patienten auf der Intensivstation sind von einer Thrombozytopenie (Thrombozytenzahl < 150.000/µl) betroffen [26]. Neben dem erhöhten Verbrauch der Thrombozyten durch die gesteigerte Koagulation sind für eine Thrombozytopenie weitere Faktoren verantwortlich [27]. Einerseits tritt oftmals eine entzündungsbedingt veränderte Thrombopoese auf, andererseits trägt auch hier die Flüssigkeitstherapie zu einer weiteren Dilution und somit zu niedrigen Thrombozytenzahlen bei [27]. Falls kein Blutungsrisiko besteht, wird zur Behandlung der Thrombozytopenie aktuell ab einer Thrombozytenzahl < 10.000/µl zur Gabe von Thrombozytenkonzentraten geraten [1,19]. Die prophylaktische Verwendung von Thrombozyten führte in einer retrospektiven Kohortenstudie in kritisch Kranken nicht zu einem verbesserten klinischen Outcome, aber zu einer signifikant erhöhten Rate an EK-Transfusionen [28]. Liegt eine aktive Blutung vor, ist ein invasiver Eingriff geplant, oder ist die Thrombozytenfunktion durch Medikamenteneinnahme zusätzlich beeinträchtigt, können Thrombozytenkonzentrate auch schon ab einer Anzahl von 20.000/µl bis 100.000/µl sinnvoll sein, ansonsten ist kein prophylaktischer Einsatz empfohlen [1]. Eine randomisierte Studie zum Einsatz von Thrombopoetin in septischen Patienten wird aktuell noch durchgeführt [29].

8.3.4 Plasmapräparate

Durch die gesteigerte Gerinnungsaktivierung werden auch die nichtzellulären Komponenten der Koagulation verbraucht. Zusätzlich sind die Werte der proinflammatorischen Zytokine im Blutplasma von septischen Patienten stark erhöht. Eine kürzlich durchgeführte Pilotstudie mit 31 Patienten mit septischem Schock prüfte, ob im Falle eines septischen Schocks ein therapeutischer Plasmaaustausch sinnvoll sein kann [30,31]. Bei frühzeitigem Plasmaaustausch konnten gerinnungsfördernde Faktoren entfernt und gerinnungshemmende Faktoren ersetzt werden [30]. Die prophylaktische Verabreichung von gefrorenem Frischplasma zur Vermeidung von Koagulationsstörungen ist obsolet [1].

Insgesamt ist die Physiologie der Blutkomponenten in septischen Patienten stark beeinträchtigt. Beim Einsatz von Blutprodukten zur Behandlung der Symptome gilt jedoch, besonders aufgrund des erhöhten Infektionsrisikos durch Bluttransfusionen, eine sorgsame Abwägung des Nutzen-Risiko-Verhältnisses.

> **Merke:**
> - Die TRISS (Transfusion Requirements in Septic Shock Trial)-Studie ist die größte Studie zur Untersuchung des Transfusionstriggers in septischen Patienten.
> - Der empfohlene Transfusionstrigger in septischen Patienten ist Hb < 7 g/dl.

Literatur

[1] Brunkhorst FM, Weigand M, Pletz M, et al. S3-Leitlinie Sepsis – Prävention, Diagnose, Therapie und Nachsorge. 2018.

[2] WHO. Haemoglobin concentrations for the diagnosis of anaemia and assessment of severity. Vitamin and Mineral Nutrition Information System Geneva, World Health Organization. 2011; (WHO/NMH/NHD/MNM/11.1).

[3] Effenberger-Neidnicht K, Hartmann M. Mechanisms of Hemolysis During Sepsis. Inflammation. 2018;41(5):1569–81.

[4] Koch CG, Reineks EZ, Tang AS, et al. Contemporary bloodletting in cardiac surgical care. Ann Thorac Surg. 2015;99(3):779–84.

[5] Vincent J, Baron J, Reinhart K, et al. Anemia and Blood Transfusion in Critically Ill Patients. JAMA. 2002;288(12):1499–507.

[6] Rosland RG, Hagen MU, Haase N, et al. Red blood cell transfusion in septic shock – clinical characteristics and outcome of unselected patients in a prospective, multicentre cohort. Scandinavian Journal of Trauma, Resuscitation and Emergency Medicine. 2014;22(14).

[7] Peju E, Llitjos JF, Charpentier J, et al. Impact of Blood Product Transfusions on the Risk of ICU-Acquired Infections in Septic Shock. Crit Care Med. 2021;49(6):912–22.

[8] Themelin N, Biston P, Massart J, et al. Effects of red blood cell transfusion on global oxygenation in anemic critically ill patients. Transfusion. 2021;61(4):1071–9.

[9] Corwin HL, Gettinger A, Pearl RG, et al. The CRIT Study: Anemia and blood transfusion in the critically ill–current clinical practice in the United States. Crit Care Med. 2004;32(1):39–52.

[10] Dupuis C, Sonneville R, Adrie C, et al. Impact of transfusion on patients with sepsis admitted in intensive care unit: a systematic review and meta-analysis. Ann Intensive Care. 2017;7(1):5.

[11] Meybohm P, Richards T, Isbister J, et al. Patient Blood Management Bundles to Facilitate Implementation. Transfus Med Rev. 2017;31(1):62–71.

[12] Hébert PC, Wells G, Blajchman MA, et al. A multicenter, randomized, controlled clinical trial of transfusion requirements in critical care. N Engl J Med. 1999;340(6):409–17.

[13] Holst LB, Haase N, Wetterslev J, et al. Lower versus higher hemoglobin threshold for transfusion in septic shock. N Engl J Med. 2014;371(15):1381–91.

[14] Rygard SL, Holst LB, Wetterslev J, et al. Long-term outcomes in patients with septic shock transfused at a lower versus a higher haemoglobin threshold: the TRISS randomised, multicentre clinical trial. Intensive Care Med. 2016;42(11):1685–94.

[15] Mazza BF, Freitas FG, Barros MM, et al. Blood transfusions in septic shock: is 7.0 g/dL really the appropriate threshold? Rev Bras Ter Intensiva. 2015;27(1):36–43.

[16] Scheuzger J, Zehnder A, Meier V, et al. Sublingual microcirculation does not reflect red blood cell transfusion thresholds in the intensive care unit-a prospective observational study in the intensive care unit. Crit Care. 2020;24(1):18.

[17] Bundesärztekammer (BÄK). Querschnitts-Leitlinien zur Therapie mit Blutkomponenten und Plasmaderivaten. 2020.

[18] Corwin HL, Gettinger A, Fabian TC, et al. Efficacy and Safety of Epoetin Alfa in Critically Ill Patients. N Eng J Med. 2007;357(10):965–76.

[19] Rhodes A, Evans LE, Alhazzani W, et al. Surviving Sepsis Campaign: International Guidelines for Management of Sepsis and Septic Shock: 2016. Crit Care Med. 2017;45(3):486–552.

[20] Gabriel A, Kozek S, Chiari A, et al. High-dose recombinant human erythropoietin stimulates reticulocyte production in patients with multiple organ dysfunction syndrome. J Trauma. 1998;44(2):361–7.

[21] Abel J, Spannbrucker N, Fandrey J, et al. Serum erythropoietin levels in patients with sepsis and septic shock. Eur J Haematol. 1996;57(5).

[22] Nairz M, Sonnweber T, Schroll A, et al. The pleiotropic effects of erythropoietin in infection and inflammation. Microbes Infect. 2012;14(3):238–46.

[23] Litton E, Latham P, Inman J, et al. Safety and efficacy of erythropoiesis-stimulating agents in critically ill patients admitted to the intensive care unit: a systematic review and meta-analysis. Intensive Care Med. 2019;45(9):1190–9.

[24] Weiss G, Ganz T, Goodnough LT. Anemia of inflammation. Blood. 2019;133(1):40–50.

[25] Litton E, Lim J. Iron Metabolism: An Emerging Therapeutic Target in Critical Illness. Crit Care. 2019;23(1):81.

[26] Sharma B, Sharma M, Majumder M, et al. Thrombocytopenia in septic shock patients–a prospective observational study of incidence, risk factors and correlation with clinical outcome. Anaesth Intensive Care. 2007;35(6):874–80.

[27] Bedet A, Razazi K, Boissier F, et al. Mechanisms of Thrombocytopenia During Septic Shock: A Multiplex Cluster Analysis of Endogenous Sepsis Mediators. Shock. 2018;49(6):641–8.

[28] Warner MA, Chandran A, Frank RD, et al. Prophylactic Platelet Transfusions for Critically Ill Patients With Thrombocytopenia: A Single-Institution Propensity-Matched Cohort Study. Anesth Analg. 2019;128(2):288–95.

[29] Zhou Z, Feng T, Xie Y, et al. The effect of recombinant human thrombopoietin (rhTPO) on sepsis patients with acute severe thrombocytopenia: a study protocol for a multicentre randomised controlled trial (RESCUE trial). BMC Infect Dis. 2019;19(1):780.

[30] Stahl K, Schmidt JJ, Seeliger B, et al. Effect of therapeutic plasma exchange on endothelial activation and coagulation-related parameters in septic shock. Crit Care. 2020;24(1):71.

[31] David S, Bode C, Putensen C, et al. Adjuvant therapeutic plasma exchange in septic shock. Intensive Care Med. 2021;47(3):352–4.

9 Ernährung, Blutzuckermanagement, Stressulkusprophylaxe

Matthias Hecker

Die Ernährung insbesondere des septischen Intensivpatienten ist aufgrund der komplexen metabolischen Veränderungen eine große Herausforderung und hat bei inkorrekter Durchführung direkten Einfluss auf die Prognose. Neben der Analyse des Energiebedarfs ist die Wahl des Applikationsweges von entscheidender Bedeutung. Eine frühzeitige enterale Ernährung ist anzustreben, wobei in der Praxis oftmals auch supplementierende parenterale Regime benötigt werden, um eine ausreichende Kalorienzufuhr sicherzustellen. Die meisten heute verfügbaren Standardernährungslösungen sind in ihrer Nährstoffzusammensetzung optimiert – ein regelmäßiges metabolisches und gastrointestinales Monitoring wird trotzdem empfohlen. Bei ausgesuchten Patientengruppen kann der Einsatz immunmodulierender Substanzen indiziert sein – von einem unkritischen Einsatz muss jedoch wegen oftmals unzureichender oder widersprüchlicher Studienlage abgeraten werden. Nicht alle Konzepte der Ernährung aus der allgemeinen Intensivmedizin sind direkt auf septische Patienten übertragbar. Ziel dieses Kapitel ist es, dem Leser die aktuellen leitlinienbasierten Empfehlungen [1,2] zur Ernährung des Sepsispatienten zu präsentieren und praxisbezogenen klinische Fragestellungen zu diesem Thema zu beleuchten.

9.1 Metabolische Veränderungen des kritisch kranken Patienten

Auch wenn es in Abhängigkeit des jeweiligen intensivmedizinischen Krankheitsbildes deutliche individuelle metabolische Schwankungen geben kann, hat sich zum besseren pathophysiologischen Verständnis das Modell des Stressstoffwechsels bewährt [3]. Da dieser in der Regel phasenweise verläuft ist des klinisch sinnvoll, die geplanten ernährungsmedizinische Maßnahmen an das jeweilige „metabolische Stadium" anzupassen. Die Abläufe des Stressstoffwechsel als Reaktion auf beispielsweise Traumata, Infektionen oder im Speziellen der Sepsis sind evolutionär mit dem entwicklungsgeschichtlichen Ziel programmiert, das Überleben nach schweren Verletzungen durch kurzfristige adäquate, teils überschießende Bereitstellung von Substraten zu sichern [1,3]. Der Stressstoffwechsel wird in eine Akutphase (Dauer bis zu 7 Tage) und eine anschließende Postakutphase (Dauer > 7 Tage) unterteilt. Die Akutphase ist klinisch gekennzeichnet durch eine schwere Organdysfunktion [2]. Es kommt zur teils exzessiven Freisetzung von proinflammatorischen Mediatoren, Aktivierung des sympathischen Systems und konsekutiver Ausschüttung von Stresshormonen/Katecholaminen. Die metabolische Situation ist gekennzeichnet durch eine massive Steigerung des Substratangebotes durch akzelerierte hepatische Glukoneogenese, Lipolyse und Proteolyse [1]. Klinisch imponiert eine ausgeprägte Hyperglykä-

https://doi.org/10.1515/9783110673395-009

mie, welche auf Grund der vorherrschenden peripheren und zentralen Insulinresistenz nur unzureichend durch exogene Insulingaben zu durchbrechen ist. Zusammenfassend ist diese initiale Stoffwechselphase von einem relevanten Katabolismus gekennzeichnet, in dessen Folge es insbesondere durch gesteigerte Proteolyse zum Abbau von Skelettmuskulatur kommt [1]. Mit zunehmender Erholung/Stabilisierung des klinischen Zustands und weitgehend wiederhergestellter Organfunktion beginnt die nachfolgende Postakutphase. In dieser Phase der Reparatur und Regeneration überwiegt eine anabole Stoffwechsellage, in welcher der Muskelaufbau und der Ausgleich verloren gegangener (Substrat-)Ressourcen im Vordergrund steht [1]. Es folgt der oft fließende Übergang in die Rehabilitationsphase, welche teils Monate andauern kann und zumeist nicht in der primär versorgenden Institution stattfindet. Eine Sonderform der Postakutphase ist die chronische Phase, welche durch persistierendes Organversagen und weiterhin schwelende Inflammation charakterisiert ist [1].

9.1.1 Bestimmung des Energiebedarfs

Eine bedarfsgerechte Kalorienzufuhr des Intensiv-/Sepsispatienten ist von integraler prognostischer Bedeutung für die Planung des individuellen Ernährungsregimes, um zum einen Mangelernährung, aber auch Hyperalimentation zu vermeiden. Der Energieumsatz kritisch kranker Patienten verläuft insbesondere auf Grund der o. g. metabolischen Veränderungen dynamisch und mit interindividuellen Unterschieden. Um diese metabolischen Schwankungen sicher zu erfassen, stellt die indirekte Kalorimetrie die derzeit zuverlässigste Methode zur Bestimmung des Energieumsatzes dar und wird in den aktuellen Leitlinien ausdrücklich empfohlen [1,2,4]. Problematisch ist sicherlich der Einsatz bei Patienten mit hohem Sauerstoffbedarf (FiO2 > 0,6), da in diesen Fällen inkorrekte Messwerte beschrieben wurden. Ferner wird in Deutschland die Technik der indirekten Kalorimetrie auf den wenigsten Intensivstationen vorgehalten. In diesen Fällen kann pragmatisch der Energiebedarf des nicht-adipösen Patienten für die Akutphase mit 24 kcal/kg Körpergewicht (KG) und Tag geschätzt werden [1,2]. Im klinischen Alltag hat dieser Schätzwert den Vorteil, dass bei kontinuierlicher Ernährung über 24 h mit einer Standardnährlösung (1 kcal/ml) die Laufrate an der Infusionspumpe in ml/h dem aktuellen KG entspricht [1]. Erneut betont werden muss, dass sich Intensivpatienten selten in einem statischen metabolischen Zustand befinden, was bei der Verwendung des Schätzwertes von 24 kcal/kg/KG berücksichtigt werden muss. Insbesondere in der Postakutphase/Rehabilitationsphase können Steigerung bis auf 36 kcal/kg KG/d notwendig sein [1]. Als weitere Alternative für die indirekte Kalorimetrie kann der Energieumsatz über die CO_2-Produktionsrate (VCO$_2$-Methode) bestimmt werden [1]. Wichtig ist, dass der gemessene oder geschätzte Energieumsatz nur ein Baustein zur Bestimmung des Kalorienziels darstellt. Immer sollte die individuelle metabolische Toleranz des Intensivpatienten berücksichtigt werden. So kann der geschätzte Energiebedarf in der frühen katabolen

Akutphase mit hoher endogener Substratbereitstellung (- > Hyperglykämie!!) deutlich überschätzt werden, da hier eine zu hohe exogene Substratzufuhr nachteilige Effekte haben kann [1].

9.1.2 Steuerung der Substratzufuhr

Vor dem Hintergrund der mitunter enormen intra- und interindividuellen Schwankungsbreite des Kalorienbedarfs beim kritisch kranken Patienten ist eine möglichst personalisierte Steuerung der Substratzufuhr komplex und oftmals nur eingeschränkt möglich. Verdeutlicht wird diese Schwierigkeit und mangelnde Standardisierbarkeit durch eine Vielzahl von veröffentlichen Studien und Metaanalysen zu diesem Thema, welche ein uneinheitliches Bild zeigen [2]. Die Steuerung der Ernährungstherapie in der Akutphase geschieht in Abhängigkeit von der individuellen metabolischen Toleranz des Patienten mit dem Ziel, durch exogene Substratzufuhr die endogene Substratproduktion zu minimieren, um insbesondere den Abbau von Muskelproteinen zu reduzieren und eine Hyperalimentation zu vermeiden [1]. In Ermangelung einer bettseitigen Methode zur Analyse der endogene Substratproduktion können im klinischen Alltag nur Surrogatmarker wie der Blutglukosespiegel, Insulinbedarf und Triglyzeridkonzentrationen zur Anwendung kommen [3,5]. Auf Grund der bereits aufgeführten relevanten Katabolie in der frühen Akutphase und der nur unzureichenden Beeinflussbarkeit sollte die Kalorienzufuhrrate mit 75 % des gemessenen oder geschätzten Energieumsatzes beginnen um eine Hyperalimentation zu vermeiden [1]. Unter Berücksichtigung der individuellen metabolischen Toleranz sollte eine Steigerung der Kalorienzufuhr auf 100 % des Kalorienziels bis zum Ende der Akutphase erfolgen. In der aktuellen Leitlinie wird empfohlen, die Kalorienzufuhr anhand des Insulinbedarfs zu steuern (Abb. 9.1a) [1]. Ziel ist die Aufrechterhaltung einer Blutzuckerkonzentration < 180 mg/dl. Je nach hierfür benötigter Insulinzufuhr kann dann die individuelle exogene Substratzufuhr abgeschätzt werden. Eine nicht beherrschbare metabolische Intoleranz kann eine (passagere) komplette Unterbrechung der Kalorienzufuhr zur Folge haben [1]. Ein ähnliches Schema zur individuellen Steuerung der Substratzufuhr wird anhand der Phosphatkonzentration als Surrogatmarker eines Refeeding-Syndroms empfohlen (Abb. 9.1b) [1].

Nach Überwinden der katabolen Akutphase und Verbesserung der Organfunktionen sollte in der anabolen Rekonvaleszenz/Rehabilitationsphase die Energiezufuhr > 100 % (bis zu 36 kcal/kg/d) unter Beachtung der individuellen metabolischen Toleranz betragen [1]. Bei persistierender Organdysfunktion (chronische Phase) sollte eine Ernährung gemäß 100 % des gemessenen/geschätzten Energieumsatzes angestrebt werden [3].

| Tag 0 | Substratzufuhr 0 |

| Tag 1 | Substratzufuhr: 75 % des Ziels (16 kcal/kg/d; davon 0,75 g Protein/kg/d) |

a max. Insulinbedarf Tag 1?

0–1 IE/h	2–4 IE/h	> 4 IE/h
24 kcal/kg/d	12 kcal/kg/d	6 kcal/kg/d

b Phosphatkonzentration am Morgen von Tag 2

≥ 0,65 mmol/L	< 0,65 mmol/L
24 kcal/kg/d	6 kcal/kg/d + Phosphat-substitution

Tag n max. Insulinbedarf Tag n−1

0–1 IE/h	2–4 IE/h	> 4 IE/h
Zufuhr (Tag n−1) + 4 kcal/kg/d (max. 24 kcal/kg/d)	Zufuhr (Tag n−1) − 4 kcal/kg/d (min. 0 kcal/kg/d)	Zufuhr (Tag n−1) − 12 kcal/kg/d (min. 0 kcal/kg/d)

Phosphatkonzentration am Morgen von Tag n−1

≥ 0,65 mmol/L	< 0,65 mmol/L
Zufuhr (Tag n−1) + 4 kcal/kg/d (max. 24 kcal/kg/d)	6 kcal/kg/d + Phosphat-substitution

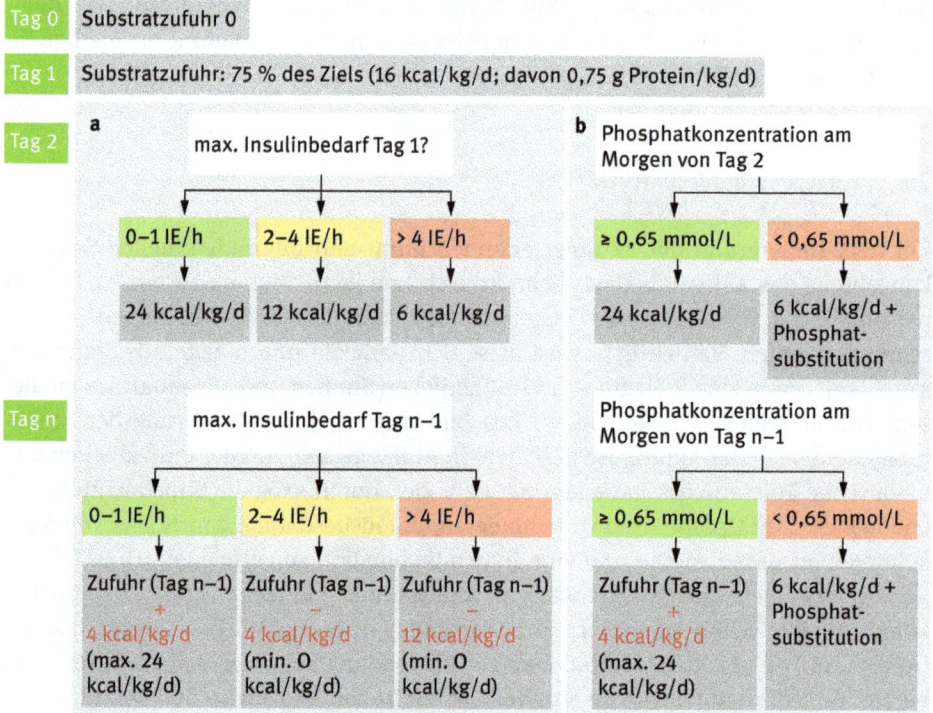

Abb. 9.1: Steuerung der Substratzufuhr anhand des Ausmaßes der Insulinresistenz (a) oder der Phosphatkonzentration (b) (modifiziert nach [1]).

9.2 Applikationswege der klinischen Ernährung

Die Frage nach dem geeigneten Applikationsweg für die klinische Ernährung, also im Wesentlichen enteral, parenteral oder in Kombination, wird seit Jahrzehnten auch international kontrovers diskutiert. Unstrittig ist aktuell sicherlich, dass bei fehlenden Kontraindikationen grundsätzlich eine enterale Ernährung auch in der Akutphase bevorzugt eingesetzt werden sollte [1]. Sowohl in einer aktuellen Metaanalyse [6], als auch in großen randomisierten Studien [7,8] konnte jedoch bei adäquater Kalorienmenge kein nachteiliger Effekt einer parenteralen Ernährung für kritisch kranke Patienten gezeigt werden. In der großen multizentrischen randomisiert-kontrollierten CAOLRIES-Studie konnte allerdings nachgewiesen werden, dass bei intakter Funktion des Gastrointestinaltraktes und bei gleicher Kalorienzufuhr eine frühe enterale Ernährung ökonomischer ist als eine vergleichbare parenterale Ernährung [9], welche auch hier hinsichtlich weiterer Endpunkte (u. a. Mortalität) keine signifikanten Unterschiede zur enteralen Ernährung aufwies.

9.2.1 Enterale Ernährung

Die Etablierung einer frühzeitigen enteralen Ernährung bei kritisch erkrankten Patienten mit Sepsis oder septischem Schock wird insbesondere aus physiologischen, aber auch ökonomischen Aspekten empfohlen, sofern keine Kontraindikationen vorliegen [1]. Vor dem Hintergrund einer möglichen bakteriellen Translokation von Bakterien aus dem Darm bei gestörter Darmintegrität empfiehlt die Deutsche Sepsisgesellschaft mindestens die Etablierung einer frühzeitigen minimalen „trophischen" enteralen Ernährung möglichst innerhalb der ersten 48 h nach Beginn der Sepsis als „Zottenschutz" [2]. Als allgemeine Kontraindikationen gelten beispielsweise eine schwere intestinale Dysfunktion, Mesenterialischämie, unkontrollierte gastrointestinale Blutungen oder schwere Einschränkungen der intestinalen Motilität [1,2,4,10]. Insbesondere für Sepsispatienten relevant ist, dass bei hämodynamischer Instabilität (hohe oder steigende Dosen an vasoaktiven Medikamenten oder zunehmende Zeichen einer Organminderperfusion) von einer enteralen Ernährung abgesehen werden sollte, diese aber bei Stabilisierung oder Beendigung der Katecholamingaben unter engmaschigem Monitoring der metabolischen Toleranz wieder begonnen werden sollte [1,4,10]. Ein weiterer vieldiskutierter Punkt in der Steuerung eines enteralen Ernährungsregimes ist die Wahl der geeigneten Applikationssonde. Nach derzeitigen Empfehlungen sollte der gastrale Zugangsweg aufgrund der deutlich leichteren Anlage und zumeist unkomplizierteren Medikamentenapplikation dem postpylorischen/ jejunalen Zugangsweg bevorzugt werden [1]. Einen möglichen Vorteil bieten Jejunalsonden bei Patienten mit hohem Aspirations- und somit Pneumonierisiko oder gastraler Intoleranz, welche sich klinisch zumeist als Regurgitation oder Erbrechen zeigt [1]. Die oftmals praktizierte Messung des gastralen Residualvolumens (GRV) mit dem Zweck einer Reduzierung des Risikos einer Aspirationspneumonie durch Anpassung der enteralen Zufuhrrate sollte zur routinemäßigen Überwachung des Sepsispatienten nicht mehr erfolgen, da das Kalorienziel durch Verzicht auf GRV-Messungen in der Regel schneller erreicht werden kann [2]. Sinnvoll könnten GRV-Bestimmungen weiterhin jedoch bei Sepsispatienten mit gastraler Intoleranz, hohem Reflux und/ oder mit hohem Aspirationsrisiko sein [1]. Wie schon erwähnt kann diese Patientengruppe von der Anwendung einer postpylorischen Ernährungssonde profitieren [4,10].

9.2.2 Parenterale Ernährung

Die parenterale Ernährung stellt bei richtiger Indikation eine sinnvolle Ergänzung oder Ersatz eines enteralen Ernährungsregimes dar. Die S3-Leitline der Arbeitsgruppe Sepsis ebenso wie die Leitlinie der DGEM zur Klinischen Ernährung in der Intensivmedizin empfiehlt, dass bei Kontraindikationen für eine enterale Ernährung eine rein parenterale Ernährung, adaptiert an die individuelle metabolische Toleranz, durchgeführt werden sollte um Malnutrition des kritisch kranken Patienten zu vermeiden [1]. Hier unterscheidet sich das Vorgehen deutlich von Empfehlungen amerikanischer Leitlinien und der Surviving-Sepsis-Campaign, welche auch bei Kontraindikationen gegen enterale Ernährung eine parenterale Supplementierung in den ersten 7 Behandlungstagen nicht durchführen würden [4,11]. Vor dem Hintergrund der bereits erwähnten aktuellen Studiendaten zum Einsatz von parenteraler Ernährung in der Akutphase und dem zu erwartenden Kaloriendefizit bei siebentägiger „Ernährungspause" erscheinen die amerikanischen Empfehlungen kritikwürdig und wurden deshalb in den deutschen Leitlinien nicht übernommen [1,4]. Neben dem Einsatz bei Kontraindikationen für ein enterales Ernährungsregime kann eine parenterale Ernährung auch primär bei mangelernährten Patienten durchgeführt werden. Eine weitere Indikation, ist die kombiniert enteral/parenterale Ernährung innerhalb der ersten 7 Tage, wenn eine an die individuelle metabolische Toleranz angepasste Kalorien- bzw. Proteinzufuhrrate nicht durch eine alleinige enterale Ernährung erreicht werden kann [1,2]. Der bei Intensivpatienten in der Regel bereits liegende zentralvenöse Zugang eignet sich für die Applikation hochosmolarer parenteraler Nährlösungen (> 900 mosmol/l). Bei periphervenöser (supplementärer) parenteraler Ernährung sollten Lösungen niedrigerer Osmolarität (≤ 900 mosmol/l) verwendet werden [12]. Ferner scheint der Gebrauch von Dreikammerbeuteln im Vergleich zu den Einzelkomponenten v. a. aus hygienischer Sicht (weniger Sepsisepisoden und katheterassoziierten Infektionen) vorteilhaft zu sein [1].

9.3 Komponenten der (parenteralen) Ernährung

9.3.1 Kohlenhydrate

Kohlenhydrate gelten als der Hauptenergieträger und essenzieller Makronährstoff in der klinischen Ernährungstherapie. Als Standardkohlenhydrat wird in parenteralen Ernährungslösungen Glukose eingesetzt, da sie für viele Gewebe das obligate Energiesubstrat (u. a. ZNS) darstellen und zur klinischen Therapiesteuerung die Plasmakonzentration im Blut leicht gemessen werden kann [1]. Ein weiteres wichtiges Ziel der exogenen Glukosezufuhr ist der Erhalt der körpereigenen Skelettmuskulatur. Die zugeführte Glukose soll zu diesem Zweck anstatt endogen freigesetzter glukoplastischer Aminosäuren aus der Muskulatur zum Energiestoffwechsel verwendet werden [1]. Klare Studiendaten zur Obergrenze für die Kohlenhydratzufuhr existieren nicht. Aus pathophysiologischer Sicht wird jedoch ein Grenzwert von 4 g Glukose/kg Tag beschrieben, welcher auf experimentellen Beobachtungen von Sepsispatienten beruht [1]. In dieser Patientengruppe zeigt sich eine um etwa 100 % erhöhte hepatische Glukoseproduktionsrate (ca. 4 g/kg Tag), welche unter höher dosierter Insulingabe (4–5 IE/h) weitgehend unterdrückt werden kann [13]. Wichtig ist jedoch auch hier, dass die Glukosezufuhr immer an die individuelle metabolische Toleranz angepasst werden sollte (s. o.).

9.3.2 Lipide

Lipide stellen eine integrale Komponente eines enteralen und parenteralen Ernährungsregimes dar. Vorteilhaft sind, insbesondere die hohe Energiedichte, die Zufuhr von essenziellen Fettsäuren und die Vermeidung von Hyperglykämien. Ferner werden bei Sepsispatienten Lipide als bevorzugtes Substrat beispielsweise von Herz- und Skelettmuskelzellen verstoffwechselt [3,14]. Die optimale Zusammensetzung der klinisch eingesetzten Lipidemulsionen wird seit Jahren kontrovers diskutiert. Weitgehend unstrittig ist, dass Formulierungen mit einem hohen Anteil an Omega-6 Fettsäuren (z. B. Sojabohnenöl) aufgrund ihrer mutmaßlichen pro-inflammatorischen Eigenschaften nicht eingesetzt werden sollten [5]. Um den Omega-6-Gehalt zu reduzieren wird den kommerziell erhältlichen Lipidlösungen oftmals Kokos-, Oliven- und Fischöl als Einzelkomponenten oder in Kombination zugesetzt. Diese Öle gelten als immunneutral oder in gewissem Masse anti-inflammatorisch (Fischöl) [5,15,16]. Aus diesem Grund wurde insbesondre Fischöl in mehreren Ansätzen als Immunsupplement bei kritisch kranken Patienten eingesetzt. Die Ergebnisse sind insgesamt uneinheitlich, so dass von der Gabe von Omega-3-Fettsäuren als Immunsupplement bei kritisch kranken Patienten mit Sepsis oder septischen Schock abgesehen werden sollte [1,2]. Nicht betroffen von dieser Aussage ist jedoch der Einsatz Omega-3-fetthaltiger Lipidemulsionen im Rahmen der parenteralen Ernährung, um Lipidemulsionen mit einem verminderten Gehalt an Omega-6-Fettsäuren zu generieren. Hinsichtlich der Obergrenze der zugeführten Lipide wird in Abhängigkeit der individuellen metabolischen Toleranz ein Wert von 1,5 g Fett/kg und Tag empfohlen [1,2]. Als orientierender Marker für eine Intoleranz wird ein Triglyzeridspiegel von 400 mg/dl angegeben [1]. Bei parenteralen Lipiden ist ferner zu beachten, dass die Infusion kontinuierlich über 12–24 h appliziert wird und Bolusgaben vermieden werden sollten [1].

9.3.3 Aminosäuren

Auch Aminosäuren als dritte große Gruppe der Makronährstoffe zählen zu den integralen Bestandteilen eines Ernährungsregimes für kritisch kranke Patienten. Sie spielen eine zentrale Rolle bei der Wundheilung, Funktion des Immunsystems und dem Erhalt der Skelettmuskulatur [1]. In der Regel sollte für die Akutphase unter Berücksichtigung der individuellen metabolischen Toleranz als Ziel der Proteinzufuhr 1,0 bzw. als Ziel der Aminosäurenzufuhr 1,2 g pro kg Körpergewicht und Tag zugrunde gelegt werden [1]. Viele Studien der letzten Jahre beschäftigten sich mit der Frage, inwiefern eine gezielte Gabe bestimmter Aminosäuren im Sinne einer Pharmakotherapie/Immunonutrition günstigen Einfluss auf den Krankheitsverlauf von Sepsis-/Intensivpatienten haben könnte. In der Zusammenschau zeigten sich überwiegend negative Ergebnisse, so dass der pharmakotherapeutische Einsatz von enteralem Arginin und Glutamin nicht empfohlen werden kann [17,18].

9.3.4 Mikronährstoffe

Generell sollten Vitamine und Spurenelemente substituiert werden, wenn mit enteraler Ernährung der Tagesbedarf nicht gedeckt werden kann [1]. Bei parenteraler Ernährung kritisch kranker Patienten sollte immer eine Substitution erfolgen, da die gängigen kommerziell erhältlichen Lösungen Mikronähstoffe nur in unzureichendem Ausmaß enthalten [1]. Hinsichtlich einer möglichen Pharmakotherapie mit Mikronährstoffen wurde lange Zeit eine enterale oder parenterale Selensupplementierung bei Patienten mit Sepsis und septischem Schock diskutiert. Aufgrund negativer Ergebnisse mehrerer Studien zu diesem Thema sollte von einer Pharmakotherapie mit Selen derzeit abgesehen werden [18,19].

9.4 Blutzuckermanagement

Die Vermeidung von Hypo- und Hyperglykämien ist ein wichtiger prognostischer Faktor für den kritisch kranken Intensivpatienten [1]. Die Festlegung des optimalen Zielblutzuckerspiegels für diese Patientengruppe war Gegenstand großer randomisiert-kontrollierter Studien (RCT). So wurde in einer großen monozentrischen RCT im Jahr 2001 das Konzept der intensivierten intravenösen Insulinbehandlung nach dem Leuven-Protokoll mit Blutzuckerzielwerten von 80–110 mg/dl als mortalitätssenkend für Intensivpatienten postuliert und propagiert [20]. Der von den Autoren beobachtete Mortalitätsvorteil unter intensivierten Insulintherapie konnte jedoch in nachfolgenden RCTs und Metaanalysen nicht bestätigt werden [1]. In der 2009 veröffentlichten NICE-SUGAR Studie konnte sogar im Studienarm mit Intensivpatienten, welche nach intensivierter Insulintherapie eingestellt wurden, eine erhöhte Sterblichkeit auf Grund schwerer Hypoglykämien beobachtet werden [21]. In der Kontrollgruppe, bei der ein oberer Blutzuckerspiegel von ≤ 180 mg/dl festgelegt wurde, ab welchem dann Insulingaben nach Protokoll erfolgen sollten, zeigte sich ein insgesamt deutlich besseres Outcome [21]. Aufgrund der Studienlage wird somit aktuell ein oberer Blutzuckerzielwert von ≤ 180 mg/dl empfohlen. Normoglykämie (≤ 110 mg/dl) sollte beim Intensivpatienten auf Grund des hohen Risikos akzidentieller schwerer Hypoglykämieepisoden nicht angestrebt werden [1]. Pathophysiologischer Hintergrund sind die bereits beschriebenen metabolischen Veränderungen im Stressstoffwechsel mit hoher endogener Substratmobilisation und konsekutiver Hyperglykämie, welche auch durch hohe Insulingaben kaum zu durchbrechen sind. Nach den neuen Empfehlungen können somit auch moderate Hyperglykämien (bis 180 mg/dl) insbesondere in der Akutphase des kritisch kranken Patienten toleriert werden [2]. Hinsichtlich der Blutzuckermessung schlagen die Leitlinien eine bevorzugte Verwendung von arteriellem Blut (über arterielle Katheter) bei höherer Messgenauigkeit gegenüber kapillarem Blut unter Verwendung von Blutzuckermessgeräten vor [1,22]. Inwiefern zukünftig vollautomatische Closedloop-Systeme zur Blutzuckerkontrolle bei kritisch Kranken Intensivpatienten zum Einsatz kommen können, ist gegenwärtig Gegenstand von Studien [2].

9.5 Stressulkusprophylaxe

Intensivpatienten scheinen ein erhöhtes Risiko für stressbedingte Ulzera im Magen-Darm-Trakt zu haben, welche zu lebensbedrohlichen Blutungen und somit einer gesteigerten Mortalität führen können. Das gastrointestinale Blutungsrisiko ist besonders bei kritisch kranken Patienten unter mechanischer Beatmung (> 48 h), Koagulopathie, Lebererkrankung, Notwendigkeit einer Nierenersatztherapie und höhergradigem Organversagen gesteigert [23]. Patienten mit Sepsis oder septischem Schock sollten daher bei Vorliegen von Risikofaktoren für gastrointestinale Blutungen eine Stressulkusprophylaxe erhalten. Der routinemäßige Einsatz einer solchen Prophylaxe bei Patienten ohne Blutungsrisiko wird allerdings nicht empfohlen. Sollte die Indikation für eine Stressulkusprophylaxe gestellt worden sein, können Protonenpumpenhemmer oder Histamin-H2-Rezeptor-Antagonisten zum Einsatz kommen [2].

Literatur

[1] Elke G, Hartl W, Kreymann K, et al. Klinische Ernährung in der Intensivmedizin. Aktuelle Ernährungsmedizin. 2018;43(05):341–408.

[2] Brunkhorst FM, Weigand MA, Pletz M, et al. [S3 Guideline Sepsis-prevention, diagnosis, therapy, and aftercare : Long version]. Med Klin Intensivmed Notfmed. 2020;115(Suppl 2):37–109.

[3] Hecker M, Felbinger T, Mayer K. [Nutrition in intensive care medicine]. Anaesthesist. 2012;61 (6):553–64.

[4] McClave SA, Taylor BE, Martindale RG, et al. Guidelines for the Provision and Assessment of Nutrition Support Therapy in the Adult Critically Ill Patient: Society of Critical Care Medicine (SCCM) and American Society for Parenteral and Enteral Nutrition (A. S. P. E. N.). JPEN J Parenter Enteral Nutr. 2016;40(2):159–211.

[5] Hecker M, Mayer K. Intravenous lipids in adult intensive care unit patients. World Rev Nutr Diet. 2015;112:120–6.

[6] Elke G, van Zanten AR, Lemieux M, et al. Enteral versus parenteral nutrition in critically ill patients: an updated systematic review and meta-analysis of randomized controlled trials. Crit Care. 2016;20(1):117.

[7] Reignier J, Boisrame-Helms J, Brisard L, et al. Enteral versus parenteral early nutrition in ventilated adults with shock: a randomised, controlled, multicentre, open-label, parallel-group study (NUTRIREA-2). Lancet. 2018;391(10116):133–43.

[8] Harvey SE, Parrott F, Harrison DA, et al. Trial of the route of early nutritional support in critically ill adults. N Engl J Med. 2014;371(18):1673–84.

[9]   Harvey SE, Parrott F, Harrison DA, et al. A multicentre, randomised controlled trial comparing the clinical effectiveness and cost-effectiveness of early nutritional support via the parenteral versus the enteral route in critically ill patients (CALORIES). Health Technol Assess. 2016;20 (28):1–144.

[10] Reintam Blaser A, Starkopf J, Alhazzani W, et al. Early enteral nutrition in critically ill patients: ESICM clinical practice guidelines. Intensive Care Med. 2017;43(3):380–98.

[11] Rhodes A, Evans LE, Alhazzani W, et al. Surviving Sepsis Campaign: International Guidelines for Management of Sepsis and Septic Shock: 2016. Crit Care Med. 2017;45(3):486–552.

[12] Boullata JI, Gilbert K, Sacks G, et al. A. S. P. E. N. clinical guidelines: parenteral nutrition ordering, order review, compounding, labeling, and dispensing. JPEN J Parenter Enteral Nutr. 2014;38(3):334–77.

[13] Chambrier C, Laville M, Rhzioual Berrada K, et al. Insulin sensitivity of glucose and fat metabolism in severe sepsis. Clin Sci (Lond). 2000;99(4):321–8.

[14] Hecker M, Sommer N, Voigtmann H, et al. Impact of short- and medium-chain fatty acids on mitochondrial function in severe inflammation. JPEN J Parenter Enteral Nutr. 2014;38(5):587–94.

[15] Hecker M, Rose M, Hecker A, et al. Immunomodulation by an Omega-6 Fatty Acid Reduced Mixed Lipid Emulsion in Murine Acute Respiratory Distress Syndrome. J Clin Med. 2020;9(7).

[16] Hecker M, Linder T, Ott J, et al. Immunomodulation by lipid emulsions in pulmonary inflammation: a randomized controlled trial. Crit Care. 2015;19:226.

[17] Andrews PJ, Avenell A, Noble DW, et al. Randomised trial of glutamine, selenium, or both, to supplement parenteral nutrition for critically ill patients. BMJ. 2011;342:d1542.

[18] Heyland D, Muscedere J, Wischmeyer PE, et al. A randomized trial of glutamine and antioxidants in critically ill patients. N Engl J Med. 2013;368(16):1489–97.

[19] Bloos F, Trips E, Nierhaus A, et al. Effect of Sodium Selenite Administration and Procalcitonin-Guided Therapy on Mortality in Patients With Severe Sepsis or Septic Shock: A Randomized Clinical Trial. JAMA Intern Med. 2016;176(9):1266–76.

[20] van den Berghe G, Wouters P, Weekers F, et al. Intensive insulin therapy in critically ill patients. N Engl J Med. 2001;345(19):1359–67.

[21] Investigators N-SS, Finfer S, Chittock DR, et al. Intensive versus conventional glucose control in critically ill patients. N Engl J Med. 2009;360(13):1283–97.

[22] Pereira AJ, Correa TD, de Almeida FP, et al. Inaccuracy of Venous Point-of-Care Glucose Measurements in Critically Ill Patients: A Cross-Sectional Study. PLoS One. 2015;10(6):e0129568.

[23] Krag M, Perner A, Wetterslev J, et al. Prevalence and outcome of gastrointestinal bleeding and use of acid suppressants in acutely ill adult intensive care patients. Intensive Care Med. 2015;41(5):833–45.

10 Organversagen und Organersatz

10.1 Septische Kardiomyopathie – Organersatz Herz

Patrick Rehn, Markus A. Weigand, Maximilian Dietrich

10.1.1 Definition

Die septische Kardiomyopathie wurde im Jahr 1984 von Parker et al. als akute, aber reversible Reduktion der linksventrikulären Ejektionsfraktion im Rahmen eines septischen Schocks erstbeschrieben [1]. Jedoch hat sich bislang keine einheitliche Definition der septischen Kardiomyopathie durchsetzen können. Die Kriterien Akuität und Reversibilität sind jedoch in allen vorgeschlagenen Definitionen für die Diagnosestellung enthalten. Weiterhin wird oft die globale biventrikuläre Dysfunktion mit linksventrikulärer Dilatation, sowie ein vermindertes Ansprechen auf Volumen- oder Katecholamingabe genannt. In neueren Arbeiten werden zunehmend echokardiografische Marker zur Definition einer septischen Kardiomyopathie herangezogen [2–7]. Hier gewinnt vor allem das „speckle tracking" bzw. der „global longitudinal strain" in den letzten Jahren an Bedeutung [7]. Hierauf wird später im Detail eingegangen.

Mögliche Diagnosekriterien der Septischen Kardiomyopathie, modifiziert nach L'Heureux [2–7]:
- Akuter Beginn
- Reversibilität (7–10 Tage)
- links- und/oder rechtsventrikuläre Dysfunktion
- Dilatation der Herzkammern
- vermindertes Ansprechen auf Volumen- und Katecholamintherapie
- verminderter Global Longitudinal Strain
- Ausschluss anderer Ursachen der Störung der Herzfunktion

10.1.2 Inzidenz

Die septische Kardiomyopathie tritt früh im Krankheitsverlauf der Sepsis bzw. des septischen Schocks auf und ist bei Überleben in der Regel nach 7 bis 10 Tagen reversibel. Zur Inzidenz gibt es variierende Angaben. Dabei reicht die Spanne der Inzidenz unter Sepsis-Patienten in neueren Studien von 13,8–28,2 % [8,9]. Das Hauptproblem bleibt auch bei der Angabe der Inzidenz die fehlende einheitliche Definition. Je nachdem welche Kriterien als Maßstab herangezogen werden, werden entsprechend mehr oder weniger Patienten identifiziert.

https://doi.org/10.1515/9783110673395-010

10.1.3 Risikofaktoren und Prognose

Zu den Risikofaktoren für die Entwicklung einer septischen Kardiomyopathie zählen junges Alter, männliches Geschlecht, Diabetes mellitus, hohes Laktat bei Aufnahme sowie eine bereits bestehende Herzinsuffizienz [8,10].

Interessanterweise zeigte sich in Studien eine niedrigere bzw. unveränderte Letalität bei Patienten mit niedrigerer initialer linksventrikulärer Ejektionsfraktion (LVEF) [1,11–13]. Dieser Zusammenhang kann damit erklärt werden, dass mit Zunahme der durch den septischen Schock verursachten Vasodilatation bzw. Nachlastsenkung die LVEF auch bei Einschränkung der kardialen Kontraktilität normal oder sogar erhöht gemessen werden kann. Aufgrund dieser Tatsache eignet sich die linksventrikuläre Ejektionsfraktion nicht zur Bewertung der kardialen Funktion und Prognosestellung in der Sepsis. Als prognostisch bester Marker hat sich in Studien bisher der global longitudinal strain herausgestellt [12]. Dieser wird jedoch aufgrund der oft nicht vorhandenen, aber dafür nötigen Technik in den point-of-care Ultraschallgeräten nur selten im klinischen Alltag angewandt. Für die echokardiografische Evaluation der diastolischen Dysfunktion zeigte sich ebenfalls ein Zusammenhang mit der Sterblichkeit [14].

Kardiale Biomarker wie Troponin oder NT-pro-BNP eignen sich zur Einschätzung der Prognose nur bedingt. Die Studienlage ist hierzu heterogen [15–17]. Experimentelle Biomarker wie frei zirkulierende Histone und heart-fatty-acid-binding-proteins (hFABPs) zeigen in ersten Pilotstudien eine gute Korrelation zur Sterblichkeit und Grad der kardialen Einschränkung [18,19]. Keiner dieser Marker ist jedoch spezifisch für eine septische Kardiomyopathie.

10.1.4 Pathophysiologie und klinisches Bild

Die Pathogenese der septischen Kardiomyopathie ist zum aktuellen Zeitpunkt noch nicht vollständig verstanden. Einige das Myokard schädigenden Mediatoren (sog. „myocardium depressing factors, MDFs") wurden in den letzten Jahren identifiziert. Hierzu zählen unter anderem inflammatorische Zytokine. Sogenannte „pathogen associated molecular patterns, PAMPs", welche von invasiven Mikroorganismen ausgeschüttet werden oder Teil ebendieser sind, können ebenfalls direkte negative Auswirkungen auf das Myokard haben. Neben den PAMPs können auch damage associated molecular patterns (DAMPs) einen ähnlichen Pathomechanismus bedienen. Diese Proteine, wie z. B. frei zirkulierende Histone, werden von absterbenden immunaktiven Zellen freigesetzt. Weitere relevante Faktoren sind ein gestörter NO- und Calcium-Stoffwechsel, mitochondriale Dysfunktionen, Komplement-Faktoren, oxidativer Stress, sowie eine autonome Dysregulation [3,5,20].

Frühere Theorien zur Pathogenese der septischen Kardiomyopathie gingen, analog zur koronaren Herzkrankheit, von einer verminderten Durchblutung des Myokards aus. Neuere Arbeiten zeigten jedoch das Gegenteil: die Koronarperfusion ist oftmals im septischen Schock erhöht [21]. Neben der direkten Schädigung durch verschiedene Mediatoren kommt es während der Sepsis auch zu einer Schädigung des Endothels bzw. der Glykokalix. Daraus folgend kommt es zu einem kapillären Leck mit Ausbildung eines Ödems im Interstitium. Mit der erhöhten Koronarperfusion kann es auch am Myokard zur Ausbildung eines Ödems mit konsekutiver Störung der Mikrozirkulation und Untergang von Myozyten kommen. Dabei ist der Verlust der Autoregulation der Koronargefäße ein wesentlicher Mechanismus. Durch diverse weitere Faktoren wie z. B. vermehrt zirkulierender MDFs kommt es zur Vasodilatation der Koronarien [22–24].

Die genannten Mechanismen führen somit zu den typischen pathophysiologischen Veränderungen. Es kommt zur Dilatation des linken Ventrikels mit linksventrikulärer Dysfunktion. Eine Verminderung der rechtsventrikulären Funktion kann ebenfalls auftreten. Klinisch zeigen sich dadurch Zeichen einer kardiogenen Schockkomponente mit Gewebeminderperfusion. Die Haut erscheint kalt mit deutlich verlängerter Rekapillarisierungszeit. Im Gegensatz dazu imponiert im distributiven septischen Schock mit hyperdynamer Kreislaufsituation bei guter kardialer Funktion die Haut eher warm. Zusätzlich neigen Patienten mit septischer Kardiomyopathie vermehrt zu Herzrhythmusstörungen (meist Vorhofflimmern [25]).

10.1.5 Echokardiografie

Die Echokardiografie gehört immer häufiger zum erweiterten Standard-Monitoring auf der Intensivstation. Die Anwendung der Echokardiografie für das Monitoring septischer Patienten scheint sich vorteilhaft auf deren Sterblichkeit auszuwirken [26]. Zu beachtende Limitationen sind dabei die Untersucherabhängigkeit und die nicht ubiquitäre Verfügbarkeit entsprechender Technik.

Oft werden klassische Parameter wie die linksventrikuläre Ejektionsfraktion (LVEF) zur Abschätzung der kardialen Funktion genutzt. Wie Parker et al. bereits 1984 beschrieben haben, haben Sepsis-Patienten mit erniedrigter LVEF paradoxerweise eine erniedrigte Sterblichkeit [1]. Spätere Studien relativierten diese Aussage. Eine erhöhte Sterblichkeit ist bei niedrigerer LVEF jedoch nicht nachweisbar [11]. Erklärbar ist dies durch die, wie oben beschrieben, starke Nachlastabhängigkeit der LVEF. So kann durch die erniedrigte Nachlast und den relativen Volumenmangel im distributiven Schock die Ejektionsfraktion trotz eingeschränkter kardialer Pumpfunktion normwertig sein. Wird nun eine adäquate Volumen- bzw. Katecholamintherapie durchgeführt, wird sich eine tatsächlich erniedrigte LVEF demaskieren. Deshalb kann eine wiederholte echokardiografische Untersuchung aufschlussreich sein. In Zusammenschau zeigen sich nachlastabhängige Parameter als eher ungeeignetes Screening Tool für Patienten mit septischer Kardiomyopathie.

Zur Messung des Schlagvolumens respektive des Herzzeitvolumens kann auch bei Patienten mit septischer Kardiomyopathie, wie in Kap. 8 beschrieben, das Velocity Time Integral (VTI) verwendet werden.

Die septische Kardiomyopathie kann auch zu Funktionseinschränkungen des rechten Ventrikels führen. Dabei ist die Reduktion rechtsventrikulärer Funktionsparameter mit einer erhöhten Sterblichkeit assoziiert [27].

Bei entsprechender Erfahrung des Anwenders ist im klinischen Alltag häufig auch die orientierende visuelle Abschätzung der Pumpfunktion („eyeballing") zur Erkennung einer relevanten kardialen Dysfunktion ausreichend. Weiterhin können durch eine orientierende Echokardiografie andere Schockursachen wie z. B. ein relevanter Perikarderguss oder eine akute Rechtsherzbelastung ausgeschlossen werden.

Neuere Studien haben das sogenannte „speckle tracking" zur Diagnosestellung und Prognoseabschätzung der septischen Kardiomyopathie etabliert. Hierbei handelt es sich um eine objektive Berechnung der globalen Ventrikelfunktion anhand von definierten Bildpunkten. Durch die Reflexion von Ultraschallwellen im Myokard kommt es zu einem unregelmäßigen Erscheinungsbild mit verschiedenen akustischen Flecken („speckles"). Dieses speckle-Muster eines Myokardabschnitts wird von einer Bildprozessierungssoftware im Verlauf der Kontraktion verfolgt. So kann die Verkürzung während der Systole quantifiziert bzw. objektiviert werden. Der Ausgabewert wird definitionsgemäß in Prozent angegeben. Normalwerte für den linken Ventrikel liegen bei −17 % bis −24 % (je negativer desto bessere Kontraktilität). Den gebräuchlichsten und am besten validierten Wert stellt hierbei der sogenannte „global longitudinal strain, GLS", also der globale über alle Abschnitte des linken Ventrikels, von Basis zu Apex, gemittelte Wert, dar. Die Berechnung des GLS ist analog auch im rechten Ventrikel möglich (RV-GLS). Der große Vorteil dieser Methode liegt in der Nachlastunabhängigkeit. Der GLS ist somit der sensitivste Marker für eine septische Kardiomyopathie. Zahlreiche Studien haben zudem eine gute Assoziation zur Sterblichkeit bei Patienten im septischen Schock nachgewiesen [7,12,13,28,29]. Die Anwendung dieses Parameters ist allerdings bisher in der bettseitigen point-of-care Echokardiografie auf der Intensivstation hierzulande nicht sehr weit verbreitet. Mögliche Gründe sind in der zusätzlich nötigen Software, der aufwendigeren Nachbearbeitung der Bilder bzw. Loops und den dafür nötigen optimalen Untersuchungs- bzw. Schallbedingungen zu suchen. Auch die oft fehlende Expertise der Untersucher stellt (noch) eine Limitation der Anwendung dieses Verfahrens dar. Im angloamerikanischen Raum ist die Verwendung von GLS bereits weiterverbreitet als hierzulande.

10.1.6 Inotropika und Vasopressoren

Die Surviving Sepsis Campaign Guidelines empfehlen in der aktuellen Version von 2021 bei Patienten im septischen Schock mit kardialer Dysfunktion und persistierender Hypoperfusion trotz adäquater Volumentherapie und ausreichendem mittleren arteriellen Blutdruck die Hinzunahme von Dobutamin zum first-line Vasopressor Noradrenalin oder die Umstellung auf Epinephrin. Außerdem wird bei o. g. Patienten eine Empfehlung gegen die Verabreichung von Levosimendan ausgesprochen [30].

Bei Patienten mit septischer Kardiomyopathie werden Inotropika mit der Intention eingesetzt, die eingeschränkte Kontraktilität und somit das Herzzeitvolumen zu steigern. Gattinoni et al. untersuchten in diesem Zusammenhang, ob eine Anhebung des Herzzeitvolumens über das physiologische Niveau mittels Volumen, Inotropika und Vasopressoren bzw. Vasodilatatoren einen Überlebensvorteil mit sich bringt. Diese mechanistisch überzeugende Vermutung konnte nicht bestätigt werden [31]. Somit sollten Inotropika nur eingesetzt werden, wenn eine entsprechende kardiale Dysfunktion sowie eine Gewebeminderperfusion nachgewiesen werden kann. Eine Therapie nach dem „Gießkannenprinzip" erscheint daher wenig zielführend. Es ist im Gegenteil bei Einsatz von Dobutamin bei Patienten mit ausgeprägter distributiver Schockkomponente Vorsicht geboten, da es aufgrund einer Stimulation von β_2-Rezeptoren zu einer peripheren Vasodilatation und somit zu einer kritischen Erniedrigung der kardialen Füllungsdrücke kommen kann. Zusätzlich entsteht durch Stimulation der β_1-Rezeptoren ein erhöhter kardialer Sauerstoffverbrauch. Der Nutzen in Bezug auf die Mortalität bei Verwendung von Inotropika im septischen Schock ist zudem durch nur wenig qualitativ hochwertige Evidenz gestützt [32]. Aus diesem Grund steckt die Surviving Sepsis Campaign Guideline einen sehr engen Rahmen für ihre Empfehlung zur Nutzung von Inotropika.

Dobutamin und Epinephrin zählen zu den am häufigsten verwendeten Inotropika. Dobutamin wirkt selektiver am β_1-Rezeptor als Epinephrin. Da die Stimulation von kardialen β_1-Rezeptoren vor allem zu einer Inotropiesteigerung führt, könnte ein theoretischer Vorteil bzgl. des Wirkmechanismus von Dobutamin vermutet werden. Annane et al. verglichen in einer randomisiert-kontrollierten Studie eine Therapie mit Noradrenalin und Dobutamin mit einer Epinephrin-Monotherapie. Es konnte trotz eines potenziell günstigeren Rezeptor-Stimulationsprofils von Dobutamin kein signifikanter Unterschied bzgl. Mortalität und Sicherheit der Therapie gefunden werden. Es zeigte sich jedoch insbesondere bis Tag 30 nach Studieneinschluss ein nichtsignifikanter Trend hin zu einem besseren Überleben bei Therapie mit Dobutamin und Noradrenalin. Dieser Trend war bis Tag 90 nach Studienschluss nicht mehr nachweisbar. Möglicherweise reichte die Fallzahl nicht aus, um eine Signifikanz zu zeigen [33]. In den aktuellen Surviving Sepsis Campaign Guidelines werden beide Therapien als gleichwertig betrachtet.

Eine weitere Option zur medikamentösen Inotropiesteigerung stellt Levosimendan dar. Hierbei handelt es sich um einen katecholaminunabhängigen Calciumsensitizer. Durch Erhöhung der Calciumsensitivität des kontraktilen Apparates des Myokards kommt es zur Steigerung des Herzzeitvolumens. Außerdem führt Levosimendan zu einer Nachlastsenkung und Erhöhung der koronaren Perfusion. Es kommt so zu keiner wesentlichen Erhöhung des myokardialen Sauerstoffverbrauchs. All diese Eigenschaften machen dieses Medikament zu einem theoretisch idealen Therapeutikum der septischen Kardiomyopathie. Die gegenwärtige Studienlage stellt sich jedoch weniger positiv dar. Eine Metaanalyse mehrerer randomisiert-kontrollierter Studien mit kleiner Fallzahl konnte einen Vorteil bzgl. der Sterblichkeit zeigen [34]. In der bisher einzigen randomisiert-kontrollierten Studie mit höherer Patientenzahl in diesem Zusammenhang (LeoPARDS-Trial) zeigte sich jedoch kein Unterschied bzgl. der Sterblichkeit verglichen mit Placebo. Es ergaben sich sogar nachteilige Effekte wie ein erschwertes Weaning sowie ein erhöhtes Tachyarrhythmierisiko für Levosimendan [35]. Aufgrund dieser Datenlage sprechen sich aktuelle Leitlinien gegen die Verwendung von Levosimendan bei Patienten mit kardialer Dysfunktion im septischen Schock aus.

10.1.7 Cardiac Assist Devices

Ein wichtiges Merkmal der septischen Kardiomyopathie ist die Reversibilität. In der Regel kommt es nach 7 bis 10 Tagen zu einer Erholung der Herzfunktion, vorausgesetzt die zugrundeliegende Infektion wird adäquat behandelt. Die Rationale für den Einsatz von Cardiac Assist Devices ist der Ersatz der kardialen Funktion bis zur Erholung („bridge to recovery"). Wird die kardiale Pumpfunktion über diesen Zeitraum zum Beispiel mit einer VA-ECMO unterstützt, könnte dies die Entwicklung eines Schock-assoziierten Organversagens durch Aufrechterhaltung einer adäquaten Organperfusion verhindern. Zurzeit existieren jedoch noch keine prospektiven Arbeiten zu diesem Ansatz. Die Evidenz beschränkt sich also auf retrospektive Studien und Fallberichte.

10.1.7.1 VA-ECMO

Die VA-ECMO entnimmt das Blut über eine großlumige Vene dem Körperkreislauf, leitet es über eine Pumpe in einen Oxygenator und führt es dann wieder in eine zentrale Arterie (meist A. femoralis) zurück.

Brechot et al. untersuchten in einer retrospektiven Studie den Einsatz der VA-ECMO bei Patienten mit septischem Schock und kardialer Dysfunktion. 82 Patienten, welche eine VA-ECMO-Therapie erhielten, wurden mit 130 Patienten, welche eine Standardtherapie ohne ECMO erhielten, verglichen. Die Einschlusskriterien in die Analyse lauteten wie folgt: LVEF ≤ 35 % oder Cardiac-Index ≤ 3 l/min/m², Serum-Lactat ≥ 4 mmol/l und Vasoactive-Inotropic-Score ≥ 75 µg/kg/min. In der ECMO-Gruppe zeigten sich eine deutlich erniedrigte 90-Tage Mortalität sowie eine schnellere Reduktion des Serum-Laktats und ein reduzierter Katecholamin-Bedarf nach Beginn der ECMO-Therapie [36]. Die Umsetzung von prospektiven Arbeiten ist ausstehend. Der Behandlungsansatz erscheint jedoch aussichtsreich. Im pädiatrischen Bereich hat die VA-ECMO bereits Einzug in die Leitlinien zur Behandlung des septischen Schocks gehalten. Vor allem bei Neonaten wird ein gutes Überleben bei Einsatz einer VA-ECMO bei therapierefraktärem septischem Schock mit bis zu 80 % angegeben. Bei älteren Kindern in erfahrenen ECMO-Zentren noch mit bis zu 75 % [37].

10.1.7.2 Impella

Die Impella-Pumpe ist ein Cardiac Assist Device, welches zwischen linkem Ventrikel und Aorta ascendens platziert wird. Es handelt sich um eine Mikroaxialpumpe. Die Anlage erfolgt interventionell. Durch die Pumpunterstützung der Impella soll das geschädigte Herz entlastet werden und so das Herzminutenvolumen verbessert werden. Klassisches Einsatzgebiet ist der kardiogene Schock. Bisher gibt es keine Daten aus randomisiert-kontrollierten Studien, die den Einsatz der Impella bei Patienten mit septischer Kardiomyopathie untersuchen. Die wenigen Case Reports berichten von gutem Behandlungserfolg [38,39]. Jedoch ist der Einsatz aufgrund der geringen Datenlage und der nötigen Expertise auf spezialisierte Zentren beschränkt und wie die VA-ECMO als individueller Heilversuch in besonderen Situationen zu werten.

Literatur

[1] Parker MM, Shelhamer JH, Bacharach SL, et al. Profound but reversible myocardial depression in patients with septic shock. Ann Intern Med. 1984;100(4):483–90. [https://doi.org/10.7326/0003-4819-100-4-483][PMID: 6703540]

[2] Vieillard-Baron A. Septic cardiomyopathy. Ann Intensive Care. 2011;1(1):6. [https://doi.org/10.1186/2110-5820-1-6][PMID: 21906334]

[3] Beesley SJ, Weber G, Sarge T, et al. Septic Cardiomyopathy. Crit Care Med. 2018;46(4):625–34. [https://doi.org/10.1097/CCM.0000000000002851][PMID: 29227368]

[4] Hernandez G, Bruhn A, Luengo C, et al. Effects of dobutamine on systemic, regional and micro-circulatory perfusion parameters in septic shock: a randomized, placebo-controlled, double-blind, crossover study. Intensive Care Med. 2013;39(8):1435–43. [https://doi.org/10.1007/s00134-013-2982-0][PMID: 23740284]

[5] Lin H, Wang W, Lee M, Meng Q, Ren H. Current Status of Septic Cardiomyopathy: Basic Science and Clinical Progress. Front Pharmacol. 2020;11:210. [https://doi.org/10.3389/fphar.2020.00210][PMID: 32194424]

[6] L'Heureux M, Sternberg M, Brath L, Turlington J, Kashiouris MG. Sepsis-Induced Cardiomyopathy: a Comprehensive Review. Curr Cardiol Rep. 2020;22(5):35. [https://doi.org/10.1007/s11886-020-01277-2][PMID: 32377972]

[7] Vallabhajosyula S, Rayes HA, Sakhuja A, et al. Global Longitudinal Strain Using Speckle-Tracking Echocardiography as a Mortality Predictor in Sepsis: A Systematic Review. J Intensive Care Med. 2019;34(2):87–93. [https://doi.org/10.1177/0885066618761750][PMID: 29552957]

[8] Sato R, Kuriyama A, Takada T, Nasu M, Luthe SK. Prevalence and risk factors of sepsis-induced cardiomyopathy: A retrospective cohort study. Medicine (Baltimore). 2016;95(39):e5031. [https://doi.org/10.1097/MD.0000000000005031][PMID: 27684877]

[9] Liang Y-W, Zhu Y-F, Zhang R, et al. Incidence, prognosis, and risk factors of sepsis-induced cardiomyopathy. World J Clin Cases. 2021;9(31):9452–68. [https://doi.org/10.12998/wjcc.v9.i31.9452][PMID: 34877280]

[10] Jeong HS, Lee TH, Bang CH, Kim J-H, Hong SJ. Risk factors and outcomes of sepsis-induced myocardial dysfunction and stress-induced cardiomyopathy in sepsis or septic shock: A comparative retrospective study. Medicine (Baltimore). 2018;97(13):e0263. [https://doi.org/10.1097/MD.0000000000010263][PMID: 29595686]

[11] Huang SJ, Nalos M, McLean AS. Is early ventricular dysfunction or dilatation associated with lower mortality rate in adult severe sepsis and septic shock? A meta-analysis. Crit Care. 2013;17 (3):R96. [https://doi.org/10.1186/cc12741][PMID: 23706109]

[12] Sanfilippo F, Corredor C, Fletcher N, et al. Left ventricular systolic function evaluated by strain echocardiography and relationship with mortality in patients with severe sepsis or septic shock: a systematic review and meta-analysis. Crit Care. 2018;22(1):183. [https://doi.org/10.1186/ s13054-018-2113-y][PMID: 30075792]

[13] Orde SR, Pulido JN, Masaki M, et al. Outcome prediction in sepsis: speckle tracking echocardiography based assessment of myocardial function. Crit Care. 2014;18(4):R149. [https://doi.org/ 10.1186/cc13987][PMID: 25015102]

[14] Sanfilippo F, Corredor C, Arcadipane A, et al. Tissue Doppler assessment of diastolic function and relationship with mortality in critically ill septic patients: a systematic review and meta-analysis. Br J Anaesth. 2017;119(4):583–94. [https://doi.org/10.1093/bja/aex254][PMID: 29121301]

[15] Bessière F, Khenifer S, Dubourg J, Durieu I, Lega J-C. Prognostic value of troponins in sepsis: a meta-analysis. Intensive Care Med. 2013;39(7):1181–9. [https://doi.org/10.1007/s00134-013-2902-3][PMID: 23595497]

[16] Ehrman RR, Sullivan AN, Favot MJ, et al. Pathophysiology, echocardiographic evaluation, biomarker findings, and prognostic implications of septic cardiomyopathy: a review of the literature. Crit Care. 2018;22(1):112. [https://doi.org/10.1186/s13054-018-2043-8][PMID: 29724231]

[17] Maeder M, Fehr T, Rickli H, Ammann P. Sepsis-associated myocardial dysfunction: diagnostic and prognostic impact of cardiac troponins and natriuretic peptides. Chest. 2006;129(5):1349–66. [https://doi.org/10.1378/chest.129.5.1349][PMID: 16685029]

[18] Zhang Z, Dai H, Yu Y, Yang J, Hu C. Usefulness of heart-type fatty acid-binding protein in patients with severe sepsis. J Crit Care. 2012;27(4):415.e13-8. [https://doi.org/10.1016/j. jcrc.2012.01.004][PMID: 22386224]

[19] Alhamdi Y, Abrams ST, Cheng Z, et al. Circulating Histones Are Major Mediators of Cardiac Injury in Patients With Sepsis. Crit Care Med. 2015;43(10):2094–103. [https://doi.org/10.1097/ CCM.0000000000001162][PMID: 26121070]

[20] Lv X, Wang H. Pathophysiology of sepsis-induced myocardial dysfunction. Mil Med Res. 2016;3:30. [https://doi.org/10.1186/s40779-016-0099-9][PMID: 27708836]

[21] Dhainaut JF, Huyghebaert MF, Monsallier JF, et al. Coronary hemodynamics and myocardial metabolism of lactate, free fatty acids, glucose, and ketones in patients with septic shock. Circulation. 1987;75(3):533–41. [https://doi.org/10.1161/01.cir.75.3.533][PMID: 3815765]

[22] Smart L, Bosio E, Macdonald SPJ, et al. Glycocalyx biomarker syndecan-1 is a stronger predictor of respiratory failure in patients with sepsis due to pneumonia, compared to endocan. J Crit Care. 2018;47:93–8. [https://doi.org/10.1016/j.jcrc.2018.06.015][PMID: 29936329]

[23] Uchimido R, Schmidt EP, Shapiro NI. The glycocalyx: a novel diagnostic and therapeutic target in sepsis. Crit Care. 2019;23(1):16. [https://doi.org/10.1186/s13054-018-2292-6][PMID: 30654825]

[24] Vasques-Nóvoa F, Laundos TL, Madureira A, et al. Myocardial Edema: an Overlooked Mechanism of Septic Cardiomyopathy? Shock. 2020;53(5):616–9. [https://doi.org/10.1097/ SHK.0000000000001395][PMID: 31232863]

[25] Kuipers S, Klein Klouwenberg PMC, Cremer OL. Incidence, risk factors and outcomes of new-onset atrial fibrillation in patients with sepsis: a systematic review. Crit Care. 2014;18(6):688. [https://doi.org/10.1186/s13054-014-0688-5][PMID: 25498795]

[26] Feng M, McSparron JI, Kien DT, et al. Transthoracic echocardiography and mortality in sepsis: analysis of the MIMIC-III database. Intensive Care Med. 2018;44(6):884–92. [https://doi.org/ 10.1007/s00134-018-5208-7][PMID: 29806057]

[27] Vallabhajosyula S, Shankar A, Vojjini R, et al. Impact of Right Ventricular Dysfunction on Short-term and Long-term Mortality in Sepsis: A Meta-analysis of 1,373 Patients. Chest. 2021;159 (6):2254–63. [https://doi.org/10.1016/j.chest.2020.12.016][PMID: 33359215]

[28] Ng PY, Sin WC, Ng AK-Y, Chan WM. Speckle tracking echocardiography in patients with septic shock: a case control study (SPECKSS). Crit Care. 2016;20(1):145. [https://doi.org/10.1186/s13054-016-1327-0][PMID: 27177587]

[29] Repessé X, Charron C, Vieillard-Baron A. Evaluation of left ventricular systolic function revisited in septic shock. Crit Care. 2013;17(4):164. [https://doi.org/10.1186/cc12755][PMID: 23826739]

[30] Evans L, Rhodes A, Alhazzani W, et al. Surviving Sepsis Campaign: International Guidelines for Management of Sepsis and Septic Shock 2021. Crit Care Med. 2021;49(11):e1063-e1143. [https://doi.org/10.1097/CCM.0000000000005337][PMID: 34605781]

[31] Gattinoni L, Brazzi L, Pelosi P, et al. A trial of goal-oriented hemodynamic therapy in critically ill patients. SvO2 Collaborative Group. N Engl J Med. 1995;333(16):1025–32. [https://doi.org/10.1056/NEJM199510193331601][PMID: 7675044]

[32] Belletti A, Benedetto U, Biondi-Zoccai G, et al. The effect of vasoactive drugs on mortality in patients with severe sepsis and septic shock. A network meta-analysis of randomized trials. J Crit Care. 2017;37:91–8. [https://doi.org/10.1016/j.jcrc.2016.08.010][PMID: 27660923]

[33] Annane D, Vignon P, Renault A, et al. Norepinephrine plus dobutamine versus epinephrine alone for management of septic shock: a randomised trial. The Lancet. 2007;370(9588):676–84. [https://doi.org/10.1016/S0140-6736(07)61344-0]

[34] Zangrillo A, Putzu A, Monaco F, et al. Levosimendan reduces mortality in patients with severe sepsis and septic shock: A meta-analysis of randomized trials. J Crit Care. 2015;30(5):908–13. [https://doi.org/10.1016/j.jcrc.2015.05.017][PMID: 26093802]

[35] Gordon AC, Perkins GD, Singer M, et al. Levosimendan for the Prevention of Acute Organ Dysfunction in Sepsis. N Engl J Med. 2016;375(17):1638–48. [https://doi.org/10.1056/NEJMoa1609409][PMID: 27705084]

[36] Bréchot N, Hajage D, Kimmoun A, et al. Venoarterial extracorporeal membrane oxygenation to rescue sepsis-induced cardiogenic shock: a retrospective, multicentre, international cohort study. The Lancet. 2020;396(10250):545–52. [https://doi.org/10.1016/S0140-6736(20)30733-9]

[37] Davis AL, Carcillo JA, Aneja RK, et al. American College of Critical Care Medicine Clinical Practice Parameters for Hemodynamic Support of Pediatric and Neonatal Septic Shock. Crit Care Med. 2017;45(6):1061–93. [https://doi.org/10.1097/CCM.0000000000002425][PMID: 28509730]

[38] Foley ED, Diaz R, Castresana MR. Prolonged circulatory support with an Impella assist device in the management of cardiogenic shock associated with takotsubo syndrome, severe sepsis and acute respiratory distress syndrome. SAGE Open Med Case Rep. 2017;5:2050313X17741013. [https://doi.org/10.1177/2050313X17741013][PMID: 29276594]

[39] Mustafa A, Obholz J, Hitt N, Rattin R. Prolonged Use of an Impella Assist Device in a Sepsis-Induced Cardiomyopathy: A Case Report. Cureus. 2021;13(10):e18889. [https://doi.org/10.7759/cureus.18889][PMID: 34804733]

10.2 Leber

Michael Bauer

10.2.1 Zusammenfassung

Leberfunktionsstörungen und Ikterus sind typische Manifestationen einer Sepsis. Insbesondere seit der generellen Einrichtung von Intensivstationen in den 1970er Jahren und den hiermit verbundenen therapeutischen Interventionen, wie („Massiv'-) Transfusion, parenterale Ernährung und Gabe vieler potenziell hepatotoxischer Medikamente wurde die „Intensiv-Gelbsucht" als seltene, aber typische Spätkomplikation der Sepsis mit extrem schlechter Prognose betrachtet [1]. Demgegenüber weisen epidemiologische Untersuchungen darauf hin, dass extrahepatisch bakterielle Infektionen (z. B. die Pneumonie) für etwa 20 % der Einweisungen wegen Ikterus und damit (nach Tumoren im Pankreaskopf oder den Gallenwegen) als zweithäufigste Ursache für die stationäre Einweisung wegen „Ikterus" ausgemacht werden können [2]. Somit zeigt sich die zentrale Rolle der Leber im Intermediärstoffwechsel und für die immunologische Homöostase des Organismus akut an der Assoziation der Hyperbilirubinämie mit der Entwicklung eines Multiorganversagens im intensivmedizinischen Verlauf der Sepsis [3] als auch chronisch an der Übersterblichkeit septischer Patienten mit Hyperbilirubinämie im Jahr nach Entlassung aus intensivmedizinischer Behandlung [4]. Hinter der Hyperbilirubinämie können sich dabei reversible (frühe) Störungen der Leberfunktion als typischem klinischen Zeichen der Sepsis als auch die gefürchtete „sekundär-sklerosierende Cholangitis" im Spätverlauf verbergen. Daneben werden bei Patienten mit chronischer Lebererkrankung, insbesondere der Leberzirrhose, septische Komplikationen häufig zum Trigger des „akut-auf-chronischen" Leberversagens mit schlechter Prognose [5].

10.2.2 Klassifikation der Leberdysfunktion anhand einer vorbestehenden Lebererkrankung

Das *akute Leberversagen (acute liver failure; ALF)* ist eine seltene Erkrankung mit hoher Mortalität. Kennzeichnend sind die akute Entwicklung einer Störung der Exkretionsleistung der Leber (Leitsymptom Ikterus), die Einschränkung der Syntheseleistung (Leitsymptom Koagulopathie) sowie eine extrahepatische Organdysfunktion (Leitsymptom quantitative Bewusstseinsstörung) im Rahmen einer akuten Leberinsuffizienz. In Europa spielen hier medikamentös-toxische Ursachen (z. B. Paracetamol) und Virushepatitiden eine übergeordnete Rolle. Grundsätzlich können Sepsis und septischer Schock ein ALF auslösen; bei derart schweren Infektionen und vorbestehend normaler Leberfunktion steht jedoch das primäre Mehrorganversagen mit Leberbeteiligung (die Erhöhung des Bilirubins definiert im SOFA Score die Schwere der Leberbeteiligung) im Vordergrund; bezüglich der Koagulopathie und der Bewusstseinsstörung bleibt jedoch stets eine differentialdiagnostische Unschärfe bezüglich der Rolle der Leberdysfunktion als Ursache dieser generell typischen Störungen bei Sepsis auch in Abwesenheit einer Leberdysfunktion. Für den operativen Intensivmediziner wichtig sind daneben die seltenen schweren schwangerschaftsassoziierten Leberererkrankungen, insbesondere Schwangerschaftscholestase, die Leberbeteiligung bei Präeklampsie/Eklampsie als HELLP- („hemolysis, elevated liver tests, low platelets")Syndrom und die Schwangerschaftsfettleber, alle typischerweise im letzten Trimenon der Schwangerschaft, die seltene aber typische Auslöser des ALF sind und deren Verläufe im Rahmen der häufig protrahierten Intensivtherapie durch septische Infektionen kompliziert und im Sinne der oben geschilderten Pathophysiologie aggraviert werden können. Spezifische Therapiemöglichkeiten bei einem akuten Leberversagen sind beschränkt und nur für wenige Auslöser verfügbar (z. B. durch Gabe von N-Acetylcystein bei Paracetamol-Intoxikation oder die Beendigung der Schwangerschaft beim HELPP-Syndrom). Die Lebertransplantation als häufig einzig mögliche Therapieoption ist bei florider Sepsis kontraindiziert; andererseits ist gerade bei hochakutem Verlauf aufgrund der Regenerationskapazität der Leber eine Erholung der Leberfunktion bis hin zur *Restitutio ad integrum* möglich.

Das Konzept des *„akut-auf-chronischen Leberversagens"* (acute-on-chronic liver failure; ACLF) wurde 2002 von Jalan und Williams [6] eingeführt, um die akute Verschlechterung der Leberfunktion über 2 bis 4 Wochen bei Patienten mit sonst gut kompensierter Zirrhose in Verbindung mit einem akuten Ereignis, häufig Infektion, z. B. „spontan-bakterielle Peritonitis" oder Sepsis zu beschreiben. Die akute Verschlechterung des klinischen Bildes ist geprägt von zunehmender Gelbsucht und hepatischer Enzephalopathie und/oder der Entwicklung eines Nierenversagens (hepatorenales Syndrom; HRS). Dieses Patientenkollektiv ist nicht untypisch für die operative Intensivmedizin, wobei die Bedeutung einer eingeschränkten Leberfunktion für die Entwicklung einer Sepsis mit Verschlechterung der extrahepatischen Organfunktionen häufig unterschätzt wird [7].

Generell gilt, dass aufgrund der zentralen Bedeutung der Leber für Intermediärstoffwechsel und Immunfunktion eine akut oder chronisch eingeschränkte Leberfunktion die Progression einer Infektion hin auf eine Sepsis (also eine begleitende Organdysfunktion aufgrund dysregulierter Wirtsantwort) begünstigt.

10.2.3 Monitoring der Leberfunktion

Vor diesem Hintergrund ist das Monitoring der Leberfunktion von ausschlaggebender Bedeutung. Neben „statischen" Laborwerten, wie Bilirubin oder Transaminasen kommen Scores, wie der SOFA bzw. seine Adaptation für Patienten mit chronischer Leberererkrankung (CLIF-SOFA, [8]) für die longitudinale Einschätzung der Entwicklung der Leber(dys)funktion zum Einsatz. Für die raschen Veränderungen in der Intensivmedizin sind daneben „dynamische" Leberfunktionsparameter, wie die Plasmaverschwinderate von Indocyaningrün oder die Metabolisierung von ^{13}C Methacetin von Interesse, um die Progression oder Resolution des ALF in ihrer Dynamik erkennen zu können. Bei diesen Testverfahren wird dem Patienten ein ‚Tracer' intravenös appliziert und erreicht mit dem Blutstrom die Leber; somit ist für diese Verfahren die Perfusion (und damit Makro- und Mikrozirkulationsstörungen) als Einflussgröße zu berücksichtigen. Während der Farbstoff Indocyaningrün unverändert über die Galle ausgeschieden wird, unterliegt ^{13}C-Methacetin der Verstoffwechselung durch das Cytochrom P450 1A2 zu Paracetamol und letztlich zu $^{13}CO_2$, welches anschließend über den Blutstrom zu den Lungen transportiert und hier abgeatmet werden muss. Solche Testverfahren sind wesentlich sensiver, um die raschen Veränderungen der Perfusion und Funktion des Leberparenchyms zu erfassen und damit sehr gut für die Intensivmedizin geeignet.

Scoring-Systeme stellen den Standard dar, um Schwere und Outcome insbesondere chronischer Lebererkrankungen einzuschätzen. Der klassische Child-Turcotte-Pugh-Score (CTP) besteht aus Leberlabormarkern [Bilirubin, International Normalized Ratio (INR) und Albumin] und klinischen Kriterien (Aszites, hepatische Enzephalopathie). Aufgrund der subjektiven Bewertung insbesondere des Aszites wird dem MELD-Score, der auf Bilirubin, INR und Kreatinin und damit objektivierbaren Laborwerten, als Marker für eine extrahepatische Organfunktionsstörung basiert, mittlerweile bei der Transplantatallokation der Vorzug gegeben. Im Gegensatz zum Leberversagen bei florider Sepsis als klassischer Kontraindikation für eine Listung zur Transplantation, stellt sich die Frage einer eventuellen Lebertransplantation bei überlebter Sepsis und Entwicklung einer sekundär-sklerosierenden Cholangitis. Hier liegen mittlerweile sehr gute Ergebnisse für diese prognostisch extrem ungünstige Komplikation, sodass bei entsprechendem Verdacht, eine Anbindung der Patienten an ein Transplantationszentrum sinnvoll sein kann.

10.2.4 Möglichkeiten der extrakorporalen Leberunterstützung („extracorporeal liver support", ECLS)

Die ECLS-Systeme können in ‚zellfreie' Systeme (z. B. Albumindialyse) und bioartifizielle Leberunterstützungsgeräte unterteilt werden, wobei letztere meist xenogene (z. B. Schweine-) Hepatozyten, getrennt über Membranen, in den extrakorporalen Kreislauf einschließen. Eine rezente Metaanalyse identifizierte 25 prospektive randomisierte Studien mit 1796 Patienten, wobei 12 Patienten mit ALF und 13 Patienten mit ACLF untersuchten. In 19 Studien kamen rein artifizielle ECLS und in fünf Studien bio-artifizielle ECLS zum Einsatz. Dabei war die Verwendung von ECLS mit einer Verringerung der Mortalität (RR 0,84, 95 %-KI 0,74–0,96, GRADE: mäßige Sicherheit) und einer signifikanten Verbesserung der hepatischen Enzephalopathie (RR 0,71, 95 %-KI 0,60–0,84, GRADE: geringe Sicherheit) bei Patienten mit ALF und

ACLF assoziiert [10]. Bei insgesamt schwacher Datenlage ist ein breiter Einsatz, z. B. der Albumindialyse bei Hyperbilirubinämie im Rahmen einer akuten Sepsis nicht durch die Evidenzlage gedeckt. Ein Einsatz in entsprechend erfahrenen Zentren, z. B. beim ACLF oder in der Vorbereitung auf eine Lebertransplantation („Bridging") kann jedoch gerechtfertigt sein.

Literatur

[1] Marshall JC. New translational research provides insights into liver dysfunction in sepsis. PLoS Med. 2012;9:e1001341.

[2] Whitehead MW, Hainsworth I, Kingham JG. The causes of obvious jaundice in South West Wales: perceptions versus reality. Gut. 2001;48:409–413.

[3] Kramer L, Jordan B, Druml W, et al. Incidence and prognosis of early hepaticdysfunction in critically ill patients: a prospective multicenter study. Crit Care Med. 2007;35:1099–1104.

[4] Jäger B, Drolz A, Michl B, et al. Jaundice increases the rate of complications and one-year mortality in patients with hypoxic hepatitis. Hepatology. 2012;56(6):2297–304. doi: 10.1002/hep.25896. Epub 2012 Sep 24.

[5] Arroyo-V, Jalan-R. Acute-on-Chronic Liver Failure: Definition, Diagnosis, and Clinical Characteristics Semin Liver Dis. 2016;36(2):109–16. doi: 10.1055/s-0036-1583202.

[6] Jalan R, Williams R. Acute-on-chronic liver failure: pathophysiological basis of therapeutic options. Blood Purif. 2002;20(3):252–261.

[7] Diab M, Sponholz C, von Loeffelholz C, et al. Impact of perioperative liver dysfunction on in-hospital mortality and long-term survival in infective endocarditis patients. Infection. 2017;45 (6):857–866. doi: 10.1007/s15010-017-1064-6.

[8] Moreau R, Jalan R, Gines P, et al. Acute-on-chronic liver failure is a distinct syndrome that develops in patients with acute decompensation of cirrhosis. Gastroenterology. 2013;144:1426–37. 1437.e1-9. doi:10.1053/j.gastro.2013.02.042.

[9] Voigtländer T, Jaeckel E, Lehner F, Manns MP, Lankisch TO. Liver transplantation for critically Ill patients with secondary sclerosing cholangitis: Outcome and complications Liver Transpl. 2015;21(10):1295–9. doi: 10.1002/lt.24192.

[10] Fuhrmann V, Bauer M, Wilmer A. The persistent potential of extracorporeal therapies in liver failure. Intensive Care Med. 2020;46(3):528–530. doi: 10.1007/s00134-019-05886-6.

10.3 Organversagen und Organersatz Niere

Sascha David, Julius J. Schmidt

10.3.1 Die akute Nierenschädigung

10.3.1.1 Einleitung und Hintergrund

Erst im Jahre 2012 wurde der englische Begriff *acute kidney injury* (AKI), also eine sogenannte *akute Nierenschädigung* von der amerikanischen Fachgesellschaft, der KDIGO, geprägt und definiert. Auch wenn das uns besser geläufige „akute Nierenversagen" im alltäglichen Sprachgebrauch noch regelmäßig zu hören ist, spielt es in den Guidelines der Fachgesellschaften keine Rolle mehr und ist als historisch anzusehen.

Prinzipiell versteht man unter einem AKI einen Verlust der exkretorischen Nierenfunktion in einem kurzen Zeitfenster von ≤ 7 Tagen. Hält dieser Zustand bis zu 3 Monaten an etabliert sich zunehmend der Begriff der akuten Nierenerkrankung (von *acute kidney disease*, AKD), der als Kontinuum bei Fortbestehen ≥ 3 Monate als chronische Nierenerkrankung (*chronic kidney disease*, CKD) bezeichnet wird. Das AKI wird in Abhängigkeit von der Urinausscheidung als Folge der reduzierten glomerulären Filtrationsrate (GFR) und/oder dem Kreatininverlauf in drei Schweregrade unterteilt (Tab. 10.1).

Tab. 10.1: Stadien Einteilung des AKI nach KDIGO (KDIGO Clinical Practice Guideline for Acute Kidney Injury. Kidney Int Suppl. 2012).

Stadium	Serum-Kreatinin	Harnzeitvolumen
1	Anstieg des Serum-Kreatinins um > 50 % bis < 100 % vom Ausgangswert innerhalb von 7 Tagen *oder* um mindestens 0,3 mg/dl innerhalb von 48 Stunden	< 0,5 ml/kg/h für mindestens > 6 Stunden bis < 12 Stunden
2	Anstieg des Serum-Kreatinins um > 100 % bis < 200 % vom Ausgangswert innerhalb von 7 Tagen	< 0,5 ml/kg/h für mindestens 12 Stunden
3	Anstieg des Serum-Kreatinins um > 200 % vom Ausgangswert innerhalb von 7 Tagen oder Anstieg auf > 4 mg/dl *oder* Abfall der eGFR < 35 ml/min/1,73m² *oder* Einleitung einer Nierenersatztherapie	< 0,3 ml/kg/h für mindestens 24 Stunden **ODER** Anurie > 12 Stunden

Bei Diagnose eines AKI muss immer die zugrundeliegende Ursache analysiert werden. Pathophysiologisch unterscheidet man grob drei Hauptentitäten, deren unverzügliche Einordnung prinzipiell einfach aber unter Umständen Therapie-entscheidend sein kann:

1. prärenal: Reduktion des effektiven Blutvolumens (Klinische Untersuchung, Volumenstatus, Sonographie, Fraktionelle Harnstoffexkretion (FE_{Urea} < 35 %)
2. intrarenal: Schädigung der Nephrone (Urinsediment, FE_{Urea} ≥ 35 %, Serologie, Sonographie, Nierenbiopsie)
3. postrenal: Störung des Urinabflusses mit retrogradem Aufstau ins Nierenbeckenkelchsystem (Anamnese, Sonographie)

Das AKI ist die häufigste Nierenerkrankung stationärer Patienten und kann je nach zugrundeliegender Pathologie sehr unterschiedlich verlaufen und kann unbehandelt zum Tod führen. Ein Verlust der Nierenfunktion führt zu Störungen der üblicherweise eng kontrollierten Homöostase in allen Bereichen der physiologischen Aufgaben der Nieren (Volumen, Metabolik, Elektrolyte, Endokrin). Des Weiteren kommt es durch die Schädigung der Nieren zu einer Interaktion mit anderen *per se* unbeteiligten Organen im Sinne eines sogenannten Crosstalks. Beschrieben ist ein Einfluss des AKI auf Lunge, Gehirn, Herz, Leber, Darm und das Knochenmark. Das Management des kritisch kranken AKI Patienten ist entsprechend komplex und fokussiert sich neben der Kreislauftherapie und Elektrolytkontrolle auch auf i) Indikationsstellung, ii) Dosis und iii) Timing der Nierenersatztherapie.

10.3.1.2 Ätiologie

Wie bereits erläutert gibt es drei Hauptmechanismen, nach denen das AKI pragmatisch einzuteilen ist. Eine intrarenale Ursache bedarf einer raschen spezifischen Diagnostik mit Sonographie, Urinmikroskopie, Blutausstrich, immunologischen Serologie und ggf. auch einer Nierenbiopsie. Prinzipiell unterscheidet sich die Häufigkeitsverteilung nach der Bevölkerungsstruktur; in Niedrigeinkommensländern spielen vor allem Infektionen und der hypovolämische Schock eine relevante Ursache wohingegen in den Hocheinkommensländern die Sepsis einen besonders hohen Stellenwert hat [1].

Das AKI im Kontext einer Sepsis (S-AKI) stellt generell eine sehr häufige Komplikation kritisch kranker Patienten dar. Eine europäische Querschnittsanalyse auf 198 Intensivstationen hat eine Inzidenz der AKI von 51 % aller septischen Patienten ergeben [2]. Weltweit schwanken diese Zahlen nur unwesentlich, so dass man festhalten kann, dass ca. jeder zweite septische Patient zusätzlich an einem AKI leidet. Zwei Drittel der Patienten hatten dabei ein AKI Stadium 2 oder 3.

Die Manifestation eines AKI im Rahmen der Sepsis ist mit einer entsprechend hohen Komorbiditätsrate, aber auch einer sehr hohen Mortalität verbunden. In zahlreichen Studien konnte herausgearbeitet werden, dass das S-AKI hierbei einen unabhängigen Mortalitätsprädiktor darstellt (Odds Ratio: 1.48). Die Notwendigkeit einer Nierenersatztherapie (*renal replacement therapy*, RRT) ist ebenfalls stark mit Mortalität assoziiert [3]. Auch nach einer Erholung vom AKI scheinen die Patienten ein erhöhtes Risiko zur Entwicklung einer chronischen Nierenerkrankung (CKD), einer Dialysepflichtigkeit und sogar zu Versterben zu tragen [4].

Die Schwere des AKI, Notwendigkeit der RRT und Erholung während des Krankenhausaufenthaltes bestimmen hierbei maßgeblich das Risiko zum Übergang des AKI in eine chronische Nierenerkrankung im Verlauf [5].

10.3.1.3 Pathophysiologie des septischen AKI

Trotz der Häufigkeit des Krankheitsbildes in Assoziation sind die genauen pathophysiologischen Mechanismen nicht bekannt und somit gibt es keine wirksamen spezifischen Therapiestrategien. Viele relevante pathophysiologischen Erkenntnisse in der Nephrologie (im Kontext anderer Erkrankungen) stammen aus der histologischen Aufarbeitung humaner Proben, welche jedoch aufgrund der fehlenden Konsequenz im septischen Kontext und der invasiven Prozedur mit nicht unerheblichem Risiko im Intensivsetting nur äußerst selten durchgeführt wird. Am Ende basieren unsere Erkenntnisse vor allem aus der translationalen Forschung an septischen Mausmodellen, an *in vitro* Untersuchungen sowie wenigen Studien mit postmortal durchgeführten Nierenbiopsien (welche jedoch nur noch das Endstadium repräsentieren können).

Selbstverständlich ist die Pathophysiologie multifaktoriell beeinflusst, wobei der Reduktion des renalen Blutflusses (RBF) im Rahmen des Schocks eine Schlüsselrolle zukommt. In der Vergangenheit wurde als eine mögliche histologische Folge des reduzierten Blutflusses die sogenannte akute Tubulusnekrose (ATN) immer wieder diskutiert [6]. Interessanterweise gibt es einige neuere Erkenntnisse, welcher dieser klassischen Vorstellung einer ATN widersprechen:

Zum einen, gibt es zahlreiche Fälle von S-AKI mit normalem oder sogar erhöhtem RBF im Rahmen der hyperdynamen Kreislaufsituation der frühen Sepsis ohne relevante Kreislaufinsuffizienz. Bemerkenswert ist auch die Tatsache, dass postmortale Biopsien von Patienten, die am septischen Schock verstorben sind, die postulierten Veränderungen im Sinne einer klassischen ATN beim Menschen überhaupt nicht vorzuliegen scheinen. Insbesondere zeigt sich in weniger als 5 % des renalen Gewebes die mutmaßlich verantwortliche tubulär epitheliale Nekrose, stattdessen imponieren v. a. unspezifische Vakuolisierungen und leichte mesangiale Expansion [7]. Funktionelle MRT Analysen zur Messung der Gewebeoxygenierung haben zudem gezeigt, dass es zwar zur renalen Hypoxämie zu kommen scheint, der RBF aber unverändert ist [8]. Dies deutet möglicherweise auf einen adaptiven Mechanismus der renalen Tubulusepithelzellen, bei denen molekulare Signalwege, die das Organüberleben zu Ungunsten der Organfunktion priorisieren, aktiviert werden [9]. Moderne Theorien zur septischen Organdysfunktion im Allgemeinen fokussieren auf die für

Sepsis charakteristische Trias aus (1) Inflammation, (2) Mikrozirkulationsstörung und (3) metabolischer Re-Programmierung [10].

Die Hyperinflammation im Rahmen der pathologischen Wirtsreaktion auf die Infektion ist spätestens seit der 2016 erscheinen Sepsis-3-Definition allen Intensivmedizinern geläufig [11]. Eine Theorie besagt, dass die glomeruläre Filtration von schädigenden Inflammationsmediatoren einen indirekten Effekt auf das benachbarte Tubulusepithel über reaktive Sauerstoffradikale ausübt und somit die renale Funktion beeinträchtigt [12]. Zudem exprimieren Tubulusepithelzellen den sogenannten Toll-like Rezeptor (TLR)-2 und -4, die Zielrezeptoren des Endotoxins [13].

Die Diskrepanz zwischen einem normalen RBF und der gestörten Gewebeoxygenierung lässt sich gut durch Veränderungen der Mikrozirkulation erklären. Wobei sowohl Veränderungen der morphologischen Kapillardichte als auch intermittierender oder kontinuierlicher Flussveränderungen bereits vor mehr als 10 Jahren beschrieben wurden [14,15]. In der Summe führen diese Phänomene zu einer für die glomeruläre Filtration ungünstigen Umverteilung des RBF [16], sowie zu einem Shunting der afferenten zu efferenten Arteriolen, sozusagen als Bypass des Glomerulums [17]. Eine endotheliale Dysfunktion im Rahmen der Sepsis begünstigt zudem ein intravasales Clotting und führt zur Hämostase durch die Permeabilitätsstörung des Kapillarlecks und zur Degradation der sogenannten Glykokalyx [18].

Der quasi kaum existente epitheliale Zelltod trotz dokumentierter Hypoxie und Dysfunktion deutet auf eine hoch effiziente metabolische Re-Programmierung des Tubulusepithels zu Gunsten sogenannter Überlebenssignalwege unter Inkaufnahme der eingeschränkten Organfunktion. Neben einer molekularen Regulation mitochondrialer Gene, spielt auch ein Wechsel der Energiegewinnung von aerober Glykolyse auf die oxidative Phosphorylierung mit Laktatfermentierung eine fundamentale Rolle. Hier besteht eine interessante Analogie zum Metabolismus von malignen Neoplasien, bei denen die oxydative Phosphorylierung als Hauptenergiequelle (der sogenannte *Warburg Effekt*) schon lange bekannt ist.

Aus all diesen molekularen Mechanismen könnten sich potenziell gerichtete Therapiestrategien entwickeln lassen. Eine experimentelle Induktion dieses metabolischen Programms hat im septischen Tierversuch zu weniger AKI Entwicklung geführt.

10.3.1.4 Bedeutung moderner Biomarker

Eine frühe Diagnose des AKI in der Sepsis ist zur möglichen Therapiesteuerung von hoher klinischer Relevanz. Gleichzeitig ist die Nierenfunktionseinschränkung Teil der Definition des obligatorischen Organversagens zur Diagnose einer Sepsis an sich. Hieraus wird deutlich, dass eine zuverlässige und rasche Einschätzung der Nierenfunktion notwendig ist. Beachtenswert ist auch die Tatsache, dass eine reine Messung der Funktion nicht zwangsläufig die Organschädigung (im Sinne des *kidney injury*) widerspiegeln kann. Am Beispiel des Herzens kann man den Gedanken sehr gut nachvollziehen, dass zwar die Organfunktion (Pumpfunktion) schlecht sein kann, nicht aber zwangsläufig eine Schädigung vorliegen muss (Troponin), und umgekehrt. Neben den KDIGO Kriterien für die AKI Diagnose (Serum-Kreatinin und Urinausscheidung) wurde eine Vielzahl an renalen Biomarkern, von denen sich bisher jedoch keiner in der klinischen Routine etabliert hat, in Studien untersucht. Tab. 10.2 gibt eine entsprechende Übersicht.

Tab. 10.2: Funktionseinteilung der verschiedenen untersuchten Biomarker des AKI [19].

Funktion	Biomarker
Glomeruläre Filtration	Kreatinin
	Cystatin C
	Proenkephalin
Tubulusschaden	KIM-1
	NGAL
	L-FABP
Zellzyklus-Arrest	TIMP-2
	IGFBP7
Endothelialer Schaden	Angiopoietine
	VE-cadherin
	sThrombomodulin
Inflammation	IL-6
	sTREM-1

10.3.1.5 Therapien

Da es bis dato keine spezifische Therapie gibt, nehmen präventive Behandlungsstrategien einen sehr hohen Stellenwert ein. Hierzu gehört neben einem ausreichenden renalen Perfusionsdruck, einer ausreichenden Hydrierung und somit der Aufrechterhaltung eines ausreichenden effektiv zirkulierenden Blutvolumens, auch das konsequente Vermeiden nephrotoxischer Substanzen, welche den Nierenschaden zusätzlich aggravieren können.

Zu den häufigsten nephrotoxischen Substanzen gehören vor allem die Antibiotika Vancomycin und die Gruppe der Aminoglykoside. Die über Jahrzehnte angeklagte Toxizität von CT-Kontrastmittel auf die Nieren scheint laut zahlreichen Studien eher ein Epiphänomen als eine echte Entität darzustellen [20].

Volumentherapie

Protokoll-basierte Flüssigkeitstherapien stellen ein Fundament der Schocktherapie dar und sind aus der modernen Sepsistherapie nicht mehr wegzudenken. Nach der initialen Rivers Studie [21] vor 20 Jahren hat sich der Standard so adaptiert, dass neuere RCTs mit ähnlicher Fragestellung keinen Vorteil der Protokoll-basierten Therapie bestätigen konnten [22–24]. Die Details dieser Studie zeigen jedoch eindrücklich, dass die Kontrollgruppe heutzutage bereits ausreichend *rescucitated* wurde. Eine additive Volumentherapie hat keinen positiven Effekt auf das Überleben, wobei eine übermäßige Volumentherapie negative Effekte auf das AKI und das renale Outcome haben könnte [25].

Nachdem die schädigende Wirkung kolloidosmotischer Lösungen auf das renale Outcome septischer Patienten bereits 2012 belegt wurde [26,27], wurde auch die Zulassung für HAES im septischen Schock von der EMA im selben Jahr zurückgezogen. In neueren Untersuchungen wurde nun die Therapie mit 0,9 %igem NaCl mit sogenannten balancierten Kristalloiden Lösungen (z. B. Ringerlactat, -acetat etc.) verglichen. Entsprechend der Häufigkeit der Sepsis und der simplen Intervention handelt es sich um Megatrials mit mehreren Tausend Probanden pro Gruppe. Letztlich zeigt sich ein klarer Vorteil der balancierten kristalloiden Lösungen gegenüber NaCl 0,9 %, so dass bei septischem AKI nur noch diese Lösungen verwendet werden sollten. Für andere hyperonkotische Lösungen ist die Datenlage weniger eindeutig, aber die Befunde erhärten sich, dass diese als Volumentherapie im S-AKI ebenfalls schädlich sein könnten [28].

Kreislauftherapie

Die Frage nach dem optimalen Vasopressor im septischen Schock lässt sich eindeutig mit Noradrenalin beantworten [29] (siehe Kap. 8). Genauso klar wie der nachgewiesene Nutzen des Noradrenalins ist die Situation bezüglich des fehlenden Nutzens von Dopamin zur Nephroprotektion [30]. Vasopressin welches bei hohen Noradrenalindosen additiv empfohlen wird, scheint das Risiko eines AKI zumindest nicht zu weiter zu erhöhen [31]. Bezüglich des optimalen angestrebten mittleren arteriellen Blutdrucks (MAD) deuten Studien darauf hin, dass Patienten mit einer vorbestehenden arteriellen Hypertonie von einem höheren MAD (untersucht wurde 65 vs. 85 mmHg) profitierten [32].

Experimentelle Therapie

Seit Jahrzehnten wird die Hypothese einer Blutreinigung septischer Patienten mit verschiedenen Ansätzen ausgiebig untersucht. Neben der prinzipiell gut nachvollziehbaren theoretischen Rationale des generellen Konzepts einer Elimination schädigender Mediatoren aus der Zirkulation von Patienten, gibt es bis dato jedoch keine Evidenz dass diese Verfahren einen positiven Effekt auf die Nierenfunktion oder sogar das Überleben haben [33]. Neben den reinen Eliminationsverfahren zur klassischen Reinigung des Blutes erfährt das Verfahren des therapeutischen Plasmaaustauschs, welches gleichzeitig den Ersatz verbrauchter protektiver Proteine durch die Sepsis gewährleistet, zunehmend Aufmerksamkeit [34]. Eine multizentrisch randomisierte Studie in Deutschland befindet sich derzeit in Planung.

Auch pharmakologische Therapien werden aktuell in klinischen Studien untersucht. Neben zahlreichen vielversprechenden Strategien in der experimentellen Phase der Entwicklung werden derzeit Reltecimod (AB103, AtoxBio) – ein synthetisches antagonistisches Peptid gegen Exotoxin und gegen den co-stimulatorischen CD28 T-Zell-Rezeptor, rekombinante alkalische Phosphatase [35], Angiotensin II [36] und Levocarnitin, in klinischen Studien der Phase I/II untersucht.

10.3.2 Nierenersatztherapie auf der Intensivstation

Prinzipiell können drei physikalische Phänomene in der modernen Nierenersatztherapie zur Elimination harnpflichtiger Substanzen eingesetzt werden. Neben der klassischen *Konvektion*, *Diffusion*, und deren Kombination gibt es neuerdings auch moderne Membranmaterialien die zusätzlich den Effekt der *Adsorption* nutzen. Kurz zusammengefasst basiert die Hämofiltration auf dem physikalischen Prinzip der Konvektion. Hier bewegt sich Wasser entlang eines Druckgradienten durch eine Membran und es erfolgt ein Stofftransport mittels *solvent drag*. Dies führt zu einer guten Clearance von Molekülen mittelmolekularer Größen. Meist wird dieses Verfahren auf der Intensivstation als kontinuierliche veno-venöse Hämofiltration (CVVH) durchgeführt. Die Hämodialyse basiert auf der Diffusion, bei der Moleküle entlang eines Konzentrationsgradienten durch eine semipermeable Membran diffundieren. Dies führt zu einer sehr guten Clearance im Bereich kleiner Molekülgrößen und wird bei kritisch Kranken intermittierend (iHD), verlängert (PIRRT) oder kontinuierlich (CVVHD) durchgeführt. Die Hämodiafiltration (HDF) kombiniert entsprechend das diffusive mit dem konvektiven Verfahren und hat so zumindest theoretisch den stärksten Effekt. Um einzelne Verfahren oder Regime miteinander zu vergleichen ist der untersuchte Endpunkt natürlich von hoher Relevanz. Je nach untersuchtem Endpunkt (Kosten, Dauer, Effektivität, Mortalität usw.) gibt es teilweise keine oder gravierende Unterschiede. Man kann jedoch vorwegnehmen, dass sich im vergangenen Jahrzehnt in Bezug auf die Sterblichkeit septischer Patienten kein Verfahren als überlegen gezeigt hat.

Prinzipiell stehen eine Vielzahl an Verfahren und Therapieoptionen zur Verfügung, wobei bei der Entscheidungshilfe besonders drei Fragen von klinischer Relevanz sind: 1) Womit? 2) Wieviel? und 3) Wann?

10.3.2.1 Womit? – Modalitäten der Nierenersatztherapie auf der Intensivstation

Für die meisten Intensivmediziner ist es kontraintuitiv anzunehmen, dass sich ein intermittierendes Hämodialyseverfahren (iHD), wie man es aus der ambulanten Therapie kennt, einem kontinuierlichen Verfahren (CRRT) bei hämodynamisch instabilen Patienten gleichwertig sein könnte. Tatsächlich haben zwei große Metaanalysen aus den Jahren 2008 [37] und 2017 [38] jedoch eindeutig die Gleichwertigkeit der

CRRT und der iHD in Bezug auf das Patientenüberleben kritisch kranker Patienten mit AKI herausgearbeitet (Risk Ratio 1,04 [0,96–1,12]). Der Anteil septischer AKI-Patienten lag in den eingeschlossenen randomisiert kontrollierten Studien bei 28–100 %. Betrachtet man neben der Mortalität der Patienten das renale Überleben, also die langfristige Dialysepflichtigkeit nach dem Intensivaufenthalt, so scheint es jedoch einen relevanten Vorteil für die kontinuierlichen Therapieformen zu geben [39].

Auch die Vergleiche zwischen den einzelnen Modalitäten CVVH, CVVHD, CVVHDF und PIRRT ergab in diversen Studien in Bezug auf harte Endpunkte keinen relevanten Unterschied. Einige Kliniken haben daher ihre Therapie auf die Anwenderfreundlichen PIRRT Verfahren umgestellt. Besonders der theoretische Vorteil der Kombination aus Konvektion und Diffusion bei der Hämodiafiltration hat auch bei septischen Patienten mit mutmaßlich besonders hoher Last an zirkulierenden schädigenden Molekülen (z. B. inflammatorische Zytokine) keinen klinisch relevanten Vorteil gezeigt [40].

Man kann zusammenfassen, dass CRRT bei instabilen Patienten der iHD in Bezug auf das langfristige renale Überleben überlegen ist, die Wahl des einzelnen CRRT Verfahren jedoch von untergeordneter Wichtigkeit zu sein scheint. Dementsprechend sollte die Entscheidung für das optimale CRRT-Verfahren immer die lokale Expertise berücksichtigen.

10.3.2.2 Wieviel? – Auswahl der Dialyseintensität bei Sepsis-assoziiertem AKI
Die Überlegungen, dass eine Steigerung der Dialysedosis mit einem besseren Überleben der Patienten einhergeht, beruht in theoretischen Aspekten auf der Analogie der chronischen iHD, wo dieser Zusammenhang prinzipiell gut belegt ist. Allerdings darf man die Standardbehandlung eines ambulanten iHD Patienten (3 × 4 h/Woche) verglichen mit seiner endogen renalen Clearance Leistung (168 h/Woche) zweifelsohne als unterdosiert bezeichnen. Auf der Basis dieser Überlegungen veröffentlichte Claudio Ronco 2000 eine unizentrische Landmark Studie die drei CRRT Dosisgruppen (20, 35 und 45 ml/kg/h) bei kritisch Kranken mit AKI in Bezug auf das Überlegen miteinander verglich [41]. Tatsächlich hatte die Gruppe mit 20 ml/kg/h eine signifikant höhere Sterblichkeit verglichen mit den beiden anderen (35 und 45 ml/kg/h), die sich untereinander jedoch nicht mehr unterschieden. In den folgenden Jahren wurden 2 sehr große (und einige kleinere) internationale multizentrische Studien (VA/NIH [42] und RENAL [43]) mit der gleichen Fragestellung (1508 und 1124 Patienten) durchgeführt. In der Summe konnten diese Studien einen Dosiseffekt > 20 ml/kg/h leider nicht bestätigen; eine Metaanalyse aller RCTs kommt zu einem relativen Risiko von 0,89 (0,76–1,04) für die höhere Dosisgruppe [44]. Relevante neuere Studien hierzu gibt es nicht mehr.

Einige Experten postulieren ein umgekehrt U-förmiges Verhältnis zwischen Dosis und Outcome, nachdem es ein Dosis-unabhängiges Plateau (ca. 20–40 ml/kg/h) und zwei Dosis-abhängige Schenkel (< 20 und > 40 ml/kg/h) gibt. Geht man zurück zur positiven Studie von Ronco so fällt der überraschend niedrige Anteil an septischen AKI Patienten auf (12 %). Dies könnte bedeuten, dass die artifizielle Elimination essenzieller Substanzen (z. B. Antibiotika bei der Sepsis) bei zu hoher Dosis im Sinne eines *Renal Replacement Traumas* [45] einen negativen Effekt hat.

Auf der Basis dieser Daten empfiehlt die KDIGO Fachgesellschaft eine *zu verabreichende Zieldosis von 20–25 ml/kg* [46]. Aufgrund theoretischer Überlegungen und der Fakten aus den großen Trials zum Dosisverlust im Rahmen der üblichen Hämofilter-Downtime (ca. 10–15 % im RENAL/ATN trial) sollte zum Erreichen der angestrebten Dosis eine etwas höhere Dosis verordnet werden (z. B. 25–30 ml/kg/h).

10.3.2.3 Wann? – Zeitpunkt der Initiierung der Nierenersatztherapie

Zur Frage, wann eine Nierenersatztherapie begonnen werden soll, gibt es 5 neuere kontrollierte Studien. Erwähnenswert bei der Interpretation dieser Ergebnisse ist die Tatsache, dass Patienten, die nach klinischer Einschätzung der Gesamtsituation eine sichere Indikation zur Nierenersatztherapie hatten (z. B. bedrohliche Elektrolytstörungen, metabolische Azidose, Hypervolämie bei Anurie, Urämie, Intoxikationen usw.), nicht in diese Studie eingeschlossen wurden. Die Frage nach dem optimalen Beginn einer CRRT wurde ausschließlich bei Patienten mit einer relativen, also einer *„kann"*-Indikation durchgeführt.

Der unizentrische ELAIN RCT von Alexander Zarbock aus dem Jahre 2016 zeigte an 231 Patienten einen klaren Überlebensvorteil für die frühe Behandlungsgruppe von 15,4 % nach 90 Tagen [47]. Eingeschlossen wurden Patienten mit einem AKI Stadium 2, wobei in der frühen Gruppe die CRRT innerhalb von 8 h initiiert werden musste. Verglichen wurde dies mit einem Start der CRRT innerhalb von 12 h nach Erreichen von Stadium 3 oder erst bei absoluter Indikation. Die folgenden Multizentrischen Studien AKIKI (620 Pat.) [48] und IDEAL-ICU (488 Pat.) [49] untersuchten beide Patienten mit AKI-Stadium 3 oder RIFLE-Failure, also fortgeschrittene AKI-Stadien verglichen mit ELAIN. Überraschenderweise fanden sie kein Signal bzgl. Überleben. Auch der mit Abstand größte Trial STARRT-AKI (2927 Pat.) [50] der AKI-Stadium 2 und 3 einschloss, fand nach 90 Tagen keinen Effekt auf das Outcome. Betrachtet man die drei multizentrischen RCTs (AKIKI, IDEAL-ICU und STARRT-AKI) separat, so fällt jedoch auf, dass in der verzögerten Gruppe bei 38–49 % der Patienten auf den Beginn einer Dialyse gänzlich verzichtet werden konnte, verglichen mit < 10 % in den frühen Armen. Diese Beobachtung führte zur Überlegung, dass die eingeschlossenen Patienten nicht optimal widerspiegelten, was man eigentlich untersuchen wollte. Daher planten die AKIKI-Verantwortlichen aus Frankreich eine neue Studie an 278 Patienten (AKIKI-2), bei denen das AKI so schwerwiegend war, dass man klinisch davon ausgehen konnte, dass der Großteil unabhängig von der frühen oder der verzögerten Therapie letztlich eine Dialyse braucht [51]. Ähnlich wie auch schon im frühen ELAIN Trial haben 80 bzw. 90 % der Patienten des verzögerten Arms letztlich auch tatsächlich irgendwann eine CRRT erhalten. AKIKI-2 zeigt einen

Trend zum besseren Outcome (44 vs. 55 % 90 Tage Überleben, p = 0,07) der früher behandelten Gruppe.

Zusammenfassend kann man festhalten, dass die Daten am Ehesten darauf hindeuten, dass solche Patienten, bei denen die Erholungs-Wahrscheinlichkeit des AKI nicht hoch ist, eher von einer rascheren Initiierung der Therapie profitieren könnten. Dies gilt selbstverständlich besonders für den septischen Patienten, bei dem es nicht einen zeitlich begrenzten Hit (Beispiel Herzchirurgie), sondern einen kontinuierlichen pathophysiologischen Stimulus mit Beeinflussung der Nierenfunktion gibt.

10.3.2.4 Was noch? – Pharmakokinetische Therapieüberlegungen bei Sepsis assoziiertem AKI

Die pharmakologische Therapie von Patienten mit S-AKI ist eine besondere Herausforderung. Die sich verändernde Nierenfunktion ändert auch die renale Clearance von Medikamenten und sollte nicht mit der für gewöhnlich verwendeten CKD-EPI-Formel ermittelt werden, da die typischen Berechnungsformeln der GFR nur für stabile Kreatininwerte evaluiert sind. Die *kinetic estimated* GFR könnte hier eine bessere Abschätzung der renalen Restfunktion ermöglichen [52]. Septische Patienten zeigen zudem spezifische Veränderungen, welche Einflüsse auf die Pharmakokinetik von Medikamenten haben. Aufgrund von *capillary leakage*, Volumenverschiebungen, Hypoproteinämien oder hyperdynamen Kreislaufzuständen, ändern sich Verteilungsvolumen oder direkt die Clearance der eingesetzten Medikamente [53]. Wenn schließlich ein Nierenersatzverfahren zum Einsatz kommt, nimmt die Modalität und Intensität des gewählten Verfahrens wiederum selbst starken Einfluss auf die Plasmaspiegel gewisser Medikamente. Typischerweise werden vor allem Medikamente, welche vorwiegend renal ausgeschieden werden, eine Proteinbindung von < 80 % und ein Verteilungsvolumen von < 1 L/kg Körpergewicht haben, auch von Nierenersatzverfahren in ihren Spiegeln relevant verändert. Konkrete Dosierungsempfehlungen von Medikamenten unter RRT werden Patienten- und Modalitätsspezifisch erarbeitet. Leicht zugängliche Expertenempfehlungen wie www.dosing.de oder das Berechnungstool www.thecaddy.de können im Alltag praktische Dosierungshilfen geben. Bei dem Einsatz eines modernen Dialyseverfahren auf der Intensivstation in adäquat hoher Dosierung ist nicht selten eine Dosierung wie im Nierengesunden erforderlich. Umgekehrt sollte, insbesondere wenn die Dialyseintensität verändert oder sogar ein Dialyseauslass durchgeführt wird, das Dosierungsregime kritisch reevaluiert werden.

Insbesondere sei hier auf die Dosierung von Antiinfektiva unter Nierenersatztherapien hingewiesen. Diese bieten im Gegensatz zu Medikamenten wie Insulin (Blutzucker) oder Vasopressoren (Blutdruck), keine leicht zu erfassenden Zielwerte zur Medikamentendosierung. Gleichzeitig ist eine schnelle und effektive Antibiotikatherapie von immenser Bedeutung in der Sepsis. Die kürzlich veröffentlichte SMARRT-Studie zeigte, dass stark variierende Intensitäten von Nierenersatztherapien und Antiinfektivadosen bei kritisch kranken Patienten zum Einsatz kommen und in etwa

25 % der Patienten zu inadäquaten Antibiotikaspiegeln führen [54]. Weiter sind nicht erreichte Antibiotika-Zielkonzentrationen mit einer erhöhten Mortalität assoziiert. In der Praxis sollte bei diesen Patienten die initiale Antibiotikagabe immer in Körpergewichts-adaptierten vollen Dosierungen erfolgen (unabhängig von der Restnierenfunktion, Nierenersatzverfahren oder nachfolgenden etwaigen verlängerten Antibiotikainfusionen). Der initiale Spitzenspiegel eines intravenös verabreichten Medikaments hängt nicht von der Clearance, sondern vom Verteilungsvolumen eines Medikamentes ab. Erst nach den Folgedosen kann es zu einer Akkumulation kommen. Wenn eine Dosierung aufgrund einer verschlechterten Nierenfunktion angepasst wird, so kann nach den *Dettli*-Regeln entweder die verabreichte Dosis reduziert oder das Dosierungsintervall verlängert werden. Ersteres sorgt für geringere Medikamentenspiegelschwankungen, letzteres für hohe Spitzenspiegel, wie sie etwa in der Therapie mit Aminoglykosiden benötigt werden.

Wo immer es möglich ist, sollte die Antibiotikatherapie mittels eines therapeutischen *drug monitoring* (TDM) gesteuert werden. Ein Expertengremium der europäischen Gesellschaft für Intensivmedizin rät zum routinemäßigen Einsatz von TDM bei Aminoglykosiden, β-Lactam-Antibiotika, Linezolid, Teicoplanin, Vancomycin und Voriconazol [55].

10.3.3 Zusammenfassung

Die Relevanz der akuten Nierenschädigung im Rahmen der Sepsis ergibt sich aus seiner Häufigkeit (80 % beim septischen Schock) und dem unabhängigen Mortalitätssteigernden Effekt. Auch im 21. Jahrhundert gibt es keine kausale Therapie, obwohl innovative pharmakologische Ansätze aktuell in klinischen Studien in der Erprobung sind. Der Fokus unserer ärztlichen Tätigkeit liegt zunächst im Anerkennen des hohen AKI Risikos und somit der konsequenten Umsetzung präventiver Maßnahmen sowie im Verlauf im Erkennen eines manifesten AKIs mit optimaler Hydrierung, individualisierter hämodynamischer Zielsteuerung und letztlich in der Initiierung der Nierenersatztherapie. Hier deuten die Daten generell auf eine Gleichwertigkeit der Verfahren hin; die kontinuierlichen Verfahren sind jedoch in Bezug auf die Progression zur chronischen Dialysepflichtigkeit den intermittierenden Verfahren gegenüber überlegen. Sowohl zu hohe als auch zu niedrige Dialysedosen haben negative Effekte, wobei der optimale Dosisbereich zwischen 20–25 ml/kg/h zu liegen scheint. Bzgl. der Initiierung ist immer der klinische Gesamtkontext entscheidend, wobei bei Patienten mit niedriger Erholungswahrscheinlichkeit der Beginn einer Dialyse nicht verzögert werden sollte.

Literatur

[1] Hoste EA, Bagshaw SM, Bellomo R, et al. Epidemiology of acute kidney injury in critically ill patients: the multinational AKI-EPI study. Intensive Care Med. 2015;41(8):1411–23.

[2] Vincent JL, Sakr Y, Sprung CL, et al. Sepsis in European intensive care units: results of the SOAP study. Crit Care Med. 2006;34(2):344–53.

[3] Kellum JA, Sileanu FE, Bihorac A, Hoste EA, Chawla LS. Recovery after Acute Kidney Injury. Am J Respir Crit Care Med. 2017;195(6):784–91.

[4] See EJ, Jayasinghe K, Glassford N, et al. Long-term risk of adverse outcomes after acute kidney injury: a systematic review and meta-analysis of cohort studies using consensus definitions of exposure. Kidney Int. 2019;95(1):160–72.

[5] Chawla LS, Amdur RL, Amodeo S, Kimmel PL, Palant CE. The severity of acute kidney injury predicts progression to chronic kidney disease. Kidney Int. 2011;79(12):1361–9.

[6] Schrier RW, Wang W. Acute renal failure and sepsis. N Engl J Med. 2004;351(2):159–69.

[7] Takasu O, Gaut JP, Watanabe E, et al. Mechanisms of cardiac and renal dysfunction in patients dying of sepsis. Am J Respir Crit Care Med. 2013;187(5):509–17.

[8] Tran M, Tam D, Bardia A, et al. PGC-1alpha promotes recovery after acute kidney injury during systemic inflammation in mice. J Clin Invest. 2011;121(10):4003–14.

[9] Tran MT, Zsengeller ZK, Berg AH, et al. PGC1alpha drives NAD biosynthesis linking oxidative metabolism to renal protection. Nature. 2016;531(7595):528–32.

[10] Gomez H, Ince C, De Backer D, et al. A unified theory of sepsis-induced acute kidney injury: inflammation, microcirculatory dysfunction, bioenergetics, and the tubular cell adaptation to injury. Shock. 2014;41(1):3–11.

[11] Singer M, Deutschman CS, Seymour CW, et al. The Third International Consensus Definitions for Sepsis and Septic Shock (Sepsis-3). JAMA. 2016;315(8):801–10.

[12] Ow CPC, Trask-Marino A, Betrie AH, et al. Targeting Oxidative Stress in Septic Acute Kidney Injury: From Theory to Practice. J Clin Med. 2021;10(17):3798. doi: 10.3390/jcm10173798.

[13] Hotchkiss RS, Karl IE. The pathophysiology and treatment of sepsis. N Engl J Med. 2003;348(2):138–50.

[14] De Backer D, Creteur J, Preiser JC, Dubois MJ, Vincent JL. Microvascular blood flow is altered in patients with sepsis. Am J Respir Crit Care Med. 2002;166(1):98–104.

[15] Verdant CL, De Backer D, Bruhn A, et al. Evaluation of sublingual and gut mucosal microcirculation in sepsis: a quantitative analysis. Crit Care Med. 2009;37(11):2875–81.

[16] Calzavacca P, Evans RG, Bailey M, Bellomo R, May CN. Cortical and Medullary Tissue Perfusion and Oxygenation in Experimental Septic Acute Kidney Injury. Crit Care Med. 2015;43(10):e431-9.

[17] Casellas D, Mimran A. Shunting in renal microvasculature of the rat: a scanning electron microscopic study of corrosion casts. Anat Rec. 1981;201(2):237–48.

[18] Post EH, Kellum JA, Bellomo R, Vincent JL. Renal perfusion in sepsis: from macro- to microcirculation. Kidney Int. 2017;91(1):45–60.

[19] Peerapornratana S, Manrique-Caballero CL, Gomez H, Kellum JA. Acute kidney injury from sepsis: current concepts, epidemiology, pathophysiology, prevention and treatment. Kidney Int. 2019;96(5):1083–99.

[20] Ehrmann S, Quartin A, Hobbs BP, et al. Contrast-associated acute kidney injury in the critically ill: systematic review and Bayesian meta-analysis. Intensive Care Med. 2017;43(6):785–94.

[21] Rivers E, Nguyen B, Havstad S, et al. Early goal-directed therapy in the treatment of severe sepsis and septic shock. N Engl J Med. 2001;345(19):1368–77.

[22] ARISE Investigators; ANZICS Clinical Trials Group, Peake SL, et al. Goal-directed resuscitation for patients with early septic shock. N Engl J Med. 2014;371(16):1496–506. doi: 10.1056/NEJMoa1404380.

[23] Mouncey PR, Osborn TM, Power GS, et al. Trial of early, goal-directed resuscitation for septic shock. N Engl J Med. 2015;372(14):1301–11.

[24] Pro CI, Yealy DM, Kellum JA, et al. A randomized trial of protocol-based care for early septic shock. N Engl J Med. 2014;370(18):1683–93.

[25] Raimundo M, Crichton S, Martin JR, et al. Increased Fluid Administration After Early Acute Kidney Injury is Associated with Less Renal Recovery. Shock. 2015;44(5):431–7.

[26] Perner A, Haase N, Guttormsen AB, et al. Hydroxyethyl starch 130/0.42 versus Ringer's acetate in severe sepsis. N Engl J Med. 2012;367(2):124–34.

[27] Zarychanski R, Abou-Setta AM, Turgeon AF, et al. Association of hydroxyethyl starch administration with mortality and acute kidney injury in critically ill patients requiring volume resuscitation: a systematic review and meta-analysis. JAMA. 2013;309(7):678–88.

[28] Frenette AJ, Bouchard J, Bernier P, et al. Albumin administration is associated with acute kidney injury in cardiac surgery: a propensity score analysis. Crit Care. 2014;18(6):602.

[29] Evans L, Rhodes A, Alhazzani W, et al. Surviving sepsis campaign: international guidelines for management of sepsis and septic shock 2021. Intensive Care Med. 2021;47(11):1181–247.

[30] De Backer D, Aldecoa C, Njimi H, Vincent JL. Dopamine versus norepinephrine in the treatment of septic shock: a meta-analysis*. Crit Care Med. 2012;40(3):725–30.

[31] Gordon AC, Russell JA, Walley KR, et al. The effects of vasopressin on acute kidney injury in septic shock. Intensive Care Med. 2010;36(1):83–91.

[32] Asfar P, Meziani F, Hamel JF, et al. High versus low blood-pressure target in patients with septic shock. N Engl J Med. 2014;370(17):1583–93.

[33] Seeliger B, Stahl K, David S. [Extracorporeal techniques for blood purification in sepsis: an update]. Internist (Berl). 2020;61(10):1010–6.

[34] David S, Bode C, Putensen C, et al. Adjuvant therapeutic plasma exchange in septic shock. Intensive Care Med. 2021;47(3):352–4.

[35] Pickkers P, Mehta RL, Murray PT, et al. Effect of Human Recombinant Alkaline Phosphatase on 7-Day Creatinine Clearance in Patients With Sepsis-Associated Acute Kidney Injury: A Randomized Clinical Trial. JAMA. 2018;320(19):1998–2009.

[36] Khanna A, English SW, Wang XS, et al. Angiotensin II for the Treatment of Vasodilatory Shock. N Engl J Med. 2017;377(5):419–30.

[37] Bagshaw SM, Berthiaume LR, Delaney A, Bellomo R. Continuous versus intermittent renal replacement therapy for critically ill patients with acute kidney injury: a meta-analysis. Crit Care Med. 2008;36(2):610–7.

[38] Nash DM, Przech S, Wald R, O'Reilly D. Systematic review and meta-analysis of renal replacement therapy modalities for acute kidney injury in the intensive care unit. J Crit Care. 2017;41:138–44.

[39] Bonnassieux M, Duclos A, Schneider AG, et al. Renal Replacement Therapy Modality in the ICU and Renal Recovery at Hospital Discharge. Crit Care Med. 2018;46(2):e102-e10.

[40] AlEnezi F, Alhazzani W, Ma J, et al. Continuous venovenous hemofiltration versus continuous venovenous hemodiafiltration in critically ill patients: a retrospective cohort study from a Canadian tertiary centre. Can Respir J. 2014;21(3):176–80.

[41] Ronco C, Bellomo R, Homel P, et al. Effects of different doses in continuous veno-venous haemofiltration on outcomes of acute renal failure: a prospective randomised trial. Lancet. 2000;356(9223):26–30.

[42] Network VNARFT, Palevsky PM, Zhang JH, et al. Intensity of renal support in critically ill patients with acute kidney injury. N Engl J Med. 2008;359(1):7–20.

[43] Investigators RRTS, Bellomo R, Cass A, et al. Intensity of continuous renal-replacement therapy in critically ill patients. N Engl J Med. 2009;361(17):1627–38.

[44] Jun M, Heerspink HJ, Ninomiya T, et al. Intensities of renal replacement therapy in acute kidney injury: a systematic review and meta-analysis. Clin J Am Soc Nephrol. 2010;5(6):956–63.

[45] Kielstein JT, David S. Pro: Renal replacement trauma or Paracelsus 2.0. Nephrol Dial Transplant. 2013;28(11):2728–31; discussion 31–3.

[46] Section 5: Dialysis Interventions for Treatment of AKI. Kidney Int Suppl (2011). 2012;2(1):89–115.

[47] Zarbock A, Kellum JA, Schmidt C, et al. Effect of Early vs Delayed Initiation of Renal Replacement Therapy on Mortality in Critically Ill Patients With Acute Kidney Injury: The ELAIN Randomized Clinical Trial. JAMA. 2016;315(20):2190–9.

[48] Gaudry S, Hajage D, Schortgen F, et al. Initiation Strategies for Renal-Replacement Therapy in the Intensive Care Unit. N Engl J Med. 2016;375(2):122–33.

[49] Barbar SD, Clere-Jehl R, Bourredjem A, et al. Timing of Renal-Replacement Therapy in Patients with Acute Kidney Injury and Sepsis. N Engl J Med. 2018;379(15):1431–42.

[50] Bagshaw SN, Wald R, Adhikari NKJ, et al. Timing of Initiation of Renal-Replacement Therapy in Acute Kidney Injury. N Engl J Med. 2020;383(3):240–51.

[51] Gaudry S, Hajage D, Martin-Lefevre L, et al. Comparison of two delayed strategies for renal replacement therapy initiation for severe acute kidney injury (AKIKI 2): a multicentre, open-label, randomised, controlled trial. Lancet. 2021;397(10281):1293–300.

[52] Pelletier K, Lafrance JP, Roy L, et al. Estimating glomerular filtration rate in patients with acute kidney injury: a prospective multicenter study of diagnostic accuracy. Nephrol Dial Transplant. 2020;35(11):1886–93.

[53] Roberts JA, Lipman J. Pharmacokinetic issues for antibiotics in the critically ill patient. Crit Care Med. 2009;37(3):840–51; quiz 59.

[54] Roberts JA, Joynt GM, Lee A, et al. The Effect of Renal Replacement Therapy and Antibiotic Dose on Antibiotic Concentrations in Critically Ill Patients: Data From the Multinational Sampling Antibiotics in Renal Replacement Therapy Study. Clin Infect Dis. 2021;72(8):1369–78.

[55] Abdul-Aziz MH, Alffenaar JC, Bassetti M, et al. Antimicrobial therapeutic drug monitoring in critically ill adult patients: a Position Paper. Intensive Care Med. 2020;46(6):1127–53.

10.4 Organversagen und Organersatz – Beatmung und Lungenersatzverfahren

Mascha O. Fiedler

10.4.1 Einleitung

Die klinische Behandlung hat in den mehr als 50 Jahren, die seit dem modernen Aufkommen des akuten Atemnotsyndroms (ARDS) vergangen sind, erhebliche Fortschritte gemacht. Nicht nur bei der Beatmung, der Hauptstütze der mitwirkenden Therapie, als auch bei den Organersatzverfahren [1].

Das akute Lungenversagen (acute respiratory distress syndrome, ARDS) ist ein klinisch heterogenes Syndrom. Die Ätiologie und Verlauf sind ausgesprochen variabel. Patienten, die die gleichen ARDS-Kriterien erfüllen, zeigen eine erhebliche Heterogenität in Bezug auf die Ergebnisse und das Ansprechen auf Behandlungen [2,3].

10.4.2 Historie

ARDS gibt es wahrscheinlich schon seit Menschengedenken, doch erst mit der Einführung der mechanischen Überdruckbeatmung und der Entwicklung von Intensivstationen Ende der 1960er Jahre wurde es zu einer wichtigen klinischen Entität. In ihrer bahnbrechenden Fallserie beschrieben Ashbaugh und Kollegen kurz und bündig die zentralen Merkmale des Syndroms, die auch mehr als 50 Jahre später noch Gültigkeit haben [4]. Dazu gehören das akute Auftreten einer Hypoxämie, die auf eine zusätzliche Sauerstoffbehandlung nicht anspricht, eine verringerte Lungen-Compliance, diffuse Infiltrate auf dem Röntgenbild der Lunge und charakteristische pathologische Befunde einer diffusen Alveolarschädigung einschließlich hyaliner Membranen, Blutungen, Ödeme und Atelektasen. Nach dieser ersten Beschreibung im Jahr 1967 wurde das ARDS erst mit der Entwicklung des Murray Lung Injury Score im Jahr 1988 [5] und später mit der ersten amerikanisch-europäischen Konsensdefinition des ARDS (American-European Consensus conference on acute respiratory distress syndrome) formell definiert [6].

Zuletzt wurde die Definition des Syndroms ARDS im Jahr 2012 mit der Veröffentlichung der Berliner Definition aktualisiert [7,8] (Tab. 10.3). In dieser Klassifizierung war das ARDS durch das akute Auftreten (innerhalb einer Woche) von beidseitigen Transparenzminderungen im Röntgen-Thorax gekennzeichnet, die nicht vollständig durch Herzversagen erklärt werden konnten, und wurde in leichte, mittelschwere und schwere Untergruppen unterteilt, je nach dem Grad der Hypoxämie, die mit einem PEEP von mindestens 5 cmH_2O gemessen wurde, wobei obere Grenzwerte für PaO_2/FiO_2 von 300, 200 bzw. 100 mmHg verwendet wurden. Bei der Ableitung und Validierung dieser Definition anhand früherer ARDS-Kohorten wurden etwa 25 % der Patienten als leicht, 50 % als mittelschwer und 25 % als schwer eingestuft, wobei die Sterblichkeitsrate stufenweise von 27 % bei leichtem ARDS bis 45 % in der schweren Gruppe anstieg [8]. Diese Verteilung des ARDS-Schweregrads und die entsprechenden Sterblichkeitsraten wurden anschließend in der prospektiven LUNG-SAFE-Studie angewandt [9]. Die Berliner Definition bleibt auch im Jahr 2021 der aktuelle Standard für die ARDS-Diagnose, aber es wird davon ausgegangen, dass sich die ARDS-Definition in Zukunft weiterentwickeln wird.

Tab. 10.3: Berlin-Definition des „acute respiratory distress syndrome" nach Ranieri et al. [7].

Acute Respiratory Distress Syndrome		
1	Zeitpunkt des Auftretens	innerhalb einer Woche
2	Radiologischer Befund	beidseitige Infiltrate im Thoraxröntgen oder -CT ohne andere Erklärung
3	Ursache	Atemversagen nicht durch Herzversagen oder Hypervolämie erklärbar
4	Oxygenierung (bei PEEP ≥ 5 cmH$_2$O)	
mild		PaO$_2$/FiO$_2$ (Horovitz-Quotient) 201–300 mmHg
moderat		PaO$_2$/FiO$_2$ (Horovitz-Quotient) 101–200 mmHg
schwer		PaO$_2$/FiO$_2$ (Horovitz-Quotient)100 mmHg

PEEP positive end-expiratory pressure; *CT* Computertomographie

10.4.3 Extrakorporale Therapie des hypoxischen Lungenversagens beim ARDS

Die lungenprotektive Beatmung hielt mit der Veröffentlichung der ersten ARDS-Network-Studie im Jahr 2000 Einzug in die klinische Praxis. Diese bahnbrechende Studie zeigte, dass die Begrenzung des Plateaudrucks und die Verringerung des Tidalvolumens (V$_T$) auf 6 ml/kg errechnetes ideales Körpergewicht (predicted body weight, PBW) im Vergleich zu einem V$_T$ von 12 ml/kg das Überleben verbesserte, die Dauer der mechanischen Beatmung verkürzte, die systemische Entzündung abschwächte und die Häufigkeit und das Ausmaß von extrapulmonalem Organversagen reduzierte [10]. Im Gegensatz zum hyperkapnischen Lungenversagen und permissiver Hyperkapnie gibt es beim hypoxischen Lungenversagen keine Daten bezüglich einer permissiven Hypoxämie (SpO$_2$ < 90 %, PaO$_2$ < 60 mmHg). Daher sollte allgemein eine SpO$_2$ von 90–94 % und eine PaO$_2$ zwischen 60 und 80 mmHg angestrebt werden [1,11].

Trotz Optimierung der lungenprotektiven Beatmungstherapie kann es beim schweren ARDS zu einem therapierefraktären hypoxischen Lungenversagen kommen. Um bis zur Regeneration der nativen Lungenfunktion eine ausreichende Oxygenierung wieder herzustellen, kann ECMO (Extrakorporale Membran-Oxygenierung) eine weitere Alternative sein [1,12].

In der Regel wird eine ECMO-Therapie bei ARDS in veno-venöser Konfiguration durchgeführt. Dabei verwendete Flussraten liegen abhängig von Kanülengröße bei 2–7 lpm (liters per minute; Liter pro Minute). Die venöse Kanülierung kann mit zwei einzelnen Kanülen zwischen 19 und 25 F (French) oder mit einer Doppelllumenkanüle (27–31 F) erfolgen [13].

ECMO-Therapie im ARDS kann folgende Ziele verfolgen:

- Rescue-Therapie bei Patienten mit schwerem hypoxischen Lungenversagen bei PaO$_2$/FiO$_2$-Quotient < 60–80 mmHg und adäquatem PEEP.
- Vermeidung von beatmungsbedingten Komplikationen oder Reduktion der Beatmungsintensität.
- „Wach-ECMO" und Mobilisation während ECMO trotz schwerem ARDS unter weiterhin stabiler arterieller Oxygenierung; abhängig von Toleranz des Patienten und Erfahrung des Behandlungsteams.

Bei der Entscheidungsfindung zur ECMO-Therapie sollten auch mögliche anlagebedingte und verfahrensbedingte Komplikationen bedacht werden (Tab. 10.4).

Tab. 10.4: Mögliche Komplikationen bei ECMO-Therapie nach Seiler et al. [12].

anlagenbedingt	verfahrensbedingt
– Gefäßverletzung	– Hämolyse
– Blutung	– Infektion
– Pneumothorax	– Blutung
– Kanülenfehllage	– Thrombose
	– Gerätefehlfunktion

Des Weiteren empfehlen die deutschen und internationalen Leitlinien, dass eine ECMO-Therapie nur an Zentren durchgeführt wird, die mindestens 20 ECMO-Anwendungen/Jahr durchführen [11,13,14].

Ob die ECMO-Therapie in der schweren Hypoxie einen Überlebensvorteil bietet, ist bislang nicht vollständig geklärt. Bisher wird sie als Rescue-Verfahren betrachtet. Die lungenprotektive Beatmung und die supportiven Maßnahmen wie die Bauchlagerung sollten vor Etablierung einer ECMO durchgeführt worden sein.

In der ersten der beiden modernen randomisierten kontrollierten ECMO-Untersuchungen verglich die CESAR-Studie bei Patienten mit schwerem ARDS die Verlegung in ein ECMO-Zentrum und eine eventuelle ECMO mit der üblichen Weiterbehandlung im überweisenden Zentrum [15]. Das primäre Ergebnis – Tod oder schwere Behinderung nach 6 Monaten – war in der Gruppe mit ECMO-Zentrum signifikant niedriger. Die Studie weist jedoch mehrere methodische Einschränkungen auf, und ihre Interpretation wird durch die große Anzahl von Kontrollpatienten, die keine lungenprotektive Beatmung erhielten und die signifikante Anzahl von Patienten in der ECMO-Gruppe, die schlussendlich keine ECMO erhielten, erschwert. Während der Influenza-Pandemie 2009 deuteten mehrere Beobachtungsstudien auf positive Effekte der vvECMO bei Influenza A (H1N1)-bedingtem ARDS hin [16,17], obwohl ähnlich niedrige Sterblichkeitsraten auch in Serien berichtet wurden, in denen ECMO nicht in großem Umfang angewendet wurde [18,19].

In der sogenannten EOLIA-Studie wurde die frühe venovenöse (vv) ECMO bei Erwachsenen mit schwerem ARDS und signifikanter Hypoxämie (PaO_2/FiO_2 < 80 mmHg) oder mit Schwierigkeiten bei der sicheren Beatmung im Vergleich zur laufenden konventionellen Behandlung mit ECMO-Therapie bei Bedarf untersucht [20]. Zu den Stärken dieser Studie gehören der durchwegs durchgeführte hohe Anteil an lungenprotektiver Beatmung und der Bauchlage von über 90 % in der Kontrollgruppe und die ultraprotektive Beatmung mit Hilfe der vvECMO, die in der Interventionsgruppe einheitlich angewendet wurde. Die Sterblichkeitsrate war in der vvECMO-Gruppe niedriger (35 % gegenüber 46 %), trotz einer hohen Rate von Crossover-Rettungsmaßnahmen, obwohl der Effekt keine nominale statistische Signifikanz erreichte (p = 0,09). Die Studie wurde aufgrund der Aussichtslosigkeit, den primären Endpunkt zu erreichen, abgebrochen.

Der wichtigste sekundäre Endpunkt Tod oder Umstellung auf ECMO war hochsignifikant, die meisten anderen sekundären Endpunkte fielen zugunsten der ECMO-Gruppe aus. Die unerwünschten Ereignisse waren gleichmäßig verteilt, was die Autoren zu dem Schluss veranlasste, dass „die ECMO-Therapie in diesem Zusammenhang wahrscheinlich einen gewissen Nutzen hatte, obwohl die Studie keinen Unterschied zeigte" [21]. In diese Richtung gehen auch die Ergebnisse einer Metaanalyse, die die CESAR- und EOLIA-Studien zusammenfasst und eine statistisch signifikante Verringerung der Sterblichkeit zeigte [22]. Darüber hinaus ergab eine post-hoc Bayes`sche Analyse der EOLIA-Studie, dass die vvECMO mit hoher Wahrscheinlichkeit die Sterblichkeit bei Patienten mit schwerem ARDS unter einer Vielzahl von Vorannahmen reduziert [23]. Alle diese Daten legen nahe, dass die vvECMO bei Patienten, die die EOLIA-Einschlusskriterien noch erfüllen, in Betracht gezogen werden sollte, nachdem weniger invasive Therapien, einschließlich der Bauchlagerung, durchgeführt oder in Betracht gezogen wurden [24]. Mit anderen Worten: Die derzeit verfügbaren Daten deuten darauf hin, dass die Ergebnisse der ECMO am besten sind, wenn sie bei schweren ARDS-Patienten eingesetzt wird, die jünger sind, eine reversible Ätiologie haben, wenige Komorbiditäten aufweisen und in erfahrenen Zentren behandelt werden [25].

10.4.4 Indikationen und Kontraindikationen zur Anlage einer venovenösen ECMO-Therapie bei Erwachsenen

Indikationen und Kontraindikationen zur Anlage einer vvECMO bei Erwachsenen nach Tonna et al [13]:

Übliche Indikationen zur Anlage einer vvECMO. Einer oder mehrere der folgenden Punkte:

1. Hypoxämische respiratorische Insuffizienz (PaO_2/FiO_2 < 80 mmHg), nach optimaler lungenprotektiver Beatmungstherapie, einschließlich eines Versuchs in Bauchlage, falls keine Kontraindikationen vorliegen.
2. Hyperkapnische respiratorische Insuffizienz (pH < 7,25) trotz optimaler konventioneller mechanischer Beatmung (Atemfrequenz 35/Min. und Plateaudruck [Pplat] ≤ 30 cm H_2O).
3. Beatmungsunterstützung als Überbrückung bis zur Lungentransplantation oder primäre Transplantatdysfunktion nach Lungentransplantation.

Spezifische klinische Bedingungen:
− ARDS (z. B. virale/bakterielle Pneumonie und/oder Aspiration)
− akute eosinophile Pneumonie
− diffuse alveoläre Blutung oder Lungenblutung
− schweres Asthma
− Thoraxtrauma (z. B. traumatische Lungenverletzung und schwere Lungenkontusion)
− schweres Inhalationstrauma
− große bronchopleurale Fisteln
− Peri-Lungentransplantation (z. B. Dysfunktion des primären Lungentransplantats und Überbrückung zur Transplantation)

Relative Kontraindikationen für die venovenöse extrakorporale Membranoxygenierung:
− Blutung im zentralen Nervensystem
− erhebliche Schädigung des zentralen Nervensystems
− irreversible und einschränkende/immobilisierende Pathologie des zentralen Nervensystems
− systemische Blutungen
− Kontraindikationen für die Antikoagulation
− Immunsuppression
− älteres Alter (mit zunehmendem Alter steigt das Sterberisiko, aber es ist kein Schwellenwert festgelegt)
− mechanische Beatmung für mehr als 7 Tage mit Pplat > 30 cm H_2O und FiO_2 > 90 %

Derzeit ist die einzige *absolute Kontraindikation* für den Beginn der ECMO-Therapie die voraussichtliche Nicht-Erholung ohne einen Plan für eine lebensfähige Dekanülierung.

10.4.5 Technische und physiologische Aspekte der extrakorporalen Therapie des ARDS

Wird die Entscheidung zur Implantation einer venovenösen extrakorporalen Membranoxygenierung (vvECMO) getroffen, so werden als Interface zwischen dem Patienten und der ECMO Maschine Kanülen (je nach Konfiguration 15–31 F) verwendet, die heute üblicherweise nach Stufendilation in Seldinger-Technik implantiert werden z. B. in die Vena jugularis interna und Vena femoralis [12,13] (Abb. 10.1). Um einen Blutfluss über den extrakorporalen Kreislauf zu gewährleisten, ist ein Druckgefälle zwischen ziehendem und rückführendem Schenkel erforderlich. Dies wird bei venösen Verfahren durch eine Pumpe generiert. Die Laufrate der Pumpe und somit der indirekte Blutfluss kann vom Anwender bedarfsgerecht angepasst werden [13]. Das Blut wird dem Körper über die großlumigen Kanülen entnommen und in extrakorporaler Zirkulation einer „Membranlunge" zugeführt. Das Blut wird hier kontinuierlich an mit einem Spülgas durchströmten Hohlfasernetz vorbeigeleitet, so dass es entlang der Konzentrationsgradienten zwischen Spülgas und Blut zum Austausch von Sauerstoff und CO_2 kommt [12].

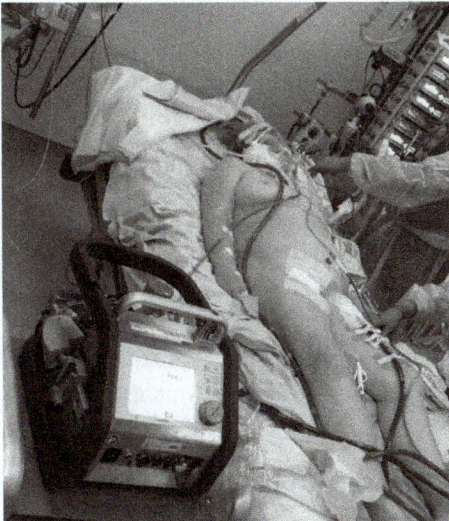

Abb. 10.1: Darstellung einer Patientin nach vvKanülierung und ECMO Therapie bei schwerem ARDS (eigenes Bildmaterial).

10.4.5.1 Oxygenierung

Es ist von grundlegender Bedeutung zu verstehen, dass die ECMO dem Körper eine variable Menge an Sauerstoff zuführt. Diese Sauerstoffmenge ist gleich dem Produkt aus dem ECMO-Kreislauffluss (in Litern pro Minute [LPM]) und dem Sauerstoffgehalt des Blutes am Ausgang minus am Eingang (CaO_2 = [Hämoglobin (in g/L)] × 1,39 × [SaO_2] + (0,0034 × [PaO_2 (in mmHg)])). Nach der Kanülierung für die ECMO wird diese Sauerstoffmenge dem gesamten Körperkreislauf als Sauerstoff aus dem extrakorporalen Kreislauf zugeführt. Die für die Gesamtunterstützung im Ruhezustand erforderliche Menge beträgt 120 ml/m²/Minute.

Die systemische Sauerstoffzufuhr ist der arterielle O_2-Gehalt mal Fluss. Die normale systemische Sauerstoffzufuhr beträgt 600 ml/m²/Minute. Eine systemische Sauerstoffzufuhr von nur 300 ml/m²/Minute ist ausreichend, um den Stoffwechsel in Ruhe aufrechtzuerhalten. Bei der vvECMO sollte der Kreislauf so ausgelegt sein, dass er mindestens 240 ml/m²/Minute Sauerstoff liefert und die systemische Sauerstoffzufuhr 300 ml/m²/Minute beträgt. Auf der Grundlage dieser Gleichungen sollten die Blutflussraten und der Hämoglobinwert so gesteuert werden, dass diese Sauerstoffzufuhrziele erreicht werden. Beispielsweise würde ein 80 kg schwerer Erwachsener mit einem Hämoglobinwert von 12 g/dl einen ECMO-Flow von etwa 4 l/Minute benötigen, um diese Ziele zu erreichen. Der ECMO-Flow wird gesenkt, wenn sich die native Lunge erholt, und erhöht, wenn die Stoffwechselrate bei fehlender nativer Lungenfunktion ansteigt [13].

Bei der vvECMO wird nur ein Teil des venösen Rückflusses in den Kreislauf geleitet, mit Sauerstoff bis zu einer Sättigung von 100 % angereichert und in den rechten Vorhof zurückgeführt. Der Rest des venösen Rückflusses mit einer typischen Sättigung von 60–80 % wird ohne weitere Oxygenierung durch den rechten Ventrikel geleitet. Diese Ströme vermischen sich im rechten Vorhof und im Ventrikel und gelangen über die Lungen in den systemischen Kreislauf. Die sich daraus ergebende Sättigung des arteriellen Blutes des Patienten ist das Ergebnis der Vermischung dieser Ströme und des Sauerstoffgehalts [26]. Unter diesen Bedingungen wird die arterielle Sättigung immer unter 100 % liegen und typischerweise 80–90 % betragen. Dieses physiologische Prinzip wird bei der vvECMO relevant, da der ECMO-Fluss im Verhältnis zum gesamten venösen Rückfluss (dem Herzzeitvolumen) angepasst werden muss, um den gewünschten arteriellen Gehalt und damit die systemische Sauerstoffzufuhr zu erreichen. In der klinischen Praxis ist ein ECMO-Fluss, der weniger als 60 % des gesamten Herzzeitvolumen beträgt, im Zusammenhang mit ARDS häufig mit einer SaO_2 < 90 % verbunden [13,27].

10.4.5.2 CO₂-Entfernung

Der Gasaustausch über dem Oxygenator dient der CO_2-Entfernung aus dem Blut und wird bei einer gegebenen Oxygenator-Membrangröße durch die Spülgas-Zuflussrate („Sweepgas") zum Oxygenator gesteuert; die CO_2-Entfernung steigt mit zunehmendem Spülgasfluss. Das Spülgas reicht in der Regel von 1 bis 9+ LPM und besteht bei vvECMO in der Regel aus 100 % O_2. Sweepgas senkt den $PaCO_2$-Wert sehr effektiv. Zu Beginn der ECMO ist es sinnvoll, mit einem Sweepgasfluss von 2 LPM und einem Blutfluss von 2 LPM zu beginnen und häufig zu titrieren, um eine kontrollierte langsame Modulation von $PaCO_2$ und pH zu gewährleisten. Ein rascher Abfall des CO_2 wird mit neurologischen Schäden in Verbindung gebracht [13]. Verfahren zur extrakorporalen CO_2-Elimination ($ECCO_2R$) werden daher in erster Linie über die Regulation des Spülgasflusses gesteuert und kommen mit einem vergleichsweise niedrigen Blutfluss aus. Für eine klinisch relevante Unterstützung der Decarboxylierung sind Blutflüsse von 800 bis 1500 ml erforderlich.

10.4.6 Beatmungseinstellungen unter ECMO Therapie

Ein Grundprinzip der Lungenprotektion während der vvECMO besteht darin, dass der Gasaustausch in erster Linie durch den extrakorporalen Kreislauf und nicht durch die nativen Lungen unterstützt wird. Daher sollten die Einstellungen des Beatmungsgeräts so gewählt werden, dass die durch das Beatmungsgerät verursachte Lungenschädigung begrenzt wird. Die optimale Beatmungsstrategie bei Patienten mit schwerem ARDS, die sich einer ECMO unterziehen, ist jedoch nicht genau definiert [28]. In der Vergangenheit waren die typischen Beatmungseinstellungen während der vvECMO der druckkontrollierte Beatmungsmodus (PCV) mit einer FiO_2 von 0,3, einem Plateaudruck von 20 cmH_2O, einem positiven endexspiratorischen Druck (PEEP) von 10 cmH_2O, einer Atemfrequenz (RR) von 10 Atemzügen pro Minute und einem Verhältnis von Inspiration zu Exspiration von 1:1. In der CESAR-Studie [15] wurden die Einstellungen des Ventilators schrittweise reduziert, um die so genannte Lungenerholung zu ermöglichen, mit PCV, um den Inspirationsdruck auf 20–25 cmH_2O zu begrenzen, mit einem PEEP von 10 cmH_2O, einer RR von 10 Atemzügen/ Minute und einer FiO_2 von 0,3. In der jüngsten und bisher größten ECMO-Studie (EOLIA) waren die Einstellungen ähnlich mit einem Plateaudruck von ≤ 24 cm H_2O, einem PEEP von ≥ 10 cm H_2O, einer RR von 10–30 Atemzügen/Minute und einer FiO_2 von 0,3–0,5 [20].

Die Einstellungen des Beatmungsgeräts werden angepasst, wenn sich die Bedingungen ändern (z. B. abnehmende CO_2 Rate, wenn CO_2 durch den Kreislauf abgebaut wird), sollten aber die zuvor gewählten Einstellungen nicht überschreiten. Im Minimum sollten die Ruheeinstellungen des Beatmungsgeräts den in diesen beiden Studien [15,20] ermittelten Werten entsprechen (d. h. Plateaudruck ≤ 25 cmH_2O) oder einem Inspirationsdruck von ≤ 15 cm H_2O, mit einem PEEP von ≥ 10 cm H_2O (Tab. 10.5). Unabhängig von der Wahl der spezifischen Ruheeinstellungen sollte man während der vvECMO, wenn die Oxygenierungs- und CO_2-Ziele nicht erreicht werden, zu einem wichtigen Grundsatz zurückkehren – *das Management sollte durch*

Anpassungen des ECMO-Kreislaufs und nicht durch eine Erhöhung der Beatmungsgeräteeinstellungen erfolgen [13].

Tab. 10.5: Empfohlene Einstellungen für die mechanische Beatmung während der vvECMO bei Erwachsenen nach Tonna et al. [13].

Parameter	akzeptabler Bereich	Empfehlung	Kommentare
inspiratorischer Plateaudruck (P_{PLAT})	≤ 30cmH$_2$O	< 25cmH$_2$O	Eine weitere Senkung des P_{plat} unter 20 cmH$_2$O kann mit weniger VILI und besseren Behandlungsergebnissen einhergehen [29–31].
PEEP	10–24cmH$_2$O	≥ 10 cm H$_2$O	Reduzierungen von P_{plat} und Tidalvolumen können ohne ausreichenden PEEP zu einer Atelektase führen; PEEP kann nach verschiedenen evidenzbasierten Methoden eingestellt werden (z. B. ARDSNet PEEP-FiO$_2$-Tabelle oder Express-Trial-Strategie), wobei der P_{plat}-Grenzwert eingehalten werden muss [32].
Atemfrequenz (RR)	4–30 Atemzüge/Min.	4–15 Atemzüge/Min. eingestellte RR oder Spontanatmung	Die CO$_2$-Elimination erfolgt in erster Linie durch vvECMO, wodurch die Notwendigkeit einer hohen Minutenbeatmung (die mit mehr VILI verbunden sein kann) reduziert wird.
FiO$_2$	30–50 %	So niedrig wie möglich, um die Sättigung aufrecht zu erhalten.	Die Oxygenierung erfolgt in erster Linie durch vvECMO, wodurch die Notwendigkeit eines hohen FiO$_2$-Wertes durch das Beatmungsgerät reduziert wird, es sei denn, dies ist zur Aufrechterhaltung einer angemessenen Oxygenierung erforderlich.

ARDS, acute respiratory distress syndrome; PEEP, positive end-expiratory pressure; RR, respiratory rate; VILI, ventilator-induced lung injury

10.4.7 Extrakorporale Therapie des hyperkapnischen Lungenversagens beim ARDS

Wird eine extrakorporale Therapie bei relativ niedrigem Blutfluss (z. B. 400–1000 ml/min) angewandt, kann sie zu einer erheblichen CO$_2$-Elimination führen (~20–70 % der gesamten CO$_2$-Produktion), wenn auch mit einer marginalen Verbesserung der Oxygenierung. Unter diesen Bedingungen wird die Technik als extrakorporale CO$_2$-Entfernung (ECCO$_2$R) bezeichnet. Der Grundgedanke für den Einsatz von ECCO$_2$R bei ARDS ist die Erleichterung einer lungenprotektiven Beatmung durch eine Reduzierung von V$_T$, P$_{plat}$, RR, ΔP und mechanischer Leistung [33]; das Ausmaß des Lungenschutzes hängt von der CO$_2$-Menge ab, die durch das Gerät entfernt werden kann [34]. Derzeit gibt es nur wenige Belege für den Einsatz von $ECCO_2R$ bei ARDS außerhalb des Forschungsumfelds [35,36].

Durch die mögliche Verringerung von V_T, P_{plat}, ΔP und der mittleren Minutenventilation zeigt sich eine Verbesserung der protektiven oder sogar ultra-protektiven Beatmung [37–39]. Eine Erhöhung des positiven end-exspiratorischen Drucks (PEEP), um der durch die Reduktion des Tidalvolumens (V_T) induzierten Derekrutierung entgegenzuwirken [40], erscheint wünschenswert. In diesem Zusammenhang kann $ECCO_2R$ mit einer signifikanten Verringerung der systemischen und pulmonalen Entzündungsmediatoren einhergehen [39]. Die Pilotstudie zur Strategie der ultraprotektiven Lungenbeatmung mit extrakorporaler CO_2-Entfernung (SUPERNOVA) umfasste 95 Patienten mit mittelschwerem bis schwerem ARDS in 23 Intensivstationen. $ECCO_2R$ ermöglichte eine signifikante Senkung der mechanischen Leistung mit einer Verringerung von P_{plat} (27 bis 24 cmH_2O), V_T (6 bis 4 mL/kg), RR (28 bis 24 Atemzüge/min) und Minutenventilation (10 bis 6 L/min) [40]. Trotz der signifikanten Verringerung der Minutenventilation konnte der pH-Wert über 7,3 gehalten werden, und der Anstieg des $PaCO_2$ betrug weniger als 20 % gegenüber dem Ausgangswert. Diese Strategie ist jedoch möglicherweise nicht für alle Patienten gleichermaßen von Vorteil [37,41], da der lungenprotektive Nutzen von $ECCO_2R$ mit einer höheren alveolären Totraumfraktion, einer geringeren Compliance des Atmungssystems und einer höheren Geräteleistung zunimmt [33]. Eine sich verschlechternde Hypoxämie, von der bei bis zu 40 % der Patienten berichtet wird, sollte behandelt werden [41,42]. Die Hypoxämie kann sekundär auf einen verringerten mittleren Atemwegsdruck und ein niedrigeres Ventilations-Perfusions-Verhältnis oder auf einen niedrigeren Partialdruck des alveolären Sauerstoffs aufgrund eines verringerten Lungenatmungsquotienten und einer Hypoventilation in der nativen Lunge zurückzuführen sein [43]. Insgesamt muss der Nutzen der $ECCO_2R$ beim ARDS infrage gestellt werden. Patienten mit schwerem ARDS, die sich für eine entsprechende Therapie qualifizieren würden, weisen ein hohes Risiko für die Entwicklung eines hypoxischen Lungenversagens auf, dass durch $ECCO_2R$-Verfahren nicht sinnvoll adressiert werden kann. Im Rahmen der Xtravent-Studie kamen beispielsweise auf 79 randomisierte Patienten 50, die vorab aufgrund der Notwendigkeit einer vvECMO-Therapie von der Teilnahme ausgeschlossen werden mussten [37].

Die Rolle der vvECMO bei der unterstützenden Behandlung von Patienten mit COVID-19-ARDS wurde zunächst in Frage gestellt. Jedoch ergab eine Analyse des ELSO-Registers eine Sterblichkeit von etwa 40 % bei diesen Patienten, ähnlich wie bei Patienten, die wegen anderer Ursachen eines ARDS eine vvECMO erhielten. Dies deutet darauf hin, dass ähnliche Indikationen verwendet werden könnten [25].

10.4.8 Zusammenfassung

Das schwere ARDS kann mit lebensbedrohlichen Gasaustauschstörungen einhergehen. Es sollte jedoch zunächst nach dem bisherigen wissenschaftlichen Stand eine konventionelle Therapie erfolgen. Dazu gehören neben der lungenprotektiven Beatmung Komplementärverfahren wie die Bauchlagerung, aber auch der mögliche Einsatz von Muskelrelaxanzien. Beim Ausbleiben einer Stabilisierung oder weiterer Verschlechterung unter der Etablierung der zuvor genannten Maßnahmen sollte an die Möglichkeit einer ECMO-Therapie gedacht werden. Hierzu sollte frühzeitig die Kontaktaufnahme mit einem ARDS-/ECMO-Zentrum erfolgen.

Literatur

[1] Menk M, Estenssoro E, Sahetya SK, et al. Current and evolving standards of care for patients with ARDS. Intensive Care Med. 2020;46(12):2157–67.

[2] Sinha P, Churpek MM, Calfee CS. Machine Learning Classifier Models Can Identify Acute Respiratory Distress Syndrome Phenotypes Using Readily Available Clinical Data. Am J Respir Crit Care Med. 2020;202(7):996–1004.

[3] Shankar-Hari M, Fan E, Ferguson ND. Acute respiratory distress syndrome (ARDS) phenotyping. Intensive Care Medicine. 2019;45(4):516–9.

[4] Ashbaugh DG, Bigelow DB, Petty TL, Levine BE. Acute respiratory distress in adults. Lancet. 1967;2(7511):319–23.

[5] Murray JF, Matthay MA, Luce JM, Flick MR. An expanded definition of the adult respiratory distress syndrome. Am Rev Respir Dis. 1988;138(3):720–3.

[6] Bernard GR, Artigas A, Brigham KL, et al. Report of the American-European Consensus conference on acute respiratory distress syndrome: definitions, mechanisms, relevant outcomes, and clinical trial coordination. Consensus Committee. J Crit Care. 1994;9(1):72–81.

[7] Ferguson ND, Fan E, Camporota L, et al. The Berlin definition of ARDS: an expanded rationale, justification, and supplementary material. Intensive Care Med. 2012;38(10):1573–82.

[8] Force* TADT. Acute Respiratory Distress Syndrome: The Berlin Definition. JAMA. 2012;307 (23):2526–33.

[9] Bellani G, Laffey JG, Pham T, et al. Epidemiology, Patterns of Care, and Mortality for Patients With Acute Respiratory Distress Syndrome in Intensive Care Units in 50 Countries. JAMA. 2016;315(8):788–800.

[10] Brower RG, Matthay MA, Morris A, , et al. Ventilation with lower tidal volumes as compared with traditional tidal volumes for acute lung injury and the acute respiratory distress syndrome. N Engl J Med. 2000;342(18):1301–8.

[11] Bauer M, et al. S3-Leitlinie Invasive Beatmung und Einsatz extrakorporaler Verfahren bei akuter respiratorischer Insuffizienz. 2017;1. Auflage, Langversion, Stand 04.12.2017.

[12] Seiler F, Hörsch S, Lepper PM, Becker A. Extrakorporale Therapie des akuten Lungenversagens. Intensiv und Notfallbehandlung. 2019;44(4):206–12.

[13] Tonna JE, Abrams D, Brodie D, et al. Management of Adult Patients Supported with Venovenous Extracorporeal Membrane Oxygenation (VV ECMO): Guideline from the Extracorporeal Life Support Organization (ELSO). Asaio j. 2021;67(6):601–10.

[14] Combes A, Brodie D, Bartlett R, et al. Position paper for the organization of extracorporeal membrane oxygenation programs for acute respiratory failure in adult patients. Am J Respir Crit Care Med. 2014;190(5):488–96.

[15] Peek GJ, Mugford M, Tiruvoipati R, et al. Efficacy and economic assessment of conventional ven-tilatory support versus extracorporeal membrane oxygenation for severe adult respiratory failu-re (CESAR): a multicentre randomised controlled trial. Lancet. 2009;374(9698):1351–63.

[16] Noah MA, Peek GJ, Finney SJ, et al. Referral to an Extracorporeal Membrane Oxygenation Center and Mortality Among Patients With Severe 2009 Influenza A(H1N1). JAMA. 2011;306(15):1659–68.

[17] Pham T, Combes A, Roze H, et al. Extracorporeal membrane oxygenation for pandemic influenza A(H1N1)-induced acute respiratory distress syndrome: a cohort study and propensity-matched analysis. Am J Respir Crit Care Med. 2013;187(3):276–85.

[18] Kumar A, Zarychanski R, Pinto R, et al. Critically Ill Patients With 2009 Influenza A(H1N1) Infecti-on in Canada. JAMA. 2009;302(17):1872–9.

[19] Miller RR, Markewitz BA, Rolfs RT, et al. Clinical findings and demographic factors associated with ICU admission in Utah due to novel 2009 influenza A(H1N1) infection. Chest. 2010;137 (4):752–8.

[20] Combes A, Hajage D, Capellier G, et al. Extracorporeal Membrane Oxygenation for Severe Acute Respiratory Distress Syndrome. N Engl J Med. 2018;378(21):1965–75.

[21] Harrington D, Drazen JM. Learning from a Trial Stopped by a Data and Safety Monitoring Board. New England Journal of Medicine. 2018;378(21):2031–2.

[22] Munshi L, Walkey A, Goligher E, et al. Venovenous extracorporeal membrane oxygenation for acute respiratory distress syndrome: a systematic review and meta-analysis. The Lancet Respi-ratory Medicine. 2019;7(2):163–72.

[23] Goligher EC, Tomlinson G, Hajage D, et al. Extracorporeal Membrane Oxygenation for Severe Acute Respiratory Distress Syndrome and Posterior Probability of Mortality Benefit in a Post Hoc Bayesian Analysis of a Randomized Clinical Trial. JAMA. 2018;320(21):2251–9.

[24] Abrams D, Ferguson ND, Brochard L, et al. ECMO for ARDS: from salvage to standard of care? The Lancet Respiratory Medicine. 2019;7(2):108–10.

[25] Barbaro RP, MacLaren G, Boonstra PS, et al. Extracorporeal membrane oxygenation support in COVID-19: an international cohort study of the Extracorporeal Life Support Organization regis-try. Lancet. 2020;396(10257):1071–8.

[26] Levy B, Taccone FS, Guarracino F. Recent developments in the management of persistent hypo-xemia under veno-venous ECMO. Intensive Care Med. 2015;41(3):508–10.

[27] Schmidt M, Tachon G, Devilliers C, et al. Blood oxygenation and decarboxylation determinants during venovenous ECMO for respiratory failure in adults. Intensive Care Med. 2013;39(5):838–46.

[28] Del Sorbo L, Goffi A, Goligher E, Fan E, Slutsky AS. Setting mechanical ventilation in ARDS pa-tients during VV-ECMO: where are we? Minerva Anestesiol. 2015;81(12):1369–76.

[29] Rozencwajg S, Guihot A, Franchineau G, et al. Ultra-Protective Ventilation Reduces Biotrauma in Patients on Venovenous Extracorporeal Membrane Oxygenation for Severe Acute Respiratory Distress Syndrome. Crit Care Med. 2019;47(11):1505–12.

[30] Schmidt M, Pham T, Arcadipane A, et al. Mechanical Ventilation Management during Extracor-poreal Membrane Oxygenation for Acute Respiratory Distress Syndrome. An International Multi-center Prospective Cohort. Am J Respir Crit Care Med. 2019;200(8):1002–12.

[31] Quintel M, Busana M, Gattinoni L. Breathing and Ventilation during Extracorporeal Membrane Oxygenation: How to Find the Balance between Rest and Load. Am J Respir Crit Care Med. 2019;200(8):954–6.

[32] Dreyfuss D, Soler P, Basset G, Saumon G. High inflation pressure pulmonary edema. Respective effects of high airway pressure, high tidal volume, and positive end-expiratory pressure. Am Rev Respir Dis. 1988;137(5):1159–64.

[33] Goligher EC, Amato MBP, Slutsky AS. Applying Precision Medicine to Trial Design Using Physiology. Extracorporeal CO2 Removal for Acute Respiratory Distress Syndrome. Am J Respir Crit Care Med. 2017;196(5):558–68.

[34] Combes A, Tonetti T, Fanelli V, et al. Efficacy and safety of lower versus higher CO2 extraction devices to allow ultraprotective ventilation: secondary analysis of the SUPERNOVA study. Thorax. 2019;74(12):1179–81.

[35] Duscio E, Cipulli F, Vasques F, et al. Extracorporeal CO2 Removal: The Minimally Invasive Approach, Theory, and Practice. Crit Care Med. 2019;47(1):33–40.

[36] Boyle AJ, Sklar MC, McNamee JJ, et al. Extracorporeal carbon dioxide removal for lowering the risk of mechanical ventilation: research questions and clinical potential for the future. The Lancet Respiratory Medicine. 2018;6(11):874–84.

[37] Bein T, Weber-Carstens S, Goldmann A, et al. Lower tidal volume strategy (approximately 3 ml/kg) combined with extracorporeal CO2 removal versus 'conventional' protective ventilation (6 ml/kg) in severe ARDS: the prospective randomized Xtravent-study. Intensive Care Med. 2013;39(5):847–56.

[38] Gattinoni L, Tonetti T, Cressoni M, et al. Ventilator-related causes of lung injury: the mechanical power. Intensive Care Med. 2016;42(10):1567–75.

[39] Grasso S, Stripoli T, Mazzone P, et al. Low respiratory rate plus minimally invasive extracorporeal Co2 removal decreases systemic and pulmonary inflammatory mediators in experimental Acute Respiratory Distress Syndrome. Crit Care Med. 2014;42(6):e451-60.

[40] Combes A, Fanelli V, Pham T, et al. Feasibility and safety of extracorporeal CO2 removal to enhance protective ventilation in acute respiratory distress syndrome: the SUPERNOVA study. Intensive Care Med. 2019;45(5):592–600.

[41] Goligher EC, Combes A, Brodie D, et al. Determinants of the effect of extracorporeal carbon dioxide removal in the SUPERNOVA trial: implications for trial design. Intensive Care Med. 2019;45(9):1219–30.

[42] Fanelli V, Ranieri MV, Mancebo J, et al. Feasibility and safety of low-flow extracorporeal carbon dioxide removal to facilitate ultra-protective ventilation in patients with moderate acute respiratory distress sindrome. Crit Care. 2016;20:36.

[43] Diehl JL, Mercat A, Pesenti A. Understanding hypoxemia on ECCO2R: back to the alveolar gas equation. Intensive Care Med. 2019;45(2):255–6.

11 Antikoagulation

Lorenz-Alexander Bartsch, Thorsten Brenner, Thomas Schmoch

11.1 Allgemeines

Bis heute gibt es nur wenige Studien, die sich mit der Antikoagulation oder der *Prophylaxe einer venösen Thromboembolie (VTE)* spezifisch bei Patienten mit Sepsis oder septischem Schock befassen. Daher muss häufig von Intensivpatienten im Allgemeinen auf Patienten mit Sepsis rückgeschlossen werden. Da dies mit einer gewissen Fehleranfälligkeit behaftet ist, bleiben internationale und nationale Leitlinien in Bezug auf die VTE-Prophylaxe und Antikoagulation bei Patienten mit Sepsis eher vage [1,2].

11.2 Zusammenhang: Sepsis und Gerinnung – Entstehung einer Sepsis-induzierten Koagulopathie

Inflammation und Koagulation sind physiologisch eng miteinander verwoben [3] So kann es beispielsweise für den Organismus von Vorteil sein, durch Gefäß(teil)verschlüsse, eine Infektion räumlich zu begrenzen [3,4]. Bereits im Rahmen der ersten Infektabwehr durch das angeborene Immunsystem kommt es zu einer Mitaktivierung des Gerinnungssystems. So werden über sog. Pattern Recognition Receptors (PRRs) molekulare Muster erkannt, die auf Eindringlinge von außen (pathogen associated molecular patterns [PAMPs], wie z. B. Lipopoysaccharid [LPS], Lipoteichonsäure [LTA]) oder größeren Zellschaden (damage associated molecular patterns [DAMPs], wie z. B. Harnsäure) hindeuten. Diese PRR sind unter anderem auf Monozyten zu finden, die durch sie aktiviert werden und nachfolgend Tissue Factor (= Faktor III des extrinsischen Gerinnungssystems) exprimieren [3]. Gleichzeitig aktiviert das Komplementsystem Thrombozyten und umgekehrt. Zudem werfen aktivierte Neutrophile Granulozyten sogenannte Neutrophil Extracellular Traps (NETs) aus, die den Faktor XII der „intrinsischen" Gerinnungskaskade aktivieren.

> **Merke:** Frühe Thrombozytopenie kann auf eine DIC hinweisen. Thrombozytopenie < 50/nl innerhalb der ersten 24 h nach Diagnosestellung ist mit erhöhter Letalität assoziiert

Die Sepsis als schwerste Verlaufsform einer Infektion, definiert sich über eine Dysregulation der Wirtsreaktion auf eine Infektion, die zu einer Organdysfunktion führt [5]. Entsprechend häufig kommt es im Verlauf einer Sepsis unter anderem zu Störungen des Gerinnungssystems [6,7], die wiederum eng mit der Entstehung eines Sepsis-assoziierten Multiorganversagens assoziiert sind [8,9]. Das Ausmaß der Organdysfunktion im Rahmen der Sepsis wird üblicherweise mit dem Sequential Sepsis-rela-

https://doi.org/10.1515/9783110673395-011

ted Organ Failure Assessment (SOFA) Score gemessen [5]. Darin wird die Funktionalität des Gerinnungssystems über die Thrombozytenzahl abgebildet. Insbesondere beim frühen Auftreten einer Thrombozytopenie muss an eine disseminierte intravaskuläre Koagulopathie (DIC) gedacht werden. Der Abfall der Thrombozyten deutet dabei auf eine Verbrauchskoagulopathie hin. Die im Rahmen einer lokalen Entzündung sinnvolle Aktivierung des Gerinnungssystems, die u. a. dazu dient, Bakterien an der Weiterverbreitung zu hindern, kann im Falle einer Sepsis generalisiert auftreten und zur Bedrohung für den Organismus werden [4,6]. So konnte gezeigt werden, dass insbesondere das Auftreten einer Thrombozytopenie < 50/nl innerhalb der ersten 24 Stunden nach Diagnosestellung mit einer erhöhten Letalität assoziiert ist [10]. Gleichzeitig können die Konzentrationen von Gerinnungsfaktoren im Rahmen der akuten Phase der Inflammation und des gleichzeitig einsetzenden Verbrauchs stark schwanken, sodass klassische Gerinnungsparameter wie die aktivierte Thromboplastinzeit (aPTT) mit Vorsicht zu interpretieren sind [11,12].

In den letzten Jahren wurde für diesen Spezialfall der Gerinnungsstörung der Begriff „Sepsis-induzierte Koagulopathie" (engl. Sepsis induced coagulopathy, SIC) geprägt [13–15]. Die SIC definiert dabei eine Form der disseminierten intravasalen Koagulopathie (DIC), die auf dem Boden einer Sepsis entsteht. Abgegrenzt wird diese von disseminierten Koagulopathien anderer Genese (z. B. Pankreatitis oder Verbrennung, vgl. Tab. 11.1). Die Arbeitsgruppe um Shinjiro Saito analysierte retrospektiv die Daten von 1.895 Intensivpatienten, die in den Jahren 2011 bis 2013 auf einer von 42 Intensivstationen in Japan behandelt wurden [16]. Sie konnten zeigen, dass immerhin 29 % dieser Patienten, im Laufe ihres Intensivaufenthaltes, mindestens einmal positiv für den International Society on Thrombosis and Haemostasis (ITSH)-Score und 61 % positiv für den Japanese Association for Acute Medicine (JAAM)-Score waren. Es liegt daher nahe zu vermuten, dass eine gezielte Antikoagulation im Rahmen der Behandlung der Sepsis von Vorteil sein könnte [17,18]. Bis heute gibt es jedoch keine Studien, die zeigen, welche Patienten mit welcher Risikokonstellation zu welchem Zeitpunkt von welcher Antikoagulation mit welchem Medikament profitieren würden.

Tab. 11.1: Scores zur Testung auf Disseminierte Intravasale Coagulopathy (aus [15]).

	ISTH-Score [19]	JAAM-Score [20]	SIC-Score	Punkte
Grunderkrankung, die eine DIC wahrscheinlich macht	erforderlich	erforderlich	nicht erforderlich	
SIRS score	–	0–2		0
		≥ 3		1
Thrombozytenzahl	> 100/nL	≥ 120/nL	> 150	0
	≤ 100/nL	80–120/nL (oder Abfall um > 30 % /24 h)	> 100 und < 150/nL	1
	≤ 50/nL			2
		< 80/nL (oder Abfall um > 50 % /24 h)		3
Prothrombin time (PT-Ratio)	< 3 sec	(< 1.2)		0
	3–6 sec	(≥ 1,2)	(≥ 1,2 und < 1,4)	1
	≥ 6 sec		(≥ 1,4)	2
Fibrinogen	> 100 mg/dL	–	–	0
	–	–	–	1
	≤ 100 mg/dL	–	–	2
FDP/D–Dimere	nicht erhöht	< 10 µg/mL	–	0
		10–25 µg/mL	–	1
	leicht erhöht		–	2
	deutlich erhöht	≥ 25 µg/mL	–	3
SOFA-Score			1	1
			≥ 2	2
Total DIC score	< 5 Punkte	< 4 Punkte	< 4 Punkte	keine DIC/SIC
	≥ 5 Punkte	≥ 4 Punkte	≥ 4 Punkte	DIC/SIC

ISTH International Society on Thrombosis and Haemostasis, *JAAM* Japanese Association for Acute Medicine, *DIC* disseminated intravascular coagulation, *SIRS* systemic inflammatory response syndrome, SIC Sepsis Induced Coagulopathy, SOFA Sequential (Sepsis-related) Organ Failure Assessment Score.

So gelang es in den vorliegenden Studien mit keinem der getesteten Therapieregime, die Überlebenswahrscheinlichkeit von Patienten mit Sepsis zu erhöhen [21–24]. Allerdings deuten Subgruppenanalysen der zitierten Studien darauf hin, dass einige Patienten mit Sepsis und septischem Schock durchaus von einer Antikoagulation profitieren könnten. Zu ähnlichen Ergebnissen kam eine retrospektive, multizentrische Kohortenstudie sowie zwei kürzlich publizierte systematische Übersichtsarbeiten mit Metaanalyse [25–27]. Dabei profitierten nur solche Patienten von einer therapeutischen Antikoagulation, die eine nachgewiesene, Sepsis-assoziierte DIC und/oder eine hohe Erkrankungsschwere aufwiesen [23]. Interessanterweise profitierten nur die Patienten von einer therapeutischen Antikoagulation, die aufgrund ihrer Sepsis einen hohen SOFA Score (SOFA 13–17) aufwiesen. Bei einer nur moderaten (SOFA 8–12) oder einer sehr hohen Krankheitsschwere (SOFA ≥ 18) war der Benefit durch eine Antikoagulation nicht nachweisbar. Aufgrund dieses Mangels an klarer Evidenz, wird bis heute in allen Leitlinien von einer über die medikamentöse Prophylaxe einer venösen Thromboembolie (VTE) hinausgehenden Antikoagulation bei Patienten mit Sepsis und septischem Schock abgeraten. Ausnahmen sind Patienten mit einer vorbestehenden (vor Beginn der Sepsis) Indikation zur therapeutischen Antikoagulation. Hierfür werden allerdings keine Empfehlungen abgegeben. Entsprechend heterogen sind die Therapieregime sowohl im Umgang mit SIC als auch mit vorbestehenden Indikationen zur therapeutischen Antikoagulation auf Intensivstationen in Deutschland [28,29]. Bei konkreten Hinweisen auf das Vorliegen einer tiefen Beinvenenthrombose muss diese natürlich therapiert werden (Vgl. Tab. 11.2).

11.3 Prophylaxe einer venösen Thromboembolie (VTE)

11.3.1 Indikation

Die Deutsche Sepsis Gesellschaft (DSG) und die European Society of Anaesthesiology and Intensive Care (ESAIC) empfehlen in ihrer aktuellen S3-Leitlinie bei allen Patienten mit Sepsis oder septischem Schock *„eine pharmakologische Prophylaxe einer venösen Thromboembolie (VTE) mittels unfraktioniertem Heparin (UFH) oder niedermolekularem Heparin (NMH), sofern keine Kontraindikationen in Bezug auf die Verwendung dieser Wirkstoffe vorliegen."* [2]. Als Begründung für diese Empfehlung wird angeführt, dass intensivpflichtige Patienten sowohl ein erhöhtes Risiko für die Entwicklung einer tiefen Venenthrombose (TVT; Inzidenz auf ITS bis zu 10 %), als auch einer Lungenarterienembolie (LAE Inzidenz auf ITS 2–4 %) aufweisen [30–32]. Die pharmakologische VTE-Prophylaxe mittels UFH oder NMH senkt die Inzidenzen für TVT und LAE dabei zwar signifikant, ohne dass es zu einer signifikanten Zunahme von Blutungskomplikationen kommt, die Gesamtletalität bleibt hiervon allerdings unbeeinflusst [32]. Ob dabei NMH oder UFH besser zur VTE-Prophylaxe intensivpflichtiger Patienten geeignet ist, ist nicht abschließend geklärt [32,33]. Keine der beiden Medikamentengruppen scheint Vorteile bezüglich der Letalität oder der Häufigkeit von Blutungskomplikationen mit sich zu bringen [32,33]. Eine von zwei großen Metaanalysen sieht bei der VTE-Prophylaxe mittels NMH das Risiko für LAEs etwas stärker reduziert, zeigt aber keinen Unterschied bezüglich der Häufigkeit des Auftretens von TVTs [32]. Die andere sieht bei der Verwendung von NMH ein geringeres Risiko für die Entwicklung einer TVT, kann aber keinen signifikanten Unterschied in Bezug auf die Entwicklung einer LAE nachweisen [33]. Die Verwendung von NMH könnte darüber hinaus sinnvoll sein, da es unter der Behandlung mit NMH potenziell seltener zur Entstehung einer Heparin-induzierter Thrombozytopenie (HIT)-II kommt als unter UFH [34]. Auch diese Aussage ist jedoch mit Vorsicht zu interpretieren, da die zugrundeliegenden Zahlen sich auf eine Auswertung von 923 postoperativen Patienten stützen, die nicht alle intensivpflichtig waren.

Tab. 11.2: Validierter klinischer Score zur Ermittlung der klinischen Wahrscheinlichkeit einer Venenthrombose: Wells-Score [35].

Klinische Charakteristik	Score
aktive Tumorerkrankung	1
Lähmung oder kürzlich Immobilisation	1
Bettruhe (> 3 Tage); große Chirurgie (< 12 Wochen)	1
Schmerz/Verhärtung entlang der tiefen Venen	1
Schwellung des gesamten Beins	1
Unterschenkelschwellung > 3 cm gegenüber Gegenseite	1
eindrückbares Ödem am symptomatischen Bein	1
Kollateralvenen	1
frühere, dokumentierte TVT	1
alternative Diagnose mindestens ebenso wahrscheinlich wie TVT	−2

11.3.2 Dosierung, Monitoring, Einschränkungen

11.3.2.1 Unfraktioniertes Heparin

Für UFH wird eine Dosierung von 3 × 5.000 I. E. s. c. oder 2 × 7.500 I. E. s. c. empfohlen. Dabei gibt es für Nicht-Intensivpatienten widersprüchliche Metaanalysen, die bei dem Vergleich dieser beiden Dosisregime entweder keine signifikanten Unterschiede sehen oder aber eine höhere Wirksamkeit von dreimal täglich verabreichtem UFH bei gleichzeitig erhöhtem Blutungsrisiko attestieren [36,37].

Empfehlung:

Subkutan:
- 3 × 5000 I. E.
- 2 × 7.500 I. E.

Intravenös:
- Kont. 10.000–15.000 I. E./d

→ tägliche PTT-Kontrollen empfohlen

Bei Patienten im septischen Schock ist es wahrscheinlich von Vorteil, UFH intravenös und nicht subkutan zu verabreichen. Dies liegt darin begründet, dass sowohl die Schock-Symptomatik als auch die iatrogene Behandlung mit Katecholaminen und Volumen, die Resorption aus dem subkutanen Gewebe vermindern können. Eine VTE-Prophylaxe könnte in diesen Fällen beispielsweise mittels Perfusor als kontinuierliche Infusion mit z. B. UFH 10.000–15.000 I. E. pro Tag erfolgen, ohne dass es hierfür eine klare Leitlinien-Empfehlung gibt. Ein Monitoring der aPTT sollte, insbesondere bei hochgradiger Organdysfunktion, mindestens einmal täglich erfolgen. Als PTT-Ziel geben viele Kliniken den „Normalbereich" an, einige bewegen sich in einem leicht therapeutischen Bereich mit PTT-Zielen von 40–50 s [28]. In den aktuellen nationalen und internationalen Leitlinien sind aufgrund mangelnder Evidenzen keine PTT-Ziele angegeben.

11.3.2.2 Niedermolekulare Heparine

Niedermolekulare Heparine (NMH) können in der jeweilig zur VTE-Prophylaxe empfohlenen Dosierung s. c. eingesetzt werden. Auch hier gilt aber die Einschränkung bzgl. der Bioverfügbarkeit bei intensivpflichtigen Patienten [38,39]. Diese kann theoretisch durch eine höhere Dosierung (z. B. Enoxaparin 1x 1 mg/kgKG pro Tag oder 2x 40 mg pro Tag) ausgeglichen werden. Dabei sollte jedoch die Nierenfunktion beachtet werden, da eine Niereninsuffizienz zu einer Bio-Akkumulation mit konsekutiv erhöhtem Blutungsrisiko führen kann [40]. Bei einer Kreatinin-Clearance ≤ 30 ml/min rät die Deutsche Gesellschaft für Angiologie in ihrer S2k-Leitlinie „Diagnostik und Therapie der Venenthrombose und der Lungenembolie" explizit von dem Einsatz von NMH ab und empfiehlt stattdessen UFH [41]. Insbesondere bei Patienten mit Sepsis-induziertem akutem Nierenversagen, ist eine s. c. Applikation von NMH daher kritisch zu sehen. Eine Ausnahme hiervon könnte allerdings Dalteparin darstellen [42,43]. In zwei klinischen Studien, der Dalteparin's Influence on the Renally Compromised: Anti-Ten-A (DIRECT)-Studie und der Prophylaxis for Thrombembolism in Critical Care Trial (PROTECT)-Studie konnte gezeigt werden, dass es bei der Anwendung von Dalteparin bei Patienten mit akutem Nierenversagen nicht zu einem vermehrten Auftreten unerwünschter Ereignisse infolge einer Bioakkumulation des Medikaments kommt [42,43]. Bezüglich der gewünschten Wirkung im Sinne der VTE-

Prophylaxe, war Dalteparin gegenüber UFH nicht unterlegen. Interessanterweise zeigte eine Kosten-Nutzen-Analyse der Daten der PROTECT-Studie, dass eine VTE-Prophylaxe mit NMH die Gesamtbehandlungskosten senkt, obwohl die reinen Medikamentenkosten der NMH über denen des UFH liegen [43,44]. Die Surviving Sepsis Campaign (SSC) gibt in ihrer aktuellen Leitlinie von 2021 zur Behandlung von Patienten mit Sepsis und septischem Schock eine „starke" Empfehlung für die Nutzung von NMH aus, „wenn immer dies möglich ist", auch wenn die zugrundeliegende Evidenz höchst indirekt ist und insgesamt nur als „mittelgradig" bewertet werden kann [1]. Die SSC bestärkt zudem ihre Empfehlung auf Metaanalysen, die zeigen konnten, dass NMH gegenüber UFH signifikant weniger tiefe Venenthrombosen verursacht [45]. Sowohl die European Society of Anaesthesiology and Intensive Care (ESAIC), als auch die interdisziplinäre S3-Leitlinie „Prophylaxe der venösen Thromboembolie (VTE)" der Arbeitsgemeinschaft der Wissenschaftlichen Medizinischen Fachgesellschaften e. V. (AWMF) schließen sich dieser Sichtweise an und empfehlen die Verwendung von NMH (undifferenziert) bei intensivpflichtigen Patienten [46]. Allerdings wird auch in der S3-Leitlinie „Prophylaxe der venösen Thromboembolie (VTE)" eingeschränkt, dass „bei Blutungsneigung, Niereninsuffizienz oder unsicherer Resorption alternativ auch die intravenöse Verabreichung von UFH in niedriger Dosierung („low dose") legitimiert" sei. Auch in der S3-Leitlinie der DSG wird die Gefahr der Bioakkumulation bei Patienten mit Sepsis und septischem Schock besonders hervorgehoben und explizit „keine" Empfehlung für eine der beiden Substanzklassen abgegeben [2].

> **Merke:** Kombination aus medikamentöser und mechanischer VTE-Prophylaxe wird grundsätzlich empfohlen.

11.3.2.3 Mechanische Maßnahmen zur VTE-Prophylaxe

Neben pharmakologischen Maßnahmen, sind auch die Verwendung von medizinischen Thromboseprophylaxestrümpfen (MTPS) und der intermittierenden pneumatischen Kompression (IPK) anerkannte Mittel zur VTE-Prophylaxe bei Intensivpatienten. Insbesondere in Kombination mit einer medikamentösen VTE-Prophylaxe scheinen diese Maßnahmen dafür geeignet zu sein, die Inzidenzen von TVT und LAE signifikant zu senken [47]. Hinsichtlich der Signifikanz in Bezug auf die geringeren Inzidenzen von TVT und LAE unterscheiden sich die Metaanalysen, sodass in Abhängigkeit von den jeweils berücksichtigten Studien, entweder für die Reduktion der TVT oder für die der LAE, aber nicht für beide Ereignisse gleichzeitig signifikante Ergebnisse erzielt werden konnten. Da jedoch ein eindeutiger Trend erkennbar ist und die Maßnahmen bei Beachtung der wenigen Kontraindikationen (z. B. offene Frakturen, kritische Beinischämien) vergleichsweise ungefährlich sind, rät die DSG zu einer solchen Kombination aus medikamentösen und physikalischen Maßnahmen, „wenn immer dies möglich ist" [2]. In der Preventing Venous Thromoembolism-Studie (PRE-

VENT), in welcher die alleinige IPK gegenüber der IPK + pharmakologischer VTE-Prophylaxe bei kritisch Kranken verglichen wurde, konnte kein signifikanter Unterschied in der Mortalität festgestellt werden. Basierend auf diesen Ergebnissen lehnt die SSC in ihrer aktuellen Leitlinie die Kombination aus medikamentösen und pharmakologischen Maßnahmen ab [45,48]. Die interdisziplinäre S3-Leitlinie „Prophylaxe der venösen Thromboembolie (VTE)" beschränkt ihre Empfehlung für den Einsatz von mechanischen Maßnahmen zur VTE-Prophylaxe auf Fälle, in denen Kontraindikationen für eine medikamentöse Prophylaxe bestehen [46].

Auch die DSG schlägt für Patienten, bei denen relative Kontraindikationen für die Durchführung einer pharmakologischen VTE-Prophylaxe bestehen, die Durchführung einer mechanischen VTE-Prophylaxe mittels IPK und/oder MTPS-Prophylaxe vor. Daten hierfür gibt es kaum, es erscheint jedoch nicht sinnvoll, Patienten aufgrund des Mangels an Studien ein Mittel zur VTE-Prophylaxe vorzuenthalten, das sich in anderen Kontexten als effektiv erwiesen hat und (bei Beachtung von Kontraindikationen s. o.) wahrscheinlich wenig Gefahren mit sich bringt. Wenn immer möglich sollte bei Intensivpatienten eher die IPK eingesetzt werden, da diese im Trend effektiver als die MTPS zu sein scheint [2,49].

11.4 Umgang mit Sonderfällen

11.4.1 Heparin-induzierte Thrombozytopenie vom Typ 2 (HIT-II)

Eine besondere Herausforderung stellt das gleichzeitige Vorliegen einer HIT-II (Heparin-induzierten Thrombozytopenie vom Typ 2) bei Patienten mit Sepsis und septischem Schock dar. Dabei ist es, sofern die Diagnose „HIT-II" nicht vorbekannt ist, insbesondere schwierig, die HIT-II von einem Abfall der Thrombozyten im Rahmen einer Sepsis-induzierten Koagulopathie abzugrenzen. Pathophysiologisch liegt einer HIT-II die Bildung von Autoantikörpern gegen den Komplex aus Heparin und Plättchenfaktor (PF)-4 zugrunde [50]. Symptomatisch wird eine HIT-II in der Regel innerhalb von 4 Tagen (bei Vorimmunisierung) bis 14 Tagen (bei Erstimmunisierung) nach Beginn einer Heparintherapie. Bei vorhandenen Antikörpern z. B. nach Immunisierung in den vergangenen 3 Monaten, kann die Thrombozytenzahl bereits innerhalb von Stunden abfallen [51]. Charakteristisch ist dabei ein Abfall der Thrombozyten um ≥ 50 % vom Ausgangswert oder auf < 80–100/ nl [52]. Thrombozytopenien mit < 20/nl sind eher selten, aber mit einem erhöhten Komplikationsrisiko behaftet [53]. Bei s. c.-appliziertem Heparin, kann es zu einer Nekrose der Haut um die Einstichstelle kommen. Diese tritt nicht regelhaft auf, sollte aber bei Zusammenkommen mit einem Thrombozytenabfall an eine HIT-II denken lassen. Gleichzeitig kann es zu venösen, aber auch arteriellen Thrombosen und Thromboembolien kommen, da der Heparin-PF-4/Antikörperkomplex eine prokoagulatorische Wirkung hat.

Die Diagnose einer HIT-II kommt meist durch einen Enzyme-linked Immunosorbent Assay (ELISA-) Schnelltest in Kombination mit einem Heparin-induzierten Plättchenaggregationsassay (HIPAA) als Bestätigungstest zustande. Der aufwendige, funktionale Bestätigungstest ist notwendig, da der Schnelltest zwar durch eine hohe Sensitivität (80–100 %), aber durch eine deutlich niedrigere Spezifität gekennzeichnet ist, was in niedrigen positiv prädiktiven Werten von 30–50 % resultiert [54,55]. Um überflüssiges Testen zu vermeiden, sollte die Wahrscheinlichkeit für das Vorliegen einer HIT-II zuvor mittels eines Scoring-Systems wie z. B. dem 4 T-Score abgeschätzt werden [56].

Ein erhöhtes Risiko für eine HIT-II besteht darüber hinaus bei 1.) der Verwendung von UFH (Faktor 10 im Vergleich zu NMH); 2.) intravenöser Verabreichung größerer Mengen UFH z. B. nach Operationen an einer Herz-Lungen-Maschine; 3.) myoproliferativer Neoplasie mit Januskinase (JAK) 2 V617F Mutation; sowie 4.) im Rahmen von Akute-Phase-Reaktionen oder Infektionen insb. bei Sepsis [57].

11.4.1.1 Alternative Antikoagulanzien bei HIT-II

Die European Society of Anaesthesiology and Intensive Care (ESAIC) gibt in ihren Leitlinien zur perioperativen VTE-Prophylaxe prinzipiell Argatroban (Argatra®), Bivalirudin (Angiox®), Fondaparinux (Arixtra®), Lepirudin (Refludan®) und Danaparoid (Orgaran®) als mögliche Alternativen zu Heparinen an [58].

Während Fondaparinux (Arixtra®, s. c. im off- lable use) und Danaparoid (Orgaran®) insbesondere für den Einsatz auf Normalstationen vorgeschlagen werden, wird Argatroban als Mittel der ersten Wahl für niereninsuffiziente Patienten und Bivalirudin für Patienten nach kardiochirurgischen Eingriffen empfohlen. Die beiden letztgenannten, sind damit auch am ehesten für den Einsatz bei kritisch kranken Patienten, inklusive derer mit Sepsis und septischem Schock geeignet. Für Patienten mit Sepsis und septischem Schock ist Argatroban als Medikament der ersten Wahl zur therapeutischen Antikoagulation bei HIT-II anzusehen. Argatroban hat allerdings formal keine Zulassung für eine reine VTE-Prophylaxe. Wird es hierfür eingesetzt, z. B. zur VTE-Prophylaxe bei Patienten mit lange zurückliegender HIT-II, ohne aktuell bestehende Thrombose- oder Emboliezeichen, geschieht dies als „off-label"-Use. Hingegen ist Fondaparinux bei HIT-II oder Heparinunverträglichkeit zugelassen und kann in einem solchen Fall angewendet werden.

Als direkter Inhibitor des Thrombins wirkt Argatroban Antithrombin (AT)-unabhängig. Es wird kontinuierlich mittels Perfusor verabreicht und eignet sich daher gut für den Intensivbereich. Die Halbwertszeit (HWZ) von Argatroban beträgt 39–52 min und es wird primär hepatisch eliminiert. Damit ist es gut für Nieren-insuffiziente Patienten (bis hin zur Dialysepflicht) geeignet, bei schwerer Leberinsuffizienz (Child-Pugh Score > 7) ist jedoch Vorsicht geboten. Die Dosis muss entsprechend angepasst und die Therapie engmaschig überwacht werden. Zum Monitoring ist die PTT geeignet, eine erste Kontrolle sollte zwei Stunden nach Therapiebeginn erfolgen.

Vitamin K-Antagonisten hingegen eignen sich, aufgrund der schlechten Steuerbarkeit, wenig für den Einsatz in Akutsituationen, stellen jedoch nach einer initialen Stabilisierung der Thrombozytenzahl und der Vitalfunktionen, eine Option für die weitere Behandlung dar. Gleiches gilt für die Direkten oralen Antikoagulanzien (DOAKs) (Rivaroxaban®, Apixaban®, Endoxaban®, Dabigatran®), für die es erste Berichte als off-label-Verwendung bei Patienten mit HIT-II gibt [59].

> **Merke:** Argatroban (Argatra®) [58,72,73]. In der Fachinformation von Argatroban (Argatra®) wird eine initiale Dosierung von 2 µg/kg/min (max.10µg/kg/min) empfohlen. Bei kritisch kranken Patienten kann dies schnell zu einer überschießenden Antikoagulation führen. Ein Therapiebeginn mit 1/10 der angegebenen Dosis (0,2µg/kg/min) und eine konsekutive Steigerung unter engmaschigem Monitoring hat sich in der Praxis bewährt.

11.4.2 Vorbestehende Antikoagulation

Die Datenlage zur Beantwortung der Frage, ob Patienten mit vorbestehender oraler Antikoagulation und Sepsis ein erhöhtes Blutungs- oder Thromboembolierisiko gegenüber Patienten ohne vorherige Antikoagulation haben, ist beschränkt.

Der häufigste Grund für eine vorbestehende orale Antikoagulation ist das Vorhofflimmern (VHF) [60]. Der Leitfaden der Arzneimittelkommission der deutschen Ärzteschaft empfiehlt als Standard für die orale Antikoagulation Vitamin-K-Antagonisten (Cumarine) wie Phenprocoumon (Marcumar®). In den letzten Jahren sind neue orale Antikoagulanzien (NOAKs) wie Dabigatran (Pradaxa®) oder Rivaroxaban (Xarelto®) ebenfalls zugelassen worden.

Mehrere Studien postulieren, dass Patienten mit vorbestehendem VHF und oraler Antikoagulation in der Sepsis gegenüber Patienten ohne VHF ein erhöhtes Blutungsrisiko aufzeigen. Ebenso konnte ein erhöhtes Blutungsrisiko bei Sepsis-Patienten mit vorbekannten VHF nachgewiesen werden, die während ihres Intensivaufenthaltes neben ihrer fortgeführten oralen Antikoagulation zusätzliche subkutane oder intravenöse Antikoagulanzien erhielten [61,62].

Komplizierend kommt hinzu, dass Patienten mit einer schweren Sepsis im Rahmen ihres Krankheitsgeschehens ein erhöhtes Risiko haben, ein neu auftretendes Vorhofflimmern (z. B. im Rahmen einer septischen Kardiomyopathie) zu entwickeln [63,64]. Gegenüber oral antikoagulierten Patienten mit vorbestehendem Vorhofflimmern, haben diese Patienten dann ein erhöhtes Risiko für einen Apoplex sowie eine erhöhte Mortalität [65]. Das Risiko ein Vorhofflimmern zu entwickeln, korreliert dabei vermutlich unter anderem mit der Plasmakonzentration an proinflammatorischen Zytokinen und der Schwere der Sepsis [63].

Eine abschließende Empfehlung zur Antikoagulation bei Patienten mit Sepsis und neu aufgetretenem oder vorbestehendem Vorhofflimmern ist daher schwierig zu geben, da, obwohl eine Indikation besteht, diese, insbesondere bei höherer Krankheitsschwere, individuell gegen die zunehmende Blutungsgefahr abzuwägen ist.

Hierzu finden sich keine Hilfestellungen in den Leitlinien [2,46,66]. Die Abwägung muss für jeden Patienten individuell erfolgen und im Krankheitsverlauf regelmäßig reevaluiert werden.

11.4.3 Coronavirus Disease 2019 (Covid-19) assoziierte Koagulopathie (CAD)

Eine Sonderform der SIC ist die „Coronavirus Disease 2019 (Covid-19) assoziierten Koagulopathie" (CAD). Ihre wichtigste pathophysiologische Besonderheit ist, dass das Endothel nicht, wie bei anderen Formen der Sepsis sekundär, im Rahmen der Wirtsantwort, geschädigt wird, sondern primäres Ziel der Infektion ist. SARS-CoV-2 bindet dabei an den Angiotensin Converting Enzyme (ACE) 2-Rezeptor auf dem Endothel und wird mit diesem zusammen in die Zelle internalisiert. Was folgt ist eine generalisierte Aktivierung des Endothels, in deren Rahmen es unter anderem zu einer massiven Freisetzung von Multimeren des von-Willebrand-Faktors (vWF) kommt. Diese vWF-Multimere werden normalerweise von der Protease „A Disintegrin and Metalloprotease With Thrombospondin Motifs-13" (ADAMTS-13) zu Monomeren gespalteten. Infolge der massiven vWF-Freisetzung kommt es jedoch zu einem Verbrauch und konsekutiv zu einem Mangel an ADAMTS-13 [67]. Die Konsequenz ist eine Akkumulation von ultralangen vWF-Multimeren, die Thrombozyten und Endothel vernetzen. Hinzu kommt, dass insbesondere schwere Verläufe von Covid-19 durch hohe Fibrinogen-Plasmaspiegel, durch Autoantikörper voraktivierte Thrombozyten [68] und (zumindest in einigen Fällen) durch einen funktionellen Shutdown der Fibrinolyse (u. a. durch einen Mangel an Plasminogen-Aktivator-Inhibitor-1 [PAI-1]) charakterisiert sind. Dieser Shutdown der Fibrinolyse steht in scheinbarem Widerspruch zu den bei Covid-19-Patienten teilweise stark erhöhten D-Dimer-Spiegeln. Eine Erklärung könnte im großen Spektrum der klinischen Erscheinung von Sars-CoV-2-Infektionen zu finden sein. Eine andere denkbare Erklärung könnte in der zeitlichen Abfolge liegen. So könnte eine erhöhte Koagulabilität zunächst zu einer Akkumulation von D-Dimeren nach sich ziehen. Im weiteren Krankheitsverlauf kann es dann trotzdem zu einem Shutdown der Fibrinolyse kommen.

Klinisch unterscheiden sich SIC und CAC vor allem dadurch, dass es bei der SIC infolge der Verbrauchskoagulopathie zu einer Thrombozytopenie, erniedrigten Quick-Werten (mit niedrigen Fibrinogen- und Gerinnungsfaktor-Spiegeln) und disseminierten Blutungen kommt, während bei der CAC insbesondere venöse, aber auch arterielle Thrombosen und Embolien im Vordergrund stehen. Der Mangel an Gerinnungsfaktoren und die Thrombozytopenie sind bei Covid-19-Patienten nur leicht ausgeprägt [69], Fibrinogen im Plasma erhöht und nicht erniedrigt wie typischerweise bei der SIC. Tab. 11.3 gibt eine Übersicht über die Unterschiede der Pathophysiologie zwischen SIC und CAC.

Tab. 11.3: Vergleich Covid-19 assoziierte Koagulopathie vs. Sepsis induzierte Koagulopathie.

	"normale" SIC	Covid-19 CAC
Aktivierung der Gerinnung:		
– „extrinsisch" über TF	DAMPs und PAMPs aktivieren Monozyten IL-1b und IL-6 stimulieren Immunzellen exprimieren TF	
– „intrinsisch" über NETs	disseminiert	zumindest in der Lunge
Endothelschaden	Indirekt über Aktivierung durch Neutrophile (ROS) und Monozyten	direkte Infektion über ACE-2 Rezeptor und konsekutive starke Aktivierung Endothelschaden legt Subendothel frei
Freisetzung vWF	vermehrt	sehr **stark** vermehrt
Verbrauch von ADAMTS-13	zu lange vWF Multimere	zu lange vWF Multimere
Fibrinolytic Shut Down	PAI-1 hochreguliert	stark PAI-1 hochreguliert
Thrombozyten	erniedrigt	In Anzahl normal + „voraktiviert" durch AK
Fibrinogen	erniedrigt	massiv erhöht

ACE-2 = Angiotensin Converting Enzyme 2, AK = Antikörper, Covid-19 assoziierte Koagulopathie, DAMPs = Damage associated molecular pattern, IL = Interleukin, NET = Neutrophil Extracellular Traps, PAMPs = Pathogen associated molecular pattern, PAI-I = Plasminogen Aktivator Inhibitor, ROS = Reactive Oxygen Species, SIC = Sepsis induzierte Koagulopathie, TF = Tissue factor, vWF = von Willebrand Faktor.

Die Gesamtschau dieser pathophysiologischen Phänomene hat zur Folge, dass Patienten mit einer schweren COVID-19-Infektion ein erhöhtes Risiko für thrombo-embolische Ereignisse haben. Fallstudien zeigen, dass insbesondere die Inzidenz von LAEs bei COVID-19-Patienten erhöht ist [70]. Daher empfiehlt die S3-Leitlinie „Empfehlung zur stationären Therapie von Patienten mit COVID-19" bei jedem hospitalisierten Patienten mit gesicherter SARS-CoV-2-Infektion eine medikamentöse VTE-Prophylaxe [71]. Diese sollte, falls keine Kontraindikationen bestehen, mit NMH (z. B. Enoxaparin 4000 IE/40 mg/0,4 ml) durchgeführt werden. Bei bekannter HIT oder Heparin-Unverträglichkeit kann auch Fondaparinux verwendet werden. Bei Patienten mit besonderen Risikofaktoren (z. B. Intensivpatienten oder erhöhter Body-Mass-Index) kann die Prophylaxe auf eine halbtherapeutische Dosis erhöht werden. Zusätzlich kann Aspirin gegeben werden [71].

Literatur

[1] Rhodes A, Evans LE, Alhazzani W, et al. Surviving Sepsis Campaign. Critical Care Medicine. 2017;45:3. doi:10.1097/CCM.0000000000002255

[2] S3-Leitlinie Sepsis – Prävention, Diagnose, Therapie und Nachsorge, AWMF-Registernummer: 079–001.

[3] Foley JH, Conway EM. Cross Talk Pathways Between Coagulation and Inflammation. Circulation Research. 2016;118:9. doi:10.1161/CIRCRESAHA.116.306853

[4] de Stoppelaar S, van 't Veer C, Poll T van der. The role of platelets in sepsis. Thrombosis and Haemostasis. 2014;112:10. doi:10.1160/TH14-02-0126

[5] Singer M, Deutschman CS, Seymour CW, et al. The Third International Consensus Definitions for Sepsis and Septic Shock (Sepsis-3). JAMA. 2016;315:8. doi:10.1001/jama.2016.0287

[6] Claushuis TAM, van Vught LA, Scicluna BP, et al. Thrombocytopenia is associated with a dysregulated host response in critically ill sepsis patients. Blood. 2016;127:24. doi:10.1182/blood-2015-11-680744

[7] Iba T, Arakawa M, Levy JH, et al. Sepsis-Induced Coagulopathy and Japanese Association for Acute Medicine DIC in Coagulopathic Patients with Decreased Antithrombin and Treated by Antithrombin. Clinical and Applied Thrombosis/Hemostasis. 2018;24:7. doi:10.1177/1076029618770273

[8] Iba T, Watanabe E, Umemura Y, et al. Sepsis-associated disseminated intravascular coagulation and its differential diagnoses. Journal of Intensive Care. 2019;7:1. doi:10.1186/s40560-019-0387-z

[9] Levi M, de Jonge E, van der Poll T. Sepsis and Disseminated Intravascular Coagulation. Journal of Thrombosis and Thrombolysis. 2003;16:1. doi:10.1023/B:THRO.0000014592.27892.11

[10] Thiery-Antier N, Binquet C, Vinault S, et al. Is Thrombocytopenia an Early Prognostic Marker in Septic Shock? Critical Care Medicine. 2016;44:4. doi:10.1097/CCM.0000000000001520

[11] Koster T, Vandenbroucke JP, Rosendaal FR, et al. Role of clotting factor VIII in effect of von Willebrand factor on occurrence of deep-vein thrombosis. The Lancet. 1995;345:8943. doi:10.1016/S0140-6736(95)90166-3

[12] Bachler M, Niederwanger C, Hell T, et al. Influence of factor XII deficiency on activated partial thromboplastin time (aPTT) in critically ill patients. Journal of Thrombosis and Thrombolysis. 2019;48:3. doi:10.1007/s11239-019-01879-w

[13] Iba T, Nisio M di, Levy JH, et al. New criteria for sepsis-induced coagulopathy (SIC) following the revised sepsis definition: a retrospective analysis of a nationwide survey. BMJ Open. 2017;7:9. doi:10.1136/bmjopen-2017-017046

[14] Iba T, di Nisio M, Thachil J, et al. A Proposal of the Modification of Japanese Society on Thrombosis and Hemostasis (JSTH) Disseminated Intravascular Coagulation (DIC) Diagnostic Criteria for Sepsis-Associated DIC. Clinical and Applied Thrombosis/Hemostasis. 2018;24:3. doi:10.1177/1076029617720069

[15] Schmoch T, Brenner T, Becker-Pennrich A, et al. Therapie der sepsisinduzierten Koagulopathie. Der Anaesthesist. 2021;70:8. doi:10.1007/s00101-021-00916-9

[16] Saito S, Uchino S, Hayakawa M, et al. Epidemiology of disseminated intravascular coagulation in sepsis and validation of scoring systems. Journal of Critical Care. 2019;50:1. doi:10.1016/j.jcrc.2018.11.009

[17] Fourrier F, Chopin C, Goudemand J, et al. Septic Shock, Multiple Organ Failure, and Disseminated Intravascular Coagulation. Chest. 1992;101:3. doi:10.1378/chest.101.3.816

[18] Iba T, Nagaoka I, Boulat M. The anticoagulant therapy for sepsis-associated disseminated intravascular coagulation. Thrombosis Research. 2013;131:5. doi:10.1016/j.thromres.2013.03.012

[19] Levi M, Toh CH, Thachil J, et al. Guidelines for the diagnosis and management of disseminated intravascular coagulation. British Journal of Haematology. 2009;145:1. doi:10.1111/j.1365-2141.2009.07600.x

[20] Gando S, Iba T, Eguchi Y, et al. A multicenter, prospective validation of disseminated intravascular coagulation diagnostic criteria for critically ill patients: Comparing current criteria*. Critical Care Medicine. 2006;34:3. doi:10.1097/01.CCM.0000202209.42491.38

[21] Kienast J, Juers M, Wedermann CJ, et al. Treatment effects of high-dose antithrombin without concomitant heparin in patients with severe sepsis with or without disseminated intravascular coagulation. Journal of Thrombosis and Haemostasis. 2006;4:1. doi:10.1111/j.1538-7836.2005.01697.x

[22] Wiedermann CJ, Hoffmann JN, Juers M, et al. High-dose antithrombin III in the treatment of severe sepsis in patients with a high risk of death: Efficacy and safety*. Critical Care Medicine. 2006;34:2. doi:10.1097/01.CCM.0000194731.08896.99

[23] Yamakawa K, Umemura Y, Hayakawa M, et al. Benefit profile of anticoagulant therapy in sepsis: a nationwide multicentre registry in Japan. Critical Care. 2016;20:1. doi:10.1186/s13054-016-1415-1

[24] Yoshimura J, Yamakawa K, Ogura H, et al. Benefit profile of recombinant human soluble thrombomodulin in sepsis-induced disseminated intravascular coagulation: a multicenter propensity score analysis. Critical Care. 2015;19:1. doi:10.1186/s13054-015-0810-3

[25] Umemura Y, Yamakawa K, Ogura H, et al. Efficacy and safety of anticoagulant therapy in three specific populations with sepsis: a meta-analysis of randomized controlled trials. Journal of Thrombosis and Haemostasis. 2016;14:3. doi:10.1111/jth.13230

[26] Zarychanski R, Abou-Setta AM, Kanji S, et al. The Efficacy and Safety of Heparin in Patients With Sepsis. Critical Care Medicine. 2015;43:11. doi:10.1097/CCM.0000000000000763

[27] Zarychanski R, Doucette S, Fergusson D, et al. Early intravenous unfractionated heparin and mortality in septic shock*. Critical Care Medicine. 2008;36:3. doi:10.1097/CCM.0b013e31818b8c6b

[28] Schmoch T, Brenner T, Becker-Pennrich A, et al. Therapie der sepsisinduzierten Koagulopathie. Der Anaesthesist. 2021;70:8. doi:10.1007/s00101-021-00916-9

[29] Schmoch T, Brenner T, Becker-Pennrich A, et al. Praxis der medikamentösen Thromboseprophylaxe und Antikoagulation bei Patienten mit Sepsis und vorbestehender Antikoagulation oder Heparin-induzierter Thrombozytopenie Typ II – Ergebnisse einer deutschlandweiten Umfrage auf Intensivstationen. Der Anaesthesist. 2021;14:2; doi:10.1007/s00101-021-01011-9

[30] Cook D, Crowther M, Meade M, et al. Deep venous thrombosis in medical-surgical critically ill patients: Prevalence, incidence, and risk factors. Critical Care Medicine. 2005;33:7. doi:10.1097/01.CCM.0000171207.95319.B2

[31] Kahn SR, Lim W, Dunn AS, et al. Prevention of VTE in Nonsurgical Patients. Chest. 2012;141:2. doi:10.1378/chest.11-2296

[32] Alhazzani W, Lim W, Jaeschke RZ, et al. Heparin Thromboprophylaxis in Medical-Surgical Critically Ill Patients. Critical Care Medicine. 2013;41:9. doi:10.1097/CCM.0b013e31828cf104

[33] Beitland S, Sandven I, Kjærvik L-K, et al. Thromboprophylaxis with low molecular weight heparin versus unfractionated heparin in intensive care patients: a systematic review with meta-analysis and trial sequential analysis. Intensive Care Medicine. 2015;41:7. doi:10.1007/s00134-015-3840-z

[34] Junqueira DR, Perini E, Penholati RR, et al. Unfractionated heparin versus low molecular weight heparin for avoiding heparin-induced thrombocytopenia in postoperative patients. In: Junqueira DR, ed. Cochrane Database of Systematic Reviews. Chichester, UK: John Wiley & Sons, Ltd; 2012.

[35] Wells PhilipS, Hirsh J, Anderson DavidR, et al. Accuracy of clinical assessment of deep-vein thrombosis. The Lancet. 1995;345:8961. doi:10.1016/S0140-6736(95)92535-X

[36] Phung OJ, Kahn SR, Cook DJ, et al. Dosing Frequency of Unfractionated Heparin Thromboprophylaxis. Chest. 2011;140:2. doi:10.1378/chest.10-3084

[37] Mahan CE, Pini M, Spyropoulos AC. Venous thromboembolism prophylaxis with unfractionated
heparin in the hospitalized medical patient: the case for thrice daily over twice daily dosing.
Internal and Emergency Medicine. 2010;5:4. doi:10.1007/s11739-010-0359-8

[38] Lim SY, Jeon K, Kim H-J, et al. Antifactor Xa Levels in Critically Ill Korean Patients Receiving Enoxaparin for Thromboprophylaxis: A Prospective Observational Study. Journal of Korean Medical
Science. 2013;28:3. doi:10.3346/jkms.2013.28.3.466

[39] Jochberger S, Mayr V, Luckner G, et al. Antifactor Xa activity in critically ill patients receiving
antithrombotic prophylaxis with standard dosages of certoparin: a prospective, clinical study.
Critical Care. 2005;9:5. doi:10.1186/cc3792

[40] Lim W, Dentali F, Eikelboom JW, et al. Meta-Analysis: Low-Molecular-Weight Heparin and Bleeding in Patients with Severe Renal Insufficiency. Annals of Internal Medicine. 2006;144:9.
doi:10.7326/0003-4819-144-9-200605020-00011

[41] Gerlach H, Hach-Wunderle V, Konstantinides S, et al. S2k- Diagnostik und Therapie der Venenthrombose und der Lungenembolie (2015). Dt. Gesellschaft für Angiologie. AWMF-Register
Nr. (065/002).

[42] Douketis J. Prophylaxis Against Deep Vein Thrombosis in Critically Ill Patients With Severe Renal
Insufficiency With the Low-Molecular-Weight Heparin Dalteparin. An Assessment of Safety and
Pharmacodynamics: The DIRECT Study & Archives of Internal Medicine. 2008;168:16.
doi:10.1001/archinte.168.16.1805

[43] Dalteparin versus Unfractionated Heparin in Critically Ill Patients. New England Journal of Medicine. 2011;364:4. doi:10.1056/NEJMoa1014475

[44] Rabbat CG, Cook DJ, Crowther MA, et al. Dalteparin thromboprophylaxis for critically ill medical-
surgical patients with renal insufficiency. Journal of Critical Care. 2005;20:4. doi:10.1016/j.
jcrc.2005.09.009

[45] Evans L, Rhodes A, Alhazzani W, et al. Surviving sepsis campaign: international guidelines for
management of sepsis and septic shock 2021. Intensive Care Medicine. 2021;4:1. doi:10.1007/
s00134-021-06506-y

[46] S3-Leitlinie Prophylaxe der venösen Thromboembolie (VTE), AWMF Leitlinien-Register Nr. 003/
001.

[47] Kakkos SK, Caprini JA, Geroulakos G, et al. Combined intermittent pneumatic leg compression
and pharmacological prophylaxis for prevention of venous thromboembolism in high-risk patients. In: Kakkos SK, ed. Cochrane Database of Systematic Reviews. Chichester, UK: John Wiley & Sons, Ltd; 2008.

[48] Arabi YM, Al-Hameed F, Burns KEA, et al. Adjunctive Intermittent Pneumatic Compression for Venous Thromboprophylaxis. New England Journal of Medicine. 2019;380. doi:10.1056/
NEJMoa1816150

[49] Encke A, Haas S, Kopp I. The Prophylaxis of Venous Thromboembolism. Deutsches Aerzteblatt
Online. 2016;2:1. doi:10.3238/arztebl.2016.0532

[50] Arepally GM, Ortel TL. Heparin-Induced Thrombocytopenia. Annual Review of Medicine.
2010;61:1. doi:10.1146/annurev.med.042808.171814

[51] Warkentin T. Heparin-induced thrombocytopenia. Curr Hematol Rep. 2002;4:63–72

[52] Warkentin T, Chong B, Greinacher A. Heparin-induced thrombocytopenia: towards consensus.
Thromb Haemost. 1998;2:1–7

[53] Greinacher A. Heparin-Induced Thrombocytopenia. New England Journal of Medicine.
2015;373:3. doi:10.1056/NEJMcp1411910

[54] Husseinzadeh HD, Gimotty PA, Pishko AM, et al. Diagnostic accuracy of IgG-specific versus poly-
specific enzyme-linked immunoassays in heparin-induced thrombocytopenia: a systematic re-

view and meta-analysis. Journal of Thrombosis and Haemostasis. 2017;15:6. doi:10.1111/jth.13692

[55] Leo A, Winteroll S. Laboratory Diagnosis of Heparin-Induced Thrombocytopenia and Monitoring of Alternative Anticoagulants. Clinical and Vaccine Immunology. 2003;10:5. doi:10.1128/CDLI.10.5.731-740.2003

[56] LO GK, JUHL D, WARKENTIN TE, et al. Evaluation of pretest clinical score (4 T's) for the diagnosis of heparin-induced thrombocytopenia in two clinical settings. Journal of Thrombosis and Haemostasis. 2006;4:4. doi:10.1111/j.1538-7836.2006.01787.x

[57] Wiegele M, Gütl M, Heil S, Pfanner G. Empfehlung der Arbeitsgruppe Perioperative Gerinnung der ÖGARI zum Thema: Heparin-induzierte Thrombozytopenie Typ 2 (HIT II) – Österreichische Gesellschaft für Anaesthesiologie, Reanimation und Intensivmedizin, Version 1.1, Stand 11.08.2019. Online verfügbar: https://www.oegari.at/web_files/cms_daten/agpgheparin_induzierte_thrombozytopenie_typ2-2019-v1_1.pdf

[58] Duranteau J, Taccone FS, Verhamme P, et al. European guidelines on perioperative venous thromboembolism prophylaxis. European Journal of Anaesthesiology. 2018;35:2. doi:10.1097/EJA.0000000000000707

[59] Warkentin TE, Pai M, Linkins L-A. Direct oral anticoagulants for treatment of HIT: update of Hamilton experience and literature review. Blood. 2017;130:9. doi:10.1182/blood-2017-04-778993

[60] Seguin P, Launey Y. Atrial fibrillation is not just an artefact in the ICU. Critical Care. 2010;14:4. doi:10.1186/cc9093

[61] Darwish OS, Strube S, Nguyen HM, et al. Challenges of Anticoagulation for Atrial Fibrillation in Patients With Severe Sepsis. Annals of Pharmacotherapy. 2013;47:10. doi:10.1177/1060028013500938

[62] Walkey AJ, Quinn EK, Winter MR, et al. Practice Patterns and Outcomes Associated With Use of Anticoagulation Among Patients With Atrial Fibrillation During Sepsis. JAMA Cardiology. 2016;1:6. doi:10.1001/jamacardio.2016.2181

[63] Meierhenrich R, Steinhilber E, Eggermann C, et al. Incidence and prognostic impact of new-onset atrial fibrillation in patients with septic shock: a prospective observational study. Critical Care. 2010;14:3. doi:10.1186/cc9057

[64] Annane D, Sébille V, Duboc D, et al. Incidence and Prognosis of Sustained Arrhythmias in Critically Ill Patients. American Journal of Respiratory and Critical Care Medicine. 2008;178:1. doi:10.1164/rccm.200701-031OC

[65] Walkey AJ, Wiener RS, Ghobrial JM, et al. Incident Stroke and Mortality Associated With New-Onset Atrial Fibrillation in Patients Hospitalized With Severe Sepsis. JAMA. 2011;306:20. doi:10.1001/jama.2011.1615

[66] Hindricks G, Potpara T, Dagres N, et al. 2020 ESC Guidelines for the diagnosis and management of atrial fibrillation developed in collaboration with the European Association for Cardio-Thoracic Surgery (EACTS). European Heart Journal. 2021;42:5. doi:10.1093/eurheartj/ehaa612

[67] Sweeney JM, Barouqa M, Krause GJ, et al. Low ADAMTS13 Activity Correlates with Increased Mortality in COVID-19 Patients. TH Open. 2021;05:e89–e103. doi:10.1055/s-0041-1723784

[68] Althaus K, Marini I, Zlamal J, et al. Antibody-induced procoagulant platelets in severe COVID-19 infection. Blood. 2021;137:1061–1071. doi:10.1182/blood.2020008762

[69] Wang D, Hu B, Hu C, et al. Clinical Characteristics of 138 Hospitalized Patients With 2019 Novel Coronavirus–Infected Pneumonia in Wuhan, China. JAMA. 2020;323:11. doi:10.1001/jama.2020.1585

[70] Poissy J, Goutay J, Caplan M, et al. Pulmonary Embolism in Patients With COVID-19. Circulation 2020;142:2. doi:10.1161/CIRCULATIONAHA.120.047430

[71] Kluge S. S3-Leitlinie – Empfehlungen zur stationären Therapie von Patienten mit COVID-19 (AWMF Register-Nr. 113/001). 2021;

[72] Alatri A, Armstrong A-E, Greinacher A, et al. Results of a consensus meeting on the use of argatro-
      ban in patients with heparin-induced thrombocytopenia requiring antithrombotic therapy – A
      European Perspective. Thrombosis Research. 2012;129:4. doi:10.1016/j.thromres.2011.11.041
[73] Saugel B, Phillip V, Moessmer G, et al. Argatroban therapy for heparin-induced thrombocytope-
      nia in ICU patients with multiple organ dysfunction syndrome: a retrospective study. Critical
      Care. 2010;14:3. doi:10.1186/cc9024

12 Sedierung und Analgesie

Ulf Günther

Fast alle Patienten, die wegen einer Sepsis auf Intensivstation beatmet werden müssen, erhalten für eine gewisse Zeit eine medikamentöse Sedierung. Diese hat vor allem Stressvermeidung während der maschinellen Beatmung oder bei unangenehmen Prozeduren wie Verbandswechsel, Absaugen usw. zum Ziel. Neuere Leitlinien empfehlen, dass, sofern keine Kontraindikationen bestehen, Patienten möglichst wenig Sedativa erhalten sollen. Ziel ist es, Patienten am Tag möglichst wach zu haben, damit sie kooperieren können. Es existiert hierzu eine deutschsprachige S3-Leitlinie Analgesie, Sedierung und Delirmanagement in der Intensivmedizin (DAS-Leitlinie 2020) der Deutschen Gesellschaft für Anästhesiologie und Intensivmedizin und der Deutsche Interdisziplinäre Vereinigung für Intensiv- und Notfallmedizin e. V. (DIVI).

12.1 Sedierungstiefe

12.1.1 Klinische Assessments

Die Anwendung von Medikamenten erfordern die regelmäßige Überprüfung ihrer Wirkung – bei Sedativa wäre dies also die Sedierungstiefe bzw. den Grad der Agitation. Die Richmond Agitation-Sedation Scale (RASS) vergibt positive Skalenwerte (+1 bis +4) für unruhige, agitierte oder aggressive Patienten und negative Werte (–1 bis –5) für schläfrige, sedierte oder sogar komatöse Patienten [1]. Ein RASS = 0 bezeichnet wache, kooperativ wirkende Patienten. Zu beachten ist, dass RASS = 0 kein Delirausschluss bedeutet. Andersherum gibt es häufiger Patienten, die agitiert oder sediert wirken, ohne dass sie ein Delir haben. Die RASS hat sich sehr verbreitet, da sie in mehreren multizentrischen Studien verwendet wurde. Andere Skalen, die ebenfalls Verbreitung gefunden haben, sind die Sedation Agitation Scale (SAS) und die Ramsay-Skala [2,3].

12.1.2 EEG-Monitoring

Für tief sedierte und komatöse Patienten, deren Sedierungstiefe nicht hinreichend anhand klinischer Merkmale eingestuft werden können, werden zunehmend EEG-Messungen eingesetzt. In der Intensivmedizin kommen dabei zumeist sogenannten prozessierte EEG-Messungen (pEEG) zur Anwendung, die aus nur wenige Kanälen Informationen herausfiltern und für die Nutzer anhand von Indizes (z. B. burst-suppression-ratio) aufarbeiten. EEG-Messungen zeigten, dass es bei tief sedierten Intensivpatienten häufig zu pathologischen EEG-Mustern wie ,burst-suppression' oder

https://doi.org/10.1515/9783110673395-012

‚isolektrischen EEGs' kam [4]. Darüber hinaus fand sich, dass pathologische EEGs mit einer erhöhten Mortalität assoziiert waren. Für ‚burst-suppression' wurde darüber hinaus gezeigt, dass Patienten eine erhöhten Delir-Neigung haben, wenn sie nach solchen pathologischen EEG-Mustern wieder das Bewusstsein erlangen [5].

12.2 Sedativa

Sedativa dämpfen dosisabhängig höhergradige ZNS-Funktionen und Reflexe. In höheren Dosen kommt es zu Bewusstseinstrübung und -verlust. Es stehen verschiedene intravenöse und inhalative Sedativa zur Verfügung.

12.2.1 Intravenöse Sedativa

12.2.1.1 Propofol
Propofol ist ein Agonist am Gamma-Hydroxibuttersäure-(GABA)-Rezeptor. Es wirkt reflexdämpfend, sedierend und in höheren Dosen narkotisch. Propofol wirkt negativ inotrop und in höheren Dosen peripher vasodilatierend. Propofol kann ein „Propofol-Infusions-Syndrom" (Rhabdomyolyse, Laktatanstieg, Myoglobinurie, Nierenversagen) verursachen. Aus diesem Grund soll laut S3-DAS-Leitlinie die Anwendungszeit auf max. 7 Tage und die Dosis auf max. 4 mg/kg/h begrenzt werden.

12.2.1.2 Benzodiazepine
Benzodiazepine verstärken die dämpfende Wirkung von γ-Aminobuttersäure (GABA) am GABA-Rezeptor. Für Intensivpatienten günstig ist das anxiolytische Potenzial. Ungünstig ist hingegen die anterograde Amnesie, die eine Reorientierung deliranter Patienten auf Intensivstation unmöglich machen können. Vielleicht aus diesem Grund wurde für Benzodiazepine mehrfach gezeigt, dass sie ein hohes delirogenes Potenzial haben [6]. In einer prospektiven Kohortenstudie mit mehr als 1000 Intensiv-Patienten wurde zudem gezeigt, dass das Delir-Risiko bei kontinuierlicher Administration höher ist als bei diskontinuierlicher Bolus-Gabe [7].

Dennoch haben Benzodiazepine ihren festen Platz in der Therapie zahlreicher neurologischer Komplikationen in der Intensivtherapie. Hierzu zählen zerebrale Krampfanfälle, akute Angststörungen und Entzugssyndrome. Zu letzteren gehören neben dem Entzug von Benzodiazepinen auch der von Alkohol. Benzodiazepine reduzieren dabei Schwere und Häufigkeit des Alkoholentzugssyndroms (Tremor, Unruhe, Schlafstörungen, Hypertonus) und reduzieren die Häufigkeit schwererer Entzugskomplikationen wie Delir und Entzugskrampf [8]. Da die Zahl der in Deutschland von Medikamenten- und Alkoholabhängigen auf mehr als 3 Mio. geschätzt wird, ist mit akuten Entzügen im Rahmen einer Sepsis-Behandlung zu rechnen.

12.2.2 Inhalative Sedativa

Inhalative Substanzen wie Isofluran und Sevofluran werden seit Jahrzehnten als Narkotika verwendet. Mittlerweile stehen sie dank der Verfügbarkeit moderner Applikatoren auch im Intensivbereich als moderne Alternative bei intubierten Patienten bereit, die dafür sorgen, dass das Gas im Atemweg der Patienten verbleibt. Die klinischen Erfahrungen sind vielversprechend. Bei ARDS-Patienten war der Oxygenierungs-Index in der Gruppe der inhalativ Sedierten signifikant höher als in der intravenös sedierten Gruppe [9]. Ursächlich hierfür könnten antiinflammatorische Effekte sein, die auch experimentell gezeigt wurden [10,11]. Auch hinsichtlich der Kognition fanden sich von Beginn an günstige Befunde. Verglichen mit i. v.-Sedativa erlangten inhalativ sedierte Patienten schneller ihre kognitiven Fähigkeiten zurück [12–14]. In der Isoconda-Studie, die Isofluran- mit Propofol-Sedierung verglich, zeigte sich, dass am zweiten Tag eine Stunde nach Stopp der Sedierung ca. 90 % in der Isofluran-Gruppe, aber nur 60 % in der Propofol-Gruppe das Bewusstsein erlangten [15].

Sehr selten, aber mit einer hohen Mortalität behaftet, ist die malignen Hyperthermie (MH). Hierbei handelt es um eine seltene, angeborene Störung der sarkoplasmatischen Calcium-Regulation der quergestreiften Skelettmuskulatur. Es kommt zu schweren Azidosen und Hyperkaliämien. Sie wird u. a. durch inhalative Sedativa und depolarisierende Muskelrelaxantien getriggert und verläuft ohne Therapie meist tödlich. Beachte, dass die Hyperthermie, die der MH ihren Namen gab, auf Intensivstation durch extrakorporale Zirkulation – z. B. Dialyse – maskiert sein kann [16]. Zur Therapie einer malignen Hyperthermie wird Dantrolen® eingesetzt, welches jederzeit verfügbar sein muss.

12.3 Delir

12.3.1 Delir bei Sepsis-Pathogenese

Während einer Sepsis führen zirkulierende pro-inflammatorische Zytokine zur Störung neuronaler Prozesse, die sich klinisch als akute Verwirrtheit (Delir) äußern. Eine zentrale Rolle kommt der Glia zu. Die Mehrzahl der Gliazellen wird von Astrozyten gestellt. Sie haben die Funktion, durch ihren Kontakt mit der Gefäßversorgung die Neurone zu ernähren, den Flüssigkeits- und Elektrolythaushalt zu regulieren und auch, Neurotransmitter zu metabolisieren. Außerdem bilden sie die Nervenscheiden aus, sie sind an der Regulierung von Synapsen beteiligt und stellen die Bluthirnschranke dar. Kommt es zu einer Beeinträchtigung der Substratversorgung, wie z. B. im Rahmen eines septischen Schocks, so ist der neuronale Metabolismus gefährdet und damit auch die neuronalen Funktionen.

Mikroglia macht ca. 15 % der Gliazellen aus. Sie reagiert auf zirkulierende pro-inflammatorische Zytokine, die teils über spezifische Carrier, teils über die gestörte

Blut-Hirn-Schranke, teils über vagale Afferenzen übertragen werden, mit einer Ausschüttung weiterer pro-inflammatorischer Zytokine (z. B. IL-1b, IL-6, TNFa) und verursachen so – durch Wirkung an entsprechenden neuronalen Netzen – eine Verhaltensänderung, z. B. Agitation.

Hier spielt zunehmendes Alter eine aggravierende Rolle: durch degenerative Veränderungen der Gefäße kommt es zur Einschränkung der zerebralen Durchblutung, zu einer Störung des Transports wichtiger Plasmaproteine und zu Leckagen der Blut-Hirn-Schranke. Dies erhöht zusätzlich die Anfälligkeit des Hirns für zirkulierende pro-inflammatorische Zytokine [17]. Ist die Mikroglia mit zunehmendem Alter „geprimt", kann sie schon bei vergleichsweise geringer proinflammatorischer Stimulation überschießend reagieren [18]. Dies wird als Erklärung dafür angesehen, dass ältere Patienten einerseits ein erhöhtes Risiko für ein Delir haben, anderseits, warum vergleichsweise geringe Inflammation ein heftiges, hartnäckiges Delir auslösen („aberrant stress response").

Von klinischer Bedeutung scheint zu sein, dass inflammatorisches und cholinerges System auf vielfache Weise miteinander verknüpft sind. Tierexperimentelle Daten zeigten, dass eine chronische Inflammation zu einer reduzierten cholinergen Aktivität im basalen Vorderhirn und im Hippocampus führte. Umgekehrt prädisponiert ein Mangel an Acetylcholin (ACh) im basalen Vorderhirn zu überschießenden inflammatorischen Reaktionen, welche eine akute zerebrale Dysfunktion – klinisch ein Delir – verursachen [19].

12.3.2 Delir – Assessment

Nicht nur die Sepsis, sondern auch Sedativa können ein Delir verursachen. Auf die Rolle der Benzodiazepine wurden oben bereits hingewiesen. Auch langwirksame Opioide und einige andere Substanzen (v. a. solche mit anticholinergen Wirkungen) sind mit Delir assoziiert [20]. Daher ist auf Intensivstation ein regelmäßiges Delir-Assessment mit einem dafür geeigneten Instrument obligat. Hierzu stehen im Intensivbereich für intubierte Patienten die Intensive Care Delirium Screening Checklist (ICDSC) und die Confusion Assessment Method for Intensive Care Units (CAM-ICU) zur Verfügung. Im Zentrum steht der Nachweis einer akuten Aufmerksamkeitsstörung, verbunden mit einer akut veränderten Vigilanz (hierzu kann zur Einschätzung die RASS herangezogen werden) oder einer Denkstörung. Darüber hinaus ist das Delir-Monitoring geeignet, eine kognitive Störung im Rahmen einer aufkommenden Sepsis früh zu erkennen und ist aus diesem Grund ohne die Anwendung von Sedativa eine unerlässliche Maßnahme nicht nur im Intensivbereich.

Merke: Häufiges Symptom einer beginnenden Sepsis ist ein Delir!

12.3.3 Delir – medikamentöse Therapie

12.3.3.1 Alpha2-Agonisten (Clonidin, Dexmedetomidin)

Alpha2-Agonisten wirken dämpfend auf die Ausschüttung von Noradrenalin am prä-synaptischen Spalt und somit vor allem vegetativ dämpfend, in hohen Dosen aber auch vigilanzmindernd. Entsprechend der Wirkung kann es zu Hypotonien und Bra-dykardien kommen. Zur Verfügung steht das länger wirksame Clonidin und das we-sentlich kürzer wirksame Dexmedetomidin. Clonidin hat eine Eliminationshalbwert-zeit von 12 bis 16 h. Bei repetitiven Gaben steigt diese auf bis zu 48 h an. Clonidin wird teils hepatisch, teils renal metabolisiert. Der hepatische Metabolismus ist Cyto-chrom P450 2D6-abhängig, insbesondere bei sog. „slow metabolizer" besteht ein er-höhtes Kumulationsrisiko. Dexmedetomidin hingegen hat eine wesentlich günstigere Eliminationshalbwertzeit als Clonidin, nämlich ca. 2 h, die Elimination geschieht über Cytochrom P450 2A6. Bei kontinuierlicher Anwendung bei Intensivpatienten wächst die Eliminationshalbwertzeit ggf. auf 3,7 h an. Mit Dexmedetomidin lassen sich kaum tiefe Sedierungen bewirken (ein meist günstiger Effekt), es wirkt allerdings genauso wie Clonidin bradykardisierend und kann AV-Blöcke verursachen.

12.3.3.2 Neuroleptika

Den Neuroleptika kommen in der Intensivtherapie septischer Patienten unterschied-liche Rollen zu. Sie lassen sich in hoch- und niedrigpotente Neuroleptika einteilen. Hochpotente Neuroleptika können eingesetzt werden, wenn es zu psychotischen Symptomen kommt. Es gilt, unnötige Sedativa zu vermeiden. Manche Patienten ent-wickeln teils quälende Halluzinationen mit paranoiden Gedanken, denen mit teilwei-se schon geringen Dosierungen eines hochpotenten Neuroleptikums, z. B. Haloperi-dol beizukommen ist. Wegen der kardiovaskulären Nebenwirkungen ist bei Haloperi-dol ein EKG-Monitoring obligat. Alternativen mit deutlich geringerem extrapyrami-dalen Nebenwirkungsprofil sind Risperidon oder Quetiapin. Niedrigpotente Neuro-leptika dienen der Förderung des Schlaf-Wach-Rhythmus, hierzu müssen sie hoch-dosiert und nicht zu spät am Abend eingesetzt werden. Bewährt hat sich z. B. Melpe-ron-Saft. In den darauffolgenden Tagen lässt sich die Dosierung schnell reduzieren.

12.3.3.3 Cholinesterase-Inhibitoren

In der Vergangenheit wurde gezeigt, dass Cholinesterase-Inhibitoren günstige Wir-kungen auf inflammatorische Reaktionen haben können [21,22]. Diese Substanzen er-höhen die Konzentration von Acetylcholin im synaptischen Spalt und können so an-tiinflammatorisch wirken. Dies könnte sich auch günstig auf die Kognition gerade bei septischen Patienten auswirken. Das Physostigmin ist weit verbreitet, dennoch liegt zur klinischen Wertigkeit beim Delir erst seit kurzem eine doppelblind-randomi-sierte, placebokontrollierte Studie bei 261 leberchirurgischen Patienten vor [23]. Hin-sichtlich des Delirs fand sich ein statistisch nicht-signifikanter Trend zu einem höheren Delirrisiko in der Physostigmin-Gruppe, dies galt auch für längerfristige kognitive Einschränkungen (postoperative cognitive dysfunction, POCD). Hingegen fand sich signifikant reduzierte Mortalität in der Physostigmin-Gruppe, die über einen Zeitraum von 6 Monaten nachweisbar war. Die Studie bestätigte, dass IL-8-Spiegel bei Patienten, die postoperativ ein Delir hatten, signifikant erhöht waren. Für die reduzierte Mortalität könnte ein antiinflammatorischer Effekt infolge eines erhöhten cholinergen Tonus durch die durch das Physostigmin verursachte Hemmung des Abbaus von Acetylcholin eine Rolle gespielt haben.

12.4 Analgesie

12.4.1 Analgesie-Monitoring

Zur Therapie sedierter Patienten gehört eine suffiziente Schmerztherapie. Je flacher die Sedierung, desto wahrscheinlicher ist es, dass Schmerzen bewusst wahrgenommen werden. Ziel ist es, die Analgesiequalität zu verbessern und vor allem Opioide zu sparen.

Zum Monitoring können die beiden Varianten der „Behavioral Pain Scale" (BPS) eingesetzt werden. Diese Skalen bewerten jeweils den Gesichtsausdruck, die Bewegung der oberen Extremitäten und die Interaktion mit dem Ventilator, bei nicht-intubierten Patienten werden Lautäußerungen bewertet [24,25]. Bei Patienten, die verbal kommunizieren können, sind Selbsteinschätzungen generell vorzuziehen, zur Dokumentation kommen die numerische (NRS) und verbale (VRS) Rangskala sowie die visuelle Analogskala (VAS) zum Einsatz.

12.4.2 Schmerztherapie

Die medikamentöse Schmerztherapie auf Intensivstationen orientiert sich am von der Weltgesundheitsbehörde (WHO) entwickelten Stufenschema (WHO-Stufenschema) [26]. In seiner modifizierten Version unterscheidet man heute vier Stufen und die sogenannten Ko-Analgetika [27]. WHO-Stufe I beinhaltet die nicht-opioid-Analgetika (Paracetamol, die nicht-steroidalen Antirheumatika [NSAR] die Cyclooxygenase-2-Inhibitoren [COX-2-Inhibitoren, COXibe] und Metamizol). Die WHO Stufe II enthält die sogenannten „schwachen Opioide" wie Tilidin und Tramadol. Starke Opioide bilden die WHO Stufe III. Zur vierten Stufe des WHO Stufenschemas (WHO-IV) gehören invasive Maßnahmen wie die Regionalanästhesieverfahren.

Für die Basisanalgesie sind vor allem am Anfang der Intensivtherapie sehr häufig Analgetika der Stufe III notwendig. Die bei sedierten Patienten zur Langzeitanalgesie (> 72 h) genutzten Opioide im deutschen Sprachraum sind Fentanyl und Sufentanil. Sufentanil hat dabei aufgrund seiner kürzeren Kontext-sensitiven Halbwertszeit (HWZ) das günstigere pharmakologische Profil. Da es zusätzlich stärker sediert als Fentanyl, kann es dazu beitragen den Verbrauch an Sedativa zu senken. Sufentanil und Fentanyl zeichnen sich beide durch eine geringe Wirkung auf das Herz-Kreislaufsystem aus und erreichen dadurch eine gute kardiovaskuläre Stabilität. Weltweit die größte Erfahrung besteht mit Morphin. In Deutschland wird es nur noch relativ selten genutzt. Ein Grund hierfür ist die vergleichsweise starke Histaminfreisetzung. Auch soll es die Magen-Darm-Funktion (Obstipation, Ileus) stärker beeinflussen als die moderneren Opioide. Hingegen wird das in Deutschland weit verbreitete Piritramid auch auf Intensivstationen häufig als Analgetikum eingesetzt. Es hat den Vorteil, dass es auch bei Patienten mit ausgeprägter Leber- und Nierenfunktionseinschränkung gegeben werden kann [28].

Paracetamol gilt als das Schwächste dieser der WHO-I-Stufe, trotzdem hat es (wie die NSAR) einen nachgewiesenen Opioid-sparenden Effekt [29]. Leider zeichnet sich Paracetamol durch eine geringe therapeutische Breite aus, so dass ein Überschreiten der empfohlenen Tageshöchstdosis von 4 g zu einer Lebertoxizität führen kann. Etwas potenter ist Metamizol, es kann auch zur Therapie von Tumorschmerzen sowie starken post-operativen, post-traumatischen und kolikartigen Schmerzen eingesetzt werden. Allerdings steht Metamizol im Verdacht, bei intensivmedizinischen Patienten zu einer Nierenfunktionsstörung zu führen [30]. Nach intravenöser Gabe kommt es zu teilweise erheblichen Blutdruckabfällen. Eine seltene, aber potenziell tödliche Nebenwirkung ist die Induktion einer Agranulozytose. Diese tritt im Median zwei Wochen nach Absetzen des Medikaments auf und kann sich sogar noch einige Monate danach entwickeln.

Die Nebenwirkungen der Nicht-steroidalen Antirheumatika (NSAR) und der Coxibe sind zahlreich, insbesondere können sie zu gastroduodenalen Ulzerationen führen sowie zu Schädigungen der Niere. Bei einer schweren Niereninsuffizienz (GFR < 30 %) sollte ganz auf sie verzichtet werden. Da sie ebenso bei Herzinsuffizienz, koronarer Herzkrankheit, peripherer arterieller Verschlusskrankheit und zerebrovaskulären Erkrankungen nicht eingesetzt werden sollen, spielen sie bei der Intensivtherapie septischer Patienten kaum eine Rolle.

12.4.3 Ko-Analgetika

Sogenannte Ko-Analgetika haben in den letzten Jahren an Bedeutung gewonnen. Sie sollen ebenfalls helfen, Opioide einzusparen und die Analgesiequalität zu verbessern. Zu den wichtigsten Vertretern im Intensivbereich gehören α2-Adrenozeptor Agonisten und Ketamin.

12.4.3.1 Alpha-2-Agonisten

Auf Alpha2-Agonisten ist weiter oben bereits eingegangen worden. An dieser Stelle sei hinzugefügt, dass sie wahrscheinlich durch Wirkung auf spinale a2-Rezeptoren eine antinozizeptive Wirkungen und so einen opioid-sparenden Effekt haben [31]. Eine Metaanalyse fand sogar, dass der a2-Agonisten Dexmedetomidin dem Remifentanil hinsichtlich der Analgesie überlegen sei [32].

12.4.3.2 Ketamin

Ketamin hemmt den Einstrom von Ca2+ an NMDA-Rezeptoren. Im Handel sind das Racemat sowie das rechts-drehende Enantiomer S(+)-Ketamin, welches weniger unerwünschte Wirkungen besitzt als das Racemat. Die Literatur unterscheidet leider häufig nicht immer offensichtlich zwischen R- und S-Ketamin, was die Interpretation der Dosierungen auf den ersten Blick erschwert. S-Ketamin wirkt in niedrigeren Dosierungen vor allem analgetisch (S-Ketamin 0,125–0,25 mg•kg^{-1} als Bolus bzw. 0,3 – 1,5 mg•kg^{-1}•h^{-1}). Unangenehme psychische Nebenwirkungen des S-Ketamins sind in niedrigen Dosierungen nicht berichtet. Es gibt Hinweise, dass S-Ketamin in niedrigen Dosierungen eine opioid-induzierte Hyperalgesie vermeiden hilft. In höheren Dosen (S-Ketamin 0,5 bis 1 mg•kg^{-1}•h^{-1} i. v.) hat Ketamin einen insgesamt dämpfenden Effekt auf das ZNS bis hin zum Auftreten einer dissoziativen Anästhesie. Hierbei kann es zu sehr unangenehmen Halluzinationen kommen. Eine Schwächung des zerebralen Vasomotorentonus trägt zu erhöhter Hirndurchblutung und potenziell erhöhtem Hirndruck bei. Dies vor allem, wenn nicht gleichzeitig der arterielle pCO$_2$ konstant gehalten werden kann. Dies ist durch Normoventilation im Allgemeinen vermeidbar.

12.5 Bedeutung der Physiotherapie bei Delirmanagement und Schmerztherapie

Intensivmedizinische Patienten sind oft nicht in der Verfassung sich in ausreichender Weise selbst zu mobilisieren und in bequeme Körperpositionen zu bringen. Häufige und suffiziente Positionswechsel können Schmerzen verhindern oder lagerungsbedingte Schmerzen lindern. Andererseits für eine gute Schmerztherapie unabdingbar ist die Physiotherapie. Es wurde in mehreren Studien gezeigt, dass Physiotherapie nicht nur die Aufenthaltsdauer und die Länge des Delirs auf Intensivstation verkürzt, sondern auch das Risiko der Pflegeabhängigkeit vermindert [33–35]. Damit kommt der Physiotherapie eine erhebliche Bedeutung zu.

Literatur

[1] Sessler CN, Gosnell MS, Grap MJ, et al. The Richmond Agitation-Sedation Scale: validity and reliability in adult intensive care unit patients. American journal of respiratory and critical care medicine. 2002;166(10):1338–44.

[2] Riker RR, Fraser GL. Monitoring sedation, agitation, analgesia, neuromuscular blockade, and delirium in adult ICU patients. Seminars in respiratory and critical care medicine. 2001;22 (2):189–98.

[3] Ramsay MA. Measuring level of sedation in the intensive care unit. Jama. 2000;284(4):441–2.

[4] Watson PL, Shintani AK, Tyson R, et al. Presence of electroencephalogram burst suppression in sedated, critically ill patients is associated with increased mortality. Crit Care Med. 2008;36 (12):3171–7.

[5] Andresen JM, Girard TD, Pandharipande PP, et al. Burst suppression on processed electroencephalography as a predictor of postcoma delirium in mechanically ventilated ICU patients. Crit Care Med. 2014;42(10):2244–51.

[6] Riker RR, Shehabi Y, Bokesch PM, et al. Dexmedetomidine vs midazolam for sedation of critically ill patients: a randomized trial. Jama. 2009;301(5):489–99.

[7] Zaal IJ, Devlin JW, Hazelbag M, et al. Benzodiazepine-associated delirium in critically ill adults. Intensive Care Med. 2015;41(12):2130–7.

[8] Deutsche S3-Leitlinie Behandlung von Angststörungen [Internet]. Arbeitsgemeinschaft der Wissenschaftlichen Medizinischen Fachgesellschaften. 2014. Available from: www.awmf.org/leitlinien.html.

[9] Jabaudon M, Boucher P, Imhoff E, et al. Sevoflurane for Sedation in Acute Respiratory Distress Syndrome. A Randomized Controlled Pilot Study. American journal of respiratory and critical care medicine. 2017;195(6):792–800.

[10] Otsuki T, Ishikawa M, Hori Y, Goto G, Sakamoto A. Volatile anesthetic sevoflurane ameliorates endotoxin-induced acute lung injury via microRNA modulation in rats. Biomed Rep. 2015;3 (3):408–12.

[11] Kellner P, Muller M, Piegeler T, et al. Sevoflurane Abolishes Oxygenation Impairment in a Long-Term Rat Model of Acute Lung Injury. Anesth Analg. 2017;124(1):194–203.

[12] Sackey PV, Martling CR, Granath F, Radell PJ. Prolonged isoflurane sedation of intensive care unit patients with the Anesthetic Conserving Device. Crit Care Med. 2004;32(11):2241–6.

[13] Rohm KD, Wolf MW, Schollhorn T, et al. Short-term sevoflurane sedation using the Anaesthetic Conserving Device after cardiothoracic surgery. Intensive Care Med. 2008;34(9):1683–9.

[14] Mesnil M, Capdevila X, Bringuier S, et al. Long-term sedation in intensive care unit: a randomized comparison between inhaled sevoflurane and intravenous propofol or midazolam. Intensive Care Med. 2011;37(6):933–41.

[15] Meiser A, Volk T, Wallenborn J, et al. Inhaled isoflurane via the anaesthetic conserving device versus propofol for sedation of invasively ventilated patients in intensive care units in Germany and Slovenia: an open-label, phase 3, randomised controlled, non-inferiority trial. The Lancet Respiratory medicine. 2021;Nov;9(11):1231–1240. DOI 10.1016/S2213-2600(21)00359-3.

[16] Theuerkauf N, Mellert F, Guenther U. Malignant hyperthermia as a rare case of SIRS after cardiac surgery. BMC anesthesiology. 2014;14(Suppl 1):A10.

[17] Cunningham C, Hennessy E. Co-morbidity and systemic inflammation as drivers of cognitive decline: new experimental models adopting a broader paradigm in dementia research. Alzheimer's research & therapy. 2015;7(1):33.

[18] Dilger RN, Johnson RW. Aging, microglial cell priming, and the discordant central inflammatory response to signals from the peripheral immune system. Journal of leukocyte biology. 2008;84 (4):932–9.

[19] Field RH, Gossen A, Cunningham C. Prior pathology in the basal forebrain cholinergic system predisposes to inflammation-induced working memory deficits: reconciling inflammatory and cholinergic hypotheses of delirium. The Journal of neuroscience : the official journal of the Society for Neuroscience. 2012;32(18):6288–94.

[20] Radtke FM, Franck M, MacGuill M, et al. Duration of fluid fasting and choice of analgesic are modifiable factors for early postoperative delirium. European journal of anaesthesiology. 2010;27(5):411–6.

[21] Hofer S, Eisenbach C, Lukic IK, et al. Pharmacologic cholinesterase inhibition improves survival in experimental sepsis. Crit Care Med. 2008;36(2):404–8.

[22] Kalb A, von Haefen C, Sifringer M, et al. Acetylcholinesterase inhibitors reduce neuroinflammation and -degeneration in the cortex and hippocampus of a surgery stress rat model. PloS one. 2013;8(5):e62679.

[23] Spies CD, Knaak C, Mertens M, et al. Physostigmine for prevention of postoperative delirium and long-term cognitive dysfunction in liver surgery: A double-blinded randomised controlled trial. European journal of anaesthesiology. 2021;Sep 1;38(9):943–956. DOI 10.1097/EJA.0000000000001456.

[24] Chanques G, Payen JF, Mercier G, et al. Assessing pain in non-intubated critically ill patients unable to self report: an adaptation of the Behavioral Pain Scale. Intensive Care Med. 2009;35(12):2060–7.

[25] Payen JF, Bru O, Bosson JL, et al. Assessing pain in critically ill sedated patients by using a behavioral pain scale. Crit Care Med. 2001;29(12):2258–63.

[26] WHO. The ICD-10 classification of mental and behavioural disorders : clinical descriptions and diagnostic guidelines. Geneva: World Health Organization; 1992.

[27] Vargas-Schaffer G. Is the WHO analgesic ladder still valid? Twenty-four years of experience. Can Fam Physician. 2010;56(6):514–7, e202-5.

[28] Hinrichs M, Weyland A, Bantel C. [Piritramide : A critical review]. Schmerz. 2017;31(4):345–52.

[29] Dahl JB, Nielsen RV, Wetterslev J, et al. Post-operative analgesic effects of paracetamol, NSAIDs, glucocorticoids, gabapentinoids and their combinations: a topical review. Acta Anaesthesiol Scand. 2014;58(10):1165–81.

[30] Schneider J, Kreutz R, Bolbrinker J. Pharmakologie der Nichtopioidanalgetika. Der Schmerz. 2019;33(2):165–79.

[31] Kendig JJ, Savola MK, Woodley SJ, Maze M. Alpha 2-adrenoceptors inhibit a nociceptive response in neonatal rat spinal cord. European journal of pharmacology. 1991;192(2):293–300.

[32] Grape S, Kirkham KR, Frauenknecht J, Albrecht E. Intra-operative analgesia with remifentanil vs. dexmedetomidine: a systematic review and meta-analysis with trial sequential analysis. Anaesthesia. 2019;74(6):793–800.

[33] Schweickert WD, Pohlman MC, Pohlman AS, et al. Early physical and occupational therapy in mechanically ventilated, critically ill patients: a randomised controlled trial. Lancet. 2009;373(9678):1874–82.

[34] Schaller SJ, Anstey M, Blobner M, et al. Early, goal-directed mobilisation in the surgical intensive care unit: a randomised controlled trial. Lancet. 2016;388(10052):1377–88.

[35] Hoyer EH, Friedman M, Lavezza A, et al. Promoting mobility and reducing length of stay in hospitalized general medicine patients: A quality-improvement project. Journal of hospital medicine : an official publication of the Society of Hospital Medicine. 2016;11(5):341–7.

13 Adjunktive Therapie

Herwig Gerlach

13.1 Einleitung

Auch wenn sich der Begriff „adjunktive Therapie" bei Sepsis und septischem Schock längst in der klinischen Praxis von Intensivmedizinern etabliert hat, findet sich hierfür in gängigen Quellen für die Rechtschreibung kaum eine Rationale. Synonyme sind praktisch nicht auffindbar; lediglich beim Substantiv „Adjunkt" gibt es hier den Vorschlag „Gehilfe". Insofern wäre die Übersetzung „unterstützende Therapie" naheliegend; hier fragt man sich jedoch, wo denn der Unterschied zur „supportiven Therapie", also den Maßnahmen zur Unterstützung betroffener Organsysteme bei der Sepsis, liegen mag. Es ist daher wenig überraschend, dass der Begriff „adjunktive Therapie" über die Jahre zunehmend aus den aktuellen nationalen und internationalen Leitlinien verschwunden ist. Hinzu kommt die Schwierigkeit, einzelne Maßnahmen eindeutig zu positionieren; als Beispiel sei die Gabe von Selen genannt, die einerseits eine entzündungshemmende Wirkung haben soll (daher zur adjunktiven Therapie gehören würde), andererseits Bestandteil der natürlichen Ernährung ist und daher – wie auch im vorliegenden Buch – in dem entsprechenden Abschnitt zu finden ist.

Nachfolgend werden die Ansätze der adjunktiven Therapie beschrieben, wie sie im „traditionellen" Ansatz subsummiert sind: als „unterstützende" Maßnahmen, um die Pathogenese einer dysregulierten Wirtsantwort aufzuhalten bzw. ihre Auswirkungen zu hemmen, und dadurch indirekt nachfolgende Störungen der Organfunktionen abzumildern. Insofern folgt die Beschreibung auch der pathophysiologischen Sequenz, wie sie in den entsprechenden Kapiteln dieses Buches aufgeführt worden sind (siehe Kap. 3, Pathophysiologie der Sepsis) – angefangen von der initialen, zellulären Detektion von Erregern bzw. deren Substanzen, über die initiierte Signaltransduktion mit Synthese und Expression von Zytokinen und Transmittern, bis hin zu den dadurch verursachten Effekten an Zielzellen, aufgrund derer die Wirtsantwort die Entstehung von Organdysfunktionen einleitet. Es werden jeweils zunächst die Hintergründe bzw. Rationalen beschrieben und dabei auch gescheiterte Ansätze kurz erwähnt; dann folgen konkrete Empfehlungen für die klinische Praxis, immer in Bezug auf die deutschen S3-Leitlinien [1] und die internationalen Leitlinien der Surviving Sepsis Campaign (SSC) [2] in ihren jeweils neuesten Fassungen. Abgeschlossen wird das Kapitel durch einen Ausblick auf aktuellen Studien zur Evaluierung zukünftiger Therapieoptionen.

https://doi.org/10.1515/9783110673395-013

13.2 Immunglobuline

13.2.1 Hintergrund

Die intravenöse Gabe von meist hoch dosierten Immunglobulinen ist kein neues Verfahren, sondern mehr als ein halbes Jahrhundert alt. Nach der grundsätzlichen Klärung ihrer Rolle für die humorale Immunität als Bestandteil der adaptiven Wirtsabwehr, und mit dem Gedanken, dass hierdurch Erreger und ihre Bestandteile abgefangen bzw. neutralisiert werden, bevor sie von Wirtszellen detektiert und eine Entzündungskaskade eingeleitet wird, beschrieben Gitlin und Janeway im Jahr 1956 verschiedene Formen von Agammaglobulinämien und die erfolgreiche Verabreichung von humanem Immunglobulin als Ersatztherapie [3]. Nur 3 Jahre später erschien von denselben Autoren eine ganze Review-Reihe, die eine Immunglobulin-Ersatztherapie als Standard einführte [4]. Es erschien logisch und plausibel, dass die Gabe von gepoolten Proteinlösungen mit Gammaglobulin das Versagen, diese endogen herzustellen, verbunden mit einer hohen Empfindlichkeit gegenüber Infektionen durch Bakterien und Viren, kompensieren könnte.

Viele Jahre später änderte sich die Indikation für intravenöse Immunglobuline (ivIG) komplett. Initiiert durch Imbach et al. im Jahr 1981, wurde die Infusion von hochdosiertem ivIG bei Kindern mit idiopathisch-thrombozytopenischen Purpura (ITP) beschrieben, d. h. bei einer schweren Autoimmunerkrankung [5]. In den folgenden Jahren wurde die hoch dosierte ivIG-Therapie ein etabliertes und bis heute gängiges Verfahren bei vielen Erkrankungen mit Hyperinflammation, bei einigen von ihnen mit der höchsten Empfehlung als Therapie erster Wahl, wie Guillain-Barré-Syndrom, chronisch entzündliche demyelinisierende Polyradikuloneuropathie, multifokale motorische Neuropathie, Kawasaki-Vaskulitis, Myasthenia gravis, multiple Sklerose, antineutrophile zytoplasmatische, Autoantikörper-positive Vaskulitis, steroidresistente Dermatomyositis usw. [6].

Dieser kurze Blick in die Historie der ivIG-Therapie weist auf die ambivalenten Eigenschaften humaner Immunglobuline hin: die Moleküle haben ein variables, Antigen-bindendes Fragment (Fab-Region), das an spezifische Epitope wie Toxine oder mikrobielle Oberflächenantigene bindet und so auch den Idiotypus des jeweiligen Immunglobulins bestimmt. Durch die Verwendung des Enzyms Papain kann die Fab-Region vom Rest des Moleküls abgespalten werden, der danach kristallisiert und daher als kristallisierbares (engl.: crystallizable) Fragment oder Fc-Region bezeichnet wird. Dieser Teil ist im Gegensatz zur Fab-Region relativ konstant und hat die Fähigkeit, an verschiedene Unterklassen von spezifischen Rezeptoren (Fc-Rezeptoren Typ I, II und III) zu binden, die je nach IG-Konzentration durch Aktivierung und/oder Hemmung vieler Zellen immunmodulatorisch wirken. Über diese beiden molekularen Wege kann ivIG also sowohl eine direkte antitoxische Wirkung als auch entzündungshemmende Aktivitäten entfalten [7,8].

Die erste Anwendung von ivIG bei Patienten mit schweren Infektionen, unabhängig von einer erworbenen oder angeborenen Immunschwäche, wurde 1977 bei Kindern mit schweren Staphylokokkeninfektionen beschrieben [9]. Vier Jahre später erschien die erste prospektiv-randomisierte, kontrollierte Studie (RCT) an erwachsenen Patienten mit schweren Infektionen [10], und 1985 die erste RCT zur Prävention von Infektionen bei erwachsenen Intensivpatienten [11]. Seit dieser Zeit waren die meisten Studien bei Patienten mit schweren Infektionen, Sepsis oder septischem Schock eher klein. Neben der Verwendung von polyklonalem ivIG wurden auch monoklonale ivIG und/oder Antikörperfraktionen bei erwachsenen Patienten getestet. Die erste große RCT mit einem monoklonalen Antikörper gegen die Lipid-Fraktion des Endotoxins von gramnegativen Keimen war jedoch enttäuschend [12]; später wurden ebenfalls monoklonale Antikörper gegen spezifische Antigene von Bakterien getestet, führten jedoch nicht zu einer klinischen Verbesserung für die Patienten [13] und sind daher heutzutage nicht mehr Thema.

13.2.2 Rationale und Empfehlungen

Bis heute haben sich die Hoffnungen auf einen positiven, direkt antitoxischen Effekt von ivIG gehalten; hinzu kamen Studien mit polyklonalen, IgM-angereicherten Immunglobulinen (ivIGM). Als Basis für die aktuellen Empfehlungen [2] gelten u. a. 2 neue RCTs [14,15] und 3 Metaanalysen [16–18] zur Wirkung von ivIG und ivIGM in Patienten mit Sepsis. Die aktualisierten Metaanalysen zeigten eine reduzierte Letalität mit ivIG und ivIGM, jedoch ist die Qualität der Evidenz bei vielen der eingeschlossenen Studien gering. Ein hohes Verzerrungspotenzial (engl.: risk of bias), Single-Center-Studien mit kleiner Stichprobengröße, undefinierte Randomisierung, unklare Zuordnungs- und Verblindungsverfahren, unterschiedliche Dosierungen, Behandlungsschemata und Behandlungsdauer, sowie verschiedene Kontrollen schwächen die Aussagekraft; zudem berichteten nur wenige Studien über unerwünschte Nebenwirkungen. Nach Ausschluss von Studien mit hohem Verzerrungspotenzial war in den o. g. Metanalysen die signifikante Verringerung der Sterblichkeit nicht mehr erkennbar.

Insgesamt bleibt eine zuverlässige Nutzen-Risiko-Bewertung ungewiss; zudem sind ivIG relativ teuer. Große, multizentrische, gut konzipierte RCTs sind zukünftig erforderlich, um die Unsicherheit bezüglich der Rolle von Immunglobulin bei Patienten mit Sepsis und septischem Schock zu beseitigen. Daher bleibt – wie auch in früheren Leitlinien – die aktuelle Empfehlung wie folgt (angepasst nach Ref. 1 und 2).

Merke: Bei erwachsenen Patienten mit Sepsis und septischem Schock wird empfohlen, von einer Therapie mit intravenösen Immunglobulinen abzusehen (schwache Empfehlung bei niedriger Qualität der Evidenz).

13.3 Hydrokortison

13.3.1 Hintergrund

Sowohl endogene als auch verabreichte Steroide haben einen hemmenden Einfluss auf die Signaltransduktion im Rahmen entzündlicher Prozesse und wirken daher anti-inflammatorisch. Dies ist im Prinzip eine physiologische Feedback-Hemmung: während Stressreaktionen induziert das Zentralnervensystem (ZNS) die Aktivierung sowohl des sympatho-adrenergen Systems (durch Freisetzung von Katecholaminen) als auch der Hypothalamus-Hypophysen-Nebennieren-(HPA)-Achse (durch Freisetzung von Steroidhormonen, Glukokortikoiden (GCs) und Mineralokortikoiden), mit dem Ziel, die Homöostase durch Beeinflussung der metabolischen, kardiovaskulären, immunologischen und endokrinen Funktionen aufrechtzuerhalten [19]. In diesem Zusammenhang spielt die Nebenniere eine Schlüsselrolle, die den Ort der Synthese und Expression von Katecholaminen, GCs, androgenen Hormonen und Faktoren des Renin-Angiotensin-Aldosteron (RAA)-Systems vereint. Akute und chronische entzündliche Erkrankungen beinhalten eine Stimulation der HPA-Achse durch das Immunsystem, was zu morphologischen und funktionellen Veränderungen insbesondere der Nebennierenrinde führt. Dieses Phänomen wurde für akute Infektionskrankheiten sowie für Sepsis und septischen Schock beschrieben [20,21].

Vor über 50 Jahren wurde die bahnbrechende Beobachtung gemacht, dass die Verabreichung eines Extrakts aus Nebennierenrindensteroiden bei einem Patienten mit progressiver, aktiver rheumatoider Arthritis das Fortschreiten der Krankheit verlangsamte [22]. Dies führte bald zur Entwicklung synthetischer Steroide der Nebennierenrinde, die bei der Behandlung einer Vielzahl von entzündlichen und Autoimmunerkrankungen einen bemerkenswerten Ruf erlangten. Es stellte sich jedoch bald heraus, dass diese Wirksamkeit nicht ohne Kosten in Bezug auf potenziell schwerwiegende Nebenwirkungen war. Bei Patienten mit Sepsis und septischem Schock riefen negative Ergebnisse von Studien mit hohen GC-Dosen im Laufe der Jahre Skepsis hervor [23]. Inzwischen zeigten mehrere randomisierte Studien widersprüchliche Ergebnisse mit niedrigen Dosen von Hydrokortison (HC) bei Patienten mit septischem Schock. Daher blieb umstritten, welche Patienten von dieser Therapie am besten profitieren; als Konsequenz blieb über viele Jahre in den Vorgängerversionen der internationalen SSC-Leitlinien die Empfehlung, von einer Therapie mit HC abzusehen, wenn es möglich war, die Patienten mit Flüssigkeit und Vasopressoren so zu stabilisieren, dass ein arterieller Mitteldruck von 65 mmHg erreicht werden konnte – unabhängig von der Dosierung der Vasopressoren [24]. Diese Empfehlung wurde so in den aktuellen deutschen Leitlinien übernommen, allerdings gab es hier einen Dosierungskorridor für die Gabe von Noradrenalin als Vasopressor, um eine Grenze für die klinische Praxis aufzuzeigen [1].

13.3.2 Rationale und Empfehlungen

Nach Redaktionsschluss der deutschen Leitlinien [1] wurden 2 große RCTs [25,26] sowie eine daraufhin aktualisierte Metaanalyse [27] veröffentlicht. Letztere ergab eine signifikante Senkung der Dauer bis zur Auflösung des Schocks durch niedrig dosiertes HC (mittlere Differenz: 1,52 Tage). Dazu wurde durch die Leitliniengruppe der SSC eine eigene Metaanalyse durchgeführt, die diesen Trend so genannter Vasopressor-freier Tage bestätigte (mittlere Differenz: 1,50 Tage) [2]. Andererseits erhöhte die Gabe von HC jedoch die neuromuskuläre Schwäche, ohne dass ein deutlicher Effekt auf die Kurz- oder Langzeitsterblichkeit nachweisbar war. Die Gesamtqualität der Evidenz war moderat, so dass sich einmal mehr ein gewisses Dilemma für die endgültige Empfehlung ergab.

Das Gremium der SSC beurteilte die wünschenswerten Wirkungen (Schockauflösung, Vasopressor-freie Tage) und wog diese gegen die unerwünschten Wirkungen von HC ab [2]. Diese Abwägung, ergänzt durch die Berücksichtigung der erforderlichen Ressourcen, Kosten der Intervention und die praktische Durchführbarkeit unterstützten letztendlich eine schwache Empfehlung zugunsten der Verwendung von niedrig dosiertem HC zur Therapie des septischen Schocks. Die optimale Dosis, der Zeitpunkt der Einleitung und die Dauer der Anwendung von HC bleiben ungewiss; aktuelle RCTs verwendeten 200 mg HC i. v. pro Tag in Einzeldosen [26]. Die aktuellen Studien [25,26] verwendeten zudem unterschiedliche Einschlusskriterien: bei der australischen ADRENAL-Studie [26] wurden Patienten eingeschlossen, die zum Zeitpunkt der Randomisierung eine beliebige Dosis von Vasopressoren oder Inotropika erhielten, um für mehr als 4 Stunden einen arteriellen Mitteldruck (MAP) von mindestens 60 mmHg aufrechtzuerhalten. Bei der französischen APROCCHSS-Studie [25] musste die Vasopressor-Dosis bei Einschluss der Patienten ≥ 0,25 μg/kg/min Noradrenalin oder Adrenalin oder einem anderen Vasopressor für mindestens 6 Stunden betragen, um einen MAP ≥ 65 mmHg aufrechtzuerhalten. Bei ADRENAL [26] wurde HC für maximal sieben Tage oder bis zur Entlassung aus der Intensivstation verabreicht; bei APROCCHSS [25] wurde HC genau 7 Tage gegeben. Eine „Entwöhnung" von HC über mehrere Tage gab es bei beiden Studien nicht; schließlich ergab die o. g. Metaanalyse [27] keinen Vorteil einer individuellen Dosisanpassung von HC.

Die aktuellen, internationalen Leitlinien der SSC kamen in Anbetracht der teilweise widersprüchlichen, teilweise aber auch übereinstimmenden Ergebnisse der neuen RCTs und Metaanalysen daher zu folgendem Schluss (angepasst nach Ref. 2):

Merke: Bei erwachsenen Patienten mit septischem Schock wird empfohlen, bei bestehendem Bedarf an Vasopressoren intravenöse Kortikosteroide anzuwenden (schwache Empfehlung bei mittlerer Qualität der Evidenz).

Der „bestehende Bedarf an Vasopressoren" wird als eine Dosierung von ≥ 0,25 µg/kg/min Noradrenalin oder Adrenalin für mindestens 4 Stunden definiert.

Als typisches Kortikosteroid wird Hydrokortison (HC) in einer Dosierung von 200 mg pro Tag vorgeschlagen, entweder als Bolusgabe à 50 mg über den Tag verteilt oder als Dauerinfusion.

13.4 Vitamin C

13.4.1 Hintergrund

Seit der Entdeckung von Vitamin C (Ascorbinsäure) in den 1920er Jahren wird es zur Behandlung vieler Krankheiten empfohlen und angewendet, meist ohne Beweise aus randomisierten kontrollierten Studien [28]. Später wurden jedoch alle vorgeschlagenen positiven Wirkungen von Vitamin C zur Vorbeugung von Erkältungen [29] oder zur Behandlung von Krebs [30] widerlegt. Tatsächlich ist bei der gleichzeitigen Anwendung von Vitamin C mit antineoplastischen Arzneimitteln Vorsicht geboten, da Vitamin C deren therapeutische Wirksamkeit verringern kann [31]. Die Effekte lassen sich wie folgt kurz zusammenfassen [32]: Vitamin C fungiert als starkes wasserlösliches Antioxidans durch direktes Abfangen freier Sauerstoff-Radikale und wirkt als essenzieller Co-Faktor zur Herstellung von Katecholaminen, Vasopressin und Cortisol im menschlichen Körper. Vitamin C kommt auch in hohen Konzentrationen in Leukozyten vor und ist an deren Immunantworten und Funktionen beteiligt. Präklinische Studien zeigten, dass Vitamin C eine entscheidende Rolle bei der Verbesserung der Auswirkungen von Entzündungen durch Hemmung proinflammatorischer Zytokine spielt. Es unterstützt die Immunregulation und schützt die Wirtszellen, u. a. durch die Neutralisierung reaktiver Sauerstoffspezies (ROS) [32].

Da Menschen nicht in der Lage sind, ihr eigenes Vitamin C in der Leber zu synthetisieren, sind sie auf exogene Quellen angewiesen. In gesunden Organismen reicht die natürliche Ernährung aus, um den Bedarf an Vitamin C zu decken. Bei kritisch kranken Patienten ist Vitamin C deutlich erniedrigt [33]. Daher besteht die grundsätzliche Rationale für die parenterale Verabreichung von Vitamin C darin, einen erhöhten metabolischen Umsatz von Vitamin C bei schwerer Sepsis und septischem Schock auszugleichen [34]. Ausmaß der Hypotonie und Katecholaminbedarf sind dabei wesentliche Zielkriterien. Vitamin C erhöht die endogene Synthese von Noradrenalin und Vasopressin als Cofaktor von Dopamin-β-Hydroxylase und Tyrosinhydroxylase [35]. Darüber hinaus kann die parenterale Gabe von Vitamin C die mikrovaskuläre Funktion bei septischen Patienten verbessern und hat zudem eine direkte bakteriostatische Wirkung [32].

Einen weiteren Schub zur Rolle von Vitamin C beim septischen Schock erhielt dieser Ansatz aus einer retrospektiven Vorher-Nachher-Studie an 94 Patienten [36]. Patienten, die Vitamin C in Kombination mit Thiamin und Hydrocortison (heute als

„HAT-Therapie" bezeichnet für „hydrocortisone, ascorbic acid, thiamine") erhielten, hatten eine signifikant reduzierte Letalität. Allerdings schränken geringe Studiengröße, Vorher-Nachher-Design, Single-Center-Ansatz, fehlende Verblindung und das Vorhandensein von drei gleichzeitigen Interventionen die Generalisierbarkeit dieser Ergebnisse ein. Sie waren zwar potenziell nützlich, um zukünftige Hypothesen zu generieren, reichten jedoch nicht aus, um Veränderungen in die klinische Praxis einzuführen. Seitdem hat es mehrere RCTs gegeben, die sowohl die alleinige Gabe von Vitamin C als auch die genannte HAT-Therapie untersuchten (siehe nächster Abschnitt). Ähnliche Versuche mit anderen Vitamin-Präparaten zur Sepsis-Therapie hat es in der Vergangenheit auch gegeben: so wurden die Gabe von Vitamin E, Vitamin D, Folsäure etc. getestet, die jedoch allesamt das Ziel verfehlten und heutzutage keine Option mehr darstellen.

13.4.2 Rationale und Empfehlungen

Da die meisten großen RCTs und Metaanalysen zur Vitamin C- bzw. HAT-Therapie erst in den letzten Jahren publiziert wurden, gab es in den deutschen Sepsis-Leitlinien [1] hierzu keinen entsprechenden Abschnitt; die aktuellen internationalen Leitlinien [2] haben sich dagegen hierzu positioniert, da sie mehr als 2 Jahre später erschienen. Grundlagen waren eine Metaanalyse mit 6 RCTs [37] sowie eine weitere RCT [38]; zusammen schloss die eigene Metaanalyse des SSC-Gremiums somit 7 RCTs mit insgesamt 416 kritisch kranken Patienten ein. Die Verwendung von Vitamin C reduzierte die Sterblichkeit nicht im Vergleich zur gewöhnlichen Standardtherapie. Eine Studie berichtete über einen reduzierten Gebrauch von Vasopressoren nach 168 h [38]. Von den Patienten, die nach 7 Tagen am Leben waren, erhielten in der Vitamin-C-Gruppe 22 % weiterhin Vasopressoren im Vergleich zu 10 % in der Kontrollgruppe.

Nach dem offiziellen Enddatum der Literaturrecherche wurden zwei zusätzlichen RCTs zur HAT-Therapie veröffentlicht [39,40]. In der Studie von Fujii et al. [39] wurden 211 Erwachsene mit septischem Schock für die Kombination von Vitamin C, Hydrokortison und Thiamin vs. Hydrokortison allein randomisiert. Die Autoren konnten keinen Unterschied für den primären Endpunkt Überleben und Vasopressor-freie Tage bis zu 168 h zwischen der Verum- und der Kontrollgruppe zeigen. Die 90-Tage-Sterblichkeit betrug 28,6 % in der HAT-Gruppe und 24,5 % in der Kontrollgruppe. In der Studie von Moskowitz et al. [40] waren 200 Patienten für eine Kombination aus Vitamin C, Hydrokortison und Thiamin vs. Placebo randomisiert. Es fand sich kein Unterschied für den primären Endpunkt Änderung des SOFA-Scores nach 72 h; nach 30 Tagen waren 34,7 % der Patienten in der Verumgruppe gestorben, verglichen mit 29,3 % in der Kontrollgruppe. Werden diese Daten zur o. g. Metaanalyse hinzugefügt, ergibt die Punktschätzung für die Sterblichkeit keinen positiven Effekt der HAT-Therapie.

Insgesamt wurde der Gesamteffekt als klein mit geringer Qualität der Evidenz beurteilt; dazu gab es nur begrenzte Daten zu Nebenwirkungen. Es wurde ferner betont, dass die 90-Tage-Letalität der größten Studie [39] zugunsten der Kontrolle ausfiel. Da sowohl die reinen Vitamin-C-Studien als auch die Studien zur HAT-Therapie weder die Intervention noch die Kontrolle begünstigten, gab das Gremium eine schwache Empfehlung gegen die Anwendung von Vitamin C (also egal ob allein oder in Kombination einer HAT-Therapie) bei Patienten mit Sepsis und septischem Schock. Die Ergebnisse noch laufender RCTs könnten die Qualität der Evidenz verbessern und zukünftige Aktualisierungen der Leitlinien modifizieren. Insgesamt ist die Empfehlung daher (angepasst nach Ref. 2):

Merke: Bei erwachsenen Patienten mit Sepsis und septischem Schock wird empfohlen, von einer Therapie mit intravenösem Vitamin C abzusehen (schwache Empfehlung bei niedriger Qualität der Evidenz).

13.5 Glukosekontrolle

13.5.1 Hintergrund

Das Interesse an Stoffwechselveränderungen im Zusammenhang mit kritischen Krankheiten wie der Sepsis und insbesondere das Thema Stresshyperglykämie ist in den letzten 20 Jahren stark gestiegen. Der Begriff Stresshyperglykämie (SH) bezieht sich im Allgemeinen auf eine vorübergehende Hyperglykämie während der akuten Krankheit und ist normalerweise auf Patienten ohne vorherige Hinweise auf Diabetes beschränkt [41]. Die Pathophysiologie der SH unterscheidet sich stark von der chronischen Hyperglykämie von Patienten mit Typ-2-Diabetes. Eine SH entsteht durch Veränderungen der hormonellen und neuronalen Signale zur Regulierung des Kohlenhydratstoffwechsels, normalerweise bekannt als Insulinresistenz (IR), d. h. einer Unfähigkeit von Insulin, die Glukoseaufnahme in die Skelettmuskulatur angemessen zu stimulieren oder die Glukoneogenese in der Leber zu hemmen [42]. Die Translokation von Glukose-Transportern (GLUT) ist dabei der Hauptmechanismus für die Modulation des Glukosetransports durch die Zellmembranen [43].

Bei einer akuten, intensivmedizinischen Erkrankung kommt es zu einer abrupten Entwicklung von SH mit komplexen Wechselwirkungen zwischen einigen gegenregulierenden Hormonen (Glukagon, Katecholamine, Wachstumshormon oder Cortisol), dazu verursachen Adipokine und entzündliche Zytokine eine übermäßige und nicht hemmbare Produktion von Glukose durch die Leber sowie eine IR [44]. Die Stärke der IR hängt auch von der Schwere der Erkrankung ab. Darüber hinaus verschlimmert eine SH die peripheren Effekte von Zytokinen, und es kommt dadurch zu entzündlichen und oxidativen Stressreaktionen – ein Teufelskreis, bei dem die initiale SH selbst-perpetuierend zu noch stärkeren Hyperglykämien führt [44]. Umgekehrt ist die Auflösung einer SH mit einer Normalisierung der Entzündungsreaktion verbunden [45].

Die genannten Mechanismen machen deutlich, dass eine engmaschige Glukosekontrolle (engl.: tight glucose control, TGC) bei Patienten mit Sepsis und septischem Schock unumgänglich ist. Dabei ist es nicht nur wichtig, schnell eine SH (meist definiert als ein Glukosewert > 180 mg/dl) zu erkennen, sondern dann, wenn eine Insulingabe erforderlich ist, umgekehrt eine überschießende Wirkung mit einer bedrohlichen Hypoglykämie zu vermeiden. Dies ist begrifflich streng von der intensiven Insulintherapie (IIT) zu trennen, die sich mit engen Zielen in mehreren Studien als nicht wirksam erwiesen hat. Bei kritisch kranken Erwachsenen steigt das Letalitätsrisiko im Zusammenhang mit Hypoglykämie linear mit fortschreitender Schwere der Hypoglykämie, unabhängig von seiner Ursache (iatrogen oder spontan) [46]. Wenn die Glukose-Konzentrationen auf < 70 mg/dl sinken, steigt bereits das Risiko merklich an. Schwere Hypoglykämien bei Intensivpatienten wurde in den meisten Studien willkürlich als Glukose-Abfall auf < 40 mg/dl bei mindestens einer Messung definiert. Schließlich ist – neben Hyper- und Hypoglykämien mit absoluten Schwellenwerten – als drittes Kriterium die so genannte Glukosevariabilität zu nennen. In einer Metaanalyse [47] erwies sich das Vorliegen einer hohen Glukosevariabilität als unabhängiger Risikofaktor für die Sterblichkeit während der Intensivbehandlung, auch nach Berücksichtigung der mittleren Konzentrationen der Glukose.

13.5.2 Rationale und Empfehlungen

Die bisherigen Empfehlungen, eine Insulintherapie zu beginnen, wenn zwei aufeinanderfolgende Werte eine Glukose > 180 mg/dl ergeben, stammen von der NICE-SUGAR-Studie [48]. In der aktuellen Version der SSC-Leitlinie wurde explizit diskutiert, ob bei Erwachsenen mit Sepsis oder septischem Schock interveniert werden soll, und wenn, ab welchem Schwellenwert die Insulininfusion beginnen sollte (> 180 oder > 150 mg/dl) [2]. Dafür wurde eine neuere Netzwerk-Metaanalyse mit 35 RCTs herangezogen [49]. Die Analyse verglich vier verschiedene Glukosezielwerte (< 110, 110–144, 144–180 und > 80 mg/dl). Es wurde kein signifikanter Unterschied der Krankenhaussterblichkeit zwischen den vier Blutzuckerwerten beobachtet. Zielkonzentrationen von < 110 und 110–144 mg/dl waren mit einem vier- bis neunfach erhöhten Hypoglykämierisiko im Vergleich zu 144–180 und > 180 mg/dl assoziiert; für die Zielwerte von 144–180 und > 180 mg/dl fand sich kein signifikanter Unterschied.

Die Gesamtqualität der Evidenz wurde als moderat bewertet. Insgesamt begünstigten die Auswertungen den Beginn einer Insulintherapie bei einem Glukosewert von > 180 mg/dl. Dies wurde hauptsächlich unterstützt vom insgesamt erhöhten Hypoglykämierisiko für niedrigere Schwellenwerte. Es bestanden zudem keine signifikanten Unterschiede zwischen den Ergebnissen unter Berücksichtigung, ob nur ein oder zwei konsekutive Glukosewerte von > 180 mg/dl zum Beginn der Insulintherapie vorlagen. Insgesamt ist die Empfehlung daher (angepasst nach Ref. 2):

Merke: Bei erwachsenen Patienten mit Sepsis und septischem Schock wird empfohlen, bei einem Glukosewert von > 180 mg/dl (10 mmol/l) eine Insulintherapie zu beginnen (starke Empfehlung bei mittlerer Qualität der Evidenz).

Nach Beginn der Insulintherapie sollte ein Zielwert von 144–180 mg/dl (8–10 mmol/l) angestrebt werden.

13.6 Ausblick

Der letzte Abschnitt zur Glukosekontrolle weist ganz besonders auf die immense Komplexität der physiologischen Prozesse im Rahmen der Wirtsabwehr hin. Einerseits greift eine SH in die Signaltransduktion der Abwehrzellen ein, andererseits hat sie synergistische Auswirkungen auf die Zielzellen wie etwa die Gefäßendothelzellen und trägt so zu einem verstärkten Effekt inflammatorischer Zytokine bei. Ansätze, um die vielen einzelnen Schritte vom initialen Erregerkontakt bis hin zu den Veränderungen an den Zielzellen zu beeinflussen, gab es viele, und auch in Zukunft wird die Forschung auf diesem Sektor nicht stillstehen. Allerdings muss man eingestehen, dass die meisten Versuche diesbezüglich noch keinen Durchbruch erzielt haben oder sogar gescheitert sind: angefangen mit direkter Hemmung bzw. Reduktion von spezifischen Toxinen der Erreger (z. B. alkalische Phosphatase zur Endotoxinspaltung, Polymyxinadsorber zur Bindung von Endotoxinen), über eine Hemmung der spezifischen Rezeptoren (Toll-like-Receptor-Inhibitoren), multiple Ansätze zur Hemmung der proinflammatorischen Signaltransduktion (spezifische Antikörper, ultra-hoch dosiertes Vitamin C), bis hin zur Blockade der Zytokine und Transmittersubstanzen (Antikörper gegen diverse Zytokine und deren Rezeptoren, Synthesehemmer oder Scavengermoleküle für Stickstoffmonoxid). Es gab hierzu zahlreiche Studien, mehrheitlich ohne Erfolg, einige sind noch nicht abgeschlossen.

Einen aktuellen Schub hat diese Forschung durch die Corona-Pandemie erfahren. In einer bis dahin unbekannten Geschwindigkeit wurden viele Ansätze geprüft, und einige konnten sich in großen RCTs als effektiv erweisen und sind inzwischen Bestandteil von Handlungsempfehlungen. Zu erwähnen sind hier das Dexamethason als zeitlich begrenzte, orale Therapie, die monoklonalen Antikörper Casirivimab/Imdevimab gegen das Spike-Protein des SARS-CoV-2-Virus, der Interleukin-6-RezeptorAntagonist Tocilizumab, sowie der Januskinasen-(JAK)-Inhibitor Baricitinib. Auch diese Therapien spiegeln die gesamte Kaskade der Signaltransduktion bei einer Covid-19-Erkrankung wider – Ansätze, die sich (mit gewisser Einschränkung des Dexamethasons als klassisches Kortikosteroid) bei der bakteriellen Sepsis bisher nicht durchsetzen konnten. Es ist davon auszugehen, dass man diesbezüglich sehr viel von der Corona-Pandemie lernen wird, und vielleicht können sich manche dieser Medikamente später auch bei anderen Formen der Sepsis etablieren.

Es bleibt am Ende noch der Blick auf die individuellen Patienten selbst: in vielen Studien konnte gezeigt werden, dass es – bei insgesamt negativem Ausgang – immer wieder Subgruppen gab, bei denen die untersuchte Therapie erfolgreich zu sein schien, während andere Patienten eher Schaden genommen haben. Hier gilt es, die bereits beschriebene „Phänotypisierung" der Sepsis [50], also die Unterteilung des gesamten Patientenklientels in definierte Untergruppen, anhand gezielter Kriterien für den Kliniker „fassbar" zu machen. Ein hoffungsvoller Ansatz ergab sich jüngst aus einer Nachanalyse mehrerer Sepsisstudien mit Hydrokortison: hier konnte gezeigt werden, dass ein bestimmtes Verhältnis von Zytokinen (Interleukin 10 und gamma-Interferon), die man bei den Patienten bestimmt hatte, eng mit dem Erfolg einer Hydrokortisontherapie assoziiert war [51]. Diese Form von Spurensuche gilt es in Zukunft zu intensivieren, um auf diese Weise im Sinne einer „Theragnostik" zu einer individualisierten Sepsistherapie zu gelangen – sicherlich ein zeitintensiver und mühevoller Weg, aber die ersten Ansätze scheinen vielversprechend zu sein.

Literatur

[1] Brunkhorst FM, Weigand MA, Pletz M, et al. S3 Guideline Sepsis—prevention, diagnosis, therapy, and aftercare. Med Klin Intensivmed Notfmed. 2020;115:37–109.

[2] Evans L, Rhodes A, Alhazzani W, et al. Surviving sepsis campaign: international guidelines for management of sepsis and septic shock 2021. Intensive Care Med. 2021;47:1181–247.

[3] Gitlin D, Janeway CA. Agammaglobulinemia: congenital, acquired, and transient forms. Prog Hematol. 1956;1:318–29.

[4] Gitlin D, Gross PA, Janeway CA. The gamma globulins and their clinical significance. II. Hypogammaglobulinemia. N Engl J Med. 1959;260:72–6.

[5] Imbach P, Barandun S, Baumgartner C, et al. High-dose intravenous gammaglobulin therapy of refractory, in particular idiopathic thrombocytopenia in childhood. Helv Paediatr Acta. 1981;36:81–6.

[6] Kazatchkine MD, Kaveri SV. Immunomodulation of autoimmune and inflammatory diseases with intravenous immune globulin. N Engl J Med. 2001;345:747–55.

[7] Bayry J, Thirion M, Misra N, et al. Mechanisms of action of intravenous immunoglobulin in autoimmune and inflammatory diseases. Neurol Sci. 2003;24:S217–21.

[8] Durandy A, Kaveri SV, Kuijpers TW, et al. Intravenous immunoglobulins – understanding properties and mechanisms. Clin Exp Immunol. 2009;158(1):2–13.

[9] Moiseeva KG, Nikiforova TV, Kharitonova AI, Koz'minykh LF, Pavlovskaia EN. Intravenous administration of immunoglobulins in young children with staphylococcal infections. Probl Gematol Pereliv Krovi. 1977;2:35–8.

[10] Lindquist L, Lundbergh P, Maasing R. Pepsin-treated human gamma globulin in bacterial infections. A randomized study in patients with septicaemia and pneumonia. Vox Sang. 1981;40:329–37.

[11] Glinz W, Grob PJ, Nydegger UE, et al. Polyvalent immunoglobulins for prophylaxis of bacterial infections in patients following multiple trauma. A randomized, placebo-controlled study. Intensive Care Med. 1985;11:288–94.

[12] Ziegler EJ, Fisher Jr CJ, Sprung CL, et al. Treatment of gramnegative bacteremia and septic shock with HA-1A human monoclonal antibody against endotoxin – a randomized, double-blind, placebo-controlled trial. N Engl J Med. 1991;324:429–36.

[13] Albertson TE, Panacek EA, MacArthur RD, et al. Multicenter evaluation of a human monoclonal antibody to Enterobacteriaceae common antigen in patients with Gram-negative sepsis. Crit Care Med. 2003;31:419–27.

[14] Madsen MB, Hjortrup PB, Hansen MB, et al. Immunoglobulin G for patients with necrotising soft tissue infection (INSTINCT): a randomised, blinded, placebo-controlled trial. Intensive Care Med. 2017;43:1585–93.

[15] Welte T, Dellinger RP, Ebelt H, et al. Efficacy and safety of trimodulin, a novel polyclonal antibody preparation, in patients with severe community-acquired pneumonia: a randomized, placebo-controlled, double-blind, multicenter, phase II trial (CIGMA study). Intensive Care Med. 2018;44:438–48.

[16] Cui J, Wei X, Lv H, et al. The clinical efficacy of intravenous IgM-enriched immunoglobulin (pentaglobin) in sepsis or septic shock: a meta-analysis with trial sequential analysis. Ann Intensive Care. 2019;9:27.

[17] Alejandria MM, Lansang MA, Dans LF, et al. Intravenous immunoglobulin for treating sepsis, severe sepsis and septic shock. Cochrane Database Syst Rev. 2013;9:Cd001090.

[18] Busani S, Damiani E, Cavazzuti I, et al. Intravenous immunoglobulin in septic shock: review of the mechanisms of action and metaanalysis of the clinical effectiveness. Minerva Anestesiol. 2016;82:559–72.

[19] Selye H. The general adaptation syndrome and the diseases of adaptation. J Clin Endocrinol Metab. 1946;6:117–230.

[20] Munck A. Glucocorticoid biology—a historical perspective. In: Goulding NJ, Flower RJ. Glucocorticoids. Basel, Boston, Berlin: Birkhaeuser Verlag, 2001, 17–33.

[21] Gerlach H. Adrenal Insufficiency. In: Vincent JL, Abraham E, Moore FA, Kochanek PM, Fink MP (Hrsg.) Textbook of Critical Care. 7. Ausgabe. Philadelphia, PA, USA. Elsevier Inc., 2017, 1024–33.

[22] Hench PS, Kendall EC, Slocumb CH, et al. The effect of a hormone of the adrenal cortex (17-hydroxy-11-dehydrocorticosterone: Compound E) and of pituitary adrenocorticotropic hormone on rheumatoid arthritis. Proc Staff Meet Mayo Clin. 1949;24:181–97.

[23] Zimmerman JJ. A history of adjunctive glucocorticoid treatment for pediatric sepsis: moving beyond steroid pulp fiction toward evidence-based medicine. Pediatr Crit Care Med. 2007;8:530–9.

[24] Rhodes A, Evans LE, Alhazzani W, et al. Surviving sepsis campaign: international guidelines for management of sepsis and septic shock 2016. Intensive Care Med. 2017;43:304–77.

[25] Annane D, Renault A, Brun-Buisson C, et al. Hydrocortisone plus Fludrocortisone for Adults with Septic Shock. N Engl J Med. 2018;378:809–18.

[26] Venkatesh B, Finfer S, Cohen J, et al. Adjunctive glucocorticoid therapy in patients with septic shock. N Engl J Med. 2018;378:797–808.

[27] Rygård SL, Butler E, Granholm A, et al. Low-dose corticosteroids for adult patients with septic shock: a systematic review with meta-analysis and trial sequential analysis. Intensive Care Med. 2018;44:1003–16.

[28] Kuhn SO, Meissner K, Mayes LM, Bartels K. Vitamin C in Sepsis. Curr Opin Anaesthesiol. 2018;31:55–60.

[29] Pitt HA, Costrini AM. Vitamin C prophylaxis in marine recruits. JAMA. 1979;241:908–11.

[30] Creagan ET, Moertel CG, O'Fallon JR, et al. Failure of high-dose vitamin C (ascorbic acid) therapy to benefit patients with advanced cancer. A controlled trial. N Engl J Med. 1979;301:687–90.

[31] Heaney ML, Gardner JR, Karasavvas N, et al. Vitamin C antagonizes the cytotoxic effects of antineoplastic drugs. Cancer Res. 2008;68:8031–8.

[32] Mandl J, Szarka A, Bánhegyi G. Vitamin C: update on physiology and pharmacology. Br J Pharmacol. 2009;157:1097–110.

[33] Nakano K, Suzuki S. Stress-induced change in tissue levels of ascorbic acid and histamine in rats. J Nutr. 1984;114:1602–8.

[34] Borrelli E, Roux-Lombard P, Grau GE, et al. Plasma concentrations of cytokines, their soluble receptors, and antioxidant vitamins can predict the development of multiple organ failure in patients at risk. Crit Care Med. 1996;24:392–7.

[35] Galley HF, Howdle PD, Walker BE, Webster NR. The Effects of Intravenous Antioxidants in Patients With Septic Shock. Free Radic Biol Med. 1997;23:768–74.

[36] Marik PE, Khangoora V, Rivera R, Hooper MH, Catravas J. Hydrocortisone, Vitamin C, and Thiamine for the Treatment of Severe Sepsis and Septic Shock: A Retrospective Before-After Study. Chest. 2017;151:1229–38.

[37] Putzu A, Daems AM, Lopez-Delgado JC, et al. The effect of vitamin C on clinical outcome in critically ill patients: a systematic review with meta-analysis of randomized controlled trials. Crit Care Med. 2019;47:774–83.

[38] Fowler AA 3 rd, Truwit JD, Hite RD, et al. Effect of vitamin C infusion on organ failure and biomarkers of inflammation and vascular injury in patients with sepsis and severe acute respiratory failure: the CITRIS-ALI Randomized Clinical Trial. JAMA. 2019;322:1261–70.

[39] Fujii T, Luethi N, Young PJ, et al. Effect of vitamin C, hydrocortisone, and thiamine vs hydrocortisone alone on time alive and free of vasopressor support among patients with septic shock: the VITAMINS Randomized Clinical Trial. JAMA. 2020;323:423–31.

[40] Moskowitz A, Huang DT, Hou PC, et al. Effect of ascorbic acid, corticosteroids, and thiamine on organ injury in septic shock: the ACTS Randomized Clinical Trial. JAMA. 2020;324:642–50.

[41] Lheureux O, Prevedello D, Preiser JC. Update on glucose in critical care. Nutrition. 2019;59:14–20.

[42] Lena D, Kalfon P, Preiser JC, Ichai C. Glycemic control in the intensive care unit and during the postoperative period. Anesthesiology. 2011;114:438–44.

[43] Shepherd PR, Kahn BB. Glucose transporters and insulin action – implications for insulin resistance and diabetes mellitus. N Engl J Med. 1999;341:248–57.

[44] Thorell A, Nygren J, Ljungqvist O. Insulin resistance: a marker of surgical stress. Curr Opin Clin Nutr Metab Care. 1999;2:69–78.

[45] Stentz FB, Umpierrez GE, Cuervo R, Kitabchi AE. Proinflammatory cytokines, markers of cardiovascular risks, oxidative stress, and lipid peroxidation in patients with hyperglycemic crises. Diabetes. 2004;53:2079–86.

[46] Finfer S, Liu S, Chittock DR, et al. for the NICE_STUDY Investigators. Hypoglycemia and risk of death in critically ill patients. N Engl J Med. 2012;367:1108–18.

[47] Eslami S, Taherzadeh Z, Schultz MJ, Abu-Hanna A. Glucose variability measures and their effect on mortality: a systematic review. Intensive Care Med. 2011;37:583–93.

[48] The NICE-SUGAR Study Investigators. Intensive versus conventional glucose control in critically ill patients. N Engl J Med. 2009;360:1283–97.

[49] Yatabe T, Inoue S, Sakaguchi M, et al. The optimal target for acute glycemic control in critically ill patients: a network meta-analysis. Intensive Care Med. 2017;43:16–28.

[50] Seymour CW, Kennedy JN, Wang S, et al. Derivation, Validation, and Potenzial Treatment Implications of Novel Clinical Phenotypes for Sepsis. JAMA. 2019;321:2003–17.

[51] König R, Kolte A, Ahlers O, et al. Use of IFNγ/IL10 Ratio for Stratification of Hydrocortisone Therapy in Patients With Septic Shock. Front Immunol. 2021;12:607217.

14 Hämophagozytische Lymphohistiozytose (HLH)

Sebastian Birndt, Paul Graf La Rosée, Gernot Beutel

14.1 Einführung und Definition

Die hämophagozytische Lymphohistiozytose (HLH) ist ein potentiell lebensbedrohliches hyperinflammatorisches Syndrom, welches durch eine pathologische Aktivierung von T-Zellen und Makrophagen und daraus resultierender Zytokinfreisetzung („Zytokinsturm") gekennzeichnet ist. Klinisch imponiert häufig ein Sepsis-ähnliches Bild, so dass die HLH eine seltene, aber wichtige Differentialdiagnose insbesondere auf Intensivstationen darstellt.

Als Erstbeschreibung der HLH gilt eine Fallserie aus dem Jahr 1939, wobei die Erkrankung als „histiozytäre Knochenmarkretikulose" bezeichnet wurde [1]. Die familiäre Form der HLH wurde erstmals 1952 beschrieben und wird nach ihrem Erstbeschreiber auch als Morbus Farquhar bezeichnet [2]. Gemäß der derzeit genutzten Klassifikation der *Histiocyte Society* wird die HLH als Histiozytose der „H"-Gruppe eingeordnet [3].

Unterschieden werden die primäre HLH (definiert durch genetische Mutationen in immunregulierenden Genen) und die bei Erwachsenen weitaus häufigere sekundäre bzw. erworbene HLH, der typischerweise eine auslösende Erkrankung zugrunde liegt (meist Infektionen und Neoplasien). Die HLH infolge einer rheumatischen bzw. autoinflammatorischen Erkrankung wird synonym auch als Makrophagenaktivierungssyndrom (MAS-HLH) bezeichnet.

Klinisch lässt sich sehr oft eine Trias aus rezidivierendem Fieber, Zytopenien und (Hepato)splenomegalie beobachten, wobei je nach auslösender Erkrankung und betroffenem Organsystem eine variable Symptomatik bis zum Multiorganversagen möglich ist. Aufgrund des nicht selten fulminanten Verlaufs sind eine rasche Diagnosestellung und die zeitnahe Einleitung einer immunsuppressiven Therapie entscheidend.

14.2 Epidemiologie

Exakte Zahlen zu Inzidenz und Prävalenz der HLH bei Erwachsenen liegen für den europäischen und deutschen Raum nicht vor. Eine retrospektive schwedische Analyse schätzte die Inzidenz der familiären HLH (FHL) bei Kindern unter 15 Jahren auf 1,2 von 1 Million Kindern pro Jahr, während des untersuchten Zeitraums zwischen 1971 und 1986 trat damit bei einem von 50.000 Lebendgeborenen eine FHL auf, die Geschlechterverteilung war dabei ausgeglichen [4]. Ishii et al. berichteten eine jährliche Inzidenz von 1:800.000 Personen, wobei sowohl primäre als auch sekundäre HLH-Fälle erfasst wurden [5]. Für die Lymphom-assoziierte HLH wurde anhand japa-

https://doi.org/10.1515/9783110673395-014

nischer Daten eine kumulative Inzidenzrate von 2,8 % bei Patienten mit Non-Hodgkin-Lymphom aufgezeigt [6].

In der größten zur HLH bei Erwachsenen publizierten Analyse von Ramos-Casals et al. wurde bei 775 Patienten ein medianes Alter von 49 Jahren bei Diagnosestellung beobachtet, Männer waren mit einem Anteil von 63 % häufiger betroffen [7].

Trotz steigender Vigilanz ist von einer hohen Dunkelziffer nicht diagnostizierter HLH-Fälle auszugehen, vor dem Hintergrund der Sepsis-ähnlichen Symptomatik und des nicht selten fulminanten Verlaufs insbesondere auch auf Intensivstationen [8].

14.3 Ursachen und Risikofaktoren

14.3.1 Klassifikation und Pathogenese

14.3.1.1 Klassifikation

Unterschieden werden die primäre, durch genetische Aberrationen definierte HLH und die sekundäre bzw. erworbene HLH. Abzugrenzen ist zudem die HLH mit unbekannter Ursache. Einen Überblick über die Einteilung nach zugrundeliegender Ursache gibt Tab. 14.1.

Tab. 14.1: Einteilung der HLH nach Ursache (adaptiert nach La Rosée et al. [9]).

Primäre HLH (Vorliegen angeborener genetischer Alterationen)
HLH mit gestörter zytolytischer Funktion zytotoxischer T-Lymphozyten und/oder NK-Zellen
HLH mit gestörter Regulation des Inflammasoms
Sekundäre HLH
Infektions-assoziierte HLH (I-HLH)
Malignom-assoziierte HLH (M-HLH)
HLH infolge autoimmuner oder autoinflammatorischer Erkrankungen (MAS-HLH)
HLH durch andere Ursache (Organ- oder Stammzelltransplantation; metabolische, traumatische, iatrogene Ursachen [Immunsuppression, Immuntherapien, Vakzinierungen, Operationen, Hämodialyse], sehr selten Gravidität)
HLH unbekannter Ursache

14.3.1.2 Pathogenese
Primäre HLH

Ursache der primären oder hereditären bzw. familiären HLH ist eine verminderte oder fehlende zytotoxische Aktivität von T-Zellen und NK-Zellen infolge definierter genetischer Mutationen in immunregulierenden Genen. Diese betreffen entweder den

Transport, das Andocken oder die Exozytose von mit Proteasen wie Granzym B gefüllten Granula (Degranulation) oder die Formation des zytolytischen Proteins Perforin. Es resultiert die ineffektive Lyse von z. B. virusinfizierten Zielzellen und damit eine persistierende Antigenstimulation und fehlende Terminierung der Immunantwort, in deren Folge es zu einer Expansion zytotoxischer Effektorzellen (T- und NK-Zellen) kommt.

In Mausmodellen der familiären HLH konnte insbesondere der Einfluss aktivierter, zytotoxischer (CD8-positiver) T-Zellen auf die Krankheitsentstehung gezeigt werden [10,11]. Durch die Zytokinwirkung (insbesondere Interferon gamma als Schlüsselzytokin) kommt es zu einer vermehrten Makrophagenaktivierung und nachfolgend zur massiven, deregulierten Freisetzung proinflammatorischer Zytokine (z. B. Interleukin-1 Beta, Interleukin-6, Interleukin-18 und Tumornekrosefaktor Alpha) mit T-Zell-Aktivierung und Proliferation [12].

Neben den bereits seit längerer Zeit bekannten Mutationen mit Einfluss auf das lysosomale Processing, die Exozytose und Zytolyse wurden in den letzten Jahren eine Reihe weiterer Gene beschrieben, die mit einer defekten Immunantwort einhergehen und mit einer HLH assoziiert sein können. Beispielhaft seien hier Gene zur Regulation des Inflammasoms wie NLRC4 oder der T-Zell-Funktion und -proliferation (z. B. ITK) genannt (siehe Tab. 14.2) [13–15].

Tab. 14.2: Übersicht der von Mutationen betroffenen Gene bei primärer HLH sowie assoziierter Erkrankungen mit Immundefekt.

Genetische Alterationen bei hereditärer bzw. primärer HLH		
Immundefekt	**Betroffenes Gen**	**Syndrom**
gestörte Funktion zytotoxischer Granula	Perforin (PRF1)	FHL2
Regulation der zytotoxischen Exozytose	Unc-13 Homolog D (UNC13D)	FHL3
	Syntaxin 11 (STX11)	FHL4
	Syntaxin Binding Protein 2 (STXBP2)	FHL5
	Ras-related Protein Rab-27A (RAB27A)	Griscelli-Syndrom Typ 2
	Lysosomal Trafficking Regulator (LYST)	Chediak-Higashi-Syndrom
zytotoxisches T-Zell Signaling	SH2 domain-containing protein 1 A (SH2D1A)	XLP1 (Duncan- oder Purtilo-Syndrom)
Inflammasom-Regulation, NOD Signaling	X-linked inhibitor of apoptosis protein (XIAP)	XLP2
konstitutive Inflammasom-Aktivierung	NLR family CARD domain-containing protein 4 (NLRC4)	

Weitere mit seltenen Immundefekten assoziierte Gene, die mit einer HLH vergesellschaftet sein können: ITK, CD27, RAG1 & 2, IL2RG, IL7RA, CD3E, BTK, FAS, WAS, ATM, NEMO, STAT1, DKC1, MEFV, TNFRSF1A, CYBB, CYBA, NCF1, HAVCR2, CD48, CDC42, RC3H1 [16–18].

Sekundäre HLH

Die Pathogenese der sekundären HLH basiert auf einem komplexen inflammatorischen Geschehen und ist im Vergleich zur primären HLH weniger gut verstanden. Angenommen wird eine multifaktorielle Genese, wobei sowohl intrinsische als auch extrinsische Einflüsse wie Immunsuppression (z. B. medikamentös, HIV), präexistente Autoinflammation und eine ggf. zusätzlich vorliegende Erkrankung mit Zytokinausschüttung (z. B. Tumore/hämatologische Neoplasien, Infektion) eine pathologische Entzündungsreaktion sowie eine transient verminderte NK- und T-Zell-Funktion bedingen [19]. Auch der Einfluss sogenannter hypomorpher Mutationen oder Polymorphismen wird (teilweise kontrovers) diskutiert, so wurden in den letzten Jahren monoallelische Mutationen in HLH-prädisponierenden Genen bei einem Teil der Patienten mit sekundärer HLH gefunden [20–22]. Weitere Mechanismen, welche zur Entwicklung einer sekundären HLH beitragen können, umfassen die Hemmung der Zytotoxizität durch Zytokine oder Viren, eine Imbalance zwischen Erregerlast und Zellen der Immunantwort oder die Störung proapoptotischer Signalwege durch Tumoren und Viren [23,24]. Abb. 14.1 gibt einen vereinfachten Überblick über die Pathogenese der HLH und das Zusammenwirken verschiedener Faktoren mit resultierender pathologischer Inflammation.

genetische Prädisposition	erworbene Prädisposition	Auslöser „Trigger"	zelluläre und molekulare Mechanismen	klinisches Bild

Autoinflammation

genetische Defekte in immunregulierenden Genen:
· Zytolyse (Perforin)
· Exozytose
· zytotox. T-Zell Signaling
· Inflammasom-Regulation und Aktivierung

↓

primäre HLH

chronische Inflammation (z.B. rheumatische Erkrankung) Autoimmunerkrankung

Immunsuppression iatrogen/erworben

Autoimmunopathie

Immuntherapien
bispez. Antikörper
CAR-T-Zell-Therapie
Checkpoint-Inhibition
allogene SZT

Malignome

Infektionen
Viren, Bakterien, Pilze, Parasiten, Protozoen

Makrophage/ Monozyt — Ferritin, TNF-α, IL-1β, IL-6, IL-18

IFN-γ   Proliferation +

CD8+ T-Lymphozyt — IFN-γ, sIL2-R

IFN-γ — Perforin, Granzyme

APC

Fieber, Koagulopathie, Hepatosplenomegalie, Organversagen, Schock, Hautausschlag, Ikterus

Hyperinflammation Zytokinsturm

Fieber, Zytopenien, Hämophagozytose, Triglyceride ↑, Fibrinogen ↓

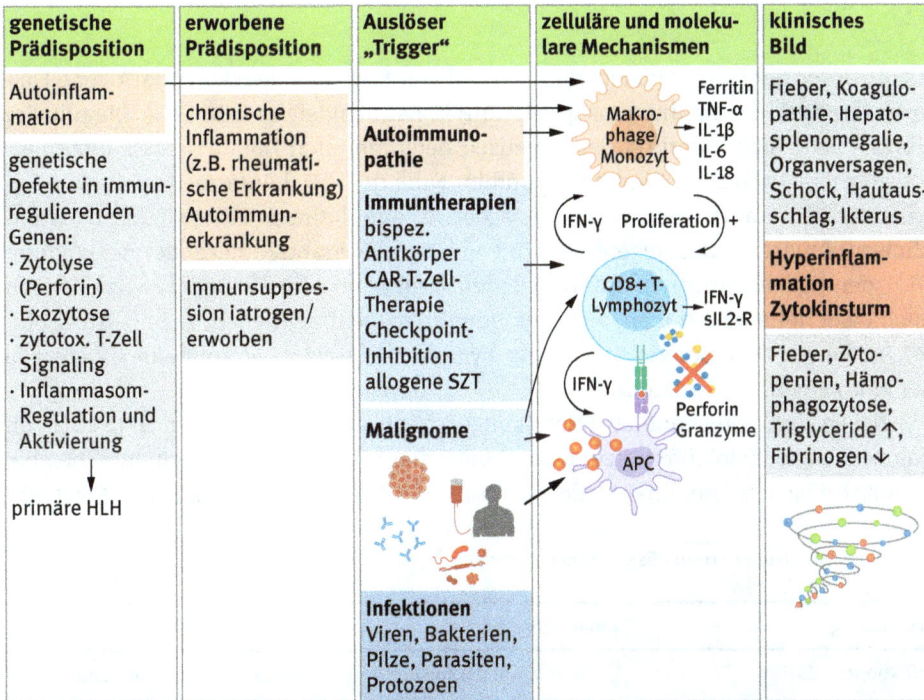

Abb. 14.1: Pathogenese der HLH (adaptiert nach Griffin et al. [25]). Bei der HLH handelt es sich um ein multifaktorielles, syndromales Krankheitsbild, bei dem ein Ungleichgewicht pro- und antiinflammatorischer Faktoren eine pathologische Hyperinflammation bedingt. Eine zentrale Rolle spielt dabei die unkontrollierte Aktivierung und Proliferation CD8-positiver T-Lymphozyten, welche wiederum durch die massive Zytokinsekretion insbesondere durch Makrophagen sowie persistierende Stimulation durch Antigen-präsentierenden Zellen (APC) getragen ist. Bei der primären HLH werden genetische Defekte in immunregulierenden Genen gefunden, welche eine verminderte Zytotoxizität zur Folge haben. Es resultiert die ineffektive Lyse beispielsweise virusinfizierter Zielzellen, die persistierende Antigenstimulation führt zu einer anhaltenden Aktivierung von T-Lymphozyten mit folgender Makrophagenaktivierung und -proliferation und dem klinischen Bild der Hyperinflammation. Bei der sekundären oder erworbenen HLH ist die Pathogenese komplex, als Auslöser lassen sich oft unkontrollierte Infektionen und Malignome identifizieren, häufig werden auch Autoimmunerkrankungen und zunehmend Immuntherapien mit T-Zell-aktivierender Wirkung beobachtet. Für die Entwicklung der sekundären HLH spielen zudem weitere Faktoren wie vorbestehende chronische Inflammation, mögliche genetische Prädisposition oder Immunsuppression eine Rolle.

14.3.2 Auslöser, „Triggererkrankungen"

Als Auslöser der HLH kommen eine Vielzahl von Erkrankungen sowie iatrogene Faktoren (Immuntherapie, Immunsuppression) in Betracht (siehe Tab. 14.3). Die primäre HLH, welche sich aufgrund des genetisch determinierten Immundefekts typischerweise bereits im frühen Kindesalter und im Falle der FHL häufig in den ersten 6 Lebensmonaten manifestiert, wird klassischerweise im Rahmen einer viralen Infektion klinisch apparent. Demgegenüber sind auslösende Erkrankungen der sekundären HLH deutlich heterogener. Häufig werden Infektionen (insbesondere viral, jedoch auch bakterielle Infektionen, Mykosen oder Protozoeninfektionen, z. B. Leishmaniose), maligne Erkrankungen (vorrangig Lymphome) sowie Autoimmunopathien wie der Morbus Still beobachtet.

Neben den vorgenannten Erkrankungen kann das Vollbild einer HLH auch im Rahmen eines Zytokinfreisetzungssyndroms durch Checkpoint-Inhibition, Therapie mit bispezifischen Antikörpern oder durch eine CAR-T-Zell-Therapie ausgelöst werden.

Tab. 14.3: Spektrum HLH-auslösender Erkrankungen.

Erkrankung	Anmerkung
Infektionen [26]	– Viren: am häufigsten Herpesviren, v. a. EBV u. CMV; auch andere Viren wie HIV, Influenza-, Adenoviren, Parvovirus B19 u. a., selten SARS-CoV-2
	– Bakterien, insbesondere intrazelluläre Erreger (z. B. Mykobakterien)
	– Protozoen, v. a. Leishmanien
	– Pilze (Aspergillus, Histoplasma, u. a.)
Autoinflammatorische und autoimmunologische Erkrankungen [27] (MAS-HLH)	– systemische juvenile idiopathische Arthritis, Morbus Still des Erwachsenen
	– systemischer Lupus erythematodes (SLE)
	– Kawasaki-Syndrom
	– Rheumatoide Arthritis
	– Dermatomyositis
	– andere
Malignome [28]	– Maligne Lymphome, gehäuft
	– γδ–T-Zell-Lymphom
	– NK/T Zell-Lymphom
	– Anaplastisch großzelliges Lymphom (ALCL)
	– peripheres T-Zell-Lymphom NOS
	– Morbus Hodgkin
	– diffus großzelliges B-Zell-Lymphom (DLBCL)
	– akute lymphatische Leukämie (B- und T-Linien ALL)
	– Keimzelltumor
	– Myelodysplastisches Syndrom
	– andere

Tab. 14.3: (fortgesetzt)

Erkrankung	Anmerkung
Immunsuppression [7]	– medikamentös (z. B. Zytostatika) – Z. n. Stammzelltransplantation – Z. n. Organtransplantation – AIDS
Immun-aktivierende Therapie [29,30]	– Chimäre Antigenrezeptor T-Zell Therapie (CART), Checkpoint-Inhibitoren, bispezifische Antikörper, Stammzelltransplantation
Stoffwechselerkrankungen [7]	– z. B. Lysinurische Proteinintoleranz – M. Wolman (lysosomale Speicherkrankheit)

14.3.3 Vorbeugung und Früherkennung

Personen mit bekanntem genetischem Defekt oder mit Hinweis auf hereditäre Belastung wird eine genetische Beratung empfohlen. Bei allen Patienten mit nachgewiesenem Gendefekt ist eine pränatale Diagnostik möglich. Bei asymptomatischen Trägern von krankheitsauslösenden Mutationen (z. B. identifiziert im Rahmen des Geschwisterscreenings bei Geburt) sollte unmittelbar eine allogene Stammzelltransplantation angestrebt und eine Spendersuche initiiert werden. Bei Mutationen mit vollständigem Funktionsverlust im *Prf1*- oder *UNC13D*-Gen besteht immer eine Transplantationsindikation. Bei bestimmten Gendefekten (z. B. XIAP) mit partiellem Funktionsverlust ist aus Geschwisterstudien bekannt, dass genetisch nachweisbare HLH-Prädisposition nicht obligatorisch zum klinischen Phänotyp der HLH führt und abwartendes Verhalten gerechtfertigt ist [31]. In diesen Fällen muss die Entscheidung zur Transplantation je nach Verlauf der Erkrankung beim Familienmitglied und der Verfügbarkeit eines optimal passenden Spenders individuell getroffen werden.

14.4 Klinisches Bild

Die klinische Präsentation der HLH ist in Abhängigkeit der auslösenden Erkrankung sehr variabel (siehe Tab. 14.4). Als typisch gilt die Trias persistierendes Fieber, (Hepato)splenomegalie sowie Bi- oder Panzytopenie. Weitere mögliche Symptome bzw. klinische Zeichen, welche die Aktivierung des Immunsystems und die Hyperzytokinämie widerspiegeln, sind Lymphadenopathie, Hepatitis, Gerinnungsstörungen, Hautveränderungen, Lungeninfiltrate, Pleuraerguss, Aszites oder Diarrhoe [32]. Im Kindesalter weist etwa ein Drittel der Patienten neurologische Symptome wie Krampfanfälle, Meningitis oder Hirnnervenausfälle auf [33].

Entsprechend der möglichen genetischen Ursachen sind auch Symptome wie Hypopigmentation mit partiellem oder vollständigem Albinismus, Kolitis, Hörverlust oder autoinflammatorische Phänomene möglich.

Tab. 14.4: Klinische Präsentation und Symptome (adaptiert nach Ramos-Casals et al. [7]).

Symptom	Häufigkeit (Patienten, %)
Fieber	524/546 (96 %)
Splenomegalie	420/609 (69 %)
Hepatomegalie	389/580 (67 %)
Lungenbeteiligung	61/145 (42 %)
Periphere Lymphknotenschwellung	91/277 (33 %)
Neurologische Symptome	41/161 (25 %)
Hautläsionen	63/250 (25 %)
Gastrointestinale Beteiligung	27/149 (18 %)
Nierenbeteiligung	9/56 (16 %)
Encephalopathie	9/102 (9 %)

14.5 Diagnosestellung

14.5.1 Diagnosekriterien

Für die Diagnose der HLH werden die zuletzt 2007 revidierten Kriterien der *Histiocyte Society* genutzt (siehe Tab. 14.5) [34,35]. Diese wurden ursprünglich für pädiatrische Patienten entwickelt, haben sich jedoch auch für die Diagnosestellung der sekundären HLH als verlässlich erwiesen. Eine Ausnahme bildet die HLH infolge autoinflammatorischer Erkrankungen (MAS-HLH), für die gesonderte Diagnosekriterien vorgeschlagen wurden, welche die oft vorbestehende krankheitsimmanente Inflammation sowie die dynamische Änderung bestimmter Laborparameter stärker berücksichtigen [36].

Speziell für die Diagnostik der sekundären HLH wurde der HScore entwickelt, welcher klinische und laborchemische Befunde teilweise graduiert berücksichtigt und mit einer Wahrscheinlichkeit für das Vorliegen einer HLH korreliert ist [37]. Wesentliche Vorteile sind insbesondere die schnelle Berechnung mittels Online-Tool (http://saintantoine.aphp.fr/score/) sowie der Verzicht auf aufwändige Parameter wie die NK-Zell Aktivität, so dass die (wiederholte) Berechnung bei HLH-Verdacht empfohlen wird.

Tab. 14.5: Diagnosekriterien der HLH nach Henter et al. [35].

---

1. Molekulargenetischer Nachweis einer mit der HLH zu vereinbarenden Mutation (familiäre/primäre HLH) und/oder

2. Mindestens 5 der folgenden 8 Kriterien:
- Fieber
- Splenomegalie
- Zytopenien in mind. 2 Zellreihen (Hämoglobin < 90 g/l, Thrombozyten < 100 Gpt/l, Neutrophile Granulozyten < 1,0 Gpt/l)
- Hypertriglyceridämie und/oder Hypofibrinogenämie (Nüchtern-Triglyceride ≥ 3 mmol/l, Fibrinogen < 1,5 g/l)
- Hyperferritinämie (Ferritin ≥ 500 µg/l)
- erhöhter löslicher Interleukin 2-Rezeptor (sCD25) (sCD25 ≥ 2400 U/ml)
- verminderte oder fehlende NK-Zell Aktivität
- Hämophagozytose in Knochenmark, Milz oder Lymphknoten

14.5.2 Diagnostik

Ziel der Diagnostik ist die möglichst schnelle Sicherung der Diagnose HLH, daneben hat die Identifizierung der auslösenden Erkrankung höchste Priorität, um eine gezielte Therapie einleiten zu können (siehe Kap. 14.6, Therapie und Management). Auf mögliche Zeichen und Hinweise für eine hereditäre Erkrankung sollte besonders geachtet werden, insbesondere bei jüngeren Patienten mit rezidivierenden Erkrankungsepisoden, bei positiver Familienanamnese oder bei Vorliegen eines Albinismus. Einen Überblick über wesentliche diagnostische Aspekte gibt Abb. 14.2.

Die Differentialdiagnose HLH sollte insbesondere bei Vorliegen folgender Befunde/Laborkonstellationen in Betracht gezogen und weiter evaluiert werden:
- starke Ferritinerhöhung (in Abwesenheit einer Eisenspeichererkrankung und häufiger Bluttransfusionen) bzw. Ferritindynamik bei Patienten mit Fieber und Zytopenien [38]
- anhaltendes Fieber/Fieberschübe trotz breiter antibiotischer Therapie, Auftreten von Zytopenien ohne vorangegangene (Chemo)therapie

Als starke Ferritinerhöhung können dabei Werte im deutlich vier- bis fünfstelligen Bereich gelten, so wiesen 74 % der Patienten Im deutschen HLH-Register Ferritinspitzenspiegel von mehr als 10.000 µg/l auf [39]. Für die HLH auf Intensivstationen hatte ein Schwellenwert von 9083 µg/l die beste Sensitivität und Spezifität [40].

Als Surrogatmarker der T-Zell-Aktivierung spielt die Bestimmung des löslichen Interleukin-2 Rezeptors (sIL2-R) eine wichtige Rolle in der Diagnostik der HLH und kann Hinweis für die zugrundeliegende Erkrankung sein. So wurde eine erhöhte Ratio von sIL2-R/Ferritin bei Patienten mit Lymphom-HLH beobachtet [41-43]. Eine kürzlich publizierte Studie konnte für Patienten mit Malignitäts-assoziierter HLH (M-HLH) Cut-off

SIRS/Sepsis
Lymphadenopathie
Ikterus, Exanthem

Fieber unklarer Genese
(Hepato)splenomegalie
Bi-/Panzytopenie
Ferritinerhöhung

Enzephalopathie
Leberversagen
Koagulopathie

V.a. HLH

HLH-2004 Kriterien (mind. 5/8)
HScore
angepasste MAS-Kriterien

Reevaluation im Verlauf

Kriterien nicht erfüllt

Hinweise für hereditäre HLH?
(Albinismus, Familien-
anamnese, bekannter Gen-
defekt, junge männl. Pat.
mit EBV-Inf.)

Kriterien erfüllt – Diagnose
HLH/MAS-HLH

Einleitung Immunsuppression

Auslöser?

Malignom?

Infektion?

Autoimmunopathie?

erworbene/
sekundäre
HLH/MAS

Immunsuppression?

Beratung durch
Referenzzentrum
funktionelle Diagnostik

negativ

umfassende
Diagnostik

Immuntherapie,
Zelltherapie?

positiv

genetische Diagnostik
in Abstimmung
mit Referenzzentrum

hereditäre
HLH unwahr-
scheinlich

hereditäre HLH

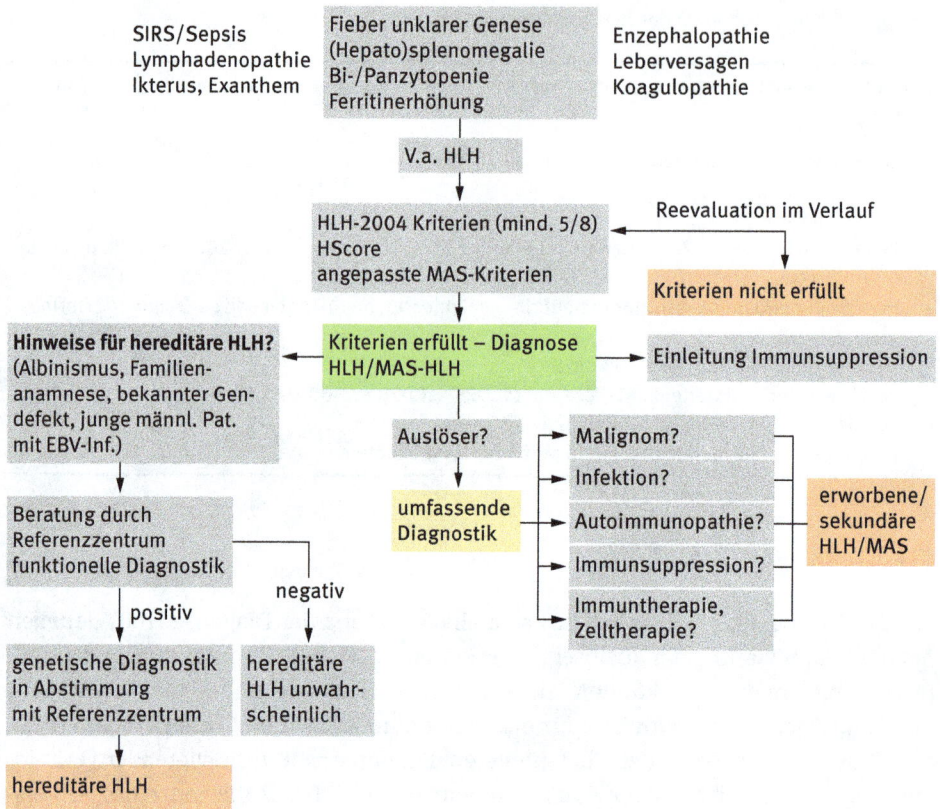

Abb. 14.2: Diagnostik bei V. a. HLH.

Werte für Ferritin (> 1000 µg/l) und sIL2-R (> 3900 U/ml) definieren, welche in Kombination Patienten mit M-HLH verlässlich identifiziert (Sensitivität 84 %, Spezifität 81 %). Dieser „optimized HLH inflammatory index" (OHI) ist zudem prädiktiv für erhöhte Mortalität und kann daher künftig helfen, Lymphom-Patienten mit sehr hohem Risiko schnell zu identifizieren und zu stratifizieren (und als Konsequenz eine intensivere Immunsuppression, z. B. mit Etoposid oder Zytokin-gerichteten Therapien, möglichst zeitnah in das therapeutische Konzept zu integrieren) [44,45].

Besteht der Verdacht auf eine HLH, sollte zunächst eine ausführliche (Fremd) anamnese mit besonderem Augenmerk auf bisherige Erkrankungen, Vorliegen einer Immunsuppression (medikamentös/HIV etc.) und mögliche familiäre Prädisposition (siehe oben) durchgeführt werden. Die Reiseanamnese dient der Klärung einer möglichen Exposition gegenüber seltenen Erregern als Auslöser der HLH, um eine entsprechend weiterführende Diagnostik und ggf. zielgerichtete Therapie einleiten zu können. Bei der körperlichen Untersuchung ist unter anderem auf vergrößerte bzw.

suspekte Lymphknoten zu achten, außerdem auf Anzeichen einer Pigmentierungs-
störung bzw. eines Albinismus.

Kommt eine genetische Ursache der HLH in Betracht, z. B. in Fällen mit rezidivierender HLH ohne erkennbare Ursache, familiärer Vorbelastung oder bei jungen
Erwachsenen mit EBV-assoziierter HLH, sollte eine immunologische Untersuchung
zur Detektion möglicher Degranulationsdefekte eingeleitet werden. Diese funktionelle Diagnostik und sich ggf. anschließende genetische Untersuchungen sollten mit einem Referenzzentrum abgestimmt werden (Centrum für chronische Immundefizienz,
Freiburg; Nationales HLH-Referenzzentrum, Hamburg; siehe Kontaktdaten unten).

Eine umfangreiche laborchemische Abklärung sollte die für die Diagnosestellung
relevanten Parameter abdecken und parallel mögliche Ursachen/Trigger der HLH
adressieren. In Abgrenzung zu anderen HLH-Subtypen werden dabei bei der MAS-
HLH initial oft eine Leukozytose sowie erhöhte Fibrinogen und CRP-Werte beobachtet,
welche die vorbestehende krankheitsimmanente Inflammation in diesem Patientenkollektiv widerspiegeln. Die in den HLH-2004 Kriterien enthaltene funktionelle Diagnostik
(NK-Zell Aktivität) ist aufgrund der Seltenheit genetischer Defekte bei Erwachsenen
mit sekundärer HLH zunächst verzichtbar. Nach Diagnosestellung der HLH muss unmittelbar eine (Schweregrad-adaptierte) immunsuppressive Therapie begonnen werden (siehe Kap. 14.6). Daneben ist die zielgerichtete Therapie des Auslösers von entscheidender Bedeutung, um die persistierende Immunstimulation und damit den *circulus vitiosus* aus Lymphozyten- und Makrophagenaktivierung zu durchbrechen. Dementsprechend muss beispielsweise eine erweiterte infektiologische Abklärung durchgeführt werden, auch im Hinblick auf atypische oder seltenere Erreger. Besteht der
Verdacht auf Malignität (z. B. bei sehr hohem sIL2-R), sollte eine diesbezügliche Diagnostik mit Bildgebung (je nach vermuteter Entität vorzugsweise mittels PET-CT [46])
sowie Histologiegewinnung erfolgen. Aufgrund der häufig begleitenden Inflammation
kann die histopathologische Diagnostik insbesondere bei Lymphomverdacht deutlich
erschwert sein, die Einbeziehung einer Referenzpathologie und ggf. wiederholte Histologiegewinnung bei unklarer Befundkonstellation und klinischem Verdacht sind
diesbezüglich empfohlen.

Eine Knochenmarkpunktion ist in den meisten Fällen zur Abklärung der Zytopenien angezeigt. Zu beachten ist hierbei, dass die Hämophagozytose als namens-
gebendes Kriterium nicht obligat für die Diagnosestellung ist und nur in etwa 60 %
der HLH-Patienten gefunden wird [39,47,48]. Ferner kann Hämophagozytoseaktivität
auch im Rahmen einer Sepsis oder rheumatischer Erkrankungen beobachtet werden
[49]. Die Einschätzung, ob signifikante Hämophagozytoseaktivität vorliegt, bedarf
sorgfältiger Mikroskopie und wegen der geringen Spezifität der Einordnung des Be-
fundes in das klinische Gesamtbild. Die Spezifität bestimmter morphologischer Kriterien im Knochenmark (z. B. Phagozytose von Granulozyten oder multipler kernhalti-
ger Zellen durch einen Makrophagen) ist Gegenstand aktueller Untersuchungen [50].

Merke: Der Nachweis einer Hämophagozytose ist für die Diagnosestellung der HLH *nicht* zwingend notwendig.

14.6 Therapie und Management

Die Behandlung der HLH ist zur Dämpfung der deregulierten Immunantwort immunsuppressiv und beinhaltet u. a. Kortikosteroide, polyvalente Immunglobuline und je nach Schweregrad Etoposid zur effektiven Bekämpfung der T-Zell-Aktivierung [51], daneben kommt der zielgerichteten Behandlung der auslösenden Erkrankung entscheidende Bedeutung zu. Die Therapie der HLH bei Erwachsenen muss dabei individuell an die jeweilige Grunderkrankung, den Schweregrad der Symptomatik sowie patientenindividuelle Faktoren (z. B. vorbestehende Organinsuffizienzen) angepasst werden. Supportive Maßnahmen dienen insbesondere der Verhinderung von Sekundärinfektionen, da HLH-Patienten aufgrund der häufig bestehenden Neutropenie sowie der medikamentösen Immunsuppression diesbezüglich ein hohes Risiko aufweisen.

Im Folgenden werden wichtige Aspekte der HLH-Therapie in Abhängigkeit der jeweiligen Ursache beschrieben. Abb. 14.3 zeigt einen möglichen Therapiealgorithmus sowie die umfangreichen Therapieoptionen. Eine Abstimmung mit einem Refe-

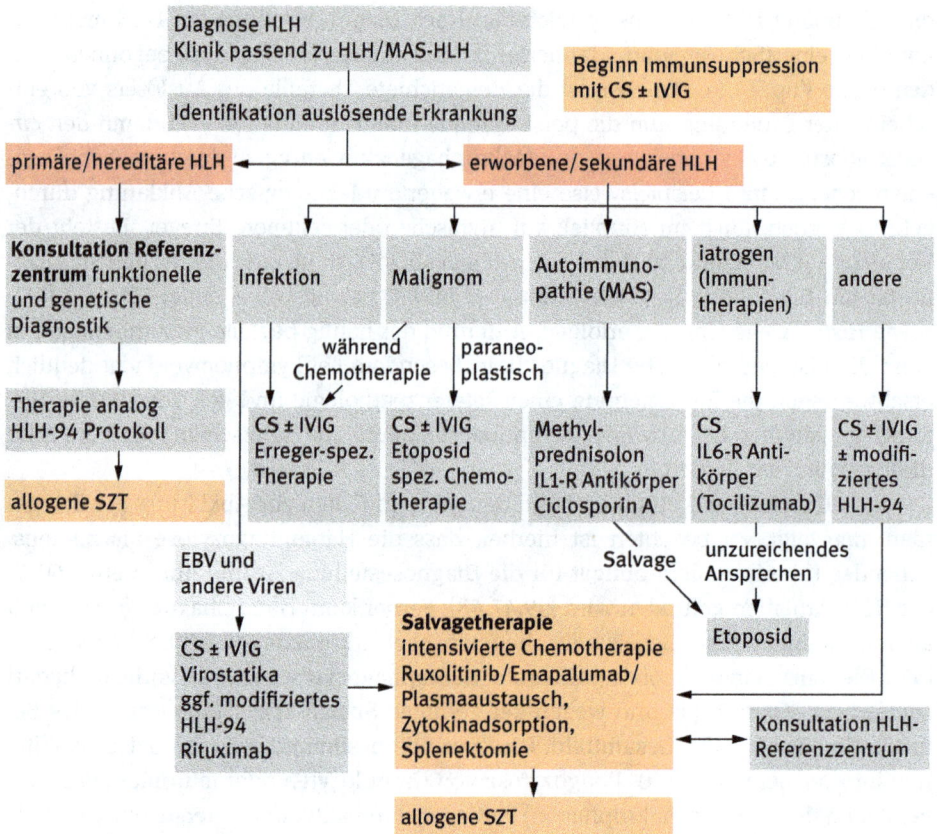

Abb. 14.3: Therapiealgorithmus bei HLH. Abkürzungen: CS – Kortikosteroide, IVIG – polyvalente Immunglobuline, SZT – Stammzelltransplantation, IL – Interleukin.

renzzentrum ist aufgrund der Seltenheit der HLH zu empfehlen, insbesondere im Hinblick auf notwendige Salvage-Therapien.

14.6.1 Therapie bei hereditärer HLH

Ohne Behandlung ist die Prognose der primären/genetisch-bedingten HLH mit einem medianen Überleben von etwa 2 Monaten schlecht. Todesursächlich sind neben der Organschädigung durch die Hyperinflammation insbesondere Infektionen bei häufig bestehender Neutropenie (ausgelöst durch die HLH oder als Therapiefolge) sowie Komplikationen im Rahmen einer neurologischen Mitbeteiligung, welche bei der primären HLH häufiger beobachtet wird.

Therapiegrundsätze sind neben der raschen und intensiven Immunsuppression die möglichst zielgerichtete Therapie des Auslösers – bei der primären HLH meist Infektionen – eine umfassende infektiologische Abklärung ist daher Bestandteil der Diagnostik. Bei Nachweis HLH-definierender genetischer Defekte ist eine allogene Stammzelltransplantation indiziert.

14.6.1.1 (Immun-)Chemotherapie

In der Frühphase der HLH ist zunächst die effektive Dämpfung der überschießenden Inflammation vordergründig. Entsprechend des HLH-94 Therapieprotokolls wird zunächst die intensive Immunsuppression mit Dexamethason sowie Etoposid empfohlen, es folgt eine Erhaltungstherapie mit Ciclosporin A sowie bei nachgewiesenem genetischen Defekt die allogene Stammzelltransplantation. Im Falle einer neurologischen Symptomatik wird eine intrathekale Therapie mit Prednisolon und Methotrexat empfohlen. Die nochmals intensivere Immunsuppression mit Hinzunahme von Ciclosporin A bereits in der Induktionsphase (getestet in der Nachfolgestudie HLH-2004) zeigte keine signifikante Verbesserung des Gesamtüberlebens, jedoch eine höhere Toxizität (insbesondere eine Häufung von Fällen mit posteriorem reversiblem Encephalopathie-Syndrom, PRES). Daher ist die Behandlung analog HLH-94 Protokoll aktuell empfohlener Therapiestandard [52,53].

14.6.1.2 Zweitlinien-/Salvage-Therapie

Entsprechend der FDA-Zulassung steht für pädiatrische sowie adoleszente/adulte Patienten mit primärer HLH in der refraktären Situation, bei rezidivierter Erkrankung oder Progress unter bzw. Intoleranz der konventionellen HLH-Therapie der monoklonale Interferon-gamma Antikörper Emapalumab zur Verfügung. In der Kombinationsbehandlung mit Dexamethason wurde in der Zulassungsstudie ein Gesamtansprechen von 65 % beobachtet, wobei 26 % der vorbehandelten Patienten eine komplette Remission erreichten. Das mediane Alter der behandelten Patienten lag bei 1 Jahr [54]. Die Applikation erfolgt intravenös 2 ×/Woche in einer Dosierung von

1 mg pro kg Körpergewicht (Dosissteigerung je nach klinischem Verlauf möglich) und wird üblicherweise bis zur allogenen Stammzelltransplantation fortgeführt. Das Nebenwirkungsspektrum umfasst neben Fieber, Hypertonie und Infusionsreaktionen insbesondere Infektionen, weswegen eine entsprechende Prophylaxe indiziert ist. Vor Therapiebeginn muss zudem eine (latente) Tuberkulose ausgeschlossen werden.

14.6.1.3 Allogene Stammzelltransplantation

Bei Nachweis einer HLH-definierenden Mutation (genetische HLH) ist die allogene Stammzelltransplantation indiziert und stellt eine kurative Therapieoption dar. Nach Diagnosesicherung sollte unmittelbar die Spendersuche eingeleitet werden. Falls ein verwandter Spender in Frage kommt, muss die entsprechende Mutation bei diesem im Vorfeld getestet werden. Die Indikation zur allogenen Stammzelltransplantation besteht auch bei rezidivierter HLH, unzureichendem/fehlendem Ansprechen auf die Immunsuppression, wahrscheinlichem genetischen Defekt (auffällige immunologische Befunde) und selten bei sekundärer HLH.

Vor dem Hintergrund der häufig bestehenden Organinsuffizienzen infolge der HLH, aktiver Infektionen sowie der Immunsuppression durch Grunderkrankung und Vortherapien werden zunehmend Konditionierungsprotokolle mit reduzierter Intensität eingesetzt. Bei akzeptabler Toxizität werden dabei sehr gute Überlebensraten bis zu 90 % beobachtet, wobei sich die Langzeitergebnisse zwischen verwandten und unverwandten Spendern nicht wesentlich unterscheiden [55,56].

14.6.2 Therapie bei erworbener HLH

Die Therapie bei erworbener HLH umfasst wie bei primärer HLH neben der Immunsuppression die zielgerichtete Behandlung des jeweiligen Auslösers [9]. Die Vielfalt möglicher Triggererkrankungen (siehe Tab. 14.3) sowie der Schweregrad der HLH bedingen dabei eine individuelle Anpassung der Therapie. Je nach Patientenalter variiert der Anteil der auslösenden Erkrankungen, so wird die HLH bei pädiatrischen Patienten oder jüngeren Erwachsenen meist durch Infektionen oder autoimmunologische/autoinflammatorische Erkrankungen hervorgerufen. Mit zunehmendem Alter werden zunehmend maligne Erkrankungen, insbesondere Lymphome, beobachtet [57].

14.6.2.1 HLH mit infektiösem Trigger (I-HLH)

Infektionen stellen sowohl bei der primären/genetischen HLH als auch bei der sekundären HLH einen wesentlichen Trigger dar, so dass eine Differenzierung beider Formen durch den Nachweis eines Erregers nicht möglich ist. Ab dem Jugend- bzw. Adoleszentenalter sowie bei Erwachsenen dominiert jedoch die erworbene HLH, eine genetische Prädisposition ist weitaus seltener. Dennoch sollte die Möglichkeit einer sog. *late-onset* hereditären HLH je nach vorliegender Konstellation (pos. Familienanamnese, Albinismus, junger Mann mit EBV-HLH) in Betracht gezogen werden, so dass die notwendige immunologische und ggf. genetische Diagnostik (mit eventueller Konsequenz einer allogenen Stammzelltransplantation) nicht verzögert wird [58,59].

Entscheidende Bedeutung kommt der intensiven Erregerdiagnostik zu, um einen möglichen infektiösen Auslöser zu identifizieren und zielgerichtet behandeln zu können. Häufige Trigger einer HLH sind Viren wie EBV, CMV, HIV, intrazelluläre Infektionen mit z. B. Rickettsien, aber auch Pilzinfektionen oder eine Leishmaniose [26]. An diese sollte auch ohne auffällige Reiseanamnese mitgedacht werden, da eine alleinige anti-infektive Therapie mit liposomalem Amphotericin B ausreichen kann [61,62].

Als Auslöser einer HLH sind in der Literatur eine Reihe weiterer Erreger beschrieben, auf welche je nach klinischer Präsentation und (Reise)anamnese getestet werden sollte. Zu bedenken sind hierbei auch seltenere Infektionen beispielsweise mit dem Hanta- oder Dengue-Virus, welche in Zukunft im Zuge der Klimaerwärmung und der damit verbundenen Ausbreitung der Vektoren auch in Nicht-tropischen Gebieten gehäuft auftreten könnten [60]. Nicht zuletzt kann auch eine Infektion mit SARS-CoV-2 eine Hyperinflammation und in seltenen Fällen das Vollbild einer HLH auslösen (Details siehe Kap. 14.6.2.2).

Generell wird bei I-HLH eine Schweregrad-adaptierte Therapie empfohlen, etwa die Kombination von Glukokortikoiden und polyvalenten Immunglobulinen zur Immunmodulation, in schweren Fällen mit Organschädigung ist eine Intensivierung mit Hinzunahme von Etoposid analog HLH-1994 Protokoll indiziert. Dabei sollte die Dosierung je nach Vorerkrankungen und möglicher Toxizitäten individuell angepasst werden. Für die Behandlung der H5N1-assoziierten erworbenen HLH bei Erwachsenen wurde für die Kombination Dexamethason/Etoposid ein Vorschlag zur dosisadaptierten Therapie publiziert, siehe Abb. 14.4 [63].

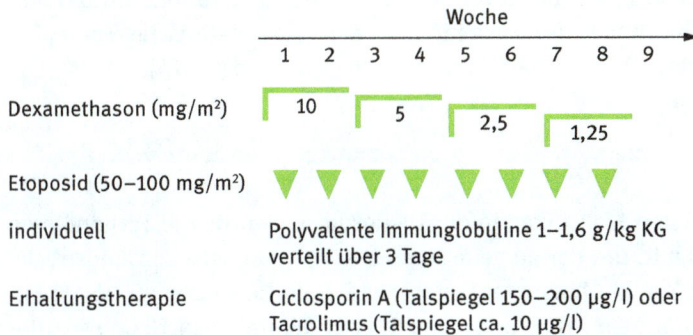

Abb. 14.4: Adaptiertes/modifiziertes HLH-94 Protokoll zur Behandlung der sekundären HLH.

Je nach Viruslast ist bei EBV-assoziierter HLH die Therapie mit Rituximab zu empfehlen [64]. Zu beachten ist, dass EBV-Viren bei EBV-HLH auch in T-Zellen nachweisbar sind, so dass eine vollständige Elimination des Virus durch alleinige B-Zell-gerichtete Therapie meist nicht erreicht wird und die additive T-Zell-gerichtete Behandlung für gewöhnlich nötig ist [65]. Ergibt sich im Verlauf kein Anhalt für das Vorliegen einer hereditären bzw. genetischen HLH, sollte nach adäquater Behandlung der Hyperinflammation und Rückbildung der klinischen und paraklinischen Befunde die Therapie rasch reduziert und beendet werden, so dass eine Erreger-spezifische Immunität ausgebildet werden kann.

14.6.2.2 HLH und Covid-19 Infektion

Eine Hyperinflammation mit deutlich erhöhten Zytokinspiegeln, schwerer Pneumonie und ARDS tritt auch bei einem Teil der Patienten mit Covid-19-Erkrankung auf [66]. In einer retrospektiven Analyse wiesen Patienten mit erhöhtem Ferritin und Interleukin-6-Spiegeln eine schlechtere Prognose auf, in Autopsiestudien konnten bei betroffenen Patienten unter anderem im Lungengewebe hyperaktive T-Lymphozyten nachgewiesen werden [67,68]. Die durch die Zytokinfreisetzung bedingten Symptome und Laborcharakteristika bei schwerer Covid-19-Erkrankung weisen Parallelen zu einem Makrophagenaktivierungssyndrom auf und umfassen Gerinnungsaktivierung, Hyperferritinämie sowie initial Leukozytose (bei Lymphopenie) und Hyperfibrinogenämie [69]. Das Vollbild einer HLH im Rahmen einer schweren Covid-19-Erkrankung ist möglich, tritt jedoch vergleichsweise selten auf [70,71]. Neben der antiviralen Therapie wurden und werden eine Vielzahl antiinflammatorischer Therapien bei schwerer Covid-19-Erkrankung in klinischen Studien geprüft. Etabliert ist auf Basis der Recovery-Studie die Gabe von Dexamethason in der Subgruppe kränkerer Covid-19-Patienten mit Sauerstoffbedarf bzw. invasiver Beatmung, daneben konnte in randomisierten Studien die Wirksamkeit für zielgerichtete antiinflammatorische Therapien (IL6-Rezeptor-Antikörper, Januskinase-Inhibition) belegt werden [72–74].

14.6.2.3 HLH bei autoinflammatorischen/autoimmunologischen Erkrankungen (MAS-HLH)

Entsprechend der aktuellen Klassifikation der Histiozytosen wurde die Terminologie in MAS-HLH umgewandelt, um der gemeinsamen pathophysiologischen Endstrecke von HLH und MAS mit Zytokin-bedingter Organschädigung Rechnung zu tragen [3]. Im Unterschied zu den anderen HLH-Subgruppen sind die üblichen Diagnosekriterien insbesondere initial nur eingeschränkt verwertbar, da die vorbestehende Inflammation eine wesentliche Rolle spielt. Für die MAS-HLH wurden daher eigenständige Diagnosekriterien vorgeschlagen, welche die Dynamik bestimmter Parameter wie beispielsweise Ferritin und Blutbild stärker berücksichtigen [36,75,76]. Je nach Schweregrad und Vorerkrankungen wird ein individuelles Therapievorgehen empfohlen [77]. Die Behandlung umfasst meist Methylprednisolon in hoher Dosierung

(z. B. 1 g/d für 3 bis 5 Tage), bei unzureichendem Ansprechen Ciclosporin A und mit zunehmender Evidenz den Interleukin-1-Rezeptor Antikörper Anakinra in modifizierter Dosierung von 2 bis 6 mg/kg mit möglicher Eskalation auf bis zu 10 mg/kg verteilt auf 2 Gaben [27,78,79]. Auch der individuelle Einsatz des Interleukin-6-Rezeptor Antikörpers Tocilizumab stellt eine therapeutische Option dar [80]. In der refraktären Situation oder bei schwerer Erkrankung (mit ggf. ZNS-Beteiligung) kann Etoposid in einer Dosierung von 50–100 mg/m^2 Körperoberfläche auch bei MAS-HLH als hochwirksame Salvage-Therapie eingesetzt werden [81].

14.6.2.4 HLH bei malignen Erkrankungen (M-HLH)

Im Falle des Auftretens der HLH im Sinne einer Paraneoplasie bei Erstmanifestation ist die Behandlung der malignen Grunderkrankung vordergründig. Eine initiale Therapie mit Glukokortikoiden ermöglicht durch Dämpfung des Zytokinsturms im Allgemeinen ein Zeitfenster für die notwendige invasive Diagnostik. Bei schwerer HLH mit Organschädigung ist eine dosisangepasste Therapie mit Etoposid (z. B. zunächst 50–100 mg/m^2) zu diskutieren; Etoposid kann zudem als Ergänzung insbesondere lymphomspezifischer Immunchemotherapien eingesetzt werden [82, 83]. Im weiteren Verlauf sollte je nach Ansprechen und Entität eine konsolidierende Hochdosischemotherapie mit autologer Stammzelltransplantation geplant werden. Über eine allogene Stammzelltransplantation muss unter Berücksichtigung aller Faktoren (Verlauf, Entität, Spendersituation, Vorerkrankungen) individuell entschieden werden.

Abzugrenzen von der HLH als paraneoplastisches Phänomen ist die HLH infolge therapieassoziierter Infektionen bei Neutropenie [84]. Konsequentes Infektionsmonitoring sowie entsprechende (großzügige) Diagnostik mittels Bildgebung etc. sind von entscheidender Bedeutung. Im Falle einer progredienten HLH mit beginnender Organschädigung bzw. -versagen kann eine kurzfristige hochdosierte Steroidgabe erwogen werden. Der additive Einsatz von Etoposid muss bei therapieassoziierter Neutropenie mit konsekutiv hohem Risiko für Sekundärinfekte kritisch evaluiert werden.

14.6.2.5 HLH bei immunsupprimierten Patienten

In den meisten Fällen wird bei dieser Patientengruppe die HLH durch eine Infektion ausgelöst, so dass die Überlegungen und Richtlinien analog Kap. 14.6.2.1 gelten. Daneben sollte jedoch auch auf Anzeichen einer malignen Erkrankung geachtet werden, da das Vorliegen einer Immunsuppression das Risiko für die Entwicklung bestimmter Neoplasien erhöht (und diese ebenfalls als HLH-Auslöser in Betracht kommen).

14.6.2.6 HLH nach/unter Immuntherapie

Der zunehmende Einsatz von Immunsystem-aktivierenden Therapien wie bispezifischen, T-Zell aktivierenden Antikörpern (BiTE, z. B. Blinatumumab), Antigen-spezifischen Antikörpern (z. B. Rituximab, Daratumumab), Checkpoint-Inhibitoren (Antikörper gegen CTLA-4 oder PD1/PDL1 wie Ipilimumab, Durvalumab, Pembrolizumab, Nivolumab) oder auch zellbasierten Therapien (chimäre Antigenrezeptor T-Zellen, CAR-T; Stammzelltransplantation) bedingt das häufigere Auftreten eines sogenannten Cytokine release Syndroms (CRS), welches klinisch viele Gemeinsamkeiten mit der HLH aufweist. Auch die Entwicklung des Vollbildes einer HLH ist für die vorgenannten Therapien beschrieben [85–88]. Für die Therapie des Zytokinsturms bzw. des CRS insbesondere nach CAR-T-Zell Therapie existieren schweregradabhängige Empfehlungen. Standard ist der frühzeitige Einsatz des Interleukin-6-Rezeptor-Antikörpers Tocilizumab in einer Dosierung von 8 mg/kg Körpergewicht, wobei je nach Ansprechen nach 8 Stunden eine erneute Gabe erfolgen kann (kumulativ bis zu 4 Gaben möglich). Eine additive Therapie mit Kortikosteroiden (Dexamethason, ggf. Methylprednisolon) sollte bei unzureichender Tocilizumab-Wirkung erwogen werden bzw. ist im Falle eines höhergradigen CRS empfohlen. Bei HLH nach Behandlung mit Checkpoint-Inhibitoren oder Antigen-spezifischen Antikörpern ist initial eine Therapie mit Kortikosteroiden angezeigt [89]. Bei progredienter Symptomatik und schwerer HLH ist auch in dieser Situation ein Behandlungsversuch mit Tocilizumab möglich (off label), bei Therapieversagen kann der Einsatz von Etoposid erwogen werden.

14.6.3 HLH und Sepsis, HLH auf Intensivstation und MAS-ähnliche Sepsis

Aufgrund der klinischen Überlappung ist die Abgrenzung zwischen Sepsis und HLH insbesondere in der Initialphase erschwert, wodurch Patienten mit HLH auf Intensivstationen unerkannt bleiben können [8]. Dennoch kann der klinische Verlauf Hinweis für eine HLH sein, insbesondere im Falle rezidivierender Fieberschübe trotz breiter Antibiose, fehlendem Nachweis eines infektiösen Fokus und klinischer Verschlechterung trotz intensiver und adäquater Supportivtherapie. Weiterhin sprechen einige Laborparameter bzw. -konstellationen (Dynamik, Extremwerte) eher für eine HLH und sollten die weitere Diagnostik auslösen. Die derzeit genutzten Diagnosekriterien/-scores (HLH-2004, HScore) zeigten auch bei kritisch kranken Patienten eine gute Sensitivität und Spezifität [90,91]. In einem 2017 publizierten Review zur Abgrenzung HLH/Sepsis konnte insbesondere die Wichtigkeit von Ferritin, Fibrinogen und Triglyceriden bei Patienten mit den unspezifischen Befunden Zytopenie(n) und Splenomegalie aufgezeigt werden [92]. Massiv erhöhte Ferritinwerte sind ein wesentliches Kennzeichen der HLH, in der bisher größten publizierten Analyse zu Ferritinerhöhung auf Intensivstationen konnte für einen Schwellenwert von 9083 µg/l die beste Sensitivität (92,5 %) und Spezifität (91,9 %) für eine HLH gezeigt werden – der mediane Ferritinwert bei der HLH war dabei signifikant höher als bei der Sepsis bzw. septischem Schock [40]. Niedrige Fibrinogenwerte (in Abwesenheit einer disseminierten intravasalen Gerinnung) wurden in verschiedenen HLH-Fallserien häufig beobachtet, wohingegen bei Sepsis-Patienten im Rahmen der Akut-Phase Reaktion eher erhöhte Werte typisch sind [47,93–95]. Erhöhte Triglyceride können ebenfalls als typisch für die HLH gelten, wobei diese auch im Rahmen einer Sepsis bzw. eines SIRS ansteigen können, jedoch meist unter den bei der HLH beobachteten Werten liegen [43,96–99]. Der lösliche Interleukin-2-Rezeptor eignet sich weniger für die Differenzierung Sepsis vs. HLH (mit Ausnahme massiv erhöhter Werte, welche eher für eine HLH sprechen), kann jedoch im Falle einer vermuteten HLH im Kontext weiterer klinischer und laborchemischer Parameter Hinweis für den jeweiligen Auslöser der HLH sein (Lymphom) [41,43,100].

In einem Konsensuspapier des Arbeitskreises Intensivmedizin der DGHO/ÖGHO wird daher empfohlen, bei onkologischen und immunsupprimierten Patienten auf Intensivstation das Routinelabor um Ferritin, Triglyzeride, Fibrinogen und sIL2-R zu ergänzen [101]. Über eine Knochenmarkpunktion und ggf. weitere invasive Diagnostik sollte interdisziplinär unter Einbeziehung eines Hämatologen entschieden werden. Je nach Verlauf sollte insbesondere Ferritin als HLH-Aktivitätsmarker wiederholt bestimmt werden.

Gegenstand der aktuellen Forschung ist insbesondere die möglichst frühzeitige und sichere Differenzierung HLH-Sepsis. Ansätze hierfür sind beispielsweise Zytokinprofile, so konnten für Kinder mit EBV-HLH im Vergleich zu Sepsis-Patienten signifikant höhere Interleukin-10 und Interferon-y und niedrigere Interleukin-6-Spiegel nachgewiesen werden; eine weitere Studie zeigte in der HLH-Kohorte deutlich höhere CXCL9-Spiegel [102,103]. Ein weiterer vielversprechender Ansatz ist die durchflusszytometrische Charakterisierung aktivierter T-Zellen. In einer kürzlich publizierten Studie zeigte ein Anteil von > 7 % CD38high/HLA-DR+ Zellen unter den gesamten CD8+ T-Zellen verlässlich eine HLH an [104].

Eine Kombination oben genannter „klassischer" Laborparameter sowie die Einbeziehung von Zytokinpanelanalysen und Durchflusszytometrie könnte in Zukunft die Diagnosestellung und Abgrenzung von HLH und Sepsis beschleunigen und vereinfachen.

Grundlage der Therapie sind neben der klassischen Intensivtherapie die rasche Immunsuppression mit Steroiden sowie die Gabe von polyvalenten Immunglobulinen in therapeutischer Dosierung, je nach HLH-Schweregrad sollte außerdem frühzeitig eine ggf. Notfalltherapie mit Etoposid diskutiert und interdisziplinär zwischen Intensivmedizin und Hämatologie abgestimmt werden [105].

Ein Sonderfall stellt die noch unscharf definierte Entität der MAS-ähnlichen Sepsis dar. Eine Post-hoc Analyse einer interventionellen Sepsis-Studie zur Wirksamkeit der IL-1-gerichteten Therapie mit Anakinra (Interleukin-1-Rezeptorantagonist) zeigte, dass eine Subgruppe von Sepsis-Patienten mit hepatobiliärer Dysfunktion und disseminierter intravasaler Koagulopathie als Gruppierungsmarker für einen MAS-ähnlichen Zytokinsturm einen Überlebensvorteil durch IL-1-Rezeptorblockade mit Anakinra erreicht [106].

Patienten mit manifestem Organversagen im Rahmen einer schweren HLH können von einer Zytokinadsorption oder Plasmapherese profitieren, meist als sogenannte „Bridging"-Therapie zur klinischen Stabilisierung vor definitiver Therapie [107,108].

14.6.4 Therapie der refraktären/progredienten HLH des Erwachsenen

Generell sollte die Therapie der refraktären oder progredienten HLH (r/r HLH) mit einem Referenzzentrum abgestimmt werden, da je nach Grunderkrankung und bisherigem Verlauf individuelle Konzepte nötig sind und die Datenlage begrenzt ist. Üblicherweise benötigt die Behandlung der r/r HLH eine Therapieintensivierung, beispielsweise mittels kombinierter Chemotherapie (bei Malignität) oder allogener Stammzelltransplantation.

In einer chinesischen Studie wurde eine Salvage-Chemotherapie mit liposomalem Doxorubicin, dosiseskaliertem Methylprednisolon und Etoposid (DEP) vorgeschlagen, wobei eine Gesamtansprechrate von 76 % erreicht werden konnte [109]. Als weiterer Therapieansatz mit Zytokin-blockierender Wirkung kommt der Einsatz des Januskinase-2-Inhibitors Ruxolitinib in einer Dosierung von 2 × 5 mg bis 2 × 15 mg/d in Betracht [110–112]. Der Interferon-y Antikörper Emapalumab ist für die refraktäre, primäre HLH im Kindesalter zugelassen und wird auch bei Patienten mit sekundärer HLH im Rahmen einer Studie untersucht (NCT03985423) [54]. Einzelfallberichte zum Einsatz auch bei Erwachsenen, teilweise in Kombination, liegen bereits vor [113,114].

Der T-Zell-depletierende CD52-Antikörper Alemtuzumab ist eine weitere Behandlungsoption in der refraktären Situation [115]. Vereinzelt wurde ein Ansprechen auf Antagonisten gegen CD25 (Basiliximab), Tumor-Nekrose-Faktor α (Etanercept) oder auf verschiedene Zytostatika berichtet.

Bei Patienten mit Morbus Still und refraktärer HLH ist nach unzureichendem Ansprechen auf den Interleukin-1-Rezeptor-Antagonisten Anakinra eine Behandlung mit dem Interleukin-6-Rezeptor-Antagonisten Tocilizumab zu erwägen, falls die HLH Folge der unkontrollierten Grunderkrankung ist. Weitere Optionen im Sinne einer „Salvagetherapie" sind der Einsatz von Etoposid oder bei (Multi)organversagen die Zytokinelimination mittels Zytokinadsorption als ultima ratio, wobei diese Therapien interdisziplinär abgestimmt werden sollten [107,116].

Kürzlich wurde für die rezidivierte und refraktäre EBV-HLH (r/r EBV-HLH) eine Pilotstudie zur Therapie mit Nivolumab publiziert, wobei 6 von 7 behandelten Patienten auf die Therapie ansprachen und fünf eine anhaltende Remission erreichten [117].

Die allogene Stammzelltransplantation wird insbesondere bei den seltenen Fällen einer primären HLH im Erwachsenenalter und bei Patienten mit r/r EBV-HLH und persistierend hoher EBV-Last bzw. chronisch aktiver EBV und r/r Lymphomen empfohlen [118–120]. Auch hier sollten sowohl Indikation als auch Intensität der gewählten Konsolidierung (reduziert vs. myeloablativ) eng abgestimmt werden. Bei Patienten mit primärer HLH sollten potenzielle Familienspender auf die vorliegende Mutation untersucht werden, um eine Transplantation dieser zu vermeiden [9].

14.6.5 Supportive Therapie und infektiöse Komplikationen

Gemäß den Empfehlungen des Robert-Koch-Instituts werden Patienten mit HLH wie beispielsweise auch Patienten mit schwerer aplastischer Anämie oder zu erwartender Neutropenie > 10 Tage (z. B. intensive Chemotherapie bei akuten Leukämien) in die Infektions-Risikoklasse 2 eingruppiert. Wann immer möglich sollte daher die Unterbringung in Bereichen mit Luftfiltration erfolgen, ferner ist unter Immunsuppression auf eine Infektionsprophylaxe zu achten (antiviral, antimykotisch, Pneumocystis). Obligat sind regelmäßige klinische und laborchemische Kontrollen (inklusive Blutkulturen) im Hinblick auf mögliche Sekundärinfektionen bei häufig bestehender Neutropenie, dabei sollte auch auf atypische Erreger geachtet werden (Bakterien, Mykosen) und ggf. auf eine Virusreaktivierung getestet werden (EBV, CMV). Die Indikation zu weiterführender Diagnostik wie beispielsweise CT-Bildgebung, Bronchoskopie etc. sollte vor dem Hintergrund des hohen Risikos (Neutropenie, Immunsuppression, ggf. zusätzlich hämatologische Grunderkrankung) großzügig gestellt werden. Wenn initial die HLH-Behandlung keine polyvalenten Immunglobuline umfasste, ist bei langanhaltender, höherdosierter Steroidgabe eine Immunglobulinsubstitution (z. B. alle 4 Wochen) zu erwägen.

14.7 Verlaufsbeurteilung, Prognose

Neben klinischen Zeichen des Therapieansprechens wie Fieberfreiheit/Temperaturrückgang, Abnahme eventueller Organomegalien oder Besserung von Symptomen der Organdysfunktion sind insbesondere die laborchemischen Parameter Ferritin und sIL2-Rezeptor als Aktivitäts- und Verlaufsparameter nutzbar. Zu empfehlen ist in der Initialphase die 2× wöchentliche Bestimmung dieser Laborparameter. Verdächtig auf einen erneuten HLH-Schub bzw. ein unzureichendes Therapieansprechen sind neben dem Anstieg der vorgenannten Parameter auch ein Wiederauftreten von Fieber oder Zytopenien. Differentialdiagnostisch sollte insbesondere bei Ferritinanstieg das Vorliegen von Sekundärinfektionen abgeklärt werden.

Bei Patienten mit sekundärer, erworbener HLH sind ambulante Kontrollen mit Ferritin- und sIL2-Rezeptor-Monitoring über einige Monate zu empfehlen. Ergibt sich der Verdacht auf eine erneute HLH-Aktivität, ist grundsätzlich eine umfangreiche Diagnostik wie in der Initialphase indiziert, um die mögliche Grunderkrankung als Ursache der HLH zu identifizieren. Je nach Alter der Patienten ist hier insbesondere an (okkulte) Lymphome zu denken, welche nicht selten eine diagnostische Herausforderung darstellen und unter Umständen erst durch wiederholte Histologiegewinnung detektiert werden können. Falls nicht bei Erstmanifestation bereits durchgeführt, sollte bei Rezidiv/Wiederauftreten der HLH in Abstimmung mit einem Referenzzentrum die erweiterte funktionelle und ggf. genetische Diagnostik erfolgen.

Die Prognose von Patienten mit HLH hängt wesentlich von der Grunderkrankung, der Ausprägung/Schwere der HLH sowie der frühzeitigen Diagnosestellung ab, wobei Patienten mit MAS-HLH das beste und Patienten mit HLH infolge maligner Grunderkrankung typischerweise das kürzeste Überleben aufweisen, häufig nur wenige Monate. In einer Analyse des deutschen HLH-Registers verstarben 20 % aller Patienten mit sekundärer HLH in den ersten 30 Tagen nach Diagnosestellung [39].

Referenzzentren

HLH-Register/konsiliarische Beratung für erwachsene Patienten/Registermeldung, Dokumentation, Universitätsklinikum Jena, Am Klinikum 1, 07747 Jena, *hlh-registry.org*, HLH.Erwachsene@med. uni-jena.de

Beratung zu funktioneller Diagnostik, Centrum für chronische Immundefizienz, Im Zentrum für translationale Zellforschung, Breisacher Straße 115, 79106 Freiburg

Beratung zu molekulargenetischer Diagnostik, Nationales HLH-Referenzzentrum, Pädiatrische Hämatologie und Onkologie, Universitätsklinikum Hamburg-Eppendorf, Martinistraße 52, 20251 Hamburg

Literatur

[1]   Bodley Scott R, Robb-Smith AHT. HISTIOCYTIC MEDULLARY RETICULOSIS. The Lancet. 1939;234 (6047):194–198. DOI: 10.1016/S0140-6736(00)61951-7.

[2]   Farquhar JW, Claireaux AE. Familial haemophagocytic reticulosis. Arch Dis Child. 1952;27 (136):519–25. DOI: 10.1136/adc.27.136.519.

[3]   Emile JF, Abla O, Fraitag S, et al. Revised classification of histiocytoses and neoplasms of the macrophage-dendritic cell lineages. Blood. 2016;127(22):2672–81. DOI: 10.1182/blood-2016-01-690636.

[4]   Henter JI, Elinder G, Soder O, Ost A. Incidence in Sweden and clinical features of familial hemophagocytic lymphohistiocytosis. Acta paediatrica Scandinavica. 1991;80(4):428–35. (http://www.ncbi.nlm.nih.gov/pubmed/2058392).

[5]   Ishii E, Ohga S, Imashuku S, et al. Nationwide survey of hemophagocytic lymphohistiocytosis in Japan. International journal of hematology. 2007;86(1):58–65. DOI: 10.1532/IJH97.07012.

[6]   Sano H, Kobayashi R, Tanaka J, et al. Risk factor analysis of non-Hodgkin lymphoma-associated haemophagocytic syndromes: a multicentre study. Br J Haematol. 2014;165(6):786–92. DOI: 10.1111/bjh.12823.

[7]   Ramos-Casals M, Brito-Zeron P, Lopez-Guillermo A, Khamashta MA, Bosch X. Adult haemophagocytic syndrome. Lancet. 2014;383(9927):1503–16. DOI: 10.1016/S0140-6736(13)61048-X.

[8]   Lachmann G, Spies C, Schenk T, et al. Hemophagocytic Lymphohistiocytosis: Potenzially Underdiagnosed in Intensive Care Units. Shock. 2018;50(2):149–155. DOI: 10.1097/SHK.0000000000001048.

[9]   La Rosée P, Horne A, Hines M, et al. Recommendations for the management of hemophagocytic lymphohistiocytosis in adults. Blood. 2019;133(23):2465–2477. DOI: 10.1182/blood.2018894618.

[10] Jordan MB, Hildeman D, Kappler J, Marrack P. An animal model of hemophagocytic lymphohis-tiocytosis (HLH): CD8 + T cells and interferon gamma are essential for the disorder. Blood. 2004;104(3):735–43. DOI: 10.1182/blood-2003-10-3413.

[11] Rood JE, Rao S, Paessler M, et al. ST2 contributes to T-cell hyperactivation and fatal hemopha-gocytic lymphohistiocytosis in mice. Blood. 2016;127(4):426–35. DOI: 10.1182/blood-2015-07-659813.

[12] Janka GE, Lehmberg K. Hemophagocytic lymphohistiocytosis: pathogenesis and treatment. He-matology Am Soc Hematol Educ Program. 2013;2013:605–11. DOI: 10.1182/asheducation-2013.1.605.

[13] Canna SW, de Jesus AA, Gouni S, et al. An activating NLRC4 inflammasome mutation causes autoinflammation with recurrent macrophage activation syndrome. Nature genetics. 2014;46 (10):1140–6. DOI: 10.1038/ng.3089.

[14] Romberg N, Al Moussawi K, Nelson-Williams C, et al. Mutation of NLRC4 causes a syndrome of enterocolitis and autoinflammation. Nature genetics. 2014;46(10):1135–1139. DOI: 10.1038/ng.3066.

[15] Huck K, Feyen O, Niehues T, et al. Girls homozygous for an IL-2-inducible T cell kinase mutation that leads to protein deficiency develop fatal EBV-associated lymphoproliferation. J Clin Invest. 2009;119(5):1350–8. DOI: 10.1172/jci37901.

[16] Sepulveda FE, de Saint Basile G. Hemophagocytic syndrome: primary forms and predisposing conditions. Current opinion in immunology. 2017;49:20–26. DOI: 10.1016/j.coi.2017.08.004.

[17] Bode SF, Ammann S, Al-Herz W, et al. The syndrome of hemophagocytic lymphohistiocytosis in primary immunodeficiencies: implications for differential diagnosis and pathogenesis. Haema-tologica. 2015;100(7):978–88. DOI: 10.3324/haematol.2014.121608.

[18] Chinn IK, Eckstein OS, Peckham-Gregory EC, et al. Genetic and mechanistic diversity in pediatric hemophagocytic lymphohistiocytosis. Blood. 2018;132(1):89–100. DOI: 10.1182/blood-2017-11-814244.

[19] Brisse E, Wouters CH, Matthys P. Advances in the pathogenesis of primary and secondary hae-mophagocytic lymphohistiocytosis: differences and similarities. Br J Haematol. 2016;174 (2):203–17. DOI: 10.1111/bjh.14147.

[20] Kaufman KM, Linghu B, Szustakowski JD, et al. Whole-exome sequencing reveals overlap bet-ween macrophage activation syndrome in systemic juvenile idiopathic arthritis and familial he-mophagocytic lymphohistiocytosis. Arthritis Rheumatol. 2014;66(12):3486–95. DOI: 10.1002/art.38793.

[21] Zhang K, Jordan MB, Marsh RA, et al. Hypomorphic mutations in PRF1, MUNC13-4, and STXBP2 are associated with adult-onset familial HLH. Blood. 2011;118(22):5794–8. DOI: 10.1182/blood-2011-07-370148.

[22] Wang Y, Wang Z, Zhang J, et al. Genetic features of late onset primary hemophagocytic lympho-histiocytosis in adolescence or adulthood. PLoS One. 2014;9(9):e107386. DOI: 10.1371/journal.pone.0107386.

[23] Janka GE, Lehmberg K. Hemophagocytic syndromes–an update. Blood Rev. 2014;28(4):135–42. DOI: 10.1016/j.blre.2014.03.002.

[24] Mao H, Tu W, Qin G, et al. Influenza virus directly infects human natural killer cells and induces cell apoptosis. J Virol. 2009;83(18):9215–22. DOI: 10.1128/JVI.00805-09.

[25] Griffin G, Shenoi S, Hughes GC. Hemophagocytic lymphohistiocytosis: An update on pathogene-sis, diagnosis, and therapy. Best practice & research Clinical rheumatology. 2020;34(4):101515. DOI: 10.1016/j.berh.2020.101515.

[26] Rouphael NG, Talati NJ, Vaughan C, et al. Infections associated with haemophagocytic syndro-me. The Lancet infectious diseases. 2007;7(12):814–22. (Case Reports Clinical Conference Re-view) (In eng). DOI: 10.1016/S1473-3099(07)70290-6.

[27] Carter SJ, Tattersall RS, Ramanan AV. Macrophage activation syndrome in adults: recent advances in pathophysiology, diagnosis and treatment. Rheumatology (Oxford). 2019;58(1):5–17. DOI: 10.1093/rheumatology/key006.

[28] Lehmberg K, Nichols KE, Henter JI, et al. Consensus recommendations for the diagnosis and management of hemophagocytic lymphohistiocytosis associated with malignancies. Haematologica. 2015;100(8):997–1004. DOI: 10.3324/haematol.2015.123562.

[29] Sandler RD, Tattersall RS, Schoemans H, et al. Diagnosis and Management of Secondary HLH/ MAS Following HSCT and CAR-T Cell Therapy in Adults; A Review of the Literature and a Survey of Practice Within EBMT Centres on Behalf of the Autoimmune Diseases Working Party (ADWP) and Transplant Complications Working Party (TCWP). Front Immunol. 2020;11:524. DOI: 10.3389/fimmu.2020.00524.

[30] Teachey DT, Lacey SF, Shaw PA, et al. Identification of Predictive Biomarkers for Cytokine Release Syndrome after Chimeric Antigen Receptor T-cell Therapy for Acute Lymphoblastic Leukemia. Cancer discovery. 2016;6(6):664–79. DOI: 10.1158/2159-8290.CD-16-0040.

[31] Cetica V, Sieni E, Pende D, et al. Genetic predisposition to hemophagocytic lymphohistiocytosis: Report on 500 patients from the Italian registry. J Allergy Clin Immunol. 2016;137(1):188–96 e4. DOI: 10.1016/j.jaci.2015.06.048.

[32] Risma KA, Marsh RA. Hemophagocytic Lymphohistiocytosis: Clinical Presentations and Diagnosis. J Allergy Clin Immunol Pract. 2019;7(3):824–832. DOI: 10.1016/j.jaip.2018.11.050.

[33] Horne A, Trottestam H, Arico M, et al. Frequency and spectrum of central nervous system involvement in 193 children with haemophagocytic lymphohistiocytosis. Br J Haematol. 2008;140 (3):327–35. DOI: 10.1111/j.1365-2141.2007.06922.x.

[34] Henter JI, Elinder G, Ost A. Diagnostic guidelines for hemophagocytic lymphohistiocytosis. The FHL Study Group of the Histiocyte Society. Seminars in oncology. 1991;18(1):29–33. (Guideline) (In eng) (http://www.ncbi.nlm.nih.gov/pubmed/1992521).

[35] Henter JI, Horne A, Arico M, et al. HLH-2004: Diagnostic and therapeutic guidelines for hemophagocytic lymphohistiocytosis. Pediatr Blood Cancer. 2007;48(2):124–31. DOI: 10.1002/ pbc.21039.

[36] Ravelli A, Minoia F, Davi S, et al. Expert consensus on dynamics of laboratory tests for diagnosis of macrophage activation syndrome complicating systemic juvenile idiopathic arthritis. RMD open. 2016;2(1):e000161. DOI: 10.1136/rmdopen-2015-000161.

[37] Fardet L, Galicier L, Lambotte O, et al. Development and validation of the HScore, a score for the diagnosis of reactive hemophagocytic syndrome. Arthritis Rheumatol. 2014;66(9):2613–20. DOI: 10.1002/art.38690.

[38] Machowicz R, Kröger N, Krieger T, et al. Hyperferritinemia in adult HLH: the best what we have, so far. Blood. 2015;125 (http://www.bloodjournal.org/content/125/10/1548/tab-e-letters#hyperferritinemia-in-adult-hlh-the-best-what-we-have-so-far).

[39] Birndt S, Schenk T, Heinevetter B, et al. Hemophagocytic lymphohistiocytosis in adults: collaborative analysis of 137 cases of a nationwide German registry. J Cancer Res Clin Oncol. 2020;146 (4):1065–1077. DOI: 10.1007/s00432-020-03139-4.

[40] Lachmann G, Knaak C, Vorderwulbecke G, et al. Hyperferritinemia in Critically Ill Patients. Critical care medicine. 2020;48(4):459–465. DOI: 10.1097/CCM.0000000000004131.

[41] Hayden A, Lin M, Park S, et al. Soluble interleukin-2 receptor is a sensitive diagnostic test in adult HLH. Blood Adv. 2017;1(26):2529–2534. DOI: 10.1182/bloodadvances.2017012310.

[42] Lin M, Park S, Hayden A, et al. Clinical utility of soluble interleukin-2 receptor in hemophagocytic syndromes: a systematic scoping review. Ann Hematol. 2017;96(8):1241–1251. DOI: 10.1007/ s00277-017-2993-y.

[43] Tsuji T, Hirano T, Yamasaki H, Tsuji M, Tsuda H. A high sIL-2R/ferritin ratio is a useful marker for the diagnosis of lymphoma-associated hemophagocytic syndrome. Ann Hematol. 2014;93 (5):821–6. DOI: 10.1007/s00277-013-1925-8.

[44] Zoref-Lorenz A, Murakami J, Hofstetter L, et al. An improved index for diagnosis and mortality prediction in malignancy-associated hemophagocytic lymphohistiocytosis. Blood. 2022;139 (7):1098–1110. DOI: 10.1182/blood.2021012764.

[45] La Rosee P. Detecting HLH in hematologic malignancies. Blood. 2022;139(7):961–963. DOI: 10.1182/blood.2021014675.

[46] Wang J, Wang D, Zhang Q, et al. The significance of pre-therapeutic F-18-FDG PET-CT in lymphoma-associated hemophagocytic lymphohistiocytosis when pathological evidence is unavailable. J Cancer Res Clin Oncol. 2016;142(4):859–71. DOI: 10.1007/s00432-015-2094-z.

[47] Otrock ZK, Eby CS. Clinical characteristics, prognostic factors, and outcomes of adult patients with hemophagocytic lymphohistiocytosis. Am J Hematol. 2015;90(3):220–4. DOI: 10.1002/ajh.23911.

[48] Riviere S, Galicier L, Coppo P, et al. Reactive hemophagocytic syndrome in adults: a retrospective analysis of 162 patients. Am J Med. 2014;127(11):1118–25. DOI: 10.1016/j.amjmed.2014.04.034.

[49] Gupta A, Weitzman S, Abdelhaleem M. The role of hemophagocytosis in bone marrow aspirates in the diagnosis of hemophagocytic lymphohistiocytosis. Pediatr Blood Cancer. 2008;50 (2):192–4. DOI: 10.1002/pbc.21441.

[50] Gars E, Purington N, Scott G, et al. Bone marrow histomorphological criteria can accurately diagnose hemophagocytic lymphohistiocytosis. Haematologica. 2018;103(10):1635–1641. DOI: 10.3324/haematol.2017.186627.

[51] Johnson TS, Terrell CE, Millen SH, et al. Etoposide selectively ablates activated T cells to control the immunoregulatory disorder hemophagocytic lymphohistiocytosis. J Immunol. 2014;192 (1):84–91. DOI: 10.4049/jimmunol.1302282.

[52] Trottestam H, Horne A, Arico M, et al. Chemoimmunotherapy for hemophagocytic lymphohistiocytosis: long-term results of the HLH-94 treatment protocol. Blood. 2011;118(17):4577–84. DOI: 10.1182/blood-2011-06-356261.

[53] Bergsten E, Horne A, Arico M, et al. Confirmed efficacy of etoposide and dexamethasone in HLH treatment: long-term results of the cooperative HLH-2004 study. Blood. 2017;130(25):2728–2738. DOI: 10.1182/blood-2017-06-788349.

[54] Locatelli F, Jordan MB, Allen C, et al. Emapalumab in Children with Primary Hemophagocytic Lymphohistiocytosis. The New England journal of medicine. 2020;382(19):1811–1822. DOI: 10.1056/NEJMoa1911326.

[55] Cooper N, Rao K, Gilmour K, et al. Stem cell transplantation with reduced-intensity conditioning for hemophagocytic lymphohistiocytosis. Blood. 2006;107(3):1233–6. DOI: 10.1182/blood-2005-05-1819.

[56] Marsh RA, Jordan MB, Filipovich AH. Reduced-intensity conditioning haematopoietic cell transplantation for haemophagocytic lymphohistiocytosis: an important step forward. Br J Haematol. 2011;154(5):556–63. DOI: 10.1111/j.1365-2141.2011.08785.x.

[57] Lehmberg K, Nichols KE, Henter J, et al. Guidelines for the Diagnosis and Management of Hemophagocytic Lymphohistiocytosis Associated with Malignancies. submitted 2015.

[58] Bohne S, Kentouche K, Petersen I, et al. Fulminant Epstein-Barr virus-associated hemophagocytic lymphohistiocytosis. Laryngoscope. 2013;123(2):362–5. DOI: 10.1002/lary.23433.

[59] Henkes M, Finke J, Warnatz K, et al. Late-onset hemophagocytic lymphohistiocytosis (HLH) in an adult female with Griscelli syndrome type 2 (GS2). Ann Hematol. 2015;94(6):1057–60. DOI: 10.1007/s00277-014-2284-9.

[60] Kan FK, Tan CC, Von Bahr Greenwood T, et al. Dengue Infection Complicated by Hemophagocytic Lymphohistiocytosis: Experiences From 180 Patients With Severe Dengue. Clin Infect Dis. 2020;70(11):2247–2255. DOI: 10.1093/cid/ciz499.

[61] Rajagopala S, Dutta U, Chandra KS, et al. Visceral leishmaniasis associated hemophagocytic lymphohistiocytosis–case report and systematic review. J Infect. 2008;56(5):381–8. DOI: 10.1016/j.jinf.2008.02.013.

[62] Gagnaire MH, Galambrun C, Stephan JL. Hemophagocytic syndrome: A misleading complication of visceral leishmaniasis in children–a series of 12 cases. Pediatrics. 2000;106(4):E58. (http://www.ncbi.nlm.nih.gov/pubmed/11015553 https://pediatrics.aappublications.org/content/pediatrics/106/4/e58.full.pdf).

[63] Henter JI, Chow CB, Leung CW, Lau YL. Cytotoxic therapy for severe avian influenza A (H5N1) infection. Lancet. 2006;367(9513):870–3. DOI: 10.1016/S0140-6736(06)68232-9.

[64] Chellapandian D, Das R, Zelley K, et al. Treatment of Epstein Barr virus-induced haemophagocytic lymphohistiocytosis with rituximab-containing chemo-immunotherapeutic regimens. Br J Haematol. 2013;162(3):376–82. DOI: 10.1111/bjh.12386.

[65] Beutel K, Gross-Wieltsch U, Wiesel T, et al. Infection of T lymphocytes in Epstein-Barr virus-associated hemophagocytic lymphohistiocytosis in children of non-Asian origin. Pediatr Blood Cancer. 2009;53(2):184–90. DOI: 10.1002/pbc.22037.

[66] Mehta P, McAuley DF, Brown M, et al. COVID-19: consider cytokine storm syndromes and immunosuppression. Lancet. 2020;395(10229):1033–1034. DOI: 10.1016/S0140-6736(20)30628-0.

[67] Ruan Q, Yang K, Wang W, Jiang L, Song J. Clinical predictors of mortality due to COVID-19 based on an analysis of data of 150 patients from Wuhan, China. Intensive Care Med. 2020;46(5):846–848. DOI: 10.1007/s00134-020-05991-x.

[68] Xu Z, Shi L, Wang Y, et al. Pathological findings of COVID-19 associated with acute respiratory distress syndrome. Lancet Respir Med. 2020;8(4):420–422. DOI: 10.1016/S2213-2600(20)30076-X.

[69] McGonagle D, Sharif K, O'Regan A, Bridgewood C. The Role of Cytokines including Interleukin-6 in COVID-19 induced Pneumonia and Macrophage Activation Syndrome-Like Disease. Autoimmun Rev. 2020:102537. DOI: 10.1016/j.autrev.2020.102537.

[70] Retamozo S, Brito-Zeron P, Siso-Almirall A, et al. Haemophagocytic syndrome and COVID-19. Clin Rheumatol. 2021;40(4):1233–1244. DOI: 10.1007/s10067-020-05569-4.

[71] Wood H, Jones JR, Hui K, et al. Secondary HLH is uncommon in severe COVID-19. Br J Haematol. 2020;190(5):e283-e285. DOI: 10.1111/bjh.16934.

[72] Group RC, Horby P, Lim WS, et al. Dexamethasone in Hospitalized Patients with Covid-19. The New England journal of medicine. 2021;384(8):693–704. DOI: 10.1056/NEJMoa2021436.

[73] Group RC. Tocilizumab in patients admitted to hospital with COVID-19 (RECOVERY): a randomised, controlled, open-label, platform trial. Lancet. 2021;397(10285):1637–1645. DOI: 10.1016/S0140-6736(21)00676-0.

[74] Ely EW, Ramanan AV, Kartman CE, et al. Efficacy and safety of baricitinib plus standard of care for the treatment of critically ill hospitalised adults with COVID-19 on invasive mechanical ventilation or extracorporeal membrane oxygenation: an exploratory, randomised, placebo-controlled trial. Lancet Respir Med. 2022;10(4):327–336. DOI: 10.1016/S2213-2600(22)00006-6.

[75] Ravelli A, Minoia F, Davi S, et al. 2016 Classification Criteria for Macrophage Activation Syndrome Complicating Systemic Juvenile Idiopathic Arthritis: A European League Against Rheumatism/American College of Rheumatology/Paediatric Rheumatology International Trials Organisation Collaborative Initiative. Annals of the rheumatic diseases. 2016;75(3):481–9. DOI: 10.1136/annrheumdis-2015-208982.

[76] Minoia F, Bovis F, Davi S, et al. Development and Initial Validation of the Macrophage Activation Syndrome/Primary Hemophagocytic Lymphohistiocytosis Score, a Diagnostic Tool that Differen-

tiates Primary Hemophagocytic Lymphohistiocytosis from Macrophage Activation Syndrome. The Journal of pediatrics. 2017;189:72–78 e3. DOI: 10.1016/j.jpeds.2017.06.005.

[77] Kumar B, Aleem S, Saleh H, Petts J, Ballas ZK. A Personalized Diagnostic and Treatment Approach for Macrophage Activation Syndrome and Secondary Hemophagocytic Lymphohistiocytosis in Adults. J Clin Immunol. 2017;37(7):638–643. DOI: 10.1007/s10875-017-0439-x.

[78] Stoll ML, Cron RQ. Treatment of juvenile idiopathic arthritis: a revolution in care. Pediatric rheumatology online journal. 2014;12:13. DOI: 10.1186/1546-0096-12-13.

[79] Gerfaud-Valentin M, Jamilloux Y, Iwaz J, Seve P. Adult-onset Still's disease. Autoimmun Rev. 2014;13(7):708–22. DOI: 10.1016/j.autrev.2014.01.058.

[80] Zhou S, Qiao J, Bai J, Wu Y, Fang H. Biological therapy of traditional therapy-resistant adult-onset Still's disease: an evidence-based review. Therapeutics and clinical risk management. 2018;14:167–171. DOI: 10.2147/TCRM.S155488.

[81] Gavand PE, Serio I, Arnaud L, et al. Clinical spectrum and therapeutic management of systemic lupus erythematosus-associated macrophage activation syndrome: A study of 103 episodes in 89 adult patients. Autoimmun Rev. 2017;16(7):743–749. DOI: 10.1016/j.autrev.2017.05.010.

[82] Daver N, McClain K, Allen CE, et al. A consensus review on malignancy-associated hemophagocytic lymphohistiocytosis in adults. Cancer. 2017;123(17):3229–3240. DOI: 10.1002/cncr.30826.

[83] La Rosée P. Treatment of hemophagocytic lymphohistiocytosis in adults. Hematology Am Soc Hematol Educ Program. 2015;2015:190–6. DOI: 10.1182/asheducation-2015.1.190.

[84] Delavigne K, Berard E, Bertoli S, et al. Hemophagocytic syndrome in patients with acute myeloid leukemia undergoing intensive chemotherapy. Haematologica. 2014;99(3):474–80. DOI: 10.3324/haematol.2013.097394.

[85] Teachey DT, Rheingold SR, Maude SL, et al. Cytokine release syndrome after blinatumomab treatment related to abnormal macrophage activation and ameliorated with cytokine-directed therapy. Blood. 2013;121(26):5154–7. DOI: 10.1182/blood-2013-02-485623.

[86] Neelapu SS, Tummala S, Kebriaei P, et al. Toxicity management after chimeric antigen receptor T cell therapy: one size does not fit 'ALL'. Nature reviews Clinical oncology. 2018;15(4):218. DOI: 10.1038/nrclinonc.2018.20.

[87] Woods A, Wooten M, Thompson Heffner L Jr., Waller E. Daratumumab-associated hemophagocytic lymphohistiocytosis. Ann Hematol. 2020;99(1):181–182. DOI: 10.1007/s00277-019-03877-7.

[88] Sandler RD, Carter S, Kaur H, et al. Haemophagocytic lymphohistiocytosis (HLH) following allogeneic haematopoietic stem cell transplantation (HSCT)-time to reappraise with modern diagnostic and treatment strategies? Bone Marrow Transplant. 2020;55(2):307–316. DOI: 10.1038/s41409-019-0637-7.

[89] Neelapu SS, Tummala S, Kebriaei P, et al. Chimeric antigen receptor T-cell therapy – assessment and management of toxicities. Nature reviews Clinical oncology. 2018;15(1):47–62. DOI: 10.1038/nrclinonc.2017.148.

[90] Knaak C, Nyvlt P, Schuster FS, et al. Hemophagocytic lymphohistiocytosis in critically ill patients: diagnostic reliability of HLH-2004 criteria and HScore. Crit Care. 2020;24(1):244. DOI: 10.1186/s13054-020-02941-3.

[91] Meena NK, Sinokrot O, Duggal A, et al. The Performance of Diagnostic Criteria for Hemophagocytic Lymphohistiocytosis in Critically Ill Patients. J Intensive Care Med. 2020;35(12):1476–1482. DOI: 10.1177/0885066619837139.

[92] Machowicz R, Janka G, Wiktor-Jedrzejczak W. Similar but not the same: Differential diagnosis of HLH and sepsis. Critical reviews in oncology/hematology. 2017;114:1–12. DOI: 10.1016/j.critrevonc.2017.03.023.

[93] Parikh SA, Kapoor P, Letendre L, Kumar S, Wolanskyj AP. Prognostic factors and outcomes of adults with hemophagocytic lymphohistiocytosis. Mayo Clin Proc. 2014;89(4):484–92. DOI: 10.1016/j.mayocp.2013.12.012.

[94] Schram AM, Comstock P, Campo M, et al. Haemophagocytic lymphohistiocytosis in adults: a multicentre case series over 7 years. Br J Haematol. 2016;172(3):412–9. DOI: 10.1111/bjh.13837.

[95] Lissalde-Lavigne G, Combescure C, Muller L, et al. Simple coagulation tests improve survival prediction in patients with septic shock. J Thromb Haemost. 2008;6(4):645–53. DOI: 10.1111/j.1538-7836.2008.02895.x.

[96] Park HS, Kim DY, Lee JH, et al. Clinical features of adult patients with secondary hemophagocytic lymphohistiocytosis from causes other than lymphoma: an analysis of treatment outcome and prognostic factors. Ann Hematol. 2012;91(6):897–904. DOI: 10.1007/s00277-011-1380-3.

[97] Berbee JF, van der Hoogt CC, de Haas CJ, et al. Plasma apolipoprotein CI correlates with increased survival in patients with severe sepsis. Intensive Care Med. 2008;34(5):907–11. DOI: 10.1007/s00134-008-1006-y.

[98] Lekkou A, Mouzaki A, Siagris D, Ravani I, Gogos CA. Serum lipid profile, cytokine production, and clinical outcome in patients with severe sepsis. Journal of critical care. 2014;29(5):723–7. DOI: 10.1016/j.jcrc.2014.04.018.

[99] van Leeuwen HJ, Heezius EC, Dallinga GM, et al. Lipoprotein metabolism in patients with severe sepsis. Critical care medicine. 2003;31(5):1359–66. DOI: 10.1097/01.CCM.0000059724.08290.51.

[100] Murakami J, Arita K, Wada A, et al. Serum soluble interleukin-2 receptor levels for screening for malignant lymphomas and differential diagnosis from other conditions. Mol Clin Oncol. 2019;11(5):474–482. DOI: 10.3892/mco.2019.1922.

[101] Kiehl MG, Beutel G, Boll B, et al. Consensus statement for cancer patients requiring intensive care support. Ann Hematol. 2018;97(7):1271–1282. DOI: 10.1007/s00277-018-3312-y.

[102] Xu XJ, Tang YM, Song H, et al. Diagnostic accuracy of a specific cytokine pattern in hemophagocytic lymphohistiocytosis in children. The Journal of pediatrics. 2012;160(6):984–90 e1. DOI: 10.1016/j.jpeds.2011.11.046.

[103] Lin H, Scull BP, Goldberg BR, et al. IFN-gamma signature in the plasma proteome distinguishes pediatric hemophagocytic lymphohistiocytosis from sepsis and SIRS. Blood Adv. 2021;5(17):3457–3467. DOI: 10.1182/bloodadvances.2021004287.

[104] Chaturvedi V, Marsh RA, Zoref-Lorenz A, et al. T-cell activation profiles distinguish hemophagocytic lymphohistiocytosis and early sepsis. Blood. 2021;137(17):2337–2346. DOI: 10.1182/blood.2020009499.

[105] Buyse S, Teixeira L, Galicier L, et al. Critical care management of patients with hemophagocytic lymphohistiocytosis. Intensive Care Med. 2010;36(10):1695–702. DOI: 10.1007/s00134-010-1936-z.

[106] Shakoory B, Carcillo JA, Chatham WW, et al. Interleukin-1 Receptor Blockade Is Associated With Reduced Mortality in Sepsis Patients With Features of Macrophage Activation Syndrome: Reanalysis of a Prior Phase III Trial. Critical care medicine. 2016;44(2):275–81. DOI: 10.1097/CCM.0000000000001402.

[107] Greil C, Roether F, La Rosee P, et al. Rescue of Cytokine Storm Due to HLH by Hemoadsorption in a CTLA4-Deficient Patient. J Clin Immunol. 2017;37(3):273–276. DOI: 10.1007/s10875-017-0377-7.

[108] Rademacher JG, Wulf G, Koziolek MJ, Zeisberg M, Wallbach M. Cytokine adsorption therapy in lymphoma-associated hemophagocytic lymphohistiocytosis and allogeneic stem cell transplantation. J Artif Organs. 2021;24(3):402–406. DOI: 10.1007/s10047-020-01244-2.

[109] Wang Y, Huang W, Hu L, et al. Multicenter study of combination DEP regimen as a salvage therapy for adult refractory hemophagocytic lymphohistiocytosis. Blood. 2015;126(19):2186–92. DOI: 10.1182/blood-2015-05-644914.

[110] Wang J, Wang Y, Wu L, et al. Ruxolitinib for refractory/relapsed hemophagocytic lymphohistiocytosis. Haematologica. 2020;105(5):e210-e212. DOI: 10.3324/haematol.2019.222471.

[111] Ahmed A, Merrill SA, Alsawah F, et al. Ruxolitinib in adult patients with secondary haemophago-cytic lymphohistiocytosis: an open-label, single-centre, pilot trial. Lancet Haematol. 2019;6(12): e630-e637. DOI: 10.1016/S2352-3026(19)30156-5.

[112] Goldsmith SR, Saif Ur Rehman S, Shirai CL, Vij K, DiPersio JF. Resolution of secondary hemopha-gocytic lymphohistiocytosis after treatment with the JAK1/2 inhibitor ruxolitinib. Blood Adv. 2019;3(23):4131–4135. DOI: 10.1182/bloodadvances.2019000898.

[113] Gabr JB, Liu E, Mian S, et al. Successful treatment of secondary macrophage activation syndro-me with emapalumab in a patient with newly diagnosed adult-onset Still's disease: case report and review of the literature. Ann Transl Med. 2020;8(14):887. DOI: 10.21037/atm-20-3127.

[114] Triebwasser MP, Barrett DM, Bassiri H, et al. Combined use of emapalumab and ruxolitinib in a patient with refractory hemophagocytic lymphohistiocytosis was safe and effective. Pediatr Blood Cancer. 2021;68(7):e29026. DOI: 10.1002/pbc.29026.

[115] Marsh RA, Allen CE, McClain KL, et al. Salvage therapy of refractory hemophagocytic lymphohis-tiocytosis with alemtuzumab. Pediatr Blood Cancer. 2013;60(1):101–9. DOI: 10.1002/pbc.24188.

[116] Frimmel S, Schipper J, Henschel J, et al. First description of single-pass albumin dialysis combi-ned with cytokine adsorption in fulminant liver failure and hemophagocytic syndrome resulting from generalized herpes simplex virus 1 infection. Liver Transpl. 2014;20(12):1523–4. DOI: 10.1002/lt.24005.

[117] Liu P, Pan X, Chen C, et al. Nivolumab treatment of relapsed/refractory Epstein-Barr virus-asso-ciated hemophagocytic lymphohistiocytosis in adults. Blood. 2020;135(11):826–833. DOI: 10.1182/blood.2019003886.

[118] Fu L, Wang J, Wei N, et al. Allogeneic hematopoietic stem-cell transplantation for adult and ado-lescent hemophagocytic lymphohistiocytosis: a single center analysis. International journal of hematology. 2016;104(5):628–635. DOI: 10.1007/s12185-016-2062-7.

[119] Sawada A, Inoue M, Kawa K. How we treat chronic active Epstein-Barr virus infection. Interna-tional journal of hematology. 2017;105(4):406–418. DOI: 10.1007/s12185-017-2192-6.

[120] Imashuku S, Kudo N, Kubo K, Yachie A. Are regimens containing rituximab effective in the initial treatment of Epstein-Barr virus-positive natural killer cell lymphoproliferative disease-associa-ted hemophagocytic lymphohistiocytosis? International journal of hematology. 2013;98(3):375–7. DOI: 10.1007/s12185-013-1419-4.

15 Besondere Patientengruppen

15.1 Hämatologische und onkologische Patienten

Gernot Beutel

15.1.1 Generelle Überlegungen

Entsprechend der allgemeinen demographischen Entwicklung steigt in Deutschland auch die Zahl der Krebspatienten [22]. Zudem führen Screening-Programme, moderne Tumortherapien und die Optimierung supportiver Maßnahmen in den letzten 20 Jahren zu einer deutlich gestiegenen Lebenserwartung von Patienten mit hämatologischer oder onkologischer Grunderkrankung [8]. Obwohl die meisten neuen onkologischen Therapien nebenwirkungsärmer sind und besser vertragen werden, führen vor allem therapieassoziierte Komplikationen infolge des höheren Patientenalters und der assoziierten Komorbiditäten zu einem steigenden Bedarf an intensivmedizinischer Versorgung. So wurde innerhalb der letzten 10 Jahre auf europäischer Ebene eine Zunahme der Prävalenz von Krebspatienten auf Intensivstationen von 15 % auf 25 % beobachtet [19,20]. Für den deutschsprachigen Raum wurde diese Entwicklung durch eine Prävalenzstudie der Initiative „Intensive Care in Hematologic and Oncologic Patients" (www.iCHOP.eu) mit einer Inzidenzrate von 23 % bestätigt [10].

15.1.2 Beurteilung der Tumorerkrankung

Die Diskussion über die (Langzeit-)Prognose der Tumorerkrankung steht bei einer Intensivaufnahme irrtümlicherweise häufig mehr im Vordergrund als die eigentlich akut aufgetretene Organdysfunktion. Aber auch zu optimistische als auch zu pessimistische Einschätzungen sind nicht selten mehr durch Hoffnung und den Erfahrungsschatz der Behandler beeinflusst als durch objektivierbare Daten belegt. Erste Hinweise inwieweit sich die Prognose von Krebspatienten im Vergleich zur Normalbevölkerung unterscheidet publizierten Taccone et al. bereits vor über 10 Jahren: In einer Subgruppenanalyse der multizentrischen Sepsis Occurrence in Acutely Ill Patients (SOAP) Studie, wurde die Intensivmortalität von 404 Patienten mit soliden Tumoren, 69 Patienten mit hämatologischen Neoplasien und 2674 Patienten ohne Krebserkrankung miteinander verglichen [20]: Für Patienten mit einer soliden Tumorerkrankung ergab sich im Vergleich zur Normalbevölkerung kein Nachteil für das Kurzzeitüberleben nach einem Intensivaufenthalt (20 % vs. 18 %) [20]. Die Autoren leiteten aus diesen Daten ab, dass das bis dato vielerorts bestehende Paradigma der generellen Ablehnung von Krebspatienten für die intensivmedizinische Versorgung nicht mehr zu vertreten ist.

https://doi.org/10.1515/9783110673395-015

15.1.3 Beurteilung des Organversagens

Prognostisch relevant für das intensivmedizinische Überleben sind das Vorliegen einer Sepsis oder eines ARDS, die Notwendigkeit einer invasiven (mechanischen) Beatmung und die Anzahl bzw. Schwere der betroffenen Organsysteme analog des SAPS-II-Score [20]. Da hämatologische Patienten häufiger von einem ein Multiorganversagen mit mehr als 2 Organsystemen betroffen sind, zeigen diese anders als Patienten mit solider Tumorerkrankung gleicher Krankheitsschwere eine im Vergleich zur Normalbevölkerung erhöhte Krankenhausmortalität (58 % vs. 23 %) [20].

Merke: Das akute Organversagen und nicht die Prognose der Grunderkrankung entscheidet über das Intensivüberleben

Der Einfluss der Krankheitsschwere bei hämatologischen Intensivpatienten wurde auch anhand einer bevölkerungsbasierten Kohortenstudie aus Dänemark gezeigt [1]: Diese Studie verglich 2.122 nicht-chirurgische Patienten mit einer hämatologischen Grunderkrankung mit 88.951 Intensivpatienten ohne hämatologische Grunderkrankung. Invasive Beatmung (46 % vs. 35 %), Katecholamine (51 % vs. 34 %) und Hämodialyse (14 % vs. 5 %) wurden bei hämatologischen Patienten signifikant häufiger eingesetzt. Die höhere 30-Tage-Mortalität (44 % vs. 27 %) der hämatologischen Patienten war daher nicht unerwartet. Aufgrund der 1-Jahres-Überlebensrate von > 30 % schlussfolgerten die Autoren jedoch, dass der Einsatz intensivmedizinischer Maßnahmen auch bei Patienten mit hämatologischer Grunderkrankung nicht länger als infaust, sondern als gerechtfertigt zu werten ist [1]. Zudem relativierten Faktoren wie höheres Lebensalter und die Anzahl der Komorbiditäten den vermeintlichen Überlebensnachteil, sodass die eigentliche hämatologische Grunderkrankung hinsichtlich der intensivmedizinischen Prognose weiter in den Hintergrund rückt [1].

15.1.4 Beurteilung des Aufnahmemodus

Bei der Beurteilung von Krebspatienten auf der Intensivstation sollte grundlegend unterschieden werden, ob die Aufnahme aus chirurgischen oder medizinischen Gründen erfolgt. Verdeutlicht wurde dies in einer retrospektiven Analyse von 140.154 Patienten mit ungeplanter Intensivaufnahme; 11% der Patienten litten an einer aktiven Krebserkrankung: Diejenigen Krebspatienten, die aus nicht-chirurgischen Gründen aufgenommen wurden, präsentierten sich im Vergleich zur Normalbevölkerung mit einer deutlich erhöhten Krankenhausmortalität (41 % vs. 24 %). Erfolgte die intensivmedizinische Aufnahme hingegen ausschließlich postoperativ, ergab sich kein Mortalitätsunterschied zwischen Patienten mit und ohne Tumorerkrankung (17 % vs. 15 %) [6].

Im weiteren Verlauf dieses Kapitels werden die Ergebnisse und Empfehlungen überwiegend für Krebspatienten diskutiert, die aus nicht-chirurgischen Gründen intensivmedizinisch versorgt wurden.

15.1.5 Aufnahmestrategie

Selbst für erfahrene Kollegen ist es nicht immer einfach abzuschätzen welcher kritisch kranke Krebspatient von einer intensivmedizinischen Behandlung profitiert. Hinweise hierfür konnten aus einer prospektiven multizentrischen Kohortenstudie abgeleitet werden [3]: Aufschlussreich hinsichtlich einer validen Prognoseabschätzung erscheint eine Subgruppenanalyse von 344 Patienten, da diese entweder zu krank oder als zu gesund eingeschätzt und keiner intensivmedizinischen Therapie zugeführt wurden. Anders als der initialen Einschätzung entsprechend verstarben 11% der als „zu gesund" eingestuften Patienten. Andererseits überlebten 26% der als „zu krank" eingestuften Patienten den Krankenhausaufenthalt. In der Zusammenschau kann somit abgeleitet werden, dass die klinische Abschätzung der Prognose selbst von erfahrenen Intensivmedizinern bei ca. 20% aller Patienten nicht zutraf [3].

Eine Entscheidungsfindung sollte daher immer interdisziplinär erfolgen und sowohl die onkologische als auch die intensivmedizinische Prognose berücksichtigen. Zudem muss der Patientenwille festgestellt oder eine (mutmaßliche) Einschätzung der Angehörigen in den Entscheidungsprozess einbezogen werden. Um sowohl eine zu restriktive als auch eine Übertherapie am Lebensende zu vermeiden, bietet sich das Triage-System von Lecuyer et al. eine mögliche Orientierungshilfe [11]. Die Kollegen am Saint-Louis-Hospital in Paris empfehlen auf Grund einer Untersuchung an 188 Patienten mit beatmungspflichtigem respiratorischem Versagen für den klinischen Alltag ein differenziertes Management bestehend aus „full code", „ICU trial" und „No ICU" (Abb. 15.1) [11].

15.1.5.1 Full Code Management

Das „full code management" bezeichnet die uneingeschränkte intensivmedizinische Versorgung inklusive des Einsatzes von Vasopressoren, invasiver Beatmung und extrakorporalen Verfahren wie beispielsweise Hämodialyse, Plasmapherese und extrakorporale Membranoxygenierung. Falls erforderlich ist auch die Einleitung oder Fortführung einer Chemotherapie indiziert.

Ein „full code management" ist vor allem bei Krebspatienten in der Frühphase ihrer Erkrankung angezeigt, sofern der kritisch kranke Zustand durch malignomassoziierte Komplikationen oder therapiebedingte Akuttoxizität verursacht ist. Die intensivmedizinische Therapie der akuten Organdysfunktion ermöglicht in diesen Fällen die Einleitung oder Fortsetzung der antineoplastischen Therapie und eine potentielle Sicherung des Langzeitüberlebens. Generell sollte die Indikation eines „full

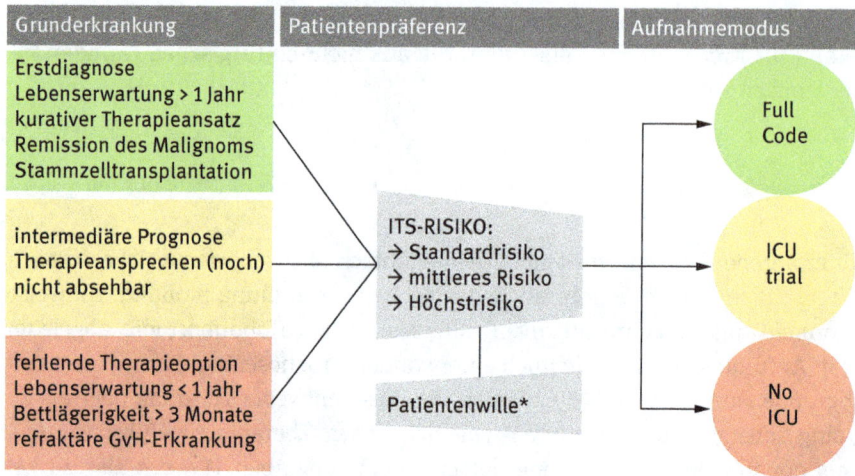

Grunderkrankung	Patientenpräferenz	Aufnahmemodus

Erstdiagnose
Lebenserwartung > 1 Jahr
kurativer Therapieansatz
Remission des Malignoms
Stammzelltransplantation

intermediäre Prognose
Therapieansprechen (noch)
nicht absehbar

fehlende Therapieoption
Lebenserwartung < 1 Jahr
Bettlägerigkeit > 3 Monate
refraktäre GvH-Erkrankung

ITS-RISIKO:
→ Standardrisiko
→ mittleres Risiko
→ Höchstrisiko

Patientenwille*

Full
Code

ICU
trial

No
ICU

Abb. 15.1: Algorithmus zur Einleitung intensivmedizinischer Therapiemaßnahmen bei Krebs-patienten [4]. *Bei Krebspatienten mit mittlerem und hohem Risiko zur Intensivaufnahme sollten Wunsch und Ausmaß der Versorgung vor Beginn der Tumortherapie festgelegt werden.

code managements" bei Patienten mit kurativem Therapieziel, mindestens partieller Remission der Grunderkrankung, nach stattgehabter Stammzelltransplantation ohne Graft-vs-Host-Disease oder akzeptabler Langzeitprognose (Lebenserwartung > 1 Jahr) gestellt werden [9, 11].

15.1.5.2 ICU-Trial Management

Im klinischen Alltag kann die Prognose von kritisch kranken Krebspatienten häufig nicht eindeutig abgeschätzt werden. Dies gilt insbesondere dann, wenn das Ansprechen auf eine vorhergehende antineoplastische Therapie noch nicht evaluiert oder der redu-zierte Allgemeinzustand vordergründig durch die maligne Grunderkrankung verursacht ist [3]. In dieser prognostisch unklaren Situation empfiehlt es sich, die intensivmedizi-nischen Maßnahmen zunächst im Sinne eines „full code managements" zu beginnen.

In einer Arbeit von Lecuyer et al. wurden Krebspatienten so lange intensivmedizi-nisch betreut bis sich diese entweder stabilisiert hatten oder keine Hoffnung auf Über-leben mehr bestand [11]. Eine retrospektive Analyse dieses Kollektivs ergab, dass ein ab Tag 3 der Intensivbehandlung steigender LOD-Score (Anzahl der Organversagen) das intensivmedizinische Überleben vorhersagen konnte: Diejenigen Patienten, bei de-nen nach Tag 3 die intensivmedizinische Therapie um ein Organersatzverfahren (Kate-cholamintherapie, invasive Beatmung oder Hämodialyse) erweitert werden musste, verstarben während des Krankenhausaufenthalts [11]. Andererseits überlebten 40 % der Krebspatienten den Krankenhausaufenthalt, bei denen bis Tag 5 der intensivmedi-zinischen Behandlung kein Anstieg des LOD-Scores zu verzeichnen war [11].

Zusammenfassend ist bei Patienten mit unklarer oder intermediärer onkologischer Prognose der unlimitierte Einsatz der Intensivtherapie für 3–5 Tage mit anschließender Reevaluation („ICU Trial") ein Vorgehen, das in den letzten Jahren mehr und mehr zur Anwendung kommt.

15.1.5.3 No ICU Management

Patienten, die nicht mehr von intensivmedizinischen Maßnahmen profitieren sind vor allem jene mit geringer Lebenserwartung (< 1 Jahr), ohne bestehende (antineoplastische) Therapieoption oder mit seit mehr als 3 Monaten andauernder Bettlägerigkeit [9]. Auch stammzelltransplantierte Patienten mit schwerer, refraktärer Graft-versus-Host Erkrankung profitieren langfristig nur in ausgewählten Fällen von intensivmedizinischen Maßnahmen. In dieser besonderen Situation sollte zur Abstimmung der intensivmedizinischen Strategie unbedingt Kontakt zum Transplantationszentrum oder den hausinternen Stammzelltransplanteuren aufgenommen werden.

15.1.6 Prognostische Faktoren

Bis vor einigen Jahren variierten die Aussagen zur Prognose kritisch kranker Krebspatienten, da die Publikationen überwiegend auf kleineren Studien mit heterogenen Patientenkollektiven basierten. Eine prospektive, multizentrische Studie der französisch-belgischen Arbeitsgruppe GRRR-OH analysierte im Jahr 2013 eine große Kohorte hämatologischer Intensivpatienten und brachte mehr Klarheit bei der Definition prognostisch relevanter Faktoren (Tab. 15.1) [3].

Tab. 15.1: Prognosefaktoren für die Krankenhausmortalität nach multivariater Analyse von 1011 kritisch kranken hämatologischen Patienten [3].

gute Prognose

– komplette oder partielle Remission der Grunderkrankung

– Intensivaufnahme innerhalb von 24 h nach Krankenhausaufnahme

ungünstige Prognose

– schlechter physiologischer oder funktioneller Status (WHO-Performance-Status)

– hoher Komorbiditätsindex (Carlson-Comorbidity-Index)

– hoher SOFA-Score (Anzahl und Schwere der betroffenen Organversagen)

– akutes respiratorisches Versagen oder Kreislaufstillstand bei Intensivaufnahme

– Organinfiltration durch ein Malignom oder einen Schimmelpilz (invasive Aspergillose)

– vorausgegangene allogene Stammzelltransplantation

15.1.6.1 Neutropenie

Eine tief verankerte Meinung besteht darin, dass eine Neutropenie zum Zeitpunkt der Intensivaufnahme per se mit einer ungünstigen Prognose einhergeht. Bereits 2014 zeigten Azoulay et al. in einer retrospektiven, multizentrischen Studie, dass das Vorliegen einer Neutropenie (n = 444; 44 %) bei Krebspatienten mit ARDS (n = 1004) nicht als unabhängiger Prädiktor der Krankenhausmortalität zu werten ist [2]. Ähnliche Ergebnisse wurden auch von Mokart et al. in einem hämatologischen Kollektiv (n = 1011) mit 29 % neutropenen Patienten ohne organspezifischen Aufnahmegrund generiert (OR 1,27; 95 % CI 0,86–1,89) [14]. Weitere Daten hinsichtlich der Bedeutung der Neutropenie auf das Überleben von immuninkompetenten Patienten mit respiratorischem Versagen stammen aus einer post-hoc Analyse der EFRAIM-Studie [15]. Für eine Subgruppe von 165 (11 %) Patienten mit hämatologischer oder onkologischer Grunderkrankung ergab das Vorliegen einer Neutropenie keine erhöhte Krankenhausmortalität. Neutropene Patienten weisen jedoch einen höheren SOFA-Score (10 vs. 6; p < 0,001) auf und benötigten häufiger Vasopressoren (70,9 % vs. 55,6 %, p < 0,001) oder ein Nierenersatzverfahren (26,1 % vs. 15,8 %; p = 0,001), welche als eigenständige Prädiktoren mit einer erhöhten Mortalität assoziiert sind. Nach Adjustierung für diese Einflussfaktoren und einem propensity score matching ergibt sich für neutropene und nicht-neutropene Patienten eine Krankenhausmortalität von 52 % bzw. 46 % (p = 0,35) [15].

15.1.6.2 Organversagen

Die Assoziation zwischen erhöhtem SOFA-Score und ungünstiger Prognose findet sich in der Literatur nicht nur bei Krebspatienten. Zuletzt haben sich de Vries et al. dieser Thematik im Detail gewidmet und neben der Anzahl auch die Kombination der Organversagen auf das Überleben von hämatologischen Intensivpatienten analysiert [21]. In einer retrospektiven multizentrischen Studie mit 1097 Patienten korrelierte die Anzahl der betroffenen Organsysteme invers mit dem Gesamtüberleben. Unter den Organversagen zeigte die akute respiratorische Insuffizienz (ARF) mit 33 % die ungünstigste 1-Jahres-Überlebensrate. Bessere Überlebensraten von 50 % beziehungsweise 47 % ergaben sich bei isoliert vorliegenden Kreislaufversagen oder einer akuten Nierenfunktionseinschränkung. Für Patienten mit zwei und drei betroffenen Organsystemen lag das 1-Jahres-Gesamtüberleben bei 27 % beziehungsweise 22 %. Eine besondere (negative) Rolle nimmt hier das ARF ein: Bei Patienten mit einem ARF hatte das zusätzliche Vorliegen einer hämodynamischen oder renalen Kompromittierung im Vergleich zu einem isoliertem ARF einen nur geringfügigen Einfluss auf das 1-Jahres-Überleben (29 %). Bei Patienten mit hämodynamischer Instabilität hingegen führt das zusätzliche Auftreten eines ARF zu einer erheblichen Zunahme der Mortalität (1-Jahres-Überleben 50 % vs. 29 %). Besonders ungünstige 1-Jahres-Überlebensraten von 16 % bzw. 19 % zeigten sich auch bei einer Kombination aus hämodynamischer und renaler Insuffizienz mit oder ohne respiratorischem Versagen [21].

Trotz dieser ernüchternden Daten ist aufgrund eines Langzeitüberlebens von etwa 25 % eine generelle Ablehnung intensivmedizinischer Maßnahmen bei Krebspatienten mit Multiorganversagen nicht zu rechtfertigen. Gegenteilig bietet die Etablierung geeigneter Früherkennungssysteme die Möglichkeit, drohende Organversagen rechtzeitig zu erkennen und die Überlebensraten in dieser Risikogruppe zu verbessern [9].

15.1.6.3 Aufnahmezeitpunkt

Neben Faktoren, die auf einen tendenziell ungünstigen Verlauf hinweisen, wurde in den letzten Jahren vor allem eine frühzeitige Intensivverlegung als prognostisch günstiges Szenario herausgearbeitet. Die Kernaussagen verschiedener Autoren sind im Folgenden zusammengefasst [3,12,16,17]:

- Krebspatienten, die innerhalb von 48 Stunden nach Symptombeginn eines akuten respiratorischen Versagens intensivmedizinisch versorgt wurden, hatten im Vergleich zu Patienten, die erst nach 48 Stunden auf eine Intensivstation verlegt wurden, eine um mehr als die Hälfte geringere 28-Tage-Mortalität [16].
- Hämatologische Patienten, die entweder direkt aus der Notaufnahme [17] oder innerhalb von 24 Stunden [3] intensivmedizinisch versorgt wurden, wiesen im Vergleich zu Patienten, die zunächst normalstationär versorgt wurden, eine reduzierte Krankenhausmortalität auf.
- Die frühzeitige Sichtung innerhalb von 1,5 Stunden durch ein *„medical emergency team"* und Intervention durch intensivmedizinisch versiertes Personal kann sowohl die Krankenhausmortalität (39,8 % vs. 67,8 %; $p < 0{,}001$), als auch die 1-Jahres-Mortalität (65,6 % vs. 78,0 %; $p < 0{,}001$) signifikant senken [12].
- CAVE: Die Anwendung des qSOFA oder der SIRS-Kriterien zur Identifizierung hämatologischer Patienten mit Sepsis hat nur eine begrenzte Validität. Eine klinische Beurteilung des Patienten bleibt daher unabdingbar [18].

Merke: Eine frühzeitige Intensivverlegung verbessert das Outcome.

15.1.7 Langzeitverlauf

Für Krebspatienten mit aktiver Erkrankung ist nach überstandenem Intensivaufenthalt neben der Lebensqualität entscheidend, ob und in welcher Form die antineoplastische Therapie zur Tumorkontrolle fortgeführt und so das Langzeitüberleben verlängert werden kann.

In einer prospektiven französisch-belgischen Studie wurden Patienten und ihre behandelnden Hämatologen 3 bzw. 6 Monate nach dem überlebten Intensivaufenthalt befragt: Etwa 80 % der Patienten berichteten nach dieser Zeit über eine gute körperliche und mentale Verfassung. Parallel dokumentierten die behandelnden Hämatologen, dass die tumorspezifische Therapie bei der Mehrheit der Patienten fortgeführt und in 4/5 der Fälle eine zumindest partielle Remission erreicht wurde [3].

In ähnlicher Weise konnten Schellongowski et al. bereits 2011 zeigen, dass Patienten mit akuter myeloischer Leukämie, die einen Intensivaufenthalt vor oder während der Induktionschemotherapie überlebten, sich hinsichtlich Remissionsraten und Gesamtüberleben nach 6 Jahren nicht von denjenigen unterschieden, die im Rahmen der Erstlinientherapie nicht intensivpflichtig wurden [19]. Identische Beobachtungen wurden auch für Patienten nach allogener Stammzelltransplantation berichtet [13].

Merke: Die Grunderkrankung, nicht der Intensivaufenthalt bestimmt die Langzeitprognose.

15.1.8 Fazit für die Praxis

Die Überlebenswahrscheinlichkeit von Krebspatienten auf der Intensivstation hat sich in den letzten Jahren deutlich verbessert [7]. Entscheidende Faktoren für diese Entwicklung sind sowohl durch die interdisziplinäre Zusammenarbeit von Hämatologen und Intensivmedizinern als auch durch die Anerkennung der „Intensivmedizinischen Versorgung von Krebspatienten" als eine medizinische Subspezialität begründet [5]. Diese Erkenntnisse legten den Grundstein für eine Vielzahl wichtiger klinischer Studien und verbesserten die Datenlage und das Wissen zu Diagnostik, Therapie und Prognose in dieser speziellen Patientenpopulation.

Im klinischen Alltag unterstützt insbesondere die Identifikation relevanter Prognosefaktoren, dass Intensivmediziner und Hämatologen/Onkologen in der Beratung der Patienten und deren Angehöriger eine adäquate (intensivmedizinische) Therapiezielfindung definieren können. Entgegen aller Bemühungen diese Ergebnisse in einem allgemeingültigen Triage-Systeme abzubilden, sollte in der klinischen Praxis ein Team aus Hämatologen/Onkologen und Intensivmedizinern jeweils eine Einzelfallbetrachtung vornehmen, um die therapeutischen Optionen und die patientenspezifische Prognose bestmöglich beurteilen zu können. Bei Vorliegen einer palliativen Therapiesituation sollten die Therapiewünsche des Patienten frühzeitig besprochen werden; im Idealfall vor dem Einsetzen eines akuten Organversagens.

15.1.8.1 Take Home Messages

- Die Prävalenz von Krebspatienten auf deutschsprachigen Intensivstationen liegt bei etwa 20–25 %, Tendenz steigend.
- Die akute Organdysfunktion, weniger die maligne Grunderkrankung, bestimmt die intensivmedizinische Prognose kritisch kranker Krebspatienten.
- Eine frühzeitige Intensivverlegung führt zu einer deutlichen Reduktion der Krankenhausmortalität.
- Das intensivmedizinische Überleben von Krebspatienten hat sich in den letzten 20 Jahren stetig verbessert. Patienten mit soliden Tumoren haben im Vergleich zur Normalbevölkerung keine erhöhte Krankenhausmortalität.
- Hämatologische Patienten zeigen einen schwereren Krankheitsverlauf und eine tendenziell erhöhte Intensivmortalität.
- Nach einem überlebten Intensivaufenthalt kann die antineoplastische Therapie bei der Mehrzahl der Patienten fortgeführt werden und ermöglicht eine gute Langzeitprognose.
- Für eine optimale Versorgung von intensivpflichtigen Krebspatienten ist eine enge Kooperation von Hämatologen/Onkologen und Intensivmedizinern notwendig.

Literatur

[1] Asdahl PH, Christensen S, Kjaersgaard A, et al. One-year mortality among non-surgical patients with hematological malignancies admitted to the intensive care unit: a Danish nationwide population-based cohort study. Intensive Care Med. 2020;46:756–765.
[2] Azoulay E, Lemiale V, Mokart D, et al. Acute respiratory distress syndrome in patients with malignancies. Intensive Care Med. 2014;40:1106–1114.
[3] Azoulay E, Mokart D, Pene F, et al. Outcomes of critically ill patients with hematologic malignancies: prospective multicenter data from France and Belgium—a groupe de recherche respiratoire en réanimation onco-hematologique study. J Clin Oncol. 2013;31:2810–2818.
[4] Lueck C, Beutel G. Cancer patients in the intensive care unit. Med Klin Intensivmed Notfmed. 2021;116(2):104–110.
[5] Von Bergwelt-Baildon M, Hallek MJ, Shimabukuro-Vornhagen AA, et al. CCC meets ICU: redefining the role of critical care of cancer patients. BMC Cancer. 2010;10:612.
[6] Bos MM, De Keizer NF, Meynaar IA, et al. Outcomes of cancer patients after unplanned admission to general intensive care units. Acta Oncol. 2012;51:897–905.
[7] Darmon M, Bourmaud A, Georges Q, et al. Changes in critically ill cancer patients' short-term outcome over the last decades: results of systematic review with meta-analysis on individual data. Intensive Care Med. 2019;45:977–987.
[8] Jansen L, Castro FA, Gondos A, et al. Recent cancer survival in Germany: an analysis of common and less common cancers. Int J Cancer. 2015;136:2649–2658.
[9] Kiehl MG, Beutel G, Boll B, et al. Consensus statement for cancer patients requiring intensive care support. Ann Hematol. 2018;97:1271–1282.
[10] Kochanek M, Shimabukuro-Vornhagen A, Russ K, et al. [Prevalence of cancer patients in German intensive care units]. Med Klin Intensivmed Notfmed. 2020;115:312–319.
[11] Lecuyer L, Chevret S, Thiery G, et al. The ICU trial: a new admission policy for cancer patients requiring mechanical ventilation. Crit Care Med. 2007;35:808–814.

[12]   Lee DS, Suh GY, Ryu JA, et al. Effect of Early Intervention on Long-Term Outcomes of Critically Ill Cancer Patients Admitted to ICUs. Crit Care Med. 2015;43:1439–1448.

[13]   Lueck C, Stadler M, Koenecke C, et al. Improved short- and long-term outcome of allogeneic stem cell recipients admitted to the intensive care unit: a retrospective longitudinal analysis of 942 patients. Intensive Care Med. 2018;44:1483–1492.

[14]   Mokart D, Darmon M, Resche-Rigon M, et al. Prognosis of neutropenic patients admitted to the intensive care unit. Intensive Care Med. 2015;41:296–303.

[15]   Mokart D, Darmon M, Schellongowski P, et al. Acute respiratory failure in immunocompromised patients: outcome and clinical features according to neutropenia status. Ann Intensive Care. 2020;10:146.

[16]   Mokart D, Lambert J, Schnell D, et al. Delayed intensive care unit admission is associated with increased mortality in patients with cancer with acute respiratory failure. Leuk Lymphoma. 2013;54:1724–1729.

[17]   Peyrony O, Chevret S, Meert AP, et al. Direct admission to the intensive care unit from the emergency department and mortality in critically ill hematology patients. Ann Intensive Care. 2019;9:110.

[18]   Probst L, Schalk E, Liebregts T, et al. Prognostic accuracy of SOFA, qSOFA and SIRS criteria in hematological cancer patients: a retrospective multicenter study. J Intensive Care. 2019;7:41.

[19]   Schellongowski P, Staudinger T, Kundi M, et al. Prognostic factors for intensive care unit admission, intensive care outcome, and post-intensive care survival in patients with de novo acute myeloid leukemia: a single center experience. Haematologica. 2011;96:231–237.

[20]   Taccone FS, Artigas AA, Sprung CL, et al. Characteristics and outcomes of cancer patients in European ICUs. Crit Care. 2009;13:R15.

[21]   De Vries VA, Muller MCA, Arbous MS, et al. Long-Term Outcome of Patients With a Hematologic Malignancy and Multiple Organ Failure Admitted at the Intensive Care. Crit Care Med. 2019;47: e120-e128.

[22]   Zentrum für Krebsregisterdaten im Robert Koch-Institut: Datenbankabfrage mit Schätzung der Inzidenz, Prävalenz und des Überlebens von Krebs in Deutschland auf Basis der epidemiologischen Landeskrebsregisterdaten (DOI: 10.18444/5.03.01.0005.0014.0001). Mortalitätsdaten bereitgestellt vom Statistischen Bundesamt. www.krebsdaten.de/abfrage, Letzte Aktualisierung: 17.12.2019.

15.2 Patienten nach Organtransplantation

Frederike Lund, Markus A. Weigand

Eine Organtransplantation stellt heutzutage für viele Menschen mit fortschreitendem Organversagen eine lebensrettende Therapiemaßnahme dar. Neben der Weiterentwicklung chirurgischer und anästhesiologisch-intensivmedizinischer Techniken waren es vor allem Fortschritte auf den Gebieten der medikamentösen Immunsuppression und der Infektionsprophylaxe, die in den letzten vier Jahrzehnten zu einer Verbesserung des Überlebens von Organempfänger und Transplantat geführt haben [1]. Durch die Etablierung neuer Immunsuppressiva und den kombinierten Einsatz verschiedener immunsuppressiver Substanzklassen konnte die Inzidenz immunologischer Abstoßungsreaktionen und unerwünschter Arzneimittelwirkungen bei Organempfängern signifikant verringert werden. Auch die infektions-assoziierte Sterblichkeit dieser Patienten ist seit Beginn des 21. Jahrhunderts kontinuierlich gesunken, obwohl Organspender und -empfänger in den letzten Jahren zum Zeitpunkt der Transplantation zunehmend älter und multimorbider waren [2]. Gleichwohl machen schwere Infektionen bis heute eine Hauptursache für die Morbidität und Mortalität organtransplantierter Patienten aus.

> **Merke:** Die Diagnostik und Therapie einer Sepsis bei Patienten nach Organtransplantation können aus mehreren Gründen eine Herausforderung für den Intensivmediziner darstellen: Das Infektionsrisiko dieser Patienten wird durch zahlreiche individuelle und extrinsische Faktoren, insbesondere aber durch die Intensität der medikamentösen Immunsuppression beeinflusst. Ein Großteil der Patienten ist antiinfektiv vorbehandelt oder bereits mit multiresistenten Erregern (MRE) kolonisiert. Das Spektrum potenzieller Infektionserreger ist breiter, als bei immunkompetenten Patienten und umfasst beispielsweise neben MRE auch opportunistische Erreger. Die klinische Infektsymptomatik ist nicht immer eindeutig. Toxizität und Arzneimittelinteraktionen von Antiinfektiva und Immunsuppressiva erfordern ein vigilantes Monitoring von Medikamentenspiegeln und unerwünschten Arzneimittelwirkungen.

15.2.1 Grundlagen der Immunsuppression nach Organtransplantation

Ziel der medikamentösen Immunsuppression nach Organtransplantation ist die Verhinderung einer immunologischen Abstoßungsreaktion (Rejektion). Art und Intensität der immunsuppressiven Medikation können in Abhängigkeit von dem Patienten, dem zu transplantierendem Organ und dem Behandlungszentrum sehr unterschiedlich sein. Insbesondere zwischen dem zweiten und sechsten Monat nach der Transplantation ist die immunsuppressive Therapie besonders intensiv und damit das Risiko einer Infektion am höchsten [3].

Heutzutage wird bei der Mehrheit aller Organempfänger die medikamentöse Immunsuppression mit einem monoklonalen oder polyklonalen T-Zell-Antikörper oder einem Interleukin-2-Rezeptorantagonisten induziert (sog. Induktionstherapie). Die Basis der Erhaltungstherapie nach Organtransplantation bilden Calcineurininhibitoren (CNI) wie Ciclosporin und Tacrolimus. Diese werden häufig kombiniert mit Mycophenolat-Mofetil (MMF), Glucocorticoiden, „mammalian target of rapamycin (mTOR)"-Inhibitoren oder mit Kostimulationshemmern der T-Zellen. Dabei wird die Dreifachkombination bestehend aus einem CNI, MMF und Steroiden mit Abstand am häufigsten verwendet. Im Langzeitverlauf kann die Dreifachkombination häufig auf eine Zweifachkombination deeskaliert werden [4].

Vereinfacht lässt sich sagen, dass alle diese Immunsuppressiva die T-Zell-abhängige Aktivierung von B-Lymphozyten beeinflussen und damit zu einem „quantitativen und qualitativen Verlust der spezifischen Immunantwort" führen [5]. CNI verursachen beispielsweise eine Dysfunktion der T-Lymphozyten. Antithymozytenglobulin, das zur Induktion einer Immunsuppression zum Zeitpunkt der Organtransplantation verwendet wird, führt zu einer Depletion von T-Lymphozyten. Glucocorticoide und zytotoxische Metabolite wie MMF hemmen die Proliferation von T- und B-Lymphozyten. Glucocorticoide schwächen bzw. unterdrücken darüber hinaus auch die unspezifische Immunabwehr (Makrophagen, Neutrophile, dendritische Zellen). mTOR-Inhibitoren hemmen die Interleukin-2-Rezeptor vermittelte Signaltransduktion und Aktivierung zytotoxischer T-Lymphozyten. Sie haben einen antiangiogenetischen und antiproliferativen Effekt.

> **Merke:** Durch die Kombination unterschiedlicher Immunsuppressiva wird die T-Zell-abhängige Aktivierung von B-Lymphozyten an verschiedenen Ansatzpunkten unterbunden. Toxizität und unerwünschte Arzneimittelwirkungen der Einzelsubstanzen können so reduziert werden.

Klinisch erhöht eine Dysfunktion bzw. Depletion der T-Lymphozyten das Infektionsrisiko organtransplantierter Patienten für intrazelluläre und opportunistische Krankheitserreger. Typisch sind rekurrente Infektionen mit Viren (BK-Polyomavirus [BKPyV], Viren aus der Familie der Herpesviridae: Herpes simplex Virus 1 und 2 [HSV 1 und 2], Varizella Zoster Virus [VZV], Epstein-Barr-Virus [EBV], Cytomegalovirus [CMV]) und Bakterien (*Mycobacterium tuberculosis*, *Shigella* spp., *Salmonella* spp., *Listeria* spp.), sowie Infektionen mit Pilzen (*Candida* spp., *Aspergillus* spp., *Cryptococcus* spp.) und Protozoen (*Toxoplasma gondii*, *Pneumocystis jirovicii*).

Daneben sind organtransplantierte Patienten gefährdet durch das Auftreten einer Neutropenie. Eine Neutropenie kann in Folge der kombinierten Gabe immunsuppressiver (ATG, MMF, Azathioprin), antiinfektiver (Valganciclovir, Cotrimoxazol) und analgetischer (Metamizol) Medikamente oder durch eine Infektion mit CMV entstehen. Neutrophile Granulozyten sind ein wichtiger Bestandteil der unspezifischen Immunabwehr. Ihre Aufgabe ist die frühestmögliche Identifikation und Elimination invasiver Mikroorganismen. Nimmt ihre absolute Zahl stark ab, erhöht sich das Risiko für Wundheilungsstörungen und Haut- bzw. Schleimhautinfektionen (Stomatitis, Gingivitis) sowie für schwere Infektionen mit Bakterien und Pilzen.

15.2.2 Individuelles Infektionsrisiko

Das Infektionsrisiko eines Individuums wird durch das Zusammenspiel von seiner Prädisposition und seiner Exposition gegenüber Erregern bestimmt. Da die Prädisposition für eine Infektion in der Regel durch mehrere Faktoren bestimmt wird, wird hierfür in der englischsprachigen Literatur auch der Begriff des „net state of immunosuppression" verwendet [3,6].

Faktoren, die die Prädisposition eines Individuums für eine Infektion beeinflussen (modifiziert nach [3,6]):

- Art, Dosis und Dauer der immunsuppressiven Therapie
- vorangegangene Therapien (Chemotherapie, Antibiotika)
- Grunderkrankung und Multimorbidität des Patienten (z. B. angeborene Immundefizienz, Leberzirrhose, Diabetes, Malnutrition, Urämie)
- Kolonisation mit MRE
- Neutropenie, Lymphopenie
- Integrität der Hautbarriere (Katheter, Drainagen, Sonden)
- Infektionen durch immun-modulierenden Viren (z. B. CMV, EBV, HHV-6 und –7, HBV, HCV)

Epidemiologie der Exposition von Organempfängern (Umwelt- und Erreger-spezifische Faktoren):

- Donor-vermittelte Infektion (z. B. CMV, EBV)
- Empfänger-bedingte Infektion (z. B. CMV-Reaktivierung)
- Nosokomiale Infektionen (z. B. MRE, Katheter-Infekte, HAP/VAP)
- Ambulant erworbene Infektionen (z. B. Umfeld des Patienten, Gartenarbeit, Reisen)

15.2.3 Zusammenhang von Infektion und zeitlichem Verlauf nach Organtransplantation

Der postoperative Verlauf nach Organtransplantation wurde in der Literatur klassischerweise in drei Abschnitte eingeteilt: Frühe Infektionen innerhalb des ersten Monats, Infektionen nach dem ersten Monat und innerhalb des ersten halben Jahres, sowie späte Infektionen nach dem ersten halben Jahr [3,7]. Die Einteilung in einzelne Phasen war Ausdruck des Einflusses unterschiedlicher Risikofaktoren (Exposition gegenüber nosokomialen Erregern im Krankenhaus, Intensität der Immunsuppression „community exposure") und diente darüber hinaus der Differentialdiagnostik. Durch die Einführung hocheffektiver antiinfektiver Chemoprophylaxestrategien, die verbesserten Möglichkeiten eines virologischen Monitorings (z. B. direkte Nukleinsäurenachweise [NAT] mittels Polymerasekettenreaktion [PCR]) und die Entwicklung präemptiver Therapiestrategien konnte die Inzidenz zahlreicher relevanter Infektionserkrankungen in den ersten sechs Monaten nach Organtransplantation verringert werden. Patienten, die eine Chemoprophylaxe gegen CMV erhalten, sind in der Regel auch gegen das Auftreten einer (Re-)Infektion bzw. (Re-)Aktivierung von HSV und VZV geschützt. Die Chemoprophylaxe mit Cotrimoxazol wirkt, wenn sie täglich eingenommen wird, auch gegen *Toxoplasma gondii* und *Nocardia* spp. und reduziert die Inzidenz von Harn- und Atemwegsinfekten [8]. Andere Infektionsrisiken, wie beispielsweise eine Spender-bedingte Infektion mit Hepatitis B (HBV) oder C (HCV) konnten in den letzten Jahren durch serologische Untersuchungen von Spender und Empfänger und die Möglichkeit einer lebenslangen antiviralen Prophylaxe (Immunglobuline, Virustatika) oder einer direkten antiviralen Therapie (HCV) nahezu eliminiert werden [9,10]. Heutzutage erscheint es daher sinnvoll, von frühen (im ersten Monat nach Transplantation) und späten Infektionen (innerhalb des ersten Jahres nach Transplantation), sowie Infektionen durch die „community exposure", also die Exposition eines Patienten in seinem persönlichen Umfeld nach Rekonvaleszenz und Reduktion der Immunsuppression auf eine Erhaltungsdosis zu sprechen (vgl. Tab. 15.2) [8]. Die Übergänge dieser einzelnen Phasen sind fließend.

Tab. 15.2: Einfluss unterschiedlicher Risikofaktoren auf das Erregerspektrum in den unterschiedlichen Phasen nach Organtransplantation (nach [8]).

Nosokomiale Exposition (1. Monat)	Effekt der intensiven Immunsuppression (2.–6.–12. Monat)	„community exposure" (6.–12. Monat)
– Bakterielle Infektionen, MRE – Pilzinfektionen: insbesondere *Candida* spp. – *Clostridioides difficile* – Selten: Donor-vermittelte Virusinfektionen	– Residuelle Infektionen aus dem perioperativen Verlauf: Wund-infektionen, Verhalte, Cholangitis – Primär- oder Reinfektion bzw. Reaktivierung durch persistierende Viren: CMV, HSV, EBV, VZV, BKPyV – Rekurrenz: HBV, HCV – Opportunistische Erreger: *Listeria monocytogenes*, *Toxoplasma gondii*, *Nocardia* spp., *Pneumocysistis jirovicii*, *Aspergillus* spp.	– Respiratorische Viren – Pneumokokken – Spätinfektion: CMV – EBV/PTLD – Pilzinfektionen: *Aspergillus* spp., *Mucor* spp.

15.2.3.1 Frühe Infektionen

Im ersten Monat nach Organtransplantation hat die medikamentöse immunsuppressive Therapie in der Regel noch keinen Einfluss auf das Infektionsgeschehen. In diesem Zeitfenster stellen nosokomiale Infektionen durch bakterielle Erreger die größte Gefahr für die Entstehung einer Sepsis und das Überleben von Organempfänger und Transplantat dar [3,11]. Bei den Patienten dominieren infektiöse Komplikationen durch den chirurgischen Eingriff und die Intensivtherapie der Patienten (vergl. Tab. 15.3).

Tab. 15.3: Prä-, intra- und postoperative Risikofaktoren für eine frühe Infektion bei Transplantatempfängern (modifiziert nach [3,11]).

präoperativ	intraoperativ	postoperativ
– Allgemeinzustand des Patienten (Alter, Multimorbidität)	– Art des zu transplantierenden Organs	– Intensität der Immunsuppression (z. B. Lymphozyten-depletierende Induktionstherapie, Steroidstoßtherapie, Plasmapherese)
– Immunsuppression (durch Grund- oder Begleiterkrankung oder medikamentös bedingt)	– Akuität des Eingriffs	
	– Spender-vermittelte Infektionen (z. B. CMV, EBV, Hepatitis, HIV)	
– Aktive oder latente Infektion des Empfängers (z. B. CMV, HSV, VZV)		– Aktive oder latente Infektion des Spenders
	– Chirurgische Komplikationen (z. B. Anastomosen-insuffizienz, Blutungen, Fisteln)	– Frühe Abstoßungsreaktion
– Kolonisation mit MRE		– Transplantatversagen
– Vorbehandlungen mit Antiinfektiva		– Dialysepflichtige Niereninsuffizienz
	– Massivtransfusion	
– Fremdmaterial (vaskuläre Katheter, intrakorporale mechanische Kreislaufunterstützungssysteme)	– Verlängerte kalte Ischämiezeit	– Prolongierte Intubation
	– Lange OP-Dauer	– Oberflächliche und tiefe Wundinfektionen
– Septischer Fokus (z. B. biliäre Sepsis), der durch Transplantation saniert werden soll		– Störungen der Hautbarriere (Katheter, Drainagen, Sonden)

Insbesondere Empfänger von Herz-, Lunge oder Leber sind häufig kritisch-krank zum Zeitpunkt der Transplantation [12–14]. Meist werden diese Patienten bereits antiinfektiv therapiert und weisen eine z. T. komplexe Versorgung mit Fremdmaterial, beispielsweise durch zentrale Venen- oder Dialysekatheter oder die Implantation intrakorporaler mechanischer Kreislaufunterstützungssysteme auf. Das Risiko dieser Patienten, vor oder nach der Transplantation eine Infektion durch MRE zu erleiden, ist hoch [15]. Eine Kolonisation mit multiresistenten Erregern (z. B. MRSA, VRE, ESBL) oder Pilzen (z. B. *Candida* spp., *Aspergillus* spp.) vor Organtransplantation ist mit einem erhöhten Infektionsrisiko [16–18], sowie teilweise auch mit einer erhöhten Morbidität und Mortalität nach Transplantation assoziiert [19,20]. Nosokomiale Infektionen mit *Clostridioides difficile* treten mit einer Inzidenz von 2,6–15 % innerhalb der ersten drei Monate nach Nierentransplantation (niedrigstes Risiko) und bis zu 7–33 % nach Lungen- bzw. Herz-/-Lungen-Transplantation (höchstes Risiko) auf [21].

Daneben können auch Spender- oder Empfänger-bedingte Infektionen, die zum Zeitpunkt der Organtransplantation bereits vorlagen, in dieser frühen Phase auftreten [11,22]. Spender-vermittelte bakterielle oder fungale Infektionen sind selten, aber möglich. Durch routinemäßige umfangreiche serologische Untersuchungen konnte das Risiko einer Transmission von Viren über Spenderorgane in den letzten Jahrzehnten effektiv gesenkt werden. Zu den Hauptursachen Empfänger-bedingter Infektionskrankheiten nach Organtransplantation zählen rekurrente Infektionen intrazellulär persistierender Viren (z. B. CMV, HSV) sowie Infektionen durch bereits präoperativ bestehende bakterielle oder fungale Besiedelungen.

15.2.3.2 Späte Infektionen

In Abhängigkeit der lokalen Epidemiologie, der verwendeten Immunsuppressiva sowie der durchgeführten antiinfektiven Chemoprophylaxestrategie treten zwischen dem zweiten und zwölften Monat nach Organtransplantation überwiegend opportunistische Infektionen (CMV, *Pneumocystis jirovecii*, *Aspergillus* spp.; selten: *Listeria monocytogenes*, *Toxoplasma gondii*, *Nocardia* spp.) auf. Der Effekt der immunsuppressiven Therapie ist in diesem Zeitraum am stärksten. Ein besonders hohes Infektionsrisiko besteht bei Patienten, die im postoperativen Verlauf auf Grund einer Rejektion des Organs mit hochdosierten Kortikosteroiden oder Lymphozyten-depletierenden Antikörpern behandelt werden müssen.

Als häufigster und bedeutendster viraler Infektionserreger ist an dieser Stelle das Cytomegalovirus zu nennen. Die Auswirkungen einer CMV-Primärinfektion oder Reinfektion bzw. Reaktivierung nach Organtransplantation reichen von einer asymptomatischen Virämie (Replikation des Virus im Blut), über eine syndromale oder gewebeinvasive Erkrankung, bis hin zu einer erhöhten Infektanfälligkeit für opportunistische Erreger durch Immunmodulation und einer Schädigung bzw. einem Verlust des Transplantats [23,24]. Das höchste Risiko einer CMV-Infektion tragen CMV-negative Organempfänger, die ein CMV-positives Organ erhalten (S+/E–). Für diese Gruppe wird – je nach Präventionsstrategie und transplantiertem Organ – eine Inzidenz von CMV-Infektion bzw. CMV-Erkrankung von 17–31 % in den ersten zwölf Monaten angegeben [5]. Bei CMV-negativem Empfänger eines CMV-negativen Spenders (S-/E-) liegt die Prävalenz einer CMV-Erkrankung zwölf Monate nach Transplantation bei 1 % [5]. Typische Symptome des CMV-Syndroms sind Fieber, Myalgien, Abgeschlagenheit und Leuko- oder Thrombozytopenie. Organmanifestationen im Rahmen der gewebeinvasiven CMV-Erkrankung betreffen häufig das Transplantat (Pneumonitis, Hepatitis, Kolitis, seltener auch Myokarditiden oder Pankreatitiden) [8]. Ein Befall des zentralen Nervensystems (CMV-Retinitis, Enzephalitis) ist selten. Eine CMV-Virämie ist mit einem erhöhten Risiko einer Sepsis nach Organtransplantation assoziiert [25].

Eine Infektion durch BK-Polyomavirus (BKPyV) stellt in der intermediären und späten Phase nach Organtransplantation eine besondere Gefahr für die Gruppe der nierentransplantierten Patienten dar. Etwa 15 %–30 % der Patienten entwickeln innerhalb der ersten zwei Jahre eine Polyomavirus-assoziierte Nephropathie (PyVAN). Die Folgen einer PyVAN reichen von einer Beeinträchtigung der Nierenfunktion bis hin zum Organverlust [5].

Pilzinfektionen mit *Pneumocystis jirovecii*, *Aspergillus* spp. und *Candida* spp. treten vor allem in Phasen intensivierter Immunsuppression auf. Die *Pneumocystis jirovecii*-Pneumonie (PcP) ist bis heute ein gefürchtetes Krankheitsbild mit foudroyantem Verlauf. Typischerweise tritt die PcP nach Beendigung der Chemoprophylaxe, sechs bis zwölf Monate nach Transplantation auf. Besonders gefährdet sind Patienten nach Lungen- bzw. Dünndarmtransplantation. Diese Patientengruppe erhält oft eine lebenslange Chemoprophylaxe. Die PcP geht mit einer hohen Letalität einher [26]. Invasive Infektionen mit *Aspergillus* spp. (IAI) treten in Abhängigkeit des transplantierten Organs unterschiedlich häufig auf (in jüngeren, prospektiven Studien: < 0,3 % (Nieren), < 1 % (Leber), bis 0,5–4,8 % (Herz), 4–23 % (Lunge). Heutzutage erhalten Risikopatienten eine gezielte Chemoprophylaxe oder präemptive Therapie gegen *Aspergillus* spp. [17]. Bei lungentransplantierten Patienten tritt eine IAI gehäuft nach dem dritten Monat nach der Transplantation auf [27]. Die invasive Candidainfektion tritt überwiegend bei Empfängern intraabdomineller Organe auf. Ihre häufigste Manifestation ist die Candidämie, gefolgt von intraabdominellen Infekten. Im Mittel tritt die Erkrankung 80 Tage nach Transplantation auf [28].

15.2.3.3 Infektionen durch „community exposure"

Nach den ersten sechs bis zwölf Monaten nach Transplantation kann bei stabiler Transplantatfunktion häufig die immunsuppressive Therapie reduziert werden. Für die Patienten besteht jetzt das größte Risiko einer schweren Infektion durch eine ambulant erworbene Pneumonie durch Pneumokokken, atypische Erreger, wie z. B. Legionellen oder Chlamydien, oder respiratorische Viren (z. B. Influenza, Adenoviren; RSV). Späte (Re-)Infektionen mit CMV oder EBV – dann als lymphoproliferative Erkrankung, PTLD – sind seltener, aber gefürchtet [8].

15.2.4 Epidemiologie der Sepsis nach Organtransplantation

Während der Zusammenhang von Infektion und zeitlichem Verlauf nach Organtransplantation vielfach untersucht und publiziert wurde, gibt es nur wenig Daten über die Schwere dieser Infektionen. Wie häufig das Auftreten einer Infektion zu einer Sepsis oder einem septischen Schock bei Organempfängern führt, ist unzureichend untersucht.

Schätzungsweise 20–60 % aller Patienten nach Organtransplantation erkranken in Folge des operativen Eingriffs oder im späteren Verlauf an einer Sepsis [29–31]. Der ganz überwiegende Anteil lebensbedrohlicher Infektionen bei diesen Patienten wird durch bakterielle Erreger, zunehmend auch durch MRE, verursacht [2,25,32–34]. Blutstrominfektionen, Pneumonien und Harnwegsinfektionen zählen zu den häufigsten Foki.

Merke: Bakterielle Infektionen, zunehmend auch durch MRE, sind die Hauptursache von Sepsis bei organtransplantierten Patienten.

Die Morbidität und Mortalität organtransplantierter Patienten im Rahmen einer Sepsis konnte, wie bei immunkompetenten Patienten auch, in den letzten zwei Jahrzehnten Dank medizinischer Fortschritte reduziert werden [35]. In Studien zur Mortalität von immunsupprimierten Patienten nach Sepsis wird die Gruppe der organtransplantierten Patienten jedoch häufig unterrepräsentiert oder gemeinsam mit Patienten mit anderen immunsuppressiven Krankheitsbildern (Krebs, HIV und AIDS, Patienten in der Aplasie nach Stammzelltransplantation) ausgewertet. Hinzu kommt, dass die Ausprägung von Komorbiditäten, die Invasivität des chirurgischen Eingriffs und die Intensität der medikamentösen Immunsuppression stark unter den Empfängern je nach transplantiertem Organ und Akuität der Transplantationsindikation variieren. Lange ging man davon aus, dass Patienten nach Organtransplantation eine erhöhte Mortalität im Rahmen einer Sepsis im Vergleich zu immunkompetenten Patienten aufweisen [36]. Dies scheint bei Empfängern von Herz- und Lungentransplantaten auch der Fall zu sein [37,38]. Jüngere Studien konnten jedoch eine vergleichbare oder sogar geringere Mortalität für die spezielle Gruppe der Patienten nach Nieren-, Pankreas- und Lebertransplantation im Rahmen einer Sepsis nachweisen [29,38–40]. Als Ursache hierfür werden in der Literatur eine erhöhte Vigilanz und bessere interdisziplinäre medizinische Versorgung, sowie eine möglicherweise verringerte pathologische Immunantwort durch die medikamentöse Immunsuppression der Patienten vermutet [29,37]. Prospektive Daten liegen hierzu allerdings bis dato nicht vor. Insbesondere die Bedeutung einer medikamentösen Immunsuppression in Bezug auf das Ausmaß der Dysregulation der Wirtsantwort im Rahmen einer Sepsis ist unklar. Bis heute konnte in zahlreichen klinischen Studien über den Einsatz immunmodulierender Medikamente zur Behandlung einer Sepsis kein Überlebensvorteil demonstriert werden [41].

Anhand retrospektiver Datensätze konnte gezeigt werden, dass Patienten mit Sepsis nach Organtransplantation ein höheres Risiko haben, ein akutes Lungenversagen (ARDS, „acute respiratory distress syndrome") oder eine akute Nierenschädigung (AKI, „acute kidney injury") bzw. ein akutes Nierenversagen mit Dialysepflichtigkeit zu entwickeln [37]. Eine Organdysfunktion kann den Verlauf und die Schwere einer Sepsis negativ beeinflussen [42–45].

15.2.5 Prävention

Auf Grund des erhöhten Infektionsrisikos organtransplantierter Patienten nehmen Strategien zur Prävention von Infektion bzw. Erkrankung bei dieser speziellen Patientengruppe einen besonderen Stellenwert ein. Dies spiegelt sich auch in einer Fülle an internationalen und nationalen Leitlinien zu dieser Thematik wider. Exemplarisch seien an dieser Stelle die Empfehlungen der Kommission für Krankenhaushygiene und Infektionsprävention (KRINKO) genannt. Diese hat „Anforderungen an die Hygiene bei der medizinischen Versorgung von immunsupprimierten Patienten" zur

Vermeidung potenziell lebensbedrohlicher (nosokomialer) Infektionen formuliert
[46]. Die Empfehlungen gelten explizit auch für den Umgang mit Patienten in stationärer Behandlung nach einer Organtransplantation sowie für Patienten unter intensivierter Immunsuppression im Rahmen der Behandlung einer akuten Rejektion.

Präventive Maßnahmen zur Verhinderung von Infektionen bei Patienten nach
Organtransplantation nach [5,46–48]:
- Infektionsdiagnostik im Rahmen der Spendercharakterisierung
- Schulungen von Patienten, Angehörigen, Krankenhausmitarbeitern
- baulich-funktionelle Maßnahmen
- Impfungen von Patienten, Angehörigen, Krankenhausmitarbeitern
- Expositionsvermeidung (z. B. Basishygienemaßnahmen, Isolierung, Vermeidung
  von Nahrungsmitteln mit einem hohen Risiko für bakterielle Kontamination,
  Vermeidung von Gartenarbeit)
- perioperative Antibiotikaprophylaxe
- frühe Extubation, frühes Entfernen vaskulärer Gefäßkatheter und Urinkatheter
- universelle Chemoprophylaxe
- gezielte Chemoprophylaxe
- präemptive (präsymptomatische) Therapie
- rationaler Einsatz von Antiinfektiva („Antibiotic bzw. Antifungal Stewardship")

Eine Chemoprophylaxe gegen bakterielle und opportunistische Erreger im Rahmen
bzw. nach einer Organtransplantation sollte risiko-adaptiert, unter Beachtung lokaler und epidemiologischer Resistenzen, und, wo möglich, unter Zuhilfenahme eines
infektiologischen Monitorings, sowie leitliniengerecht durchgeführt werden. Die
Dauer einer Chemoprophylaxe oder präemptiven Therapie sollte individuell angepasst werden.

15.2.6 Diagnostik

Die klinische Symptomatik einer Infektion (Fieber, Leukozytose, Hautrötung,
Schmerzen) kann durch die nach Organtransplantation notwendige, medikamentöse
Immunsuppression und eine dadurch reduzierte Immunantwort abgeschwächt sein
[29]. Konventionelle Röntgenaufnahmen der Lunge sind oft nicht sensitiv genug, um
pulmonale Veränderungen bei immunsupprimierten Patienten zu Beginn einer Infektion darzustellen [49]. Es empfiehlt sich, bei dieser speziellen Patientengruppe frühzeitig schnittbildgebende Verfahren wie die Computertomographie bei Verdacht auf
einen pulmonalen Fokus einzusetzen.

Merke: Auf Grund der Breite des Erregerspektrums und der erhöhten Prävalenz von MRE bei organtransplantierten Patienten, kommt der Erregerdiagnostik eine besondere Bedeutung zu [15]. Sie sollte so früh wie möglich erfolgen. Es gilt, potenzielle opportunistische Erreger, wie Viren und Pilze, anhand individueller Risikofaktoren, des zeitlichen Verlaufs nach Transplantation und der klinischen Symptomatik des Patienten einzugrenzen und mit Hilfe von mikroskopischen, kulturellen, molekulargenetischen oder serologischen Untersuchungen zu detektieren.

Eine umfassende mikrobiologische Diagnostik mittels Blutkulturen, Atemwegsmaterial, Urinkulturen und ggf. Kulturen von entferntem Fremdmaterial (Gefäßkatheter), Drainageflüssigkeiten oder steril entnommenen Gewebeproben sollte zeitnah bei Patienten mit Verdacht auf eine schwere Infektion bzw. Sepsis erfolgen. Die Diagnostik darf allerdings den Beginn einer antiinfektiven Therapie nicht unnötig verzögern [50].

Serologische Untersuchen auf Virusinfektionen sind in der Akutphase einer Sepsis in der Regel nicht sinnvoll, da eine Serokonversion meist erst zu einem späteren Zeitpunkt geschieht. Für die Detektion von Viren bieten sich stattdessen direkte, molekulargenetische Erregernachweise durch PCR an.

Invasive Infektionen mit Candida sind meist Blutstrominfektionen. Blutkulturen stellen weiterhin den Goldstandard in der Detektion einer Candidämie dar. Ein *Candida* spp. Nachweis aus nicht sterilem Material deutet auf eine Kolonisation bzw. Kontamination hin. Die Speziesbestimmung und Resistenztestung ist bei invasiven Candidainfektionen wichtig [51]. Als Biomarker für die Detektion invasiver Pilzinfektionen stehen seit einiger Zeit Beta-D-Glucan (BDG) und Galactomannan („Aspergillus-Antigen") zur Verfügung. BDG ist ein Polysaccharid, das Bestandteil der Zellwände vieler Pilze (z. B. *Candida* spp., *Aspergillus* spp, *Pneumocystis jirovecii*) ist und im Serum von Patienten mit invasiver Pilzinfektion nachgewiesen werden kann. Der Nachweis von BDG dient als diagnostisches Hilfsmittel, denn der Test weist vorrangig einen hohen negativen Vorhersagewert auf (> 90 %) [51]. BDG bietet sich daher vor allem zum Ausschluss einer Pilzinfektion bei Patienten mit geringer Vortestwahrscheinlichkeit an [52,53]. Die Diagnose einer invasiven Aspergillose sollte mit Hilfe der Kriterien der EORTC/MSG (European Organization for Research and Treatment of Cancer/Mycoses Study Group) gestellt werden [54]. Ergänzend zur klinischen Symptomatik und CT-radiologischen Diagnostik, kann Galactomannan („Aspergillus-Antigen") in Flüssigkeiten (Blut, Bronchialsekret, Liquor) nachgewiesen werden und die Diagnostik einer invasiven Aspergillose untermauern. Galactomannane kommen in der Zellwand von *Aspergillus* spp. vor.

Laborchemische Marker wie CRP, PCT und Interleukin-6 zur Detektion von Infektionen sind für die spezielle Gruppe medikamentös immunsupprimierter organtransplantierter Patienten unzureichend untersucht. Procalcitonin kann als Hinweis auf eine bakterielle Infektion verwendet werden [55].

Transplantations-assoziierte Krankheitsbilder, wie beispielsweise eine akute Rejektion, Bronchiolitis obliterans oder Rapamycin-Pneumonitis müssen differentialdiagnostisch bei Verdacht auf eine Sepsis in Betracht gezogen werden [56].

15.2.7 Therapie

Es existieren bis dato keine spezifischen Leitlinien für die Therapie einer Sepsis bei organtransplantierten Patienten. Zahlreiche internationale und einige nationale Leitlinien befassen sich mit der Behandlung spezieller Krankheitsbilder nach Organtransplantation, wie beispielsweise nosokomialer Infektionen oder Infektionen durch opportunistische Erreger.

Eine empirische Initialtherapie mit Breitspektrum-Antibiotika und ggf. auch Antimykotika oder Virustatika sollte unter Beachtung individueller Risikofaktoren, des zeitlichen Verlaufs nach Transplantation, etwaiger durchgeführter Chemoprophylaxestrategien, sowie der nosokomialen Resistenzlage durchgeführt werden. Daneben stellen eine rasche Fokuskontrolle, z. B. durch operative Sanierung, und die hämodynamische Stabilisierung des Patienten die Grundlage einer erfolgreichen Sepsisbehandlung dar.

Bis heute besteht auf Grund unzureichender Datenlage kein Konsens hinsichtlich der Fortführung, der Dosisreduktion oder des Absetzens von Immunsuppressiva bei organtransplantierten Patienten mit Sepsis. Eine im Verlauf der Sepsis frühzeitige Reduktion der Immunsuppression kann unter der Beachtung des Risikos eines Transplantatverlusts durch eine Rejektion in enger Rücksprache mit den Transplantationsmedizinern durchgeführt werden [11].

Neben der Reduktion der Immunsuppressiva besteht auch die Möglichkeit der Umstellung auf eine rein auf Kortikosteroiden basierende Immunsuppression, i. d. R. handelt es sich hierbei um die Gabe von Hydrocortison via Perfusor. Dieses Verfahren wird vor allem bei Patienten im septischen Schock angewendet [57]. Bei Steroidmedikation in der Dauertherapie kann die Gabe von Hydrocortison intravenös bei kritisch kranken Patienten zur Vermeidung einer Nebennierenrindeninsuffizienz sinnvoll sein [11,50]. Werden Calcineurininhibitoren oder mTOR-Inhibitoren weiter verabreicht, so müssen Arzneimittelinteraktionen mit Antiinfektiva beachtet und regelmäßige Medikamentenspiegelbestimmungen (alle 48 h) durchgeführt werden.

Merke: Makrolide, Isoniazid, Azole und Proteaseinhibitoren sind starke Cytochrom P450 3A4 (CYP 3A4) Enzyminhibitoren. Sie erhöhen die Plasmakonzentration von Immunsuppressiva. Rifampicin ist ein starker CYP 3A4 Enzyminduktor. Es verringert die Plasmakonzentration von Immunsuppressiva.

15.2.8 Zusammenfassung

Die Sepsis stellt ein häufiges Ereignis dar, das schätzungsweise ein Fünftel bis zwei Drittel aller Patienten im unmittelbaren oder längeren Verlauf nach einer Organtransplantation trifft. „Gewöhnliche" bakterielle Infektionen sind für einen Großteil der tödlichen Verläufe im Rahmen einer Sepsis verantwortlich.

Die Morbidität und Mortalität einer Sepsis bei medikamentös-immunsupprimierten organtransplantierten Patienten sind heutzutage vergleichbar mit der Morbidität und Mortalität von immunkompetenten Patienten. Die beste Prognose für das Überleben einer Sepsis haben nierentransplantierte Patienten.

Eine schnelle Diagnostik, ein rascher Therapiebeginn und die Detektion und Kontrolle des Infektionsfokus sind – wie bei allen Patienten – für die erfolgreiche Behandlung einer Sepsis unabdingbar. Darüber hinaus spielen bei Organempfängern auch die Anpassung der medikamentösen Immunsuppression und die Berücksichtigung von Arzneimittelinteraktionen im Rahmen einer antiinfektiven Prophylaxe oder Therapie eine wichtige Rolle.

Literatur

[1] Lodhi SA, Lamb KE, Meier-Kriesche HU. Solid organ allograft survival improvement in the United States: the long-term does not mirror the dramatic short-term success. American journal of transplantation : official journal of the American Society of Transplantation and the American Society of Transplant Surgeons. 2011;11(6):1226–35.

[2] Kinnunen S, Karhapää P, Juutilainen A, Finne P, Helanterä I. Secular Trends in Infection-Related Mortality after Kidney Transplantation. Clinical journal of the American Society of Nephrology : CJASN. 2018;13(5):755–62.

[3] Fishman JA. Infection in solid-organ transplant recipients. The New England journal of medicine. 2007;357(25):2601–14.

[4] Beimler J, Morath C, Zeier M. [Modern immunosuppression after solid organ transplantation]. Internist (Berl). 2014;55(2):212–22.

[5] (AWMF) AdWMF. Virusinfektionen bei Organ- und allogen Stammzell-Transplantierten: Diagnostik, Prävention und Therapie – S2k-Leitlinie – AWMF Registernummer 093–002. Stand: 31.05.2019.

[6] Fishman JA. Infections in immunocompromised hosts and organ transplant recipients: essentials. Liver Transpl. 2011;17(3):S34-7.

[7] Fishman JA, Rubin RH. Infection in organ-transplant recipients. N Engl J Med. 1998;338 (24):1741–51.

[8] Fishman JA. Infection in Organ Transplantation. American journal of transplantation : official journal of the American Society of Transplantation and the American Society of Transplant Surgeons. 2017;17(4):856–79.

[9] Park JS, Gayam V, Pan CQ. Review article: preventing hepatitis B graft infection in hepatitis B patients after liver transplantation: immunoglobulin vs anti-virals. Aliment Pharmacol Ther. 2020;52(6):944–54.

[10] (AWMF) AdWMF. S3-Leitlinie „Prophylaxe, Diagnostik und Therapie der Hepatitis-C-Virus (HCV) -Infektion". AWMF-Register-Nr.: 021/012. Stand: 26.06.2018. Z Gastroenterol. 2018;56:756–838.

[11] Timsit JF, Sonneville R, Kalil AC, et al. Diagnostic and therapeutic approach to infectious disea-
      ses in solid organ transplant recipients. Intensive Care Med. 2019;45(5):573–91.
[12] Pons S, Sonneville R, Bouadma L, et al. Infectious complications following heart transplantation
      in the era of high-priority allocation and extracorporeal membrane oxygenation. Ann Intensive
      Care. 2019;9(1):17.
[13] Biffi S, Di Bella S, Scaravilli V, et al. Infections during extracorporeal membrane oxygenation:
      epidemiology, risk factors, pathogenesis and prevention. Int J Antimicrob Agents. 2017;50(1):9–
      16.
[14] Kalil AC, Sandkovsky U, Florescu DF. Severe infections in critically ill solid organ transplant reci-
      pients. Clin Microbiol Infect. 2018;24(12):1257–63.
[15] Bodro M, Sabé N, Tubau F, et al. Risk factors and outcomes of bacteremia caused by drug-resis-
      tant ESKAPE pathogens in solid-organ transplant recipients. Transplantation. 2013;96(9):843–9.
[16] Aguado JM, Silva JT, Fernandez-Ruiz M, et al. Management of multidrug resistant Gram-negative
      bacilli infections in solid organ transplant recipients: SET/GESITRA-SEIMC/REIPI recommendati-
      ons. Transplant Rev (Orlando). 2018;32(1):36–57.
[17] Husain S, Camargo JF. Invasive Aspergillosis in solid-organ transplant recipients: Guidelines
      from the American Society of Transplantation Infectious Diseases Community of Practice. Clini-
      cal transplantation. 2019;33(9):e13544.
[18] Aslam S, Rotstein C. Candida infections in solid organ transplantation: Guidelines from the
      American Society of Transplantation Infectious Diseases Community of Practice. Clinical trans-
      plantation. 2019;33(9):e13623.
[19] Dubinsky-Pertzov B, Temkin E, Harbarth S, et al. Carriage of Extended-spectrum Beta-lactama-
      se-producing Enterobacteriaceae and the Risk of Surgical Site Infection After Colorectal Surgery:
      A Prospective Cohort Study. Clinical infectious diseases : an official publication of the Infectious
      Diseases Society of America. 2019;68(10):1699–704.
[20] Ziakas PD, Pliakos EE, Zervou FN, et al. MRSA and VRE colonization in solid organ transplantati-
      on: a meta-analysis of published studies. American journal of transplantation : official journal
      of the American Society of Transplantation and the American Society of Transplant Surgeons.
      2014;14(8):1887–94.
[21] Mullane KM, Dubberke ER. Management of Clostridioides (formerly Clostridium) difficile infecti-
      on (CDI) in solid organ transplant recipients: Guidelines from the American Society of Trans-
      plantation Community of Practice. Clinical transplantation. 2019;33(9):e13564.
[22] Dorschner P, McElroy LM, Ison MG. Nosocomial infections within the first month of solid organ
      transplantation. Transplant infectious disease : an official journal of the Transplantation Socie-
      ty. 2014;16(2):171–87.
[23] Rubin RH. Impact of Cytomegalovirus Infection on Organ Transplant Recipients. Reviews of In-
      fectious Diseases. 1990;12(7):S754-S66.
[24] Griffiths P, Reeves M. Pathogenesis of human cytomegalovirus in the immunocompromised
      host. Nat Rev Microbiol. 2021:1–15.
[25] Schachtner T, Stein M, Reinke P. Sepsis after renal transplantation: Clinical, immunological,
      and microbiological risk factors. Transplant Infectious Disease. 2017;19(3):e12695.
[26] Fishman JA, Gans H. Pneumocystis jiroveci in solid organ transplantation: Guidelines from the
      American Society of Transplantation Infectious Diseases Community of Practice. Clinical trans-
      plantation. 2019;33(9):e13587.
[27] Aguilar CA, Hamandi B, Fegbeutel C, et al. Clinical risk factors for invasive aspergillosis in lung
      transplant recipients: Results of an international cohort study. J Heart Lung Transplant. 2018;37
      (10):1226–34.

[28] Andes DR, Safdar N, Baddley JW, et al. The epidemiology and outcomes of invasive Candida infections among organ transplant recipients in the United States: results of the Transplant-Associated Infection Surveillance Network (TRANSNET). Transpl Infect Dis. 2016;18(6):921–31.

[29] Kalil AC, Syed A, Rupp ME, et al. Is bacteremic sepsis associated with higher mortality in transplant recipients than in nontransplant patients? A matched case-control propensity-adjusted study. Clinical infectious diseases : an official publication of the Infectious Diseases Society of America. 2015;60(2):216–22.

[30] Bafi AT, Tomotani DY, de Freitas FG. Sepsis in Solid-Organ Transplant Patients. Shock. 2017;47 (1 S Suppl 1):12–6.

[31] Florescu DF, Sandkovsky U, Kalil AC. Sepsis and Challenging Infections in the Immunosuppressed Patient in the Intensive Care Unit. Infect Dis Clin North Am. 2017;31(3):415–34.

[32] Kritikos A, Manuel O. Bloodstream infections after solid-organ transplantation. Virulence. 2016;7(3):329–40.

[33] Cervera C, van Delden C, Gavaldà J, et al. Multidrug-resistant bacteria in solid organ transplant recipients. Clin Microbiol Infect. 2014;20(7):49–73.

[34] Oriol I, Sabe N, Melilli E, Llado L, et al. Factors influencing mortality in solid organ transplant recipients with bloodstream infection. Clin Microbiol Infect. 2015;21(12):1104 e9-14.

[35] Stevenson EK, Rubenstein AR, Radin GT, Wiener RS, Walkey AJ. Two decades of mortality trends among patients with severe sepsis: a comparative meta-analysis*. Crit Care Med. 2014;42 (3):625–31.

[36] Poutsiaka DD, Davidson LE, Kahn KL, et al. Risk factors for death after sepsis in patients immunosuppressed before the onset of sepsis. Scand J Infect Dis. 2009;41(6–7):469–79.

[37] Gotur DB, Masud FN, Ezeana CF, et al. Sepsis outcomes in solid organ transplant recipients. Transplant infectious disease : an official journal of the Transplantation Society. 2020;22(1): e13214.

[38] Donnelly JP, Locke JE, MacLennan PA, et al. Inpatient Mortality Among Solid Organ Transplant Recipients Hospitalized for Sepsis and Severe Sepsis. Clinical infectious diseases : an official publication of the Infectious Diseases Society of America. 2016;63(2):186–94.

[39] Hamandi B, Law N, Alghamdi A, Husain S, Papadimitropoulos EA. Clinical and economic burden of infections in hospitalized solid organ transplant recipients compared with the general population in Canada – a retrospective cohort study. Transpl Int. 2019;32(10):1095–105.

[40] Sasson G, Bai AD, Showler A, et al. Staphylococcus aureus bacteremia in immunosuppressed patients: a multicenter, retrospective cohort study. Eur J Clin Microbiol Infect Dis. 2017;36 (7):1231–41.

[41] Hotchkiss RS, Moldawer LL, Opal SM, et al. Sepsis and septic shock. Nature Reviews Disease Primers. 2016;2(1):16045.

[42] Angus DC, van der Poll T. Severe sepsis and septic shock. The New England journal of medicine. 2013;369(9):840–51.

[43] Beck MK, Jensen AB, Nielsen AB, et al. Diagnosis trajectories of prior multi-morbidity predict sepsis mortality. Scientific reports. 2016;6:36624.

[44] Mitchell E, Pearce MS, Roberts A. Gram-negative bloodstream infections and sepsis: risk factors, screening tools and surveillance. British medical bulletin. 2019;132(1):5–15.

[45] Zador Z, Landry A, Cusimano MD, Geifman N. Multimorbidity states associated with higher mortality rates in organ dysfunction and sepsis: a data-driven analysis in critical care. Critical care (London, England). 2019;23(1):247.

[46] Anforderungen an die Infektionsprävention bei der medizinischen Versorgung von immunsupprimierten Patienten. Bundesgesundheitsblatt – Gesundheitsforschung – Gesundheitsschutz. 2021;64(2):232–64.

[47] Organtransplantation DS. Leitfaden für die Organspende. Kapitel 7 Spendercharakterisierung.

[48] Bratzler DW, Dellinger EP, Olsen KM, et al. Clinical practice guidelines for antimicrobial prophylaxis in surgery. American journal of health-system pharmacy : AJHP : official journal of the American Society of Health-System Pharmacists. 2013;70(3):195–283.

[49] Peckham D, Elliott MW. Pulmonary infiltrates in the immunocompromised: diagnosis and management. Thorax. 2002;57 Suppl 2(Suppl 2):Ii3-ii7.

[50] (AWMF) AdWMF. S3-Leitlinie "Sepsis – Prävention, Diagnose, Therapie und Nachsorge". AWMF-Registernummer: 079 – 001. Langversion 3.1 – 2018. Deutsche Sepsis Gesellschaft e. V. (federführend)

[51] Groll AH. S1 Leitlinie Diagnose und Therapie von Candida Infektionen: Gemeinsame Empfehlungen der Deutschsprachigen Mykologischen Gesellschaft (DMykG) und der Paul-Ehrlich-Gesellschaft für Chemotherapie (PEG). AWMF-Register Nr. 082/005. 2020.

[52] Cuenca-Estrella M, Verweij PE, Arendrup MC, et al. ESCMID* guideline for the diagnosis and management of Candida diseases 2012: diagnostic procedures. Clin Microbiol Infect. 2012;18 Suppl 7:9–18.

[53] Martin-Loeches I, Antonelli M, Cuenca-Estrella M, et al. ESICM/ESCMID task force on practical management of invasive candidiasis in critically ill patients. Intensive Care Med. 2019;45 (6):789–805.

[54] Donnelly JP, Chen SC, Kauffman CA, et al. Revision and Update of the Consensus Definitions of Invasive Fungal Disease From the European Organization for Research and Treatment of Cancer and the Mycoses Study Group Education and Research Consortium. Clin Infect Dis. 2020;71 (6):1367–76.

[55] Yu XY, Wang Y, Zhong H, et al. Diagnostic value of serum procalcitonin in solid organ transplant recipients: a systematic review and meta-analysis. Transplant Proc. 2014;46(1):26–32.

[56] Kalil AC, Dakroub H, Freifeld AG. Sepsis and solid organ transplantation. Curr Drug Targets. 2007;8(4):533–41.

[57] Tu G-w, Ju M-j, Zheng Y-j, et al. An interdisciplinary approach for renal transplant recipients with severe pneumonia: a single ICU experience. Intensive Care Medicine. 2014;40(6):914–5.

15.3 HIV/AIDS auf der Intensivstation

Benjamin T. Schleenvoigt, Christoph Stephan

15.3.1 Häufigkeit von HIV-Infektionen in Deutschland

Die Anzahl der Menschen, die mit einer HIV-Infektion leben, liegt in Deutschland aktuell bei ca. 90.000. Der Anteil der über 50-Jährigen liegt bei etwa 30 %. Die Neuinfektionszahlen sind in den letzten Jahren rückläufig: 2018 lagen sie bei ca. 2.400, im Gegensatz zu den Jahren 2006 bis 2015 mit ca. noch 3.000 Fällen pro Jahr. Der Anteil der Patienten mit fortgeschrittener HIV-Infektion, die bei Erstvorstellung bereits einen schweren Immundefekt (CD4 < 200/μl) aufwiesen bzw. an AIDS erkrankt waren, ist mit 32 % bzw. 15 % aber unverändert hoch. Diese Patientengruppe wird auch als „Late Presenter" mit advanced disease bezeichnet [1]. Im Hinblick auf diese Daten wird deutlich, dass die Wahrscheinlichkeit für eine ITS-Indikation aus einem HIV unabhängigen Grund dieser Patienten höher ist als die Notwendigkeit einer ITS-Therapie im Zusammenhang mit der HIV-Neudiagnose.

15.3.2 Spektrum opportunistischer Erreger

Die Auswertung von 270 HIV „Late Presentern" aus Berlin weist daraufhin, dass über 90 % dieser Patienten mit schwerem Immundefekt auch zusätzliche opportunistische Infektionen haben. Die wichtigsten AIDS-definierenden Erkrankungen waren Gewichtsverlust/„wasting" in 40 %, die Candida-Ösophagitis in 51 % und die Pneumocystis-Pneumonie in 34 %. Die zerebrale Toxoplasmose wurde in 9 % der Fälle beobachtet. Die Patienten hatten zumeist 2 opportunistische Erreger und die Sterblichkeit während des Krankenhausaufenthaltes lag bei ca. 10 % [2].

Eigene Daten der Autoren zeigen, dass 21 % aller Patienten mit HIV-Erstdiagnose auch AIDS-definierende opportunistische Erkrankungen haben. Das zelluläre Immunsystem ist mit nur 140 CD4-Zellen/µl bei diesen Patienten im Vergleich zu Patienten ohne AIDS (414 CD4-Zellen/µl) deutlich eingeschränkt. Die häufigsten Opportunisten sind die Pneumocystis-Pneumonie (34 %), die AIDS-definierende Candidiasis (33 %), das Kaposi-Sarkom (11 %) die zerebrale Toxoplasmose (8 %) und Lymphome (4 %) [3].

Aus der Sicht des Intensivmediziners ist die Kenntnis dieses differentialdiagnostischen Spektrums aus mehreren Gründen hilfreich. Hauptsächlich können sich in der Konsequenz klinische Leitsymptome ergeben, die die Verlegung auf die Intensivstation erforderlich machen. Daneben sollte im Falle des Verdachtes oder der Zufallsdiagnose einer derartigen opportunistischen Infektion auf der Intensivstation unmittelbar ein HIV-Test veranlasst werden (ELISA-Suchtest und bei reaktivem Befund Immuno-Blot- oder PCR-Bestätigungstest).

Klinische Leitsymptome sind zum einen die neurologische Symptomatik bei opportunistischer Beteiligung des ZNS und zum anderen die respiratorische Verschlechterung bei opportunistischer Beteiligung der Lunge. Eine Übersicht des Erregersektrums ist in Abb. 15.2 dargestellt. Diese opportunistischen Infektionen können grundsätzlich auch bei anderen Patientengruppen mit verschiedenen Formen der Immunsuppression erwartet werden sind aber sonst im Vergleich bei anderen Patienten sehr selten. In der Routinediagnostik wird das Erregerspektrum nicht erfasst. Die

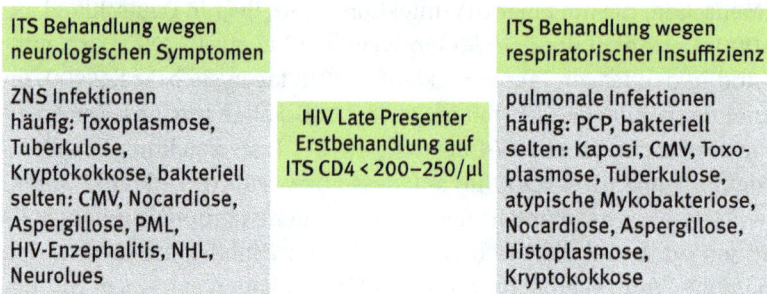

ITS Behandlung wegen neurologischen Symptomen		ITS Behandlung wegen respiratorischer Insuffizienz
ZNS Infektionen häufig: Toxoplasmose, Tuberkulose, Kryptokokkose, bakteriell selten: CMV, Nocardiose, Aspergillose, PML, HIV-Enzephalitis, NHL, Neurolues	HIV Late Presenter Erstbehandlung auf ITS CD4 < 200–250/µl	pulmonale Infektionen häufig: PCP, bakteriell selten: Kaposi, CMV, Toxoplasmose, Tuberkulose, atypische Mykobakteriose, Nocardiose, Aspergillose, Histoplasmose, Kryptokokkose

Abb. 15.2: Pulmonales und zerebrales Erkrankungsspektrum bei HIV Late Presenter mit Behandlungsindikation auf der Intensivstation – adaptiert nach [4,5].

richtige Diagnose kann deswegen nur gestellt werden, wenn sehr gezielt gesucht wird. Dafür sollte mit der nötigen invasiven Diagnostik nicht gezögert werden (Lumbalpunktion, Knochenmarkpunktion und Bronchoskopie mit BAL) – insbesondere bei kritisch kranken Patienten. Wer das differentialdiagnostische Spektrum der möglichen opportunistischen Infektionen nicht kennt und gezielt danach sucht findet diese Erreger nicht – zumal durchschnittlich mit 2 Opportunisten gerechnet werden muss.

15.3.3 Notwendige Diagnostik bei neu festgestellter HIV-Infektion

Die erforderliche Umfelddiagnostik ist in Tab. 15.4 zusammengefasst. Die HIV-Spezialdiagnostik umfasst: HIV-Viruslast, HIV-Resistenztest, R5-Tropismustest, CD4/CD8-Immunstatus.

Die Laboruntersuchungen umfassen:
- serologische Untersuchungen (aus Blut): Kryptokokken-Antigen, Tuberkulose-Interferon-Gamma-Test (Tbc-IGRA), Hepatitis A/B/C (wenn B positiv, dann auch D), Lues, CMV, Toxoplasmose, Masern, Varizellen, bei entsprechender Reiseanamnese: Leishmanien;
- serologische Untersuchungen (aus Urin): Pneumokokken- und Legionellen-Antigen;
- PCR (aus Blut): CMV, HCV, ggf. HBV, wenn Serologie positiv, bei entsprechender Reiseanamnese: Leishmanien;
- PCR (aus Abstrichmaterial – pharyngeal, urethral und rektal): Gonokokken, Chlamydien, ggf. Mykoplasmen und Ureaplasmen;
- Blutkulturdiagnostik 3 mal 2 Flaschen zur bakteriologischen Kultur auf Erreger und Resistenz (auch zum Nachweis von Kryptokokken) und 1-mal Bactec® auf Mykobakterien;
- Diagnostik aus respiratorischem Material (BAL oder Sputum): 3-mal auf Mykobakterien (Mikroskopie, Kultur und jeweils separate PCR auf M. tuberculosis komplex und atypische Mykobakterien), bakteriologische Kultur (auch zum Nachweis von Kryptokokken), Kryptokokken-Antigen, Aspergillus-Antigen, Multiplex-PCR (resp. Panel) inkl. PcP, Influenza und Pneumokokken.
- Diagnostik aus Knochenmark: Stanze und Aspirat – 1 Stanzzylinder in Formalin zur Lymphomdiagnostik in die Pathologie, 1 Stanzzylinder in NaCl als Nativmaterial in die Mikrobiologie (Histoplasmose, Tuberkulose, Leishmaniose). Zur Diagnostik auf Mykobakterien Bactec®-Flasche mit KM-Aspirat.
- Diagnostik aus Liquor: NHL-Screen; Lues- und Toxoplasmose-AK-Indices, Kryptokokken-Antigen; PCR auf: HIV, Toxoplasmose, JC-Virus, Multiplex-PCR (Liquorpanel) inkl. Kryptokokken, Meningokokken, Hämophilus influenzae B, CMV, HSV.

Tab. 15.4: Untersuchungen bei klinisch kranken Patienten mit eingeschränktem Immunstatus (CD4 < 200/µl) zur Abklärung von opportunistischen Infektionen bei HIV-Infektion – adaptiert nach [5].

Untersuchung	Differentialdiagnostik
Klinische Untersuchung	Kaposi-Sarkom, Soor, Lymphknotenschwellungen, dermale Kryptokokkose, pulmonale RG, Kachexie
Abdomen-Sonographie bzw. CT	Hepatosplenomegalie, Tumor/Lymphom
Röntgen-Thorax bzw. Computertomographie (CT) ggf. hochauflösend (HR-CT)	Pneumocystis-Pneumonie, Lungentuberkulose, Tumor/Lymphom pulmonale Kryptokokkose (HR-CT erforderlich)
Gastroskopie ggf. mit Biopsien	Soorösophagitis, Kaposi-Sarkom
Koloskopie ggf. mit Biopsien	CMV-Colitis, Kaposi-Sarkom
Knochenmarkpunktion (insb. bei Blutbildveränderungen)	Mykobakteriose, Histoplasmose, Leishmaniose (bei bestimmten Herkunftsländern), Lymphom
Augenärztliche Vorstellung (insb. bei neuen Sehstörungen)	Augenbeteiligung durch z. B. CMV, Toxoplasmose, Candida oder Lues

15.3.4 Antiretrovirale Therapiestrategie auf der Intensivstation – hat sich das Konzept geändert?

Die Strategie der antiretroviralen Behandlung (ART) hat sich in den letzten drei Dekaden grundsätzlich gewandelt. So war durch den Einsatz von Zidovudin (AZT) als Monotherapie bis 1993 nur eine Verzögerung des Todeszeitpunktes möglich. Durch die heute etablierte moderne Kombinationsbehandlung sind Lebensqualität und die Lebenserwartung der Patienten mit HIV-Infektion nicht mehr eingeschränkt. Während es im Zusammenhang mit den frühen Triple-Therapien immer wieder zu Resistenzentwicklungen kam und das Nebenwirkungsprofil der frühen Substanzen häufig zu individuellen Unverträglichkeiten geführt hat, stehen heute vor allem mit der Klasse der Integrase-Inhibitoren Substanzen zur Verfügung, die verträglich, robust und auch wechselwirkungsarm sind. Dies hat grundsätzlich zu einem Umdenken in der HIV-Therapie geführt. Während der Behandlungsbeginn zur Vermeidung von Toxizität und Resistenzentwicklung bis 2015 noch verzögert wurde, stellt nunmehr jede HIV-Infektion auch eine antiretrovirale Behandlungsindikation dar [6–9].

15.3.4.1 Früher Beginn der antiretroviralen Therapie auf der ITS

Deswegen gilt auch auf der Intensivstation, dass nach Sicherung der HIV-Diagnose und auch bei Patienten mit fortgeschrittenem Immundefekt und AIDS im frühen Behandlungsverlauf von opportunistischen Erkrankungen mit der ART begonnen werden soll – siehe Abb. 15.3. Vor ART-Behandlungsbeginn sollten die klinischen, viro-

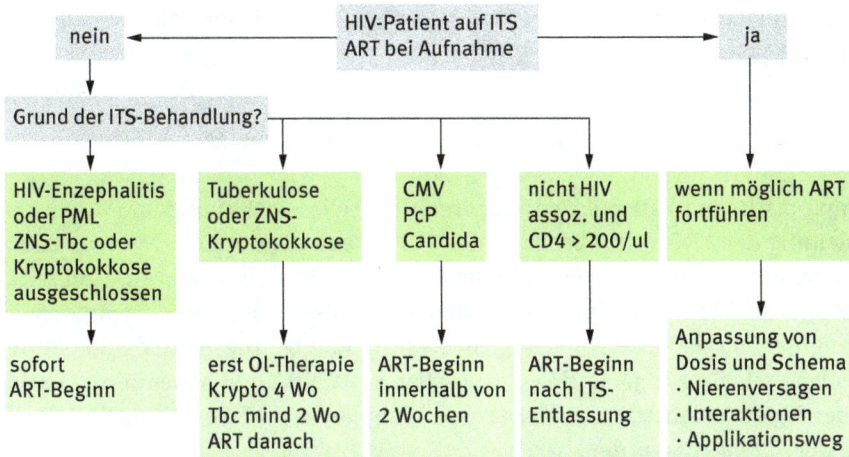

Abb. 15.3: ART-Beginn auf der ITS, Algorithmus in Abhängigkeit von Begleiterkrankungen – adaptiert nach [4,5]; OI: opportunistische Infektion.

logischen und immunologischen Ausgangsbefunde (siehe oben, Abschnitt „notwendige Diagnostik" und Tab. 15.4) erhoben werden, die im Verlauf die Bewertung von Wirksamkeit und Eignung der eingesetzten antiretroviralen Medikamente erlauben. Insbesondere wenn die HIV-Infektion die Ursache für die Symptomatik ist, die zur Aufnahme auf die ITS geführt hat, soll die ART so rasch wie möglich begonnen werden. Dies gilt auch bei relevanter Beeinträchtigung der T-zellulären Immunfunktion (CDC Laborstadium 2 < 200 CD4 /µl), wenn ein Vorstadium der Krankheitskategorie B nach CDC oder das Vollbild AIDS (Krankheitskategorie C nach CDC) erreicht ist [10]. Die Dringlichkeit des Behandlungsbeginns verhält sich dabei umgekehrt proportional zur Höhe der CD4-Zellen und je niedriger diese sind, desto dringlicher ist die Behandlungsindikation. Das Risiko für das Auftreten von opportunistischen Infektionen mit den entsprechenden Folgerisiken für Morbidität und Mortalität steigt bei CD4-Werten von < 200/µl erheblich [11]. Weiterhin ist der frühe Behandlungsbeginn auf der ITS gerechtfertigt, wenn andere medizinisch relevante Gründe oder individuelle Risiken dafürsprechen. Dieses sind die Hepatitis B oder C-Koinfektion, Patientenalter > 50 Jahre, der Befund einer HIV-assoziierten Nephropathie (HIVAN) oder eines HIV-assoziierten neurokognitiven Defizits (HAND). Bestrahlung, Transplantation, Chemotherapie oder anderweitige systemische Immunsuppression sind ebenfalls relevante Gründe.

Bei sehr niedrigen CD4-Werten < 100/µl können die Patienten davon profitieren, wenn gleichzeitig zum ART-Beginn auch Steroide gegeben werden, um die aufflammende Entzündungsreaktion im Zusammenhang mit der Immunregeneration zu mildern. Dazu können 40 mg Prednisolon für 14 d gegeben werden, dann 20 mg für weitere 14 d [12,13].

15.3.4.2 Wann kann die antiretrovirale Behandlung nachstationär begonnen werden?

Bei asymptomatischen Patienten mit höheren CD4-Zellen (> 200 µl) kann durchaus eine Einleitung der ART nach Abschluss des ITS-Aufenthaltes auf der Normalstation oder auch ambulant erwogen werden (siehe auch Abb. 15.3). Dies kann sinnvoll sein, um unnötige Medikamenten-Wechselwirkungen zu vermeiden. Bei asymptomatischen Patienten mit mehr als 500 CD4-Zellen/µl [14] und bei sogenannten Elite-Kontrollern mit spontan niedriger und kaum messbarer HIV-RNA und hoher CD4-Zellzahl ist darüber hinaus auch ein verzögerter und ambulanter ART-Beginn nach Entlassung aus dem Krankenhaus denkbar.

Bei Patienten mit opportunistischen Infektionen/Tumoren und fortgeschrittenem Immundefekt (Late Presenter) sollte ein mehrwöchiger Aufschub des ART-Beginns nur noch in klinisch seltenen und individuellen Situationen erfolgen. Dieses sind die zerebrale Kryptokokkose und die Tuberkulose mit ZNS Beteiligung. Bei der zerebralen Kryptokokkose (siehe unten) ist bei gleichzeitiger und zu starker immunlogischer Regeneration durch den frühen ART-Beginn ein Immunrekonstitutionsinflammations-Syndrom (IRIS) möglich, das potenziell lebensbedrohlich sein kann. Dieses Risiko kann durch einen um mehrere Wochen verzögerten Beginn der ART reduziert werden [15]. Bei der tuberkulösen Meningitis gibt es durch gleichzeitigen Beginn der TBC-Therapie und ART in den ersten Wochen häufiger Nebenwirkungen, die durch den im Vergleich zur TBC-Therapie verzögerten ART-Beginn reduziert werden können. Die Mortalität ist dadurch für diese Patienten nicht erhöht [16].

15.3.4.3 Besonderheiten der antiretroviralen Therapie auf der Intensivstation

Auch für die intensivmedizinische Behandlung der HIV-Infektion wird die etablierte antiretrovirale Dreifachkombination eingesetzt. Dabei steht aber nicht die Priorität der Bequemlichkeit der ambulanten Eintabletten-Regime im Vordergrund. Übergeordnete Ziele zur Anwendung in der Intensivtherapie sind die Pharmakokinetik und die passende Applikationsform. Die Wirkstoffe der ART stehen jedoch vor allem oral zur Verfügung. Die Auswahl von Präparaten zur parenteralen Gabe ist sehr begrenzt. Die enterale Resorption ist im Zusammenhang mit der ITS-Therapie aber häufig erschwert. Gründe dafür können die invasive Beatmung und die kreislaufunterstützende Katecholamin-Therapie sein, bei der die Darmperistaltik eingeschränkt ist. In diesen Situationen können die orale Medikamentengabe und auch die Applikation über eine Magensonde unmöglich sein. Für adäquate Plasmakonzentrationen der HIV-wirksamen Medikamente ist vor allem bei hoher HIV-Viruslast gerade in der ersten Behandlungsphase nach ART-Beginn die vollständige (duodenale) Resorption erforderlich. Diese kann mit Hilfe der Applikation über eine Duodenalsonde erreicht werden. Bei Resorptionsproblemen und dadurch unzureichenden Medikamentenspiegeln kann es im ungünstigsten Fall zur Entwicklung von Resistenzmutationen des HI-Virus gegen die verwendeten Medikamente kommen. Darüber hinaus muss beim Einsatz einer Polypharmakotherapie auf der ITS auf Medikamenten-Interaktionen – z. B. mit Hilfe von online verfügbaren Pharmakainteraktions-Checkern wie www.hivdruginteractions.org – und im Falle einer Nierenfunktionseinschränkung auf die nötigen Anpassungen der Medikamentendosis geachtet werden.

15.3.4.4 Möglichkeiten zur ART-Kombination auf der ITS

Für die Erstlinienbehandlung wird der Einsatz eines Integrase- oder geboosterten Protease-Inhibitors (INSTI oder PI) empfohlen, die im Hinblick auf mögliche Resistenzentwicklungen sehr robust sind. Zusätzlich wird die Behandlung durch 2 nukleos(t)idische Inhibitoren der reversen Transkripase (NRTI) ergänzt. Eine sinnvolle ART-Kombination kann unter den besonderen Voraussetzungen der Intensivmedizin mit den Medikamenten Dolutegravir (INSTI, Tivicay®), 50 mg 1-0-0 und Tenofovir-Disoproxil/Emtricitabin (NRTI, Truvada® und Generika), 245/200 mg 1-0-0 zusammengestellt werden. Denkbare Kontraindikationen für diese Auswahl sind Niereninsuffizienz und Dialyse. Eine alternative Behandlungsoption ist die Kombination aus Darunavir (PI, Prezista® und Generika auch als Saft verfügbar), 800 mg 1-0-0 und Ritonavir (PI-Booster, Norvir® und Generika, als Saft verfügbar), 100 mg 1-0-0 und Tenofovir-Disoproxil (NRTI, z. B. Viread® und Generika, als Saft verfügbar), 245 mg 1-0-0 und Lamivudin (NRTI, z. B. Epivir® und Generika ebenfalls als Saft verfügbar), 150 mg 1-0-1. Denkbare Kontraindikationen für diese Auswahl sind Begleittherapien mit Cytochrom p450-Metabolismus, die zu Interaktionen führen. Zu weiteren Einzelheiten der genannten Substanzen und weiteren möglichen Alternativen siehe auch Tab. 15.5.

Aus theoretischen Überlegungen kann es am Anfang der Behandlung zusätzlich sinnvoll sein eine parenteral verfügbare Substanz einzusetzen, um bei vorhandenem Risiko von enteralen Resorptionsstörungen mit drohendem antiretroviralem Wirkungsverlust eine Resistenzbildung zu vermeiden und eine rasche Wirksamkeit der antiretroviralen Therapie zu gewährleisten. Eine solche Anwendung von z. B. Enfuvirtid (Fuzeon®) subkutan, ist experimentell und sollte nur zeitlich befristet eingesetzt werden bis die messbare HIV-RNA den Zielbereich < 50 Kopien/ml erreicht hat oder ein therapeutisches Drug-Monitoring wirksame Talspiegel der enteral eingesetzten Substanzen (Dolutegravir oder Darunavir) belegt.

Tab. 15.5: Geeignete antiretrovirale Medikamente zur Anwendung in der Intensivtherapie (CAVE – z. T. entsprechen die genannten Indikationsstellungen „klinisch gerechtfertigten individuellen Heilversuchen") – adaptiert nach [5].

Wirkstoff/Handelsname/Substanzklasse	Applikation/Dosis	mörserbar nach [17,18]/Alternative	Anpassung an GFR	Anmerkung/Wichtige Interaktionen
bevorzugtes ART-Regime (off label)				
Dolutegravir (Tivicay®); INI	p. o./Sonde 50 mg 1 ×/d (bei eingeschränkter enteraler Resorption: 2 × 50mg/d erwägen) Gabe: 2 h Stunden vor oder 6 h nach der Sondennahrung	ja	nein – Empfehlungseinschränkung auf der ITS aufgrund limitierter klinischer Daten zu Dialyse	Interaktion mit Ca, Mg, Metformin (Metformindosis reduzieren/absetzen – ersetzt durch intensivierte Insulintherapie), Rifampicin und Carbamazepin (Dolutegravir-Dosis erhöhen)
Tenofovir-TAF/Emtricitabin (Descovy®); NRTI	p. o./Sonde 25/200 mg 1 ×/d	ja (off label), wasserlöslich	> 30: 1 ×/d < 30: KI	HBV-wirksam; – CAVE pharmakokinetische Interaktionen! (z. B. mit Carbamazepin, Johanniskraut, Rifampicin/Rifabutin: gleichzeitige Gabe: kontraindiziert!) – bei gleichzeitiger Gabe mit Darunavir/Ritonavir Dosisreduktion auf 10/200 mg
Tenofovir-TDF/Emtricitabin (Truvada®); NRTI	p. o./Sonde 245/200 mg 1 ×/d	nein stattdessen in 100 ml Wasser, Orangensaft oder Traubensaft zerfallen lassen; sofort verwenden	> 50: 1 ×/d 30–49: 1 × alle 48 h	geringere Kosten, auch Generika verfügbar; Nieren-Monitoring! CK-Erhöhung Interaktionen u. a. mit Aciclovir, Ganciclovir, Valganciclovir
T-20, Enfuvirtid Fuzeon®; Entryinhibitor	s. c. 90 mg 1-0-1		nein	Hautreaktionen an der Injektionsstelle keine Interaktionen bekannt

Tab. 15.5: (fortgesetzt)

Wirkstoff/Handels-name/Substanz-klasse	Applikation/ Dosis	mörserbar nach [17,18]/ Alternative	Anpassung an GFR	Anmerkung/Wichtige Interaktionen
Alternative bei sehr schlechter Nierenfunktion (GFR < 30) und Dialyse				
Darunavir (Prezsita®); PI immer in Kombination mit Ritonavir	p. o./Sonde 800 mg 1 ×/d (bei eingeschränkter enteraler Resorption: 2 × 600mg/d erwägen)	ja alternativ Prezista® Suspension 100 mg/ml	nein	NW: Dyslipidämie, Exanthem (7 %) zahlreiche Interaktionen über CYP (u. a. Midazolam KI) unbedingt Interaktionen checken
Ritonavir (Norvir®); PI-Booster von Darunavir (keine eigenständige Wirksamkeit)	p. o./Sonde 100 mg 1 ×/d (bei eingeschränkter enteraler Resorption: 2 × 100mg/d erwägen)	nein, alternativ Norvir®-Suspension verwenden	nein	NW: Dyslipidämie zahlreiche Interaktionen über CYP (u. a. Amiodaron, KI) unbedingt Interaktionen checken
Raltegravir (Isentress®); INI	p. o./Sonde 400 mg 1-0-1	ja, alternativ Granulat als Suspension verwenden 10 mg/ml	nein	NW: gelegentlich Leberwerterhöhung
T-20, Enfuvirtid Fuzeon®; Entryinhibitor	s. c. 90 mg 1-0-1		nein	Hautreaktionen an der Injektionsstelle keine Interaktionen bekannt

15.3.4.5 HIV-spezifische Versorgung bei bereits vorbekannter HIV-Infektion unter laufender antiretroviraler Langzeittherapie

Derartige Behandlungssituationen entstehen in der Regel notfallmäßig und ungeplant bei akuter schwerer Erkrankung wie z. B. Sepsis, Schlaganfall, Herzinfarkt, Intoxikation oder Suizid. In diesen Fällen kann eine Aufnahme auf einer neurologischen oder internistischen Intensivstation notwendig werden. Wenn eine geplante Operation, eine Lymphom- oder Tumorerkrankung zu Grunde liegt, dann ist die Versorgung auf einer anästhesiologischen oder operativen ITS wahrscheinlicher. In diesen Behandlungssituationen sollten HIV-Viruslast, CD4-Werte und historische HIV-Resistenztestungen bekannt sein. Diese Informationen können beim betreuenden HIV-Schwerpunktarzt erfragt werden. Sollte das nicht möglich sein, dann müssen HI-Viruslast und CD4 zeitnah bestimmt werden.

Wenn die geplante Operation in Narkose stattfindet und eine Nachbeatmung erforderlich wird, dann kann die vorbestehende antiretrovirale Langzeittherapie vorab und in Rücksprache mit dem HIV-Schwerpunktarzt auf eine sondengängige Kombination umgestellt werden, die den Erfordernissen an Galenik und Interaktionen gerecht wird. Eine dafür praktikable Behandlungsmöglichkeit bittet z. B. Tenofovir/Emtricitabin plus Dolutegravir oder Darunavir/Ritonavir – siehe auch Tab. 15.5. Medikamente mit Cytochrom-Interaktionspotential oder hepatischem Nebenwirkungsprofil wie z. B. Nevirapin (Viramune® und Generika) sollten vor einer solchen Behandlungssituation gezielt ersetzt werden. Wegen der thematischen Komplexität und der notwendigen interdisziplinären Abstimmung sollten derartige elektive Eingriffe ggf. in einem Behandlungszentrum mit konsiliarisch verfügbarer Infektiologie durchgeführt werden.

Wenn der maximale intensivmedizinische Behandlungszeitraum und die dafür erforderliche Beatmungszeit kurz sind (voraussichtlich nicht mehr als 2 Tage), keine Medikamenteninteraktionen zu erwarten sind und der Patient die Tabletten rasch wieder selbst einnehmen kann, dann sollte der Patient seine Medikamente am Morgen der OP noch mit etwas Wasser einnehmen und es kann auf die Gabe über Sonde für diesen kurzen Zeitraum verzichtet werden. Derartige und kurzzeitige Behandlungspausen kommen im klinischen Alltag bei einer geschätzten Einnahme-Compliance von 90–95 % häufig vor und haben für die Patienten keine negativen Konsequenzen. Dafür ist die Absprache mit dem verantwortlichen Anästhesisten nötig. Mit rilpivirinhaltigen Präparaten wie Edurant®, Odefsey® oder Eviplera®, die aus Resorptionsgründen zwingend zu einer Mahlzeit eingenommen werden müssen, ist dies jedoch nicht möglich.

Falls der geplante ITS-Aufenthalt länger als 2 Tage dauert oder sich ungeplant verlängert, dann sollte die Gabe der HIV-Medikamente enteral idealerweise mit einer Duodenalsonde gesichert werden. Kurzfristig ist dafür auch eine Magensonde ausreichend. Dafür muss die antiretrovirale Langzeitbehandlung in der Regel unter Berücksichtigung von Nierenfunktion, Interaktionen, Galenik und Resorption, dann z. B. auf Dolutegravir oder geboostertes Darunavir plus Tenofovir/Emtricitabin umgestellt werden – siehe Tab. 15.5.

15.3.4.6 Notwendige Kontrolluntersuchungen der HIV-Therapie

Nach Behandlungsbeginn sollten ca. alle 14 Tage CD4 und HIV-RNA kontrolliert werden. Nach 4 Wochen sollte die Viruslast um 1–2 Logstufen abfallen. Sollte das nicht der Fall sein oder wenn im Verlauf die komplette Virussuppression (HIV-RNA < 50 Kopien/ml) ausbleibt, muss nach der Ursache gesucht werden. Mögliche Probleme betreffen Resistenz, Interaktionen und Resorption. Der Anstieg der absoluten CD4-Zellen kann kurzfristig nicht zur Einschätzung des Behandlungserfolges herangezogen werden, weil die Regeneration des Immunsystems oft nur sehr langsam und schwankend erfolgt. Besser geeignet als die absolute CD4-Angabe ist dazu der

CD4-Prozentwert, aber auch hier ist eine kurzfristige Normalisierung während des Aufenthaltes auf der ITS nicht zu erwarten. Auch engmaschigere Kontrollen der Werte haben keine Konsequenz und sind nicht hilfreich. Zur Einschätzung der paraklinischen Verträglichkeit sollte zu Beginn der Behandlung 2- bis 3-mal in der Woche das Basislabor (Blutbild, Krea/GFR, Leberwerte und Urin mit Urinproteinprofil) bestimmt werden. Wenn die ART einmal begonnen wurde, dann sollten Unterbrechungen der Behandlung vermieden werden. Jedoch können sich Gründe für eine kurzfristige Unterbrechung aus der Verfügbarkeit einzelner Substanzen oder einer kurzfristig erforderlichen Operation ergeben. Falls unbedingt erforderlich, dann muss wegen des Resistenzrisikos immer die komplette antiretrovirale Therapiekombination mit allen drei wirksamen Substanzen pausiert werden. Der Einsatz oder die Pausierung von einzelnen Medikamenten bei gleichzeitiger Fortführung der übrigen ist obsolet.

Bei längeren intensivmedizinischen Behandlungen (> 7 Tage) kann ein therapeutisches Drug-Monitoring (TDM) durchgeführt werden, um die Dosis von Dolutegravir oder Darunavir gezielt anpassen zu können (Talspiegelbestimmung unmittelbar vor nächster Gabe). Für Dolutegravir ist dies im Steady-state 7 Tagen nach Beginn der Therapie sinnvoll. Für die Untersuchung muss Serum an ein Speziallabor versendet werden, sodass mit einem kurzfristigen Ergebnis nicht gerechnet werden kann. TDM ist für die Wirkstoffe aus der Klasse der NRTI wie Tenofovir und Emtricitabin nicht etabliert.

15.3.5 Behandlungsempfehlungen für wichtige opportunistische Infektionen

Für dieses Themengebiet wird auf die zur Verfügung stehenden deutschsprachigen Empfehlungen der deutschen AIDS-Gesellschaft zur Therapie und Prophylaxe opportunistischer Infektionen bei HIV-Patienten verwiesen [6]. Die Besonderheiten zur Behandlung mit den vor allem oral zu verabreichenden Medikamenten sind für die intensivmedizinische Anwendung in Tab. 15.6 zusammengefasst. In der Intensivtherapie sollte die parenterale Applikation der Medikamente grundsätzlich bevorzugt werden. Sollte das nicht möglich sein, können die Tabletten auch gemörsert werden. Dies sollte jedoch erst unmittelbar vor der Verabreichung erfolgen und die Gabe sollte dann zur Verbesserung der Resorption über eine duodenale Sonde durchgeführt werden. Diese Anwendung ist meist off-label. Dabei ist zu beachten, dass aus galenischen Gründen immer nur eine Substanz verarbeitet und verabreicht werden darf. Auch eine Mischung mit Sondennahrung muss unterbleiben, weil das Sondenlumen sonst durch Ausfällungen verstopfen kann. Außerdem ist sicherzustellen, dass die Lösung zur enteralen Applikation nicht akzidentell intravenös verabreicht wird. Dafür sind Spritzen hilfreich, die zu den i. v.-Systemen inkompatibel sind. Alternativ können farbliche Markierungen verwendet werden [17].

Tab. 15.6: Anwendung von oralen Medikamenten zur Behandlung von opportunistischen Infektionen nach [17,18] über duodenale Sonde (off label use) – adaptiert nach [5].

Medikament	mörser-bar	teilbar	Alternative/Anmerkung
Clindamycin	nein	nein	Kapsel öffnen und suspendieren; alternative i. v. Gabe möglich
Dapson	ja	ja	
Fluconazol	nein	nein	Diflucan-Kapsel öffnen und suspendieren; Alternative i. v. Gabe
Flucytosin	-	-	In Dtl. nicht oral verfügbar; i. v. Gabe (Ancotil®)
Folinsäure	ja	ja	Alternative i. v. Gabe möglich
Primaquin	ja	ja	/
Pyrimethamin	ja	ja	lichtempfindlich, sofort verwenden
Sulfadiazin	ja	ja	ausreichende Flüssigkeitszufuhr
Valganciclovir	nein	nein	Alternativ Valcyte® Pulver oder Ganciclovir i. v.

15.3.5.1 Therapie der Pneumocystis-Pneumonie (Therapiedauer mindestens 21 d)

Empfohlene Therapie nach Leitlinien [13,15]: Cotrimoxazol 3 ×/d i. v. für 21 d 5 mg/kgKG Trimethoprim bzw. 25 mg/kgKG Sulfamethoxazol. Diese Dosierung entspricht bei Erwachsenen Patienten meist 4 × 4 oder 3 × 5 Ampullen á 480 mg. Mögliche Nebenwirkungen sind: Leber- und Nierentoxizität, Hautausschlag, Myelotoxizität. Zusätzlich adjuvante Steroidgabe mit Prednisolon 40 mg 2 ×/d für 5 d, dann 40 mg 1 ×/d für 5 d, dann 20 mg 1 ×/d für 10 d. Im Anschluss an die Akutbehandlung ist die sekundäre Rezidivprophylaxe mit Cotrimoxazol 480 mg 1 ×/d per Os erforderlich. Diese kann abgesetzt werden, wenn CD4 > 100/µl angestiegen und die HIV-Viruslast auf < 50 Kopien/ml abgefallen sind und die Werte über > 3 Monate stabil bleiben.

Die Behandlungsalternativen von Cotrimoxazol für die Akuttherapie sind weniger wirksam. Dafür stehen zur Verfügung:

– Pentamidin 4 mg/kgKG 1 ×/d für 5 d, dann Dosisreduktion auf 2 mg/kg/KG. Infusionsdauer über 60 min. Nebenwirkungsprofil: Hypoglykämie, Hypotension, Niereninsuffizienz, QT-Zeit Verlängerung

– Clindamycin 600–900 mg 3 bis 4 ×/d i. v. oder per Os plus Primaquin 30 mg 1 ×/d per Os. Nebenwirkungsprofil: Anämie bei G6PD-Mangel, deswegen vorher G6PD-Testung. Primaquin ist in Deutschland nicht zugelassen

Als Behandlungsalternativen stehen für die Sekundärprophylaxe zur Verfügung:
- Atovaquon 1500 mg 1 ×/d per Os (entspricht 10 ml Suspension)
- Dapson 100 mg 1 ×/d per Os. Nebenwirkungsprofil: Anämie bei G6PD-Mangel, deswegen vorher G6PD-Testung.

15.3.5.2 Therapie der zerebralen Toxoplasmose (Therapiedauer mindestens 6 Wochen)

Empfohlene Therapie nach Leitlinien [13,15]: Sulfadiazin 3000 mg 2 ×/d i. v./per Os bei Patienten mit einem Körpergewicht > 60 kg. Bei Körpergewicht < 60 kg 2000 mg 2 ×/d i. v. oder per Os; plus Pyrimethamin am d1 200 mg per Os, dann 75 mg 1 ×/d per Os bei Patienten mit einem Körpergewicht > 60 kg. Bei Körpergewicht < 60 kg 50 mg 1 ×/d per Os; plus Folinsäure 15 mg per Os 1 ×/d. Therapiedauer der Akuttherapie mind. 6 Wochen. In Abhängigkeit vom zerebralen Befund wird eine adjuvante Behandlung mit Dexamethason in einer Dosierung von 3–4 ×/d 4–8 mg empfohlen.

Mögliche Nebenwirkungen sind: Blutbildveränderungen v. a. Neutropenie und Kreatinin Anstieg durch Pyrimethamin und Nierentoxizität, Harnsteine und Kristallurie durch Sulfadiazin. Folinsäure kann nicht gegen Folsäure ausgetauscht werden.

Im Anschluss an die Akutbehandlung ist die Erhaltungsbehandlung in halber Dosierung der vorab gewählten Dosierung nötig. Diese kann abgesetzt werden, wenn CD4 > 200/µl angestiegen und die HIV-Viruslast auf < 50 Kopien/ml abgefallen sind, diese Werte über > 6 Monate stabil bleiben und die Toxoplasmoseherde in der cMRT-Verlaufskontrolle signifikant rückläufig sind (kein KM-Enhancement mehr).

Als Behandlungsalternativen von Sulfadiazin/Pyrimethamin stehen für die Akuttherapie zur Verfügung:
- Pyrimethamin in oben genannter Dosierung plus Clindamycin 600 mg 4 ×/d i. v. oder per Os plus Folinsäure 15 mg 1 ×/d per Os.
- Cotrimoxazol 5 mg/kgKG Trimethoprim bzw. 25 mg/kgKG Sulfamethoxazol 2 ×/d i. v. oder per Os
- Atovaquon 1500 mg 2 ×/d per Os plus Pyrimethamin und Folinsäure in oben genannter Dosierung

Als Behandlungsalternativen stehen für die Erhaltungsbehandlung zur Verfügung:
- Clindamycin 600 mg 2 ×/d i. v. oder per Os plus Pyrimethamin 25–50 mg 1 ×/d per Os plus Folinsäure (Halbe Dosierung der Akuttherapie)
- Atovaquon 750–1500 mg (5–10 ml Suspension) 2 ×/d per Os
- Cotrimoxazol 960 mg 1–2 ×/d per Os

15.3.5.3 Therapie der zerebralen Kryptokokkose (Therapiedauer: 14 d Akuttherapie und 8 Wochen Konsolidierung)

Merke: Bei zerebraler Kryptokokkose muss die antimykotische Behandlung 4–5 Wochen erfolgen, bevor die Therapie der HIV-Infektion begonnen werden darf.

Empfohlene Therapie nach Leitlinien [13,15]: Induktionsbehandlung mit liposomalem Amphotericin B 3–4 mg/kgKG 1 ×/d i. v. plus Flucytosin 25 mg/kgKG 4 ×/d i. v. Dauer der Kombinationsbehandlung mindestens 14 d bzw. bis Kryptokokken im Liquor nicht mehr nachweisbar sind. Flucytosin kann auch per Os verabreicht werden, steht aber in Deutschland nicht als Präparat zur oralen Applikation zur Verfügung. Eine adjuvante Steroidgabe wird nur bei gleichzeitigem Immunrekonstitutionssyndrom (IRIS) mit 0,5–1 mg Prednisolon empfohlen. Anschließende konsolidierende Behandlung mit Fluconazol für 8 Wochen mit 800 mg am d1, dann 400 mg per Os täglich. Im Anschluss an die Akutbehandlung ist eine Sekundärprophylaxe mit Fluconazol 200 mg per Os 1 ×/d für mindestens 12 Monate nötig. Diese kann abgesetzt werden, wenn CD4 > 100/µl angestiegen, die HIV-Viruslast auf < 50 Kopien/ml abgefallen sind und diese Werte über > 6 Monate stabil bleiben.

15.3.5.4 Therapie der CMV-Reaktivierung/Infektion (Retinitis, Ösophagitis, Kolitis, Enzephalitis, Myelitis) (Therapiedauer mindestens 21 d)

Empfohlene Therapie nach Leitlinien [13,15]: Ganciclovir 2 ×/d i. v. 5 mg/kgKG oder Foscarnet 2 ×/d 90 mg/kgKG i. v. für 21 d. Bei CMV-Ösophagitis oder -Kolitis für 3–6 Wochen bis zum Rückgang der Symptome. Im Anschluss an die Akutbehandlung ist die sekundäre Rezidivprophylaxe mit Valganciclovir 900 mg 1 ×/d per Os erforderlich. Diese kann abgesetzt werden, wenn CD4 > 100/µl angestiegen und die HIV-Viruslast auf < 50 Kopien/ml abgefallen sind und die Werte über > 3 Monate stabil bleiben.

Mögliche Nebenwirkung von Ganciclovir und Valganciclovir ist die Myelotoxizität.

Als Behandlungsalternative von Ganciclovir steht für die Akuttherapie auch Valganciclovir zur Verfügung:
- Valganciclovir 900 mg 2 ×/d per Os

Als Behandlungsalternativen stehen für die Rezidivprophylaxe zur Verfügung:
- Foscarnet 120 mg/kgKG 1 ×/d i. v. an 5 d/Woche
- Ganciclovir 5 mg/kgKG 1 ×/d an 5 d/Woche

15.3.5.5 Therapie der HSV-Infektion

Empfohlene Therapie von schweren Haut- und Schleimhautläsionen nach Leitlinien [13,15]: Aciclovir 5–10 mg/kg/KG 3 ×/d i. v. bis zur Befundbesserung, dann Oralisierung auf 800 mg 5 ×/d bis zur Abheilung.

Als Behandlungsalternative von Aciclovir steht für die Akuttherapie auch Valaciclovir zur Verfügung:

– Valaciclovir 1000 mg 2–3 ×/d per Os

Empfohlene Therapie der HSV-Enzephalitis nach Leitlinie [5]: Aciclovir 10 mg/kg/ KG 3 ×/d i. v. für 14–21 d.

15.3.5.6 Therapie der progressiven mulifokalen Leukenzephalopathie (PML)

Der PML liegt eine latente Infektion mit JC-Viren zugrunde, die bei zellulärem Immundefekt zu opportunistischen ZNS-Läsionen führt. Eine spezifische Behandlung steht nicht zur Verfügung. Deswegen sollten HIV-Late Presenter mit Nachweis von JC-Virus im Liquor zur Stabilisierung der immunologischen Situation so schnell wie möglich mit einer antiretroviralen Behandlung beginnen. Zur schnellen Immunrekonstitution sollte die Initialtherapie einen Integrase-Inhibitor enthalten (z. B. Dolutegravir) [13].

15.3.6 Aspekte zum Personalschutz

Um das Einatmen von Medikamentenstäuben zu verhindern, sollte das Personal beim Mörsern der Tabletten einen Mundschutz tragen.

Bei intakter Haut stellt der perkutane Kontakt mit virushaltigen Körperflüssigkeiten (Blut, Liquor) kein HIV-Übertragungsrisiko dar. Um berufliche HIV-Expositionen sicher zu vermeiden, sollten die Mitarbeiter stets Handschuhe tragen und auf die Vermeidung von Nadelstichverletzungen achten. Das Risiko für die Transmission einer HIV-Infektion liegt im Falle einer Stichverletzung der Haut mit einer blutkontaminierten Nadel und im Blut nachweisbarer HI-Viruslast durchschnittlich bei 0,33 % und 1 von 330 derartigen Expositionen führt zu einer HIV-Übertragung. Aus diesen Überlegungen wird bei derartigem Kontakt mit virushaltigen Flüssigkeiten eine HIV-Postexpositionsprophylaxe (PEP) für 28 Tage empfohlen. Dafür werden drei antiretroviral wirksame Substanzen kombiniert deren Einnahme nach relevanter Exposition innerhalb von mind. 72 Stunden begonnen werden sollte (LL-PEP).

Da auch die nach Bronchoalveolärer Lavage gewonnene Flüssigkeit virushaltig sein kann, sollte Krankenhauspersonal bei invasiven Eingriffen (Intubation oder Bronchoskopie) Schutzbrille und Mundschutz tragen.

Literatur

[1] RKI. epidemiologisches Bulletin, Schätzung der Zahl der HIV-Neuinfektionen und der Gesamtzahl von Menschen, die mit HIV in Deutschland leben. Berlin: Robert Koch Institut; 2019. p. 483–504.

[2] Tominski D, Katchanov J, Driesch D, et al. The late-presenting HIV-infected patient 30 years after the introduction of HIV testing: spectrum of opportunistic diseases and missed opportunities for early diagnosis. HIV Med. 2017;18(2):125–32.

[3] Schleenvoigt BT. HIV-Erstdiagnosen in Deutschland im Jahr 2014 – eine regionale Analyse. Das Gesundheitswesen (angenommen zur Publikation). 2021.

[4] Barbier F, Mer M, Szychowiak P, et al. Management of HIV-infected patients in the intensive care unit. Intensive Care Med. 2020;46(2):329–42.

[5] Ankert J, Rossler S, Stephan C, Schleenvoigt BT. [HIV infection in the intensive care unit]. Med Klin Intensivmed Notfmed. 2020;117(2):91–99.

[6] Zolopa A, Andersen J, Powderly W, et al. Early antiretroviral therapy reduces AIDS progression/death in individuals with acute opportunistic infections: a multicenter randomized strategy trial. PLoS One. 2009;4(5):e5575.

[7] Schafer G, Hoffmann C, Arasteh K, et al. Immediate versus deferred antiretroviral therapy in HIV-infected patients presenting with acute AIDS-defining events (toxoplasmosis, Pneumocystis jirovecii-pneumonia): a prospective, randomized, open-label multicenter study (IDEAL-study). AIDS Res Ther. 2019;16(1):34.

[8] Barry SM, Lipman MC, Deery AR, Johnson MA, Janossy G. Immune reconstitution pneumonitis following Pneumocystis carinii pneumonia in HIV-infected subjects. HIV Med. 2002;3(3):207–11.

[9] Abdool Karim SS, Naidoo K, Grobler A, et al. Timing of initiation of antiretroviral drugs during tuberculosis therapy. N Engl J Med. 2010;362(8):697–706.

[10] 1993 revised classification system for HIV infection and expanded surveillance case definition for AIDS among adolescents and adults. MMWR Recomm Rep. 1992;41(RR-17):1–19.

[11] Engsig FN, Zangerle R, Katsarou O, et al. Long-term mortality in HIV-positive individuals virally suppressed for > 3 years with incomplete CD4 recovery. Clin Infect Dis. 2014;58(9):1312–21.

[12] Meintjes G, Stek C, Blumenthal L, et al. Prednisone for the Prevention of Paradoxical Tuberculosis-Associated IRIS. N Engl J Med. 2018;379(20):1915–25.

[13] Arribas J, Marzolini C, Mallon P, Rauch A, Kirk O. EACS Guidelines. In: (EACS) EACS, editor.: European AIDS Clinical Society (EACS); 2019.

[14] Group ISS, Lundgren JD, Babiker AG, et al. Initiation of Antiretroviral Therapy in Early Asymptomatic HIV Infection. N Engl J Med. 2015;373(9):795–807.

[15] Thoden J, Potthoff A, Bogner JR, et al. Therapy and prophylaxis of opportunistic infections in HIV-infected patients: a guideline by the German and Austrian AIDS societies (DAIG/OAG) (AWMF 055/066). Infection. 2013;41(2):S91-115.

[16] Torok ME. Randomized controlled trial of immediate versus deferred antiretroviral therapy in HIV-associated tuberculous meningitis. 49th ICAAC 2009; San Francisco2009.

[17] Zaugg C, Blum K. Teilbarkeit und Zermörserbarkeit von Medikamenten; Verabreichungshinweise, Lactose- und Glutengehalt 2019; abgerufen von https://www.ksa.ch/zentren-kliniken/spitalpharmazie/downloads (letzter Zugriff 2021)

[18] Bornand D. Zermörserbarkeit und Verabreichungshinweise von Tabletten. 2017; abgerufen von: https://www.unispital-basel.ch/suche/?q=zerm%C3%B6rserbarkeit (letzter Zugriff 2021)

15.4 Die schwangere Patientin

Benedikt Schmid, Patrick Meybohm, Peter Kranke

15.4.1 Historische Aspekte

Die Entwicklung der modernen Geburtshilfe ist eng mit der Erkennung, Behandlung und Prävention der Sepsis verbunden. So begann Mitte des 19. Jahrhunderts in Europa eine Zeitenwende in der Geburtshilfe. Dies geschah nicht zuletzt durch die Erkenntnisse von Ignaz Semmelweis und Joseph Lister, die der Notwendigkeit einer Asepsis bei Operationen, gerade auch im geburtshilflichen Setting, zur Anerkennung verhalfen.

Diese Erkenntnisse führten dazu, dass die Bedrohung durch „Kindbettfieber", die über lange Zeiträume hinweg untrennbar mit einer Schwangerschaft verbunden und tief im kollektiven Gedächtnis verwurzelt gewesen war, langsam an Schrecken verlor. Mit der Entwicklung wirksamer antimikrobieller Medikamente ist die Furcht vor dem Kindbettfieber, der heutigen Puerperalsepsis, drastisch geschwunden. Aber auch das Wissen um diese lebensbedrohliche Komplikation ist vielfach aus dem Fokus geraten, sodass jüngst die Weltgesundheitsorganisation (WHO) wieder Kampagnen und Initiativen zur Bekämpfung der Sepsis im geburtsmedizinischen Kontext initiiert hat.

15.4.2 Epidemiologie

Neue Forschungsergebnisse aus der Global Maternal Sepsis Study (GLOSS) der WHO zeigen, dass Infektionen einen viel größeren Einfluss auf die weltweite Mortalität und Morbidität von Müttern haben als bisher angenommen wurde. Etwa 70 schwangere oder kürzlich entbundene Frauen pro 1.000 Lebendgeburten hatten eine Infektion, die eine Krankenhausbehandlung erforderte. Von diesen wiederum entwickelten 11 Frauen pro 1.000 Lebendgeburten ein schwerwiegendes mütterliches Ereignis. In Ländern mit niedrigem und mittlerem Einkommen waren sogar bis zu 15 Frauen pro 1.000 Geburten betroffen [1]. Führend dabei waren Infektionen nach Schwangerschaftsabbrüchen und indirekte Infektionen. Darüber hinaus traten Infektionen auch bei etwa einem Drittel der Todesfälle auf, die letztlich auf andere Ursachen zurückgeführt wurden, wie z. B. im Rahmen von peripartalen Blutungen. Die Autoren der Studie schlussfolgerten daraus, dass es global noch erheblicher Verbesserungen bedarf, um das lebensbedrohliche Risiko durch Infektionen, dem schwangere und postpartale Patientinnen ausgesetzt sind, zu bewältigen.

Insgesamt ist die durch geburtshilfliche Infektionen verursachte Sepsis die dritthäufigste Ursache der Müttersterblichkeit. Auch in „entwickelten" Ländern ist die Sepsis für ca. 10 % der Todesfälle im Rahmen einer Schwangerschaft verantwortlich [2].

Einige der häufigsten mütterlichen Infektionen (Harnwegsinfektionen, Wundinfektionen nach einem Kaiserschnitt und nach einem Schwangerschaftsabbruch) müssen dabei als weitestgehend vermeidbar und behandelbar angesehen werden.

Bei direktem Transfer der Daten auf die Geburtenzahl in Deutschland (778.000 Lebendgeborene im Jahr 2019; https://www.destatis.de/DE/Themen/Gesellschaft-Umwelt/Bevoelkerung/Geburten/_inhalt.html) ergäben sich etwa 7–8 Sepsisbedingte Todesfälle jährlich bei Schwangeren in Deutschland.

15.4.3 Klinische Präsentation und Diagnostik

Nach derzeitigem Kenntnisstand muss davon ausgegangen werden, dass Schwangere nicht generell immunsupprimiert sind, anderenfalls wären sie während der Schwangerschaft für jedwede infektiösen und autoimmunen Erkrankungen anfälliger als außerhalb der Schwangerschaft. Bei schwangeren Patientinnen ist die antikörpervermittelte T_H2-Antwort des Immunsystems eher akzentuiert und gewinnt gegenüber der pro-inflammatorischen, zellulären T_H1-Antwort die Oberhand. Die aus dem Trophoblasten bzw. der Plazenta stammenden Zytokine bzw. Wachstumsfaktoren sind für das Wachstum des Fötus essenziell und fördern die Immunkompetenz der Schwangeren. Laborchemisch wird dieser Umstand in der physiologischen Leukozytose während der Schwangerschaft deutlich. Durch die Schwangerschaft liegt also vielmehr eine Modulation als eine Suppression der Immunantwort vor.

15.4.3.1 Besonderheiten während der Schwangerschaft und in der Stillzeit
Für die allgemeinen Definitionen der Sepsis wird auf Kap. 1 verwiesen. Da die beeinträchtigte Organfunktion in den Mittelpunkt der aktuellen Sepsis-3-Definitionen gerückt ist, wird der SOFA-Score zum Dreh- und Angelpunkt der Definition [3]. Der septische Schock wird nunmehr definiert als eine Untergruppe der Sepsis, bei der die Kreislaufreaktion und die zellulären und metabolischen Veränderungen so tiefgreifend sind, dass das Sterberisiko deutlich erhöht ist.

Als Folge der veränderten Physiologie während der Schwangerschaft werden mitunter Zeichen und Symptome, die auf eine Sepsis während der Schwangerschaft hindeuten könnten, maskiert. So sind beispielsweise Herz- sowie Atemfrequenz gesteigert [4]. Eine Tachykardie oder Tachypnoe wird dann ggf. nicht mehr als auffällig erachtet. Bei nicht-schwangeren Patientinnen wird die Sepsis von einer Vasodilatation begleitet, die dann zu einem Zustand relativer Hypovolämie führt. In der Schwangerschaft besteht, unter anderem durch einen erhöhten Progesteronspiegel verursacht, physiologischerweise eine Vasodilatation, die jedoch durch erhöhtes Blutvolumen kompensiert ist. Dadurch können einerseits durch das erhöhte Blutvolumen die kardiovaskulären Zeichen bei einer frühen Sepsis mitigiert werden, andererseits werden so möglicherweise Sepsis-induzierte Folgen des anaeroben Stoffwechsels und der folgenden Laktatazidose in Gestalt einer erhöhten Atemfrequenz als physiologische Normwertverschiebung im Rahmen der Schwangerschaft fehlgedeutet.

In der Konsequenz mahnen die weniger zuverlässigen physiologischen Parameter dazu, jedem klinischen Verdacht nachzugehen und eine gewissenhafte Abklärung zu betreiben. Auch unter Berücksichtigung des qSOFA-Score als vereinfachte Form des SOFA-Scores, ergeben sich bei Schwangeren oder kürzlich Entbundenen Fehlermöglichkeiten. Der zur ersten Einschätzung in präklinischen Situationen und Notaufnahmen bei Verdacht auf eine Infektion angewendete Score hat zurecht Bedeutung erlangt und Sepsis in den Fokus von Rettungsdienst und Notaufnahme gerückt [3]. Da die qSOFA-Kriterien Atemfrequenz (≥ 22/min) sowie systolischer Blutdruck (≤ 100 mmHg) in der Schwangerschaft bereits ohne klinisch bedeutsame Pathologie „positiv" sein können, verbleibt als recht unspezifisches Kriterium die Bewusstseinsveränderung (z. B. über einen Glasgow-Coma-Scale < 15). Für letzteres Kriterium bestehen insbesondere gegen Ende der Schwangerschaft zahlreiche Differenzialdiagnosen. Nicht zuletzt aus Gründen solcher „Sollwertverschiebungen" wurden verschiedentlich modifizierte Scores (SOFA-Score bzw. Kurzformen in Analogie zum qSOFA-Score für ein orientierendes Assessment) vorgeschlagen, die den physiologischen Gegebenheiten der Schwangerschaft Rechnung tragen (Tab. 15.7) [5,6].

Tab. 15.7: Modifizierter SOFA-Score.

	Punktwert		
	0	1	2
Gasaustausch P$_a$O$_2$/F$_i$O$_2$	≥ 400	300 bis < 400	< 300
Gerinnung Thrombozytenzahl (× 10^6/l)	≥ 150	100–150	< 100
Leberfunktion Bilirubin (μmol/l)	≤ 20	20–32	32
Kreislauffunktion Arterieller Mitteldruck (mmHg)	≥ 70	< 70	Vasopressoren erforderlich
Zentrales Nervensystem	wach	auf Ansprache erweckbar	auf Schmerzreiz erweckbar
Nierenfunktion Kreatinin (μmol/l)	≤ 90	91–120	> 120

Sepsis-Biomarker sind seit geraumer Zeit Gegenstand zahlreicher klinischer Studien, in der Regel jedoch außerhalb der geburtshilflichen Patientinnenpopulation. Sie dienen der Identifizierung von Patientinnen in den frühen Stadien der Sepsis, der Differenzierung der Sepsis von anderen nichtinfektiösen Entzündungspathologien, der

Vorhersage des Schweregrades sowie der Indikationsstellung mit Blick auf eine Therapie-Eskalation/Deeskalation der (antimikrobiellen) Behandlung.

Die überwiegend in der klinischen Routine bestimmten Biomarker umfassen die Leukozytenzahl, das C-reaktive Protein (CRP), das Procalcitonin (PCT), das Interleukin-6 und die Laktatkonzentration. Leukozyten und CRP sind als vergleichsweise unspezifische Entzündungsparameter zusätzlich zur ohnehin bestehenden Normwertveränderung während Schwangerschaft und Wochenbett von eingeschränktem diagnostischem Wert. Demgegenüber erscheint das PCT spezifischer für bakterielle Infektion zu sein; allerdings ist im Kontext der geburtsmedizinischen Patientinnen die Datenlage für die Empfehlung eines generellen Einsatzes von PCT zur Therapiesteuerung dürftig [7]. Ein weiterer Schritt in der Sepsisdiagnostik war die Etablierung des Interleukin-6 (IL 6) als dynamischer Frühmarker einer septischen Komplikation; auch für diesen Parameter gilt, dass eine Einschätzung vor dem Hintergrund einer bestehenden Schwangerschaft weniger valide ist als bei nicht schwangeren Intensivpatienten.

Normwerte für das Serum-Laktat bei normalem Schwangerschaftsverlauf unterscheiden sich nicht von denen einer Normalbevölkerung. Daher sollten Werte ab ca. 2 mmol/l weiterführende intensivmedizinische Überlegungen und weitere diagnostische Abklärungen nach sich ziehen.

15.4.3.2 Risikofaktoren für eine (schwangerschaftsassoziierte) Infektion

Eine Sepsis kann jede Schwangere oder kürzlich entbundene Patientin betreffen, gerade wenn Risiken im Rahmen von komplikativen Verläufen oder erforderlichen Interventionen zusätzlich auftreten (Tab. 15.8). Die Kenntnis um Risikofaktoren hilft dabei, rechtzeitig diagnostische Maßnahmen, eine intensivierte Überwachung sowie ggf. eine Therapie einzuleiten. Insgesamt sind vor allem die vaginal-operative Entbindung sowie die Kaiserschnittentbindung und eine vorliegende Adipositas als häufigste prädisponierende Faktoren zu nennen [8].

Tab. 15.8: Risikofaktoren.

geburtshilfliche Faktoren	
während der Schwangerschaft	Amniozentese
	vaginale Eingriffe während der Schwangerschaft
während der vaginalen Geburt	langes Intervall nach Blasensprung
	Geburtsverletzungen
Interventionen	Episiotomie
	In situ verbliebene Instrumente / Devices (z. B. Tamponaden, Bakri-Ballon®)
	Schnittentbindung

Tab. 15.8: (fortgesetzt)

sonstige Risikofaktoren
Übergewicht und Adipositas
Diabetes mellitus
Anämie
Immunsuppression
Sprachbarriere/Zugehörigkeit zu ethnischen Minderheiten

15.4.3.3 Häufige Infektionen

Die Puerperalsepsis ist als eine Infektion des Genitaltrakts im Zeitintervall zwischen Beginn des Blasensprungs bzw. Beginn der Wehentätigkeit und dem 42. Tag nach der Geburt definiert, die mit folgenden Symptomen einhergehen kann:

- Unterleibsschmerzen
- Fieber
- anormaler Sekretfluss aus der Scheide
- anormaler Geruch des Ausflusses
- Verzögerung der Uterusrückbildung

Ursächlich für die Puerperalsepsis sind häufig Streptokokken der Gruppe A (β-hämolysierende *Ss. pyogenes*) [9]. Etwa 5–30 % der Bevölkerung sind asymptomatische Überträger. *S. pyogenes* befindet sich z. B. als Kommensale auf der Haut und im Rachen. Er verbreitet sich leicht durch Kontakt von Person zu Person oder durch Tröpfchendispersion. Maßgeblich für die Klinik ist der Immunstatus des Wirtes. Im peripartalen Kontext sind Infektionen mit A-Streptokokken gefürchtet, da sie ursächlich für lebensbedrohliche Zustände nach der Geburt, wie Endometritis, toxisches Streptokokken-Schocksyndrom, nekrotisierende Fasziitis, und rasch fortschreitende Septikämie mit foudroyantem Multiorganversagen sein können. In der Schwangerschaft ist eine Übertragung aus dem Rachen oder der Nase via Hände auf die perineale Region möglich. Nach Blasensprung bzw. Partus ist eine Keimaszension in die Gebärmutter möglich, wo Blut und nekrotisches deziduales Gewebe ein hervorragendes Medium zur Vermehrung darstellen (s. auch Tab. 15.9).

Neben A-Streptokokken sind häufige Erreger für schwangerschaftsassoziierte Infektionen *S. pneumoniae*, *E. coli* und das H1N1-Grippevirus.

Tab. 15.9: Klinische Ursachen einer schwangerschafts-assoziierten Sepsis.

Genitaltrakt	Amnioninfektionssyndrom (Chorioamnionitis)
	Endometritis
	Septischer Abort
	Wundinfektion nach Geburtsverletzungen (Dammriss I° bis IV°)
	Episiotomie
	Schnittentbindung
Atemwege	Bakterielle Pneumonie
	Virale Pneumonie
Harnableitendes System	Zystitis
	Urethritis
	Pyelonephritis
Intraabdominelle Ursachen	Appendizitis
	Cholezystitis
	Divertikulitis
	Komplikationen chronisch-entzündlicher Darmerkrankungen
Andere Ursachen	Thrombophlebitis
	Nekrotisierende Fasziitis
	Mastitis

15.4.4 Therapie

15.4.4.1 Allgemeine Therapieprinzipien

Das Ziel des Sepsis-Managements bei Schwangeren und kürzlich entbundenen Patientinnen unterscheidet sich grundsätzlich nicht von den Therapieprinzipien bei anderen Patientengruppen. Es besteht in der Aufrechterhaltung der Sauerstoffversorgung und Perfusion der Organe einschließlich der Plazenta. Grundsätzlich besteht die Regel, dass das Wohlbefinden und ungestörte Vitalfunktionen der Mutter ein wesentlicher Garant für das Wohlbefinden des (intrauterinen) Kindes sind. Eine zeitige Initiierung von Therapiemaßnahmen ist deshalb sowohl in allgemeinen Sepsis-Therapie-Bundles wie auch in den Kampagnen zur Reduktion der Sepsis-bedingten Mortalität in Schwangerschaft und Stillzeit essenziell (https://srhr.org/sepsis/). Als Sepsis-Bundles werden Maßnahmenpakete bezeichnet, die dem Behandlungsteam die Entscheidung zu zeitkritischen, Outcome-relevanten Maßnahmen erleichtern sollen. Das für die Patientinnengruppe der Schwangeren modifizierte FAST-M Sepsis-Bundle umfasst als solche essenziellen Maßnahmen die zügige Gabe von (kristalloider) Flüssigkeit, die Initiierung einer kalkulierten antimikrobiellen Therapie, engmaschige Überwachung von (werdender) Mutter und Fetus/Neugeborenem, Erfassung der Urinproduktion, die Suche nach dem Infektionsfokus sowie – wenn nötig – die Verlegung in eine geeignete Versorgungseinheit [10].

15.4.4.2 Antimikrobielle Therapie

Neben der Beseitigung der Infektionsursachen durch Kürettage (z. B. bei Plazentarest), Wunddébridement (z. B. bei Fasziitis oder Wundinfektion), perkutaner Drainage (z. B. bei Abszess), Doppel-J-Anlage (z. B. bei Pyelonephritis), Entbindung (v. a. bei Amnioninfektionssyndrom) bzw. Hysterektomie (bei myometraler Nekrose oder Abszess), kommt der rechtzeitigen antimikrobiellen Therapie große Bedeutung in der Behandlung der Sepsis zu. Dabei richtet sich die Behandlung von Infektionen bei Schwangeren einerseits nach dem Wirkspektrum sowie den speziellen Nebenwirkungen und andererseits nach den embryotoxischen Eigenschaften der Antiinfektiva. Grundsätzlich gilt, dass behandlungsbedürftige Infektionen bei Schwangeren wie bei anderen Patienten therapiert werden und das Wohlergehen und die klinische Besserung der Mutter auch in Hinblick auf die Anwendung der Antiinfektiva dem Wohlergehen des Kindes zugutekommt. Wenn die Patientin im Rahmen von Infektionen nicht kritisch krank ist, sind oftmals Amoxicillin in Kombination mit Clavulansäure, Cefuroxim oder Cefotaxim (Cephalosporine), ggf. in der Kombination mit Metronidazol, Mittel der ersten Wahl. Bei Penicillinallergie kommen vielfach Clarithromycin oder Clindamycin und Gentamicin zum Einsatz. Im Falle einer Sepsis können Piperacillin-Tazobactam, Meropenem oder Ciprofloxacin und Gentamicin zum Einsatz kommen. Zur MRSA-Abdeckung kann Linezolid erwogen werden. Im Zweifel bieten ausgewählte Online-Ressourcen aktuelle Informationen zur Arzneimittelsicherheit während der Schwangerschaft (https://www.embryotox.de/arzneimittel/).

15.4.5 Zusammenfassung

Die Todesfälle durch schwere Sepsis, die in den aktuellen Berichten verzeichnet wurden, machten deutlich, dass mitunter nur subtile klinische Zeichen vorhanden waren, sodass eine frühzeitige Diagnosestellung oft versäumt wurde. Umso wichtiger erscheint die Sensibilisierung der betreuenden Berufsgruppen und – sofern kein regelhafter Kontakt mit dem Krankheitsbild Sepsis besteht – ggf. die Verwendung eines modifizierten Frühwarnsystems, das speziell auf das geburtshilfliche Patientengut adjustiert ist. Entscheidend für eine erfolgreiche Therapie ist neben einer zügigen Diagnostik vor allem die frühzeitige Intervention mit Kreislaufstabilisierung, Gewährleistung einer adäquaten Oxygenierung, Initiierung einer adäquaten Antibiotikatherapie, Eliminierung der Infektionsquelle sowie eine weitere Diagnostik mit ggf.

einer daran angeschlossenen chirurgischen Therapie. Diese kann auch eine bildgebende Diagnostik unter Anwendung ionisierender Strahlen (konventionelles Röntgen/Computertomographie) einschließen, sofern von deren Ergebnissen mutmaßlich Therapieentscheidungen abhängen. In jedem Fall sollte frühzeitig der Kontakt zu einem spezialisierten Behandlungszentrum hergestellt werden.

Literatur

[1]   Bonet M, Brizuela V, Abalos E, et al. Frequency and management of maternal infection in health facilities in 52 countries (GLOSS): a 1-week inception cohort study. Lancet Global Heal. 2020;8 (5):e661–71.

[2]   Draper E, Gallimore I, Smith L, et al. MBRRACE-UK Perinatal Mortality Surveillance Report, UK Perinatal Deaths for Births from January to December 2019. Leicester: The Infant Mortality and Morbidity Studies, Department of Health Sciences, University of Leicester; 2021.

[3]   Singer M, Deutschman CS, Seymour CW, et al. The Third International Consensus Definitions for Sepsis and Septic Shock (Sepsis-3). Jama. 2016;315(8):801–10.

[4]   Kranke P, editor. Die geburtshilfliche Anästhesie. Berlin, Heidelberg: Springer; 2018.

[5]   Bowyer L, Robinson HL, Barrett H, et al. SOMANZ guidelines for the investigation and management sepsis in pregnancy. Australian New Zealand J Obstetrics Gynaecol. 2017;57(5):540–51.

[6]   Greer O, Shah NM, Johnson MR. Maternal sepsis update: current management and controversies. Obstetrician Gynaecol. 2020;22(1):45–55.

[7]   Tujula B, Kokki H, Räsänen J, Kokki M. Procalcitonin; a feasible biomarker for severe bacterial infections in Obstetrics and Gynecology? Acta Obstet Gyn Scan. 2018;97(5):505–6.

[8]   Cantwell R, Clutton-Brock T, Cooper G, et al. Saving Mothers' Lives: Reviewing maternal deaths to make motherhood safer: 2006–2008. Bjog Int J Obstetrics Gynaecol. 2011;118(s1):1–203.

[9]   Tanaka H, Katsuragi S, Hasegawa J, et al. The most common causative bacteria in maternal sepsis-related deaths in Japan were group A Streptococcus: A nationwide survey. J Infect Chemother. 2019;25(1):41–4.

[10] Lissauer D, Cheshire J, Dunlop C, et al. Development of the FAST-M maternal sepsis bundle for use in low-resource settings: a modified Delphi process. Bjog Int J Obstetrics Gynaecol. 2020;127(3):416–23.

16 Virale Sepsis – COVID-19

Boris Böll

16.1 Einleitung

Im Dezember 2019 wurden in Wuhan, China, erste Fälle einer viralen Pneumonie beschrieben, welche durch ein neuartiges RNA-Virus verursacht wurden und die sich zunächst in der Umgebung eines Wildtiermarktes verbreitete. Bereits nach wenigen Wochen veröffentlichten chinesische Wissenschaftler die Gensequenz des Virus, so dass anhand der phylogenetischen Verwandtschaft zum Coronavirus und Erreger des SARS Ausbruches 2003 eine Benennung des Virus als Severe Acute Respiratory Syndrome (SARS)-CoV-2 und der dadurch verursachten Erkrankung als COVID-19 erfolgte. In den folgenden Wochen und Monaten verbreitete sich das Virus pandemisch über alle Kontinente, und so wurden zum Zeitpunkt der Erstellung dieses Buchkapitels (November 2021) weltweit mehr als 250 Millionen Infektionen und mehr als 5,1 Millionen Todesfälle in Zusammenhang mit COVID-19 registriert [1].

Mit Fortschreiten der Pandemie wurden in bisher unerreichter Weise weltweit Ressourcen der Erforschung des Virus, von Impfstoffen und Therapien gewidmet, so dass bei allen politischen und sozioökonomischen Schwierigkeiten mittlerweile mehrere wirksame Impfstoffe zur Verfügung stehen. Wenngleich jedoch durch Impfstoffe ein schwerer Verlauf der Erkrankung wirksam verhindert werden kann, waren Anstrengungen eine medikamentöse Therapie der COVID-19 Erkrankung zu etablieren weniger erfolgreich. Die anhaltende globale Verbreitung des Virus und die Mutation und Entstehung von Varianten des Virus bleiben ungelöste Herausforderungen und haben zu politischen und gesellschaftlichen Umbrüchen geführt, deren Tragweite kaum zu überschätzen ist und die die kommenden Jahre und Jahrzehnte weiter prägen werden.

Die folgenden Abschnitte fassen intensivmedizinisch wichtige Aspekte zu SARS-CoV-2 und COVID-19 zusammen und sollen einen Überblick zum derzeitigen Wissensstand und einen Leitfaden zu Diagnostik, Pathogenese und Therapie geben.

16.2 Epidemiologie

16.2.1 Herkunft, allgemeine Epidemiologie und Übertragung

Auch wenn der ursprüngliche Wirt von SARS-CoV-2 bisher noch nicht identifiziert wurde, deuten alle Befunde darauf hin, dass es sich wie bei den anderen bekannten humanpathogenen Coronaviren bei COVID-19 um eine Zoonose handelt. Ein Ursprung von SARS-CoV-2 in einem Forschungslabor ist bei derzeit verfügbarer Evidenz zwar nicht auszuschließen, jedoch sind derzeit keine stichhaltigen Belege für eine

https://doi.org/10.1515/9783110673395-016

solche Entstehung des Virus vorgelegt worden und Virologen weltweit und auch eine Untersuchungskommission der Weltgesundheitsorganisation (WHO) halten diese Hypothese für unwahrscheinlich [2,3]. Phylogenetische Erkenntnisse weisen vielmehr darauf hin, dass das Virus vom vermuteten Ursprungswirt Fledermaus über einen noch nicht identifizierten Zwischenwirt durch direkten Kontakt oder Ingestion auf den Menschen übertragen wurde.

Die mittlere Inkubationszeit nach Übertragung beträgt etwa 5–6 Tage und in systematischen Untersuchungen zur Infektionskinetik hatten von den symptomatischen Patienten 10–14 Tage nach Übertragung etwa 95 % der Patienten Symptome entwickelt [4]. Bereits sehr früh in der Pandemie wurde dabei die Mensch-zu-Mensch-Übertragung nachgewiesen. Diese scheint zusammen mit der möglichen Übertragung trotz häufigen asymptomatischen Verlaufs der Infektion sowie der Replikation des Virus im oberen und unteren Respirationstrakt für die rasche Ausbreitung der Pandemie ein wesentlicher Faktor zu sein. So zeigt sich, dass nach Infektion in einer präsymptomatischen Phase von einigen Tagen eine Replikation des Virus im Oropharynx und Nasopharynx erfolgt, so dass ein wesentlicher Teil der Übertragungen über präsymptomatische Betroffene oder gar bei asymptomatischem Verlauf erfolgt.

Die Übertragung erfolgt dabei vornehmlich als Tröpfcheninfektion und über Aerosole. Dabei kommt der Übertragung über Aerosole eine besondere Bedeutung zu, da in Aerosolen zumindest unter experimentellen Bedingungen eine weitstreckige Übertragung möglich ist und zudem Aerosole über Stunden replikationsfähiges Virus enthalten können. Eine Übertragung über direkten Kontakt und über kontaminierte Oberflächen scheint hingegen zwar möglich zu sein, erfolgt aber deutlich seltener und spielt in der Verbreitung von SARS-CoV-2 eine eher untergeordnete Rolle. Für die Intensivmedizin und die nosokomiale Übertragung sind Aeorosol-bildende Maßnahmen wie die Intubation, High-Flow-Sauerstoffinsufflation und Bronchoskopie bedeutsam. Anfänglich befürchtete hohe Übertragungsraten können glücklicherweise bei Beachtung der Schutzmaßnahmen und unter ausreichend verfügbarer Schutzausrüstung jedoch weitgehend vermieden werden. Dennoch kam es im Verlauf der Pandemie immer wieder zu Ausbrüchen in Pflege- und Altenheimen und auch in Krankenhäusern unter Heiminsassen, Patienten und Personal. Insbesondere zu Beginn der Pandemie waren Angehörige von Gesundheitsberufen überproportional betroffen und wiesen eine im Vergleich zur Normalbevölkerung höheres Risiko auf, sich mit SARS-CoV-2 zu infizieren und daran zu versterben.

Die Epidemiologie des SARS-CoV-2 änderte sich im Laufe der Pandemie erheblich, wobei die Basisreproduktionszahl als Maß, wie viele naive Personen von einer infizierten Person durchschnittlich angesteckt werden, beim ursprünglichen SARS-CoV-2 Wildtyp im Median um 2,8–3,8 geschätzt wurde [4]. Mit der Dominanz neuer Virusvarianten scheint eine höhere Übertragbarkeit einherzugehen, wobei der Einfluss von Infektionsschutzmaßnahmen und zunehmender Impfung der Bevölkerung wiederum erheblich das Infektionsgeschehen beeinflussen.

Übertragungen von SARS-CoV-2 im Rahmen von Clusterereignissen sind ein epidemiologisch bedeutsamer Mechanismus in der Verbreitung, wo durch einzelne oder wenige Indexpersonen eine Übertragung auf viele Personen erfolgte. Hier spielt neben der räumlichen Nähe bei der Exposition auch die vermehrte Bildung von Aerosolen bei Tätigkeiten wie Sprechen und Singen eine wichtige Rolle. Ebenso wichtig scheint eine Übertragung durch einzelne hochinfektiöse sogenannte Superspreader zu sein.

Insgesamt scheint die Transmission von SARS-CoV-2 im Vergleich zu anderen Erregern von Atemwegsinfektionen wie etwa Influenzaviren, weniger stark saisonalen Schwankungen zu unterliegen (Saisonalität). Eine Verlangsamung der Pandemie zu den wärmeren Jahreszeiten könnte auch durch den selteneren Aufenthalt in geschlossenen Räumen während der wärmeren Jahreszeiten bedingt sein.

Im Laufe der Pandemie hat sich SARS-CoV2 über alle Kontinente der Erde verbreitet und das globale Ausmaß der Pandemie und der weitere Verlauf ist zum derzeitigen Zeitpunkt nicht absehbar. Insbesondere die Entstehung neuer Virusvarianten und die sozioökonomisch und politisch bedingte Ungleichverteilung der Impfstoffe lassen ein Ende der Pandemie derzeit nicht absehen.

16.2.2 Virusvarianten

SARS-CoV-2 hat wie andere RNA-Viren aufgrund einer fehlenden enzymatischen „proof-reading" Funktion der viralen RNA-Polymerase eine erhebliche genetische Variabilität, die eine evolutionäre Anpassung bei erhöhtem Selektionsdruck begünstigt [5]. Sehr früh nach Beginn der Pandemie hat sich die Mutation D614G durchgesetzt, welche einen Austausch der Aminosäure Asparaginsäure (D) durch Glycin (G) an Position 614 des Spikeproteins bewirkt. Diese Mutation bewirkt eine Konformationsänderung im Spike Protein, welche die Bindung des Spike Proteins an das ACE2 Rezeptorprotein der Zielzellen vereinfacht und letztlich in einer gegenüber dem Wildtyp höheren Infektiosität und stärkeren Virusexpansion resultiert [6,7]. Inzwischen haben die vorherrschenden Virusvarianten eine Vielzahl zusätzlicher Mutationen akkumuliert, was insbesondere im Hinblick auf die Entstehung von Immune-Escape-Varianten weltweit die Eindämmung der Pandemie erschwert. Durch zunehmende Sequenzierung der positiven Nachweise weltweit lässt sich seit Beginn der Verbreitung von SARS-CoV-2 eine Veränderung der vorherrschenden Viruskladen- bzw. -Linien beschrieben nachvollziehen, welche von der WHO beobachtet und klassifiziert werden [8]. Zudem definiert die WHO Varianten von besonderem Interesse (variants of interest, VOI) bzw. besorgniserregende Varianten (variants of concern, VOC) [9]. Grundlegend für diese Einteilung sind Mutationen in Bereichen des Virusgenoms, bei denen eine Änderung des Phänotyps des Virus zu erwarten ist (VOI) bzw. funktionell relevante Änderung der Viruseigenschaften zu befürchten sind, also beispielsweise eine Erhöhung der Übertragbarkeit oder eine verminderte Immunantwort des Wirtes durch Veränderung kritischer Virusstrukturen (VOC). Aktuell sind vier VOC definiert: B.1.1.7 (Alpha), B1.351 (Beta), P1 (Gamma) und B.1.617.2 (Delta) [10].

In Deutschland wurde im Dezember 2020 erstmals die Alpha Variante nachgewiesen, welche rasch zur in Deutschland vorherrschenden Variante wurde. Diese verbreitete sich auch weltweit als dominierende Variante bis im Frühjahr 2021 die nunmehr vorherrschende Delta Variante zunahm, und aktuell im Herbst 2021 die dominierende Variante geworden ist.

Da sich die Verbreitung und Häufigkeit der VOIs und VOCs beständig ändern, wird von der WHO und in Deutschland dem Robert-Koch-Institut in wöchentlichen detaillierten Berichten die epidemiologische Situation berichtet (www.rki.de).

16.3 Virologie und Pathogenese

Bei SARS-CoV-2 handelt es sich um ein behülltes Einzelstrang-RNA-Virus aus der Unterfamilie der Coronaviren, die wiederum in die Gattungen Alpha-, Beta- und Gammacoronaviren unterteilt werden. Die sieben bisher bekannten humanpathogenen Spezies von Coronaviren sind insbesondere als häufige Erreger von Erkältungskrankheiten lange bekannt.

In den Jahren 2002/2003 verursachte das Coronavirus SARS-CoV-1 von Südchina ausgehend eine weltweite Pandemie eines schweren Atemwegssyndroms mit fast 1000 Todesopfern. Nach Ausbrüchen 2012 des „Middle-Eastern-Respiratory-Syndrome"-Coronavirus (MERS) auf der arabischen Halbinsel, wurde 2019 schließlich der Erreger von COVID-19 als weiteres humanpathogenes (Beta-) Coronavirus identifiziert und wegen seiner strukturellen Ähnlichkeit als SARS-CoV-2 benannt [11].

Das Genom der SARS-CoV-2 besteht aus einer einsträngigen ca. 30 kb langen positiv polarisierten RNA. Diese RNA codiert für einige nicht strukturelle Proteine, die für die Virusreplikation erforderlich sind und vier verschiedene Strukturproteine mit den Bezeichnungen S, E, M und N.

Das Nukleocapsid Protein (N) bildet mit der RNA eine helikale Struktur, das Nukleocapsid, welches in eine Hülle gepackt ist, bestehend aus dem Spike Oberflächenprotein (S), dem small envelope Protein (E) und dem Matrix Protein (M) (Abb. 16.1) [13].

Das Spike-Protein ist durch die charakteristische Anordnung auf der Oberfläche der membranumhüllten Coronaviren namensgebend und in der Pathogenese bedeutsam, da es für die Bindung und den Eintritt des Virus in die Wirtszelle verantwortlich ist. Dabei erfolgt die Bindung des Spike-Proteins an das Transmembranprotein ACE2 der Wirtszelle und die Internalisation des Virus. Sowohl nach Infektion als auch nach Impfung induziert das Spike-Protein zudem neutralisierende Antikörper. Demgegenüber sind das E- und das M-Protein für den Zusammenbau neuer Viruspartikel während der Virusreplikation entscheidend.

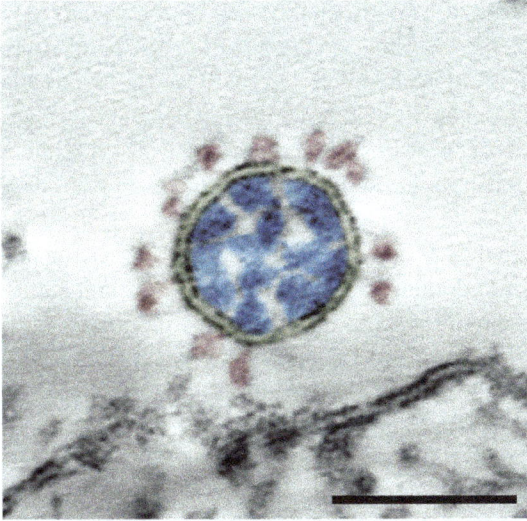

Abb. 16.1: Elektronenmikroskopische Aufnahme eines einzelnen SARS-VoV-2 Viruspartikels. Gelb = Hüllmembran, Rot = Spikeprotein in Trimeren, Blau: N-Protein und RNA. Maß Lineal = 100 nm [12].

Über das vor allem im oberen Respirationstrakt exprimierte ACE-2-Protein erfolgt die Bindung des SARS-CoV-2 und die Internalisierung des Virus in die Zielzellen [5]. Histopathologisch lässt sich ACE-2 auch auf einer Vielzahl weiterer Epithelien nachweisen, was einen Organotropismus für Lunge, Darm, Myokard, Niere und das ZNS vermuten lässt und möglicherweise neben der Lunge häufige Beteiligung anderer Organe erklärt.

In Autopsiestudien zeigten sich neben einem diffusen Alveolarschaden auch alveoläre kapilläre Mikrothrombosierungen und strukturelle Endothelschäden mit Neovaskularisationen in der pulmonalen Strombahn, was neben einem direkten zythopathischen Effekt des Virus die klinischen Befunde mit Beteiligung des Gefäßendothels und der hohen Rate an Thromboembolien erklärt [14].

16.4 Klinik

16.4.1 Symptomatik und Verlauf der Erkrankung

Die Infektion mit SARS-CoV-2 verläuft klinisch sehr variabel und obwohl eine Vielzahl von Risikofaktoren für einen schweren Verlauf beschrieben sind, sind auch bei jungen Patienten ohne Risikofaktoren schwere und letale Verläufe möglich. So ist das individuelle Risiko nach Infektion weiterhin nicht hinreichend sicher vorherzusagen, was neben den epidemiologischen Aspekten auch den individuellen Nutzen der Vakzinierung unterstreicht.

Asymptomatische und milde Verläufe einer SARS-CoV-2-Infektion sind insgesamt vorherrschend. Eine Übersichtsstudie schätzte bei bis zu einem Drittel der Infizierten einen asymptomatischen Verlauf, wobei methodisch bedingt die Aussagekraft solcher Studien eingeschränkt ist. So sind die untersuchten Probanden bezüglich demographischer Faktoren sehr unterschiedlich und auch werden nicht alle zum Erhebungszeitpunkt asymptomatischen Probanden hinreichend nachverfolgt, um auszuschließen, dass sie im Laufe der Zeit noch Symptome entwickeln. Zudem variiert die Definition des Begriffes „asymptomatisch" in unterschiedlichen Studien erheblich [15].

Bei symptomatischem Verlauf zeigen Daten der chinesischen Gesundheitsbehörden einen milden Verlauf bei 81 % der Patienten, einen schweren Verlauf mit stationärer Behandlung, Hypoxie oder ausgedehnten Infiltraten in der pulmonalen Bildgebung bei 14 % und einen kritischen Verlauf mit Bedarf an intensivmedizinischer Behandlung bei 5 % von 72.314 erfassten Betroffenen [16]. In einer Aktualisierung dieser chinesischen Daten lag die case fatality rate bei 4,8 % von 101.039 COVID-19-Patienten. Ähnlich zeigen US-Amerikanische Daten des Center for Disease Control (CDC) anhand der Daten von 1,3 Millionen Patienten eine stationäre Behandlung bei 14 %, eine intensivmedizinische Behandlung bei 2 %, und einen letalen Verlauf bei 5 % der Patienten [17]. Die unterschiedlichen Schweregrade der SARS-CoV-2-Infektion bzw. COVID-19-Erkrankungen werden gemäß einer Empfehlung der WHO klinisch in fünf Grade klassifiziert (Tab. 16.1) [4].

Tab. 16.1: Schweregrade der COVID-19 nach WHO [18,19].

Erkrankungsschwere	Beschreibung
asymptomatisch/präsymptomatisch	SARS-CoV-2 positiv im PCR- oder Antigentest, keine Symptome einer COVID-19-Erkrankung
leichte Erkrankung	keine Symptome einer schweren Pneumonie
moderate Erkrankung	Pneumonie, $SpO_2 \geq 94$ % unter Raumluft
schwere Erkrankung	$SpO_2 < 94$ % unter Raumluft, Atemfrequenz > 30/min, Lungeninfiltrate > 50 %, $PaO_2/FiO_2 < 300$
kritische Erkrankung	respiratorisches Versagen, ARDS, septischer Schock und/oder Multiorganversagen

Bei symptomatischer Erkrankung ist ein mehrphasiger Verlauf der Erkrankung charakteristisch, der eine frühe Phase der Virusreplikation von einer späteren Phase mit pulmonaler und hyperinflammatorischer Symptomatik unterscheiden lässt (Abb. 16.2) [18,20,21].

Stand: 15.10.2021

FACHGRUPPE COVRIIN

COVID-19: Medikamentöse und nicht-medikamentöse Therapieempfehlungen nach Erkrankungsphase

Orientierungshilfe für Ärztinnen und Ärzte

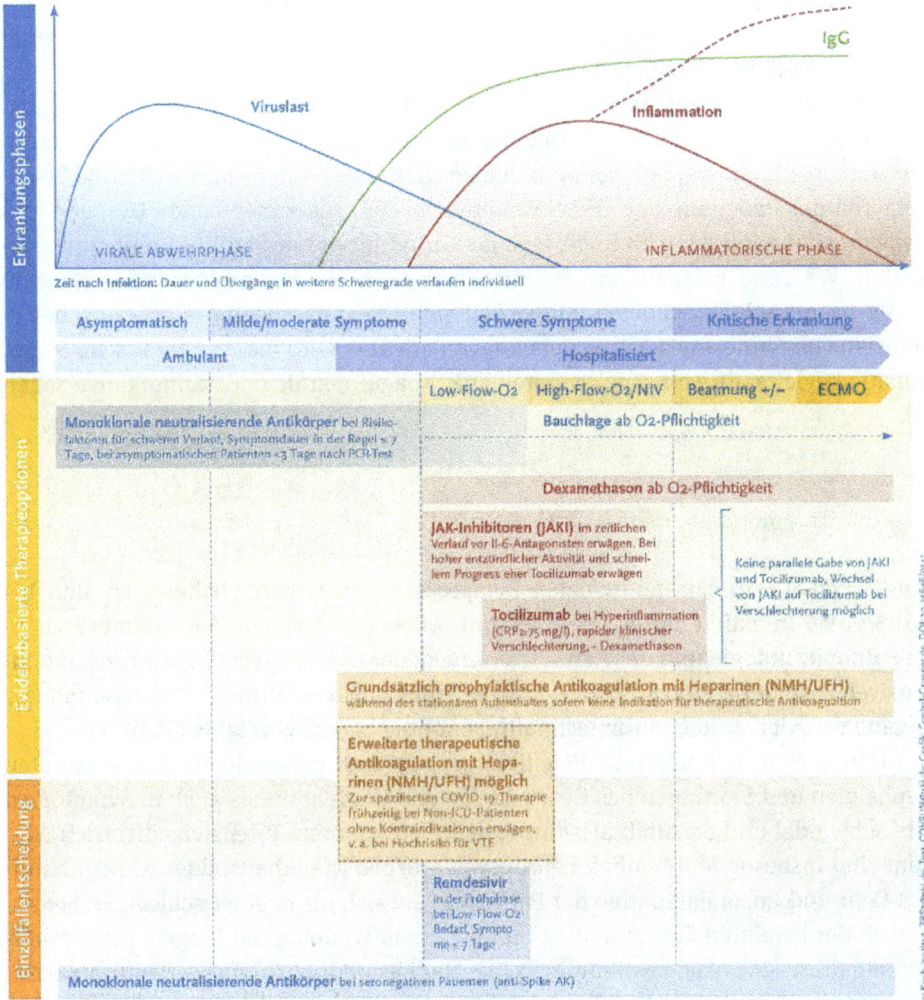

Erkrankungsphasen

Viruslast

Inflammation

IgG

VIRALE ABWEHRPHASE

INFLAMMATORISCHE PHASE

Zeit nach Infektion: Dauer und Übergänge in weitere Schweregrade verlaufen individuell

Asymptomatisch	Milde/moderate Symptome	Schwere Symptome	Kritische Erkrankung
Ambulant		Hospitalisiert	

		Low-Flow-O2	High-Flow-O2/NIV	Beatmung +/−	ECMO

Evidenzbasierte Therapieoptionen

Monoklonale neutralisierende Antikörper bei Risikofaktoren für schweren Verlauf, Symptomdauer in der Regel ≤ 7 Tage, bei asymptomatischen Patienten <3 Tage nach PCR-Test

Bauchlage ab O2-Pflichtigkeit

Dexamethason ab O2-Pflichtigkeit

JAK-Inhibitoren (JAKi) im zeitlichen Verlauf vor IL-6-Antagonisten erwägen. Bei hoher entzündlicher Aktivität und schnellem Progress eher Tocilizumab erwägen

Keine parallele Gabe von JAKi und Tocilizumab, Wechsel von JAKi auf Tocilizumab bei Verschlechterung möglich

Tocilizumab bei Hyperinflammation (CRP ≥ 75 mg/l), rapider klinischer Verschlechterung, + Dexamethason

Grundsätzlich prophylaktische Antikoagulation mit Heparinen (NMH/UFH) während des stationären Aufenthaltes sofern keine Indikation für therapeutische Antikoagulation

Erweiterte therapeutische Antikoagulation mit Heparinen (NMH/UFH) möglich Zur spezifischen COVID-19-Therapie frühzeitig bei Non-ICU-Patienten ohne Kontraindikationen erwägen, v. a. bei Hochrisiko für VTE

Remdesivir in der Frühphase bei Low-Flow-O2-Bedarf, Symptomie ≤ 7 Tage

Einzelfallentscheidung

Monoklonale neutralisierende Antikörper bei seronegativen Patienten (anti-Spike AK)

Impressum: Robert Koch-Institut, ZBS3 gleit. Text COVRIIN Fachgruppe, Grafik: Gecke-Groever.de, DOI 10.25646/9141

Weitere Informationen

Diese Übersicht ordnet die aktuell etablierte Therapie von COVID-19 im Kontext der Erkrankungsphase und stellt weitere Therapieoptionen für Einzelfallentscheidungen vor. Dabei wurden nur Substanzen bzw. Maßnahmen ausgewählt, für die eine positive Empfehlung anhand der vorliegenden Evidenz ausgesprochen werden kann. Die Studiendatenlage sowie Details zur Empfehlung für einzelne Substanzen sind in einem Praxisbericht der Fachgruppe COVRIIN aufgeführt. rki.de/covriin-therapieuebersicht.

Abb. 16.2: Erkrankungsphasen und Therapieempfehlungen bei COVID-19-Erkrankung. Mit freundlicher Genehmigung des deutschen Ärzteblattes [18].

Nach Infektion zeigen sich nach wenigen Tagen bei symptomatischen Patienten Allgemeinsymptome wie Fieber, Schüttelfrost, Myalgie, Cephalgie und Diarrhö. Zudem sind respiratorische Symptome wie Husten, Dyspnoe, Rhinitis und Pharyngitis häufig. Charakteristische und sehr häufige Symptome sind Störungen des Geruchs- und Geschmackssinnes, die bis zum vollständigen Verlust dieser Sinne führen können. Diese Symptomatik ist vermutlich auf eine direkte Infektion der Sinneszellen und Neurone zurückzuführen und bildet sich im Laufe der Erkrankung zum größten Teil zurück, wobei Patienten gehäuft von Missempfindungen und Fehlwahrnehmungen im Verlauf berichteten [22].

Im weiteren Verlauf einiger Tage, etwa 7–10 Tage nach Beginn der Symptomatik, entwickelt ein Teil der Patienten zunehmende respiratorische Symptome im Sinne einer zunehmenden Dyspnoe mit pulmonalen Infiltraten, welche sich wiederum bei einem Teil der Patienten zum ARDS weiterentwickelt. Die zunehmende Dyspnoe und Hypoxie sind dann der weit überwiegende Grund für die Aufnahme auf die Intensivstation. Während gelegentlich Patienten anfangs trotz der zunehmenden Hypoxie wenig beeinträchtigt scheinen, entwickelt sich die zunehmende respiratorische Insuffizienz im Sinne eines ARDS. Bei einigen Patienten wird die respiratorische Symptomatik begleitet durch Schocksymptomatik, Koagulopathie und Multiorganversagen [5].

16.4.2 Extrapulmonale Manifestationen

Eine Vielzahl von extrapulmonalen Symptomen und Organbeteiligungen sind bei SARS-CoV-2-Infektion mittlerweile bekannt, wobei das Ausmaß, die dahinter stehende Pathophysiologie und der Verlauf verschiedener Organbeteiligung Gegenstand intensiver Forschung sind [23]. Ein direkter Tropismus des Virus für extrapulmonale Organe wie Niere und Gastrointestinaltrakt konnte bereits gezeigt werden.

Häufig sind neurologische Beteiligungen, die sich neben den bereits erwähnten Cephalgien und Störungen des Geschmacks- und Geruchssinnes auch in Symptomen wie Schwindel und Sensibilitätsstörungen äußern können. Intensivmedizinisch relevant sind insbesondere häufige neuropsychiatrische Krankheitsbilder wie ein häufiges Delir und Enzephalopathie der Patienten, die sich oft in einer schlechten Sedierbarkeit der Pateinten äußert und zu prolongiertem Weaning mit langem Intensivaufenthalt führt [24]. Andere neurologische Manifestationen umfassen Meningoenzephalopathie, Apoplex und Fälle von Guillain-Barré-Syndrom. Andere Organmanifestationen umfassen gastrointestinale Symptome inklusive Leberbeteiligung, dermatologische Manifestationen und eine häufige renale Beteiligung mit Anteil von rund 6 % an dialysepflichtigen Patienten bei COVID-19-Patienten auf der Intensivstation [25]. Eine Hyperkoagulabilität mit erhöhter Rate an Thrombosen, Thrombembolien und Organinfarkten erklärt vermutlich zum Teil die hohe Rate an Lungenembolien, zerebrovaskulären Ereignissen und kardialer Beteiligung. Letztere umfasst neben Myokarditiden und Herzrhythmusstörungen auch Myokardinfarkte.

Als „Long-Covid" oder „post acute COVID syndrome" wird ein nach mehr als 3 Monaten nach Infektion persistierende Allgemeinsymptomatik bezeichnet, welches als Krankheitsbild noch immer ungenau definiert ist und deren Häufigkeit und Verlauf derzeit noch unklar ist. Wegen der geringen direkten intensivmedizinischen Relevanz sei an dieser Stelle auf aktuelle Übersichtsarbeiten zum Thema verwiesen [26]. Ebenso soll an dieser Stelle auf das PIMS (Pediatric Inflammatory Multisystem Syndrom) nicht näher eingegangen werden, bei dem es sich um ein seltenes schweres inflammatorisches Syndrom etwa 3–4 Wochen nach SARS-CoV-2-Infektion bei Kindern handelt [27].

16.4.3 Intensivmedizinischer Verlauf und Mortalität

Obgleich milde Verläufe bei SARS-CoV-2 Infektion weit überwiegen, sind schwere und tödliche Verläufe prinzipiell in jedem Alter und auch ohne Vorliegen von Risikofaktoren möglich. Das Risiko für einen schweren Verlauf steigt jedoch mit höherem Lebensalter deutlich an. Weitere beschriebene Risikofaktoren sind männliches Geschlecht, Adipositas (BMI > 30) und eine ganze Reihe an Faktoren und Komorbiditäten wie chronische Lungenerkrankungen, Krebserkrankungen, vorhergehende Organtransplantation, anderweitige Immunsuppression (z. B. Steroideinnahme), Schwangerschaft, Diabetes mellitus, Nieren- und Lebererkrankungen und einige andere Faktoren [28–30]. Zudem sind eine Vielzahl von Laborparametern nachgewiesen, die mit einem schweren Verlauf korrelieren, darunter Lymphopenie, Thrombopenie, Erhöhungen von Leberwerten, Retentionsparametern, des D-Dimers, des Troponin, der LDH und erhöhte inflammatorischer Marker wie CRP, Ferritin und IL-6.

In einer umfassenden Analyse der Krankenkassendaten von 10.021 Patienten, die von Februar bis April 2020, also während der sogenannten ersten Welle, stationär behandelten wurden, lag das mittlere Alter der Patienten bei 72 Jahren (IQR 57– 82 Jahre). Während bei den Männern mehr als jeder Fünfte beatmet wurde (22 %), betrug der Anteil der beatmeten Frauen hingegen 12 %. Insgesamt wurden 17 % der Patienten beatmet, wobei die Autoren in der Studie auch die ausschließlich nicht-invasiv beatmeten Patienten zu dieser Gruppe zählten. Während die Mortalität insgesamt bei 22 % lag, zeigte sich eine große Spannbreite der Mortalität über verschiedene Subgruppen der Kohorte. So lag die Mortalität bei Patienten ohne Beatmung jedweder Art bei 16 %, bei Beatmung bei 53 %. Bei ausschließlich nicht-invasiv Beatmeten war die Mortalität mit 45 % etwas niedriger als bei ausschließlich invasiv beatmeten Patienten (53 %) und bei invasiver Beatmung nach Versagen der NIV (50 %). Hier zeigte sich die bereits früh beobachtet Altersabhängigkeit der Mortalität besonders deutlich, so war die Krankenhaussterblichkeit bei beatmeten Patienten in der Altersgruppe zwischen 18 und 59 Jahren mit 28 % zwar hoch aber noch deutlich niedriger als die 72 % Mortalität bei den beatmeten Patienten ≥ 80 Jahre. Ebenso war die Mortalität wie bei anderen intensivmedizinischen Patientenkohorten bei zunehmendem Organversagen höher und lag bei den 6 % aller Patienten, die eine Dialyse und eine Beatmung brauchten bei 72 % [25]. In einer erneuten Analyse der Daten zum Verlauf der zweiten Welle zeigten sich zwar einige Unterschiede in der Demographie und weniger Patienten mussten intensivmedizinisch behandelt werden, die Mortalität beatmeter Patienten blieb jedoch über 50 % nahezu unverändert [31]. Der Einsatz der (veno-venösen-) extrakorporalen Membranoxygenierung (ECMO) bei COVID-19-assoziiertem ARDS ist insgesamt bisher weniger vielversprechend als gehofft, so lag die Überlebensrate nach 90 Tagen in einer französischen Kohortenstudie an 302 Patienten bei 46 % und die Komplikationsrate war erheblich. Beispielsweise traten etwa bei 43 % der Patienten signifikante Blutungsereignisse auf, darunter intrakranielle Blutungen bei 12 % [32]. Auch andere Auswertungen zum Einsatz der ECMO wie die Registerauswertung der ELSO zeigten eine hohe Rate an Komplikationen und eine geringere Wahrscheinlichkeit des Weanings von ECMO und Beatmung bei COVID-19 im Vergleich zu anderen Krankheitsbildern [33]. Insgesamt schienen junge Pateinten mit Behandlung in erfahrenen Zentren am ehesten zu profitieren.

16.5 Diagnostik

Der klinische Verdacht auf eine Infektion mit SARS-CoV-2 stellt sich insbesondere bei Fieber und respiratorischen Symptomen wie Husten und Dyspnoe sowie häufige (Begleit-) Symptome wie Störungen des Geschmacks- und Geruchssinnes, Myalgien und Diarrhö. Letztlich können auch alle anderen o. g. Symptome den Verdacht auf eine Infektion mit SARS-CoV-2 lenken, wobei im Verlaufe der Pandemie in vielen Kliniken auch unabhängig von Symptomen Screening-Routinen auch bei elektiver Aufnahme von asymptomatischen Patienten etabliert wurden, um Ausbrüche zu vermeiden.

Bei Verdacht auf eine Infektion mit SARS-CoV-2 sollten gemäß den Vorgaben des RKI und der zuständigen Krankenhaushygiene zunächst Schutzmaßnahmen zur weiteren Verbreitung von SARS-CoV-2 eingeleitet werden.

Die Anamnese beinhaltet neben den Angaben zu den Beschwerden und Vorerkrankungen auch Angaben zu Impfstatus, aktuelle Reisetätigkeit in Risikogebiete nach Definition des Robert-Koch-Institutes und den Kontakt zu infizierten Personen.

Neben dem virologischen Nachweis einer SARS-CoV-2-Infektion sollte die Einschätzung der Krankheitsschwere und des weiteren Verlaufes erfolgen, zunächst indem neben der ausführlichen Anamnese eine klinische Untersuchung und die Vitalparameter erfasst werden. Hierbei ist insbesondere die Messung der Sauerstoffsättigung wesentlich, da die Patienten oft bei Normokapnie trotz ausgeprägter Hypoxämie subjektiv wenig beeinträchtigt scheinen („happy hypoxia").

Der Nachweis einer SARS-CoV-2-Infektion erfolgt mit RT-PCR aus Probematerial von Abstrichen aus Nasopharynx, Oropharynx und bronchoalveolärer Lavage oder

Trachealsekret aus den tiefen Atemwegen. Bei Abstrichen ist dabei die Entnahme aus Nasopharynx zwar unangenehmer, scheint jedoch etwas sensitiver als die oropharyngeale Entnahme zu sein. Bei der Wahl der Testmethode ist zu beachten, dass in der späteren Krankheitsphase mit Pneumonie Abstriche aus Oro- und Nasopharynx negativ sein können und wenn möglich Material aus den tiefen Atemwegen gewonnen werden sollte. Bei positivem PCR Test erlaubt die quantitative Bestimmung unter Beachtung der Symptome des Patienten und des Zeitverlaufes seit erstmaligem Nachweis je nach Vorgaben des RKI, der Gesundheitsämter oder der zuständigen Krankenhaushygiene eine Festlegung über Dauer oder Aufhebung der Isolationsmaßnahmen.

Der Nachweis von SARS-CoV-2 Antigen kann mittels unterschiedlicher Testmethoden erfolgen, darunter auch eine Vielzahl frei verkäuflicher Schnelltests. Diese sind insbesondere in der frühen akuten Phase der Infektion ergänzend als Vorabtest und für die Selbsttestung hilfreich, stellen jedoch keinen Ersatz für die RT-PCR dar und schließen bei negativem Testergebnis eine SARS-CoV-2 Infektion nicht aus. Mittlerweile stehen auch serologische Tests und Quantiferon-Assays der zellulären SARS-CoV-2-spezifischen Immunität zur Verfügung, welche zwar keine direkten Schlüsse auf eine Infektion erlauben, aber im Verlauf für die Differentialdiagnose und bei Therapieentscheidung zur passiven Immunisierung (s. u.) hilfreich sein können [34].

Zur Differentialdiagnostischen Untersuchung und Erfassung weiterer Komplikationen, Organbeteiligungen und Komorbiditäten empfiehlt sich neben umfangreicher Labordiagnostik mit Differentialblutbild, Gerinnungsdiagnostik inklusive D-Dimere und klinischer Chemie, die Entnahme mehrerer Blutkulturen und die Bestimmung von Pneumokokken- und Legionellen-Antigen im Urin bzw. Serum. Auch im Verlauf der Erkrankung, insbesondere bei klinischer Verschlechterung, sollte erneute mikrobiologische Diagnostik erfolgen. Bei inzwischen bekanntem erhöhtem Risiko für eine pulmonale und/oder tracheobronchiale Aspergillose bei COVID-19-Patienten (CAPA, Covid-19-associated pulmonary aspergillosis), sollte auch kulturell nach Pilzen und Aspergillus-Antigen aus Trachealsekret oder bronchoalveolärer Lavage getestet werden [35].

Bei Einsatz bildgebender Diagnostik muss abgewogen werden zwischen dem zu erwartenden Nutzen einer Untersuchung und der zu erwartenden Belastung für die Patienten. Eine Röntgenübersichtsaufnahme ist bei den meisten Patienten auch liegend oder halbsitzend durchführbar und zeigt in etwa der Hälfte der Patienten pathologische Befunde [36]. Diese kann zur groben Abschätzung der pulmonalen Beteiligung hilfreich sein und zudem auf wichtige Differentialdiagnosen oder Komplikationen wie einen Pneumothorax oder ausgeprägte Pleuraergüsse hinweisen.

Bei ausgeprägter Dyspnoe kann eine CT-Bildgebung in manchen Fällen nur schwer durchzuführen sein und ist bei den isolierten Patienten zum Teil mit hygienisch begründetem erheblichem Aufwand verbunden. Auf der anderen Seite haben sich bereits früh in der Pandemie typische CT-Befunde gezeigt, die zudem auch bei klinisch (noch) wenig beeinträchtigtem Patienten eine Abschätzung des weiteren Krankheitsverlaufs erlauben und technisch als low-dose Dünnschicht-CT einfach und schnell verfügbar sind [37]. Häufige CT-Befunde bei COVID-19-Patienten sind

Milchglastrübungen, noduläre Veränderungen und Konsolidierungen. Die Veränderungen treten dabei meist bilateral auf und betreffen oft die Unterlappen. Ein weiterer charakteristischer Befund ist das als „crazy paving pattern" bezeichnete Infiltrat, welches pflastersteinartig angeordneten, scharf begrenzten Milchglasinfiltraten entspricht, welche von verdickten Intra- und Interlobulärsepten überlagert werden [36–38]. Zusätzliche Hinweise, die eher für COVID-19 als für eine andere Ursache pulmonaler Veränderungen sprechen sind intraläsional erweiterte Gefäße, eine fehlende mediastinale/hiläre Lymphadenopathie. Läsionen, wie Kavernen, Bronchialwandverdickungen und Mucus Plugging sind hingegen eher suggestiv für eine alternative Diagnose [37]. Abb. 16.3 zeigt exemplarische CT-Befunde bei COVID-19 [39].

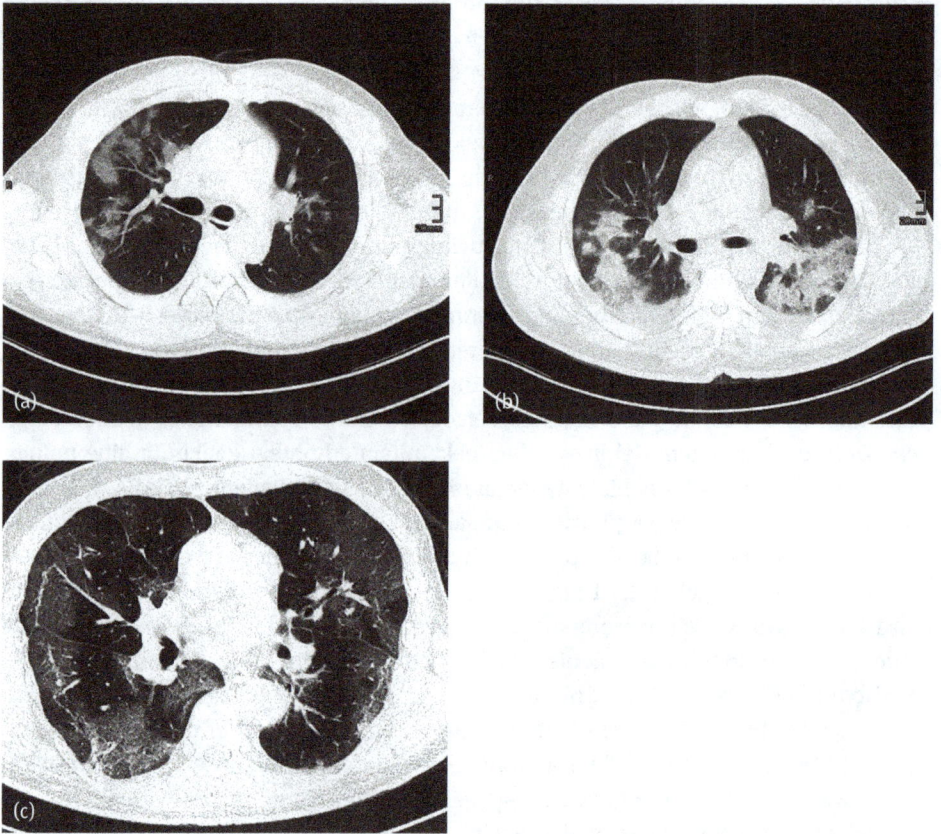

Abb. 16.3: CT-Befunde bei Patienten mit gesicherter SARS-CoV-2-Infektion. (a) 34 Jahre alter COVID-19-Patient mit Fieber und trockenem Husten. Peripher betonte Milchglasverdichtungen beidseits mit peripherer Betonung. (b) 49 Jahre alter COVID-19-Patient. Peripher und basal betonte bronchozentrische Konsolidierungen und Milchglasverdichtungen basal betont beidseits. (c) 50 Jahre alter COVID-19-Patient. Peripher betonte Milchglasverdichtungen basal betont beidseits sowie strangförmige, arkadenartige, subpleurale Verdichtungen.

Die sonographische Untersuchung von Thoraxwand, Pleura und Lunge hat sich im Laufe der Pandemie als einfache und bettseitig verfügbare Untersuchung zur Beurteilung thoraxwandnaher Befunde bewährt. Die Sonographie kann nicht nur als Ergänzung der körperlichen Untersuchung eingesetzt werden, sondern auch als Verlaufsparameter und zur Einschätzung der Erfolgswahrscheinlichkeit therapeutischer Maßnahmen wie der Bauchlagerung. Mit etwas Übung lassen sich dabei typische Befunde erheben und verlaufskontrollieren. Pathologische Befunde wie B-Linien, Pleuraverdickungen und -Unregelmäßigkeiten, Pleuraergüsse und subpleurale Konsolidierungen lassen sich dabei zuverlässig von ausgesparten belüfteten Lungenabschnitten unterscheiden. Ausführliche Empfehlungen zur Lungen- und Thoraxsonographie bei COVID-19 wurden von den Fachgesellschaften herausgegeben und sind kostenfrei zugänglich [40].

16.6 Therapie

Unter Berücksichtigung des phasenhaften Verlaufes der COVID-19-Erkrankung, kann bei Patienten mit hohem Risiko für einen schweren Verlauf bei Verschlechterung der Symptomatik eine frühzeitige stationäre Aufnahme hilfreich sein. So kann die Überwachung des klinischen Zustandes und der Vitalparameter intensiviert werden, um bei Bedarf eine zeitgerechte Einleitung der intensivmedizinischen Therapie zu ermöglichen.

In den Deutschen interdisziplinären S3-Leitlinien wird eine stationäre Aufnahme in Abhängigkeit klinischer Kriterien und unter Berücksichtigung von Alter, Komorbiditäten, Atemfrequenz und Sauerstoffsättigung empfohlen [41]. Als Kriterien für eine Aufnahme auf die Intensivstation werden eine Hypoxämie, definiert als Sauerstoffsättigung < 90 % unter 2–4 Liter Sauerstoff/min bei nicht vorbestehender Therapie und Dyspnoe sowie eine Tachypnoe mit Atemfrequenz > 25–30/min vorgeschlagen. Bei Wahl der indizierten Therapie hat sich die eine Einteilung der Schweregrade bewährt (Tab. 16.1 und Abb. 16.2).

Insgesamt steht die supportive Therapie bei COVID-19-Erkrankung bisher in Ermangelung einer effektiven antiviralen Therapie im Vordergrund. Hier erfolgt eine allgemeine intensivmedizinische Therapie mit Sauerstoffgabe bis hin zur invasiven Beatmung, antiinfektive Behandlung bei Superinfektion, Ausgleich des Flüssigkeitshaushaltes, Nierenersatztherapie, Ernährungstherapie und soweit nötig Behandlung etwaiger Begleiterkrankungen und Komplikationen. Als bisher wirksamste Therapiemaßnahme in der Behandlung der intensivpflichtigen Patienten konnte in großen Studien zudem der Nutzen der antiinflammatorischen Therapie mehrfach gezeigt werden [41].

16.6.1 Supportive Therapie und Antikoagulation

Sofern hämodynamisch möglich, sollte bei vorwiegend respiratorischer Symptomatik eine restriktive Flüssigkeitsgabe erfolgen. Auch weitere intensivmedizinische Therapieprinzipien zur supportiven Therapie, wie etwa der Ernährungstherapie, der Stressulkusprophylaxe und andere orientieren sich weitgehend an den Empfehlungen bei ARDS anderer Genese und analog der Empfehlungen der Sepsistherapie [42].

Aufgrund der Häufigkeit thromboembolischer Ereignisse bei COVID-19 wurden mehrere Studien zu unterschiedlichen Antikoagulationsstrategien bei COVID-19 durchgeführt. Zusammenfassend sollten stationäre Patienten eine konventionelle Thromboembolieprophylaxe mit niedermolekularem Heparin oder Fondaparinux erhalten. Sollte der Patient aufgrund von Komorbiditäten oder Komplikationen eine Indikation zur therapeutischen Antikoagulation haben, so sollte diese unter Berücksichtigung möglicher Kontraindikationen durchgeführt werden. Studien zur halbtherapeutisch dosierten Thromboembolieprophylaxe zeigten zusammenfassend keinen klinischen Nutzen der erhöhten Dosierung bei häufigeren schweren Blutungen, so dass sie nicht routinemäßig durchgeführt wird. Ob eine therapeutische gegenüber der prophylaktisch dosierten Antikoagulation überlegen ist, wurde in mehreren großen retrospektiven Kohortenstudien und auch randomisierten prospektiven Studien untersucht. Zusammengefasst zeigt sich bei Patienten auf Normalstation ein möglicher Nutzen der therapeutischen Antikoagulation bei erhöhtem thromboembolischem Risiko (D-Dimer ≥ 2 mg/l), jedoch nicht bei COVID-19-Patienten auf der Intensivstation [41].

16.6.2 Respiratorische Therapie und Lagerungstherapie

Zur Sauerstoffsubstitution sollten bei COVID-19-Patienten die gleichen Modalitäten zum Einsatz kommen, wie bei anderen (non-COVID) ARDS-Patienten. Bei leichter bis moderater respiratorischer Insuffizienz kann eine konventionelle Sauerstoffapplikation über Nasensonde oder Venturi-Maske erfolgen, mit dem Ziel einer SpO_2 ≥ 92 % bzw. > 88 % bei COPD-Patienten. Die zu Beginn der Pandemie geäußerten Bedenken zur Verbreitung des Virus durch aerosolinduzierende Maßnahmen wie High-Flow-Sauerstofftherapie (HFNC) oder CPAP/nichtinvasiver Beatmung (NIV) haben sich bei Beachtung der Schutzmaßnahmen nicht bestätigt. Demnach empfehlen Leitlinien unter Berücksichtigung der verfügbaren Evidenz bei COVID-19-Patienten bei Hypoxie mit PaO_2/FiO_2 um 100–300 mmHg unter kontinuierlichem Monitoring und ständiger Intubationsbereitschaft einen Therapieversuch mit HFNC oder NIV durchzuführen [41]. Die Bauchlagerung bei wachen spontanatmenden Patienten kann bei einigen Patienten zur verbesserten Rekrutierung und Vermeidung einer Intubation hilfreich sein [43].

Bei Intoleranz oder Verschlechterung des klinischen Zustandes sollte insbesondere bei schwerem ARDS die Intubation und mechanische Beatmung erfolgen. Die Entscheidungskriterien zur invasiven Beatmung werden dabei derzeit kontrovers diskutiert, jedoch ist die vorherrschende Expertenmeinung, dass zur Entscheidung neben der zunehmenden Gasaustauschstörung auch Kriterien wie Tachypnoe, zunehmende neurologische Symptome wie Delir, Angst und Vigilanzminderung sowie Hinweise auf eine Erschöpfung berücksichtigt werden sollten [44]. Für die Beatmungstherapie orientieren sich derzeitige Empfehlungen an den Vorgaben bei Patienten mit non-COVID ARDS. Dies umfasst neben einem Tidalvolumen $\leq$ 6 ml/kg des idealen Körpergewichtes, einen endinspiratorischen Atemwegsdruck $\leq$ 30 cm H_2O und eine orientierende Einstellung des PEEP anhand der FiO_2/PEEP-Tabelle des ARDS-Netzwerkes. Da sich insbesondere in der Frühphase des COVID-19 assoziierten ARDS (CARDS) häufig eine erhaltene Lungen–Compliance zeigt, ist die Anwendung der LOW-FiO_2/PEEP-Tabelle in dieser Phase sinnvoll. Eine konsequente Bauchlagerung mit Intervallen von mindestens 16 h sollte insbesondere bei schwerem ARDS mit PaO_2/FiO_2 < 150 mmHg erfolgen. Eine veno-venöse ECMO Therapie kann bei einzelnen Patienten bei ausgeprägter therapierefraktärer Hypoxämie erfolgen, wobei die meisten Zentren die Kriterien der EOLIA-Studie (ECMO to Rescue Lung Injury in Severe ARDS) anwenden. So ist der Nutzen einer ECMO-Therapie bei Patienten mit invasiver Beatmung > 7 Tagen, hohem Lebensalter oder schweren unkontrollierten Komorbiditäten eher unwahrscheinlich und die Indikation zurückhaltend zu stellen [41].

16.6.3 Medikamentöse Therapie

Im Verlauf der Pandemie wurden in tausenden Studien weltweit mit sehr unterschiedlicher Qualität unterschiedliche Wirkstoffe zur Behandlung von COVID-19 eingesetzt. Dabei zeigten sich in den kontrollierten Studien die weit überwiegende Mehrzahl der Wirkstoffe als nicht wirksam oder sogar schädlich. Viele der Anfangs breit eingesetzten Wirkstoffe, darunter Ribavirin, Colchicin, Ivermectin, Vitamin D, Rekonvaleszentenplasma, und Azithromycin, sind in den evidenzbasierten Therapieempfehlungen nicht empfohlen oder gar als Negativempfehlungen aufgeführt [41,45].

Neben einer Behandlung von Komplikationen wie bakteriellen Superinfektionen, Therapie sonstiger Komorbiditäten steht weiterhin eine optimale supportive Therapie im Vordergrund. Der Einsatz der verfügbaren medikamentösen Behandlungsmöglichkeiten in der Therapie der COVID Erkrankung orientiert sich am typischerweise phasenweisen Verlauf der Erkrankung (Abb. 16.2.). Während antivirale Wirkstoffe in der frühen Phase der Infektion und Virusreplikation zum Einsatz kommen können, profitieren intensivmedizinische COVID-19-Patienten eher von antiinflammatorischen Wirkstoffen, da bei ihnen die spätere pulmonale und hyperinflammatorische Phase der Erkrankung überwiegt.

Da die Therapie von COVID-19 einem ständigen Wandel unterliegt gibt der folgende Abschnitt eine Übersicht zum Zeitpunkt der Verfassung dieses Buchkapitels. Für Aktualisierungen und den neuesten Wissensstand sei auf die Webseiten der Fachgesellschaften (DGIIN und DIVI), auf die Seite des Robert-Koch-Institutes und die „living guidelines" der WHO verwiesen.

16.6.3.1 Antivirale Therapie

Bei insgesamt fehlenden positiven Effekten in randomisierten Studien auf die Überlebenswahrscheinlichkeit und heterogenen Effekten auf die Erkrankungsdauer und Wahrscheinlichkeit der Progression zur Beatmung wird der Einsatz des antiviralen Wirkstoffes Remdesivir nach anfänglicher Hoffnung auf einen positiven Effekt in aktuellen Leitlinien nicht empfohlen [45,46].

Das antiviral wirksame Ribonukleosidanalogon Molnupiravir wurde zur Prävention schwerer Verläufe in früher Phase einer SARS-CoV-2-Infektion eingesetzt und erste Ergebnisse einer Phase-II/III-Studie wurden kürzlich zur Zulassung eingereicht, so dass bei leichter oder moderater Erkrankung möglicherweise bald ein neuer Wirkstoff zur Verfügung steht.

Ebenfalls noch vorläufige Ergebnisse der Anwendung des SARS-CoV-2 spezifischen Proteaseinhibitors Paxlovid (Wirkstoff PF-07321332 + Ritonavir als Booster) deuten ebenfalls eine hohe Wirksamkeit bei frühem Einsatz an. So konnte bei Einsatz innerhalb von drei Tagen bei Einsetzen von Symptomen bei Covid-19-Patienten mit einem hohen Risiko für einen schweren Verlauf, das Risiko von Krankenhauseinweisungen und Todesfällen um 89 Prozent gegenüber Placebo gesenkt werden. Endgültige Ergebnisse und eine Prüfung durch die Zulassungsbehörden stehen derzeit noch aus.

Neben antiviralen Wirkstoffen sind unterschiedliche monoklonale anti-SARS-CoV-2-Antikörper getestet worden. Bei REGEN-COV handelt es sich um ein Kombinationspräparat aus den zwei monoklonalen anti-SARS-CoV-2-Antikörpern Casirivimab und Imdevimab. Bei (IgG-) seronegativen Patienten mit SARS-CoV-2-Infektion hatte die Gabe von REGEN-COV in Studien positive Effekte auf die Sterblichkeit und war mit einer verminderten Wahrscheinlichkeit der Krankheitsprogression assoziiert. Einschränkend waren in den wesentlichen Studien nur wenige intensivpflichtige Patienten rekrutiert worden und bei vielen der COVID-19-Patienten auf der Intensivstation sind bereits Antikörper gegen SARS-CoV-2 nachweisbar. Dementsprechend kommen diese Antikörper auf der Intensivstation bei wenigen Patienten als Therapieoption in Frage.

Zusammenfassend sind antivirale Therapieansätze vor allem früh im Krankheitsverlauf erfolgversprechend, wohingegen antiinflammatorische Wirkstoffe bei intensivpflichtigen Patienten im späteren Krankheitsstadium wirksam sind.

16.6.3.2 Antiinflammatorische Therapie

Im späteren Verlauf der Erkrankung, insbesondere bei intensivpflichtigen COVID-19-Patienten, sind weniger direkte zytopathische Effekte durch das Virus als die systemische inflammatorische Reaktion Treiber der Erkrankung. Bei intensivpflichtigen Patienten sind demzufolge bereits früh antiinflammatorische Medikamente zum Einsatz gekommen.

Bei hospitalisierten Patienten mit mindestens einwöchiger Krankheitsdauer und Sauerstoffbedarf oder einer höheren Krankheitsschwere (≥ WHO 5), sind systemische Glukokortikoide indiziert und wurden in mehreren Studien und Metaanalysen überprüft. Hier zeigte sich eine Verringerung der Mortalität und eine Verkürzung der Krankheitsdauer, wobei Patienten ohne Sauerstoffbedarf nicht von Steroiden profitieren und gegenüber Placebo-behandelten Patienten sogar eine erhöhte Mortalität aufweisen. Dosis und Therapiedauer unterschieden sich in unterschiedlichen Studien, wobei eine moderate Dosis von 6 mg Dexamethason täglich für eine Therapiedauer von 10 Tagen ausreichend zu sein scheint und erste Studien mit höheren Dosierungen keinen Nutzen zeigten.

Weitere antiinflammatorische und immunmodulatorische Wirkstoffe, die zusätzlich zur Steroidtherapie gegeben werden können bei COVID-19 Patienten mit einer Verminderung der Krankheitsschwere und/oder Reduktion der Mortalität assoziiert sein. Dies sind nach derzeitigem Stand anti-IL6- und anti-IL-6-Rezeptorantikörper (Tocilizumab, Sarilumab) und Inhibitoren des Janus-Kinase Signalweges (JAK-Inhibitoren: Ruxolitinib, Baricitinib und Tofacitinib). Für die jeweiligen Wirkstoffe bestehen Indikationen mit differenzierten Patientenpopulationen und Zeitpunkten, wann diese zum Einsatz kommen können. Eine Vielzahl weiterer Wirkstoffe mit immunmodulatorischer Wirkung wie der anti-IL1-Antikörper Anakinra befinden sich derzeit zum Teil mit vielversprechenden ersten Ergebnissen in klinischer Prüfung. Abb. 16.2 zeigt derzeitige evidenzbasierte Therapieempfehlungen zur immunmodulatorischen Therapie bei COVID-19 zusammen (Stand November 2021) [18].

Literatur

[1] Dong E, Du H, Gardner L. An interactive web-based dashboard to track COVID-19 in real time. Lancet Infect Dis [Internet]. 2020;20(5):533–4. Available from: http://dx.doi.org/10.1016/S1473-3099(20)30120-1

[2] Naz S, Zahoor M, Sahibzada MUK, Ullah R, Alqahtani AS. COVID-19 and SARS-CoV-2: Everything we know so far – A comprehensive review. Open Chem. 2021;19(1):548–75.

[3] Worobey M. Dissecting the early COVID-19 cases in Wuhan. Science (80-). 2021;4454:1–6.

[4] Feldt T, Guggemos W, Heim K, et al. Hinweise zu Erkennung, Diagnostik und Therapie von Patienten mit COVID-19. Ständiger Arbeitskr der Kompetenz- und Behandlungszentren für Krankheiten durch hochpathogene Erreger am Robert Koch-Institut [Internet]. 2021;1–25. Available from: https://edoc.rki.de/bitstream/handle/176904/6511/Hinweise%20zu%20Erkennung%2CDiagnostik%20und%20Therapie%20von%20Patienten%20mit%20COVID-19.pdf?sequence=1&isAllowed=y [letzter Zugriff 15.11.2021]

[5]   Wang C, Wang Z, Wang G, et al. COVID-19 in early 2021: current status and looking forward. Signal Transduct Target Ther [Internet]. 2021;6(1). Available from: http://dx.doi.org/10.1038/s41392-021-00527-1

[6]   Plante JA, Liu Y, Liu J, et al. Spike mutation D614G alters SARS-CoV-2 fitness. Nature [Internet]. 2021;592(7852):116–21. Available from: http://dx.doi.org/10.1038/s41586-020-2895-3

[7]   Hou YJ, Chiba S, Halfmann P, et al. SARS-CoV-2 D614G variant exhibits efficient replication ex vivo and transmission in vivo. Science (80-). 2020;370(6523):1464–8.

[8]   Hadfield J, Megill C, Bell SM, et al. NextStrain: Real-time tracking of pathogen evolution. Bioinformatics. 2018;34(23):4121–3.

[9]   Alm E, Broberg EK, Connor T, et al. Geographical and temporal distribution of SARS-CoV-2 clades in the WHO European Region, January to June 2020. Eurosurveillance [Internet]. 2020;25(32):1–8. Available from: http://dx.doi.org/10.2807/1560-7917.ES.2020.25.32.2001410

[10] Oh D-Y Kröger S, Wedde M, et al. SARS-CoV-2-Varianten: Evolution im Zeitraffer. Dtsch Arztebl. 2021;118(A-460 / B-388).

[11] Andersen KG, Rambaut A, Lipkin WI, Holmes EC, Garry RF. The proximal origin of SARS-CoV-2. Nat Med. 2020;26(4):450–2.

[12] Laue M, Kauter A, Hoffmann T, et al. Morphometry of SARS-CoV and SARS-CoV-2 particles in ultrathin plastic sections of infected Vero cell cultures. Sci Reports | [Internet]. 123AD [cited 2021 Nov 15];11:3515. Available from: https://doi.org/10.1038/s41598-021-82852-7

[13] Laue M, Kauter A, Hoffmann T, et al. Morphometry of SARS-CoV and SARS-CoV-2 particles in ultrathin plastic sections of infected Vero cell cultures. Sci Rep [Internet]. 2021;11(1):1–11. Available from: https://doi.org/10.1038/s41598-021-82852-7

[14] Ackermann M, Verleden SE, Kuehnel M, et al. Pulmonary Vascular Endothelialitis, Thrombosis, and Angiogenesis in Covid-19. N Engl J Med. 2020;383(2):120–8.

[15] Oran DP, Topol EJ. The Proportion of SARS-CoV-2 Infections That Are Asymptomatic : A Systematic Review. Ann Intern Med. 2021;174(5):655–62.

[16] Wu Z, McGoogan JM. Characteristics of and Important Lessons from the Coronavirus Disease 2019 (COVID-19) Outbreak in China: Summary of a Report of 72314 Cases from the Chinese Center for Disease Control and Prevention. JAMA – J Am Med Assoc. 2020;323(13):1239–42.

[17] Stokes EK, Zambrano LD, Anderson KN, et al. Coronavirus Disease 2019 Case Surveillance — United States, January 22–May 30, 2020. MMWR Morb Mortal Wkly Rep. 2020;69(24):759–65.

[18] Mikolajewska A, Weber S, Stegemann MS, et al. COVID-19 von leicht bis schwer richtig behandeln. Dtsch Arztebl. 2021;118(44):2061–4.

[19] Marshall JC, Murthy S, Diaz J, et al. A minimal common outcome measure set for COVID-19 clinical research. Lancet Infect Dis. 2020;20(8):e192–7.

[20] Gandhi RT, Lynch JB, del Rio C. Mild or Moderate Covid-19. N Engl J Med. 2020;383(18):1757–66.

[21] Romagnoli S, Peris A, De Gaudio AR, Geppetti P. SARS-CoV-2 and COVID-19: From the bench to the bedside. Physiol Rev. 2020;100(4):1455–66.

[22] Cecchetto C, Di Pizio A, Genovese F, et al. Assessing the extent and timing of chemosensory impairments during COVID-19 pandemic. Sci Rep [Internet]. 2021;11(1):1–12. Available from: https://doi.org/10.1038/s41598-021-96987-0

[23] Gupta A, Madhavan MV, Sehgal K, et al. Extrapulmonary manifestations of COVID-19. Nat Med [Internet]. 2020;26(7):1017–32. Available from: http://dx.doi.org/10.1038/s41591-020-0968-3

[24] Flinspach AN, Booke H, Zacharowski K, et al. High sedation needs of critically ill COVID-19 ARDS patients—A monocentric observational study. PLoS One. 2021;16(7 July):1–13.

[25] Karagiannidis C, Mostert C, Hentschker C, et al. Case characteristics, resource use, and outcomes of 10 021 patients with COVID-19 admitted to 920 German hospitals: an observational study. Lancet Respir Med. 2020;8(9):853–62.

[26] Nalbandian A, Sehgal K, Gupta A, et al. Post-acute COVID-19 syndrome. Nat Med [Internet]. 2021;27(4):601–15. Available from: http://dx.doi.org/10.1038/s41591-021-01283-z

[27] Mohta A, Dutt Mehta R, Ghiya BC. Multisystem Inflammatory Syndrome in Children Related to COVID-19 With Urticarial Vasculitis — A Double Whammy! Indian Pediatr. 2021;58(9):894–5.

[28] Suleyman G, Fadel RA, Malette KM, et al. Clinical Characteristics and Morbidity Associated With Coronavirus Disease 2019 in a Series of Patients in Metropolitan Detroit. JAMA Netw open. 2020;3(6):e2012270.

[29] Kim L, Garg S, O'Halloran A, et al. Risk Factors for Intensive Care Unit Admission and In-hospital Mortality Among Hospitalized Adults Identified through the US Coronavirus Disease 2019 (COVID-19)-Associated Hospitalization Surveillance Network (COVID-NET). Clin Infect Dis. 2021;72 (9):e206–14.

[30] Ioannou GN, Locke E, Green P, et al. Risk Factors for Hospitalization, Mechanical Ventilation, or Death among 10131 US Veterans with SARS-CoV-2 Infection. JAMA Netw Open. 2020;3(9):1–18.

[31] Karagiannidis C, Windisch W, McAuley DF, Welte T, Busse R. Major differences in ICU admissions during the first and second COVID-19 wave in Germany. Lancet Respir Med [Internet]. 2021;9(5):e47–8. Available from: http://dx.doi.org/10.1016/S2213-2600(21)00101-6

[32] Lebreton G, Schmidt M, Ponnaiah M, et al. Extracorporeal membrane oxygenation network organisation and clinical outcomes during the COVID-19 pandemic in Greater Paris, France: a multicentre cohort study. Lancet Respir Med. 2021;9(8):851–62.

[33] Lorusso R, Combes A, Coco V Lo, et al. ECMO for COVID-19 patients in Europe and Israel. Intensive Care Med. 2021;344–8.

[34] Vandenberg O, Martiny D, Rochas O, van Belkum A, Kozlakidis Z. Considerations for diagnostic COVID-19 tests. Nat Rev Microbiol [Internet]. 2021;19(3):171–83. Available from: http://dx.doi.org/10.1038/s41579-020-00461-z

[35] Koehler P, Bassetti M, Chakrabarti A, et al. Defining and managing COVID-19-associated pulmonary aspergillosis: the 2020 ECMM/ISHAM consensus criteria for research and clinical guidance. Lancet Infect Dis. 2021;21(6):e149–62.

[36] Revel MP, Parkar AP, Prosch H, et al. COVID-19 patients and the radiology department – advice from the European Society of Radiology (ESR) and the European Society of Thoracic Imaging (ESTI). Eur Radiol. 2020;30(9):4903–9.

[37] Vogel-Claussen J, Ley-Zaporozhan J, Agarwal P, et al. Recommendations of the Thoracic Imaging Section of the German Radiological Society for clinical application of chest imaging and structured CT reporting in the COVID-19 pandemic. RoFo Fortschritte auf dem Gebiet der Rontgenstrahlen und der Bildgeb Verfahren. 2020;192(7):633–40.

[38] Zhou S, Zhu T, Wang Y, Xia LM. Imaging features and evolution on CT in 100 COVID-19 pneumonia patients in Wuhan, China. Eur Radiol. 2020;30(10):5446–54.

[39] Heidinger BH, Kifjak D, Prayer F, et al. Radiological manifestations of pulmonary diseases in COVID-19. Radiologe. 2020;60(10):908–15.

[40] Kiefl D, Eisenmann S, Michels G, et al. German recommendations on lung and thoracic ultrasonography in patients with COVID-19. Medizinische Klin – Intensivmed und Notfallmedizin. 2020;115(8):654–67.

[41] Kluge S, Janssens U, Welte T, et al. S3-Leitlinie – Empfehlungen zur stationären Therapie von Patienten mit COVID-19. AWMF. 2021; AWMF Register-Nr. 113/001

[42] Evans L, Rhodes A, Alhazzani W, et al. Surviving sepsis campaign: international guidelines for management of sepsis and septic shock 2021. Intensive Care Med [Internet]. 2021;47(11)1181-1247. Available from: http://www.ncbi.nlm.nih.gov/pubmed/34599691

[43] Ehrmann S, Li J, Ibarra-Estrada M, et al. Awake prone positioning for COVID-19 acute hypoxaemic respiratory failure: a randomised, controlled, multinational, open-label meta-trial. Lancet Respir Med. 2021;2600(21).

[44] Gattinoni L, Gattarello S, Steinberg I, et al. COVID-19 pneumonia: pathophysiology and management. Eur Respir Rev. 2021;30(162):210138.

[45] Lamontagne F, Agoritsas T, MacDonald H, et al. A living WHO guideline on drugs for covid-19. BMJ. 2020;370.

[46] Beigel JH, Tomashek KM, Dodd LE, et al. Remdesivir for the Treatment of Covid-19 — Final Report. N Engl J Med. 2020;383(19):1813–26.

17 Therapieziele

Marco Gruß

17.1 Therapieziele in der Intensivmedizin … Warum ein Thema?

Noch bis vor wenigen Jahren wurde das Therapieziel in der Intensivmedizin oft nicht bewusst hinterfragt. Sinn einer Behandlung im personal- und kostenintensivsten Bereich eines Krankenhauses war ganz öffentlich die Heilung des Patienten bzw. zumindest die Wiederherstellung des bestmöglichen Gesundheitszustands. Mittlerweile können durch die Erfolge moderner Intensivmedizin komplexe Therapien und Eingriffe an immer älteren und vorerkrankten Patienten durchgeführt werden. Dabei werden – teils bewusst, teils unbewusst – bisherige Grenzen überschritten. Bei grundsätzlich begrenzten Ressourcen stellt sich im Alltag häufig die Frage, welche Patienten sollen wann und wie lange auf der Intensivstation behandelt werden? Nicht immer sind die Patienten, die intensivmedizinische Maßnahmen in der Akutsituation am nötigsten brauchen, auch diejenigen, die die besten Chancen haben, die Station mit einem möglichst guten Outcome zu verlassen. Zunehmend häufiger werden intensivmedizinische Maßnahmen im Verlauf eines Aufenthalts auf der Intensivstation ganz bewusst zurückgenommen. Nach Daten aus eigenen Untersuchungen wurde in ca. drei Viertel aller Todesfälle auf Intensivstationen eines städtischen Klinikums vor dem Versterben mindestens eine Therapiemaßnahme begrenzt und in ca. 44 % mindestens eine Maßnahme abgebrochen [1]. Dabei ist der Anteil an Patienten mit Therapiebegrenzungen und/oder -abbrüchen in den letzten Jahren gestiegen [1,2] was gut zu Ergebnissen aus zwei großen internationalen Studien passt [3,4].

17.2 Bedeutung rechtlicher Grundlagen

Es ist anzunehmen, dass nicht wenige Maßnahmen in der (Intensiv-)Medizin aus Angst vor juristischen Folgen durch- bzw. weitergeführt werden. Fundierte Kenntnisse der rechtlichen Rahmenbedingungen sind die Grundlage, um Entscheidungen souverän und nachvollziehbar zu treffen, zu begründen und zu verantworten. Nur, wer weiß, welche Therapieoptionen rechtlich geboten oder vielleicht gerade auch nicht geboten, was erlaubt oder vielleicht gerade nicht erlaubt ist, kann mit Angehörigen, Patienten aber auch Teammitgliedern unterschiedliche Optionen und Vorgehensweisen diskutieren.

Die beiden wesentlichen Säulen zur rechtmäßigen Durchführung aller medizinischen Maßnahme sind

- die medizinische Indikation als Sinnhaftigkeit der Maßnahme,
- das Einverständnis des informierten, aufgeklärten Patienten bzw. seines rechtlichen Stellvertreters.

https://doi.org/10.1515/9783110673395-017

Wenn auch nur eine der beiden Voraussetzungen entfällt, ist der Beginn bzw. das Fortführen einer Behandlung nicht zulässig. Die Angst vor juristischen Konsequenzen – die nahezu immer unbegründet ist – sollte nicht zu unnötigen diagnostischen oder therapeutischen Maßnahmen führen!

17.3 Gespräch über die Prognose

Vor allen relevanten Entscheidungen über das weitere Vorgehen ist das Abschätzen der Prognose des Patienten in seiner aktuellen Situation obligat. Dazu liegen – gerade in der Intensiv- und Notfallmedizin – nicht immer alle gewünschten Informationen vor, aber die Befunde, die vorliegen, müssen sorgfältig zusammengetragen, betrachtet und bewertet werden. Dabei sollte die Aufarbeitung und Bewertung der Informationen neben der Bewertung objektiver Befunde auch die – naturgemäß subjektiv geprägten – Einschätzungen der Behandlung beteiligter Fachgruppen und auch verschiedener Berufsgruppen berücksichtigen [5]. Trotz aller modernen diagnostischen Methoden und insbesondere auch mit für Patientengruppen in klinischen Studien und Untersuchungen entwickelten Scores und Risikoabschätzungen, bleiben aber leider oft Unsicherheiten bei der Abschätzung der Prognose des individuellen Patienten. Diese Restunsicherheiten sollten akzeptiert, im Team, mit Patienten und ggf. Angehörigen klar kommuniziert und auch dokumentiert werden. Schließlich gebietet die ärztliche Fürsorge des Arztes für seine Patienten, die auch in den Berufsordnungen für Ärzte [4] geregelt ist, ein sorgfältiges Abwägen ethischer Grundprinzipien wie beneficience (Gutes tun), non-maleficience (nicht schaden) sowie dem Streben nach Gerechtigkeit [3]. Erst jetzt, nach – im Optimalfall bewussten – Festlegen der Prognose können die Indikationen für anstehende Maßnahmen gestellt werden. Wie oben erwähnt ist die medizinische Indikation die erste wichtige Säule und absolut essenziell für jede Maßnahme in der Behandlung des Patienten.

17.4 Der Wille des Patienten ...

Oberflächlich betrachtet ist es eigentlich ganz einfach ... der Patient oder seine Angehörigen/rechtmäßigen Stellvertreter werden gefragt, ob Sie in eine diagnostische oder therapeutische Maßnahme einwilligen und die Entscheidung lautet entweder „ja" oder „nein". Aber jeder klinisch Tätige weiß, dass es so einfach dann doch nicht ist. Das von den ethischen Grundprinzipien, „Gutes tun" und „nicht schaden" und ärztlicher Fürsorge geprägte Therapieangebot ist trotz allem ein „Angebot", welches der Patient respektive seine gesetzlichen Stellvertreter autonom annehmen können, aber nicht müssen. Insbesondere die Autonomie von Patienten wurde in den letzten Jahren durch die Gesetzgebung deutlich gestärkt (u. a. BGB § 1901a-c). Gerade im intensivmedizinischen Bereich muss sorgfältig geprüft werden, ob der Patient in der aktuellen Situation, die oft durch therapeutische Maßnahmen, Ängste, Schmerzen aber auch Sedierung und die ungewohnte Umgebung geprägt ist, zur Äußerung seines frei-bestimmten Willens fähig ist. Wenn dies nicht oder nur eingeschränkt möglich ist, haben Bevollmächtigte bzw. Betreuer laut Gesetz den vorausverfügten Willen zur Geltung zu bringen oder bei der Findung des mutmaßlichen Willens zu helfen. Sie sollen befragt werden (BGB § 1901).

Merke:
- Der Wille bzw. das Einverständnis/die Ablehnung eines Therapieangebots ist dabei die zweite essenzielle Säule für die Rechtmäßigkeit einer Therapie!
- Ob eine Therapie indiziert ist und somit angeboten werden kann, ist eine rein ärztliche Entscheidung! Nicht-indizierte Therapien können von Patienten/Angehörigen nicht eingefordert werden. Der Patient, seine Betreuer /Bevollmächtigten entscheiden „autonom", ob sie das Therapieangebot annehmen!

Bürgerliches Gesetzbuch § 1901b Gespräch zur Feststellung des Patientenwillens
(1) Der behandelnde Arzt prüft, welche ärztliche Maßnahme im Hinblick auf den Gesamtzustand und die Prognose des Patienten indiziert ist. Er und der Betreuer erörtern diese Maßnahme unter Berücksichtigung des Patientenwillens als Grundlage für die nach § 1901a zu treffende Entscheidung.
(2) Bei der Feststellung des Patientenwillens nach § 1901a Abs. 1 oder der Behandlungswünsche oder des mutmaßlichen Willens nach § 1901a Abs. 2 soll nahen Angehörigen und sonstigen Vertrauenspersonen des Betreuten Gelegenheit zur Äußerung gegeben werden, sofern dies ohne erhebliche Verzögerung möglich ist.

Die Ermittlung des „wirklichen" freien Patientenwillens kann dabei in einer regelhaft emotionalen Ausnahmesituation sehr anspruchsvoll sein, da verschiedenste Einflussfaktoren wie sozio-kulturelle Faktoren, vorbestehende Erwartungshaltungen, Ungewissheit, Informationsflut, Informations- und Kommunikationsdefizite und v. a. bei Angehörigen die „Angst, nicht alles getan zu haben" Entscheidungen beeinflussen können (Übersicht in [6]).

17.5 Therapieziel – Vermeidung von Überversorgung

Im Optimalfall sollte das Therapieziel bzw. ein mögliches Therapieziel bereits vor einer geplanten Aufnahme bzw. bei Aufnahme auf die Intensivstation bekannt bzw. ermittelt, dokumentiert und kommuniziert werden. Hier ist die standardisierte Erfassung und vor allem auch Dokumentation zwar einerseits zu empfehlen, sicher aber in der Hektik des Alltags und angesichts häufiger ungeplanter Aufnahmen von Patienten in eingeschränktem Zustand oft nicht realistisch. Wenn das Ziel der Therapie gemeinsam mit dem Patienten besprochen und festgelegt wird, solange der Patient psychisch und physisch dazu in der Lage ist, kann dann bei Aufnahme auf die Intensivstation bzw. im weiteren Verlauf und während des Intensivaufenthalts auf diese Absprachen/schriftlichen Festlegungen zurückgegriffen werden, wenn die Festlegung des Therapieziels mit dem Patienten aufgrund der Erkrankungsschwere nicht (mehr) möglich ist.

Neben der Heilung des Patienten können das auch Verlängerung des Lebens, eine Steigerung der Lebensqualität, aber auch gerade im Bereich der Intensivmedizin Symptomlinderung und Sterbebegleitung sein [5]. Klare und offene Kommunikation mit Patienten, Angehörigen aber auch den Teammitgliedern der verschiedenen Professionen hilft, unrealistische Erwartungen und Wünsche frühzeitig zu erkennen, Ängste und Sorgen zu erkennen und gemeinsam das weitere Vorgehen festzulegen. Die Zustimmung des Patienten zu einem größeren Eingriff bzw. zur Aufnahme auf die Intensivstation ist nicht unbedingt mit dem Wunsch nach einer längeren maximalen Therapie gleichzusetzen!

Typisch für Notfallsituationen und akute Interventionen in der Intensivmedizin ist, dass vor allem zu Beginn der Behandlung nicht immer alle Informationen vorliegen, die für die zu treffenden Entscheidungen benötigt werden. Wird in dieser Situation scheinbar „noch keine Entscheidung" getroffen, so bedeutet dies doch – bewusst oder unbewusst –, dass der bisherige Weg zunächst weiter beschritten wird. Es gibt keine Entscheidung, nicht zu entscheiden! [7].

Nahezu regelhaft sind die Therapieziele nicht statisch, sondern müssen im Verlauf eines Krankenhaus- bzw. Intensivaufenthalts an den Zustand des Patienten und seine Erwartungen und Wünsche angepasst werden. Aber auch die Behandler sollten regelmäßig hinterfragen, ob geplante diagnostische und therapeutische Maßnahmen auch noch mittel- und langfristig den Interessen des Patienten dienen. Sollten Zweifel daran aufkommen, dass das primäre Therapieziel nicht mehr realistisch erreichbar erscheint, sollte dies Anlass für ein gemeinsames Gespräch der behandelnden Ärzte, Pflegekräfte, Angehörigen/Betreuer sowie – wenn eben möglich – dem betroffenen Patienten sein. Kann der Patient seinen Willen nicht adäquat verständlich machen, ist der mutmaßliche Wille zu ermitteln wobei vor allem Äußerungen bzw. ggf. frühere Mitteilungen des Patienten, aber auch Dokumente wie eine Patientenverfügung oder eine Vorsorgevollmacht hinzuzuziehen sind. Ggf. sollte das Therapieziel angepasst bzw. ein aktuelles dem Zustand des Patienten und der Gesamtsituation angepasstes Therapieziel auch „neu" definiert werden.

In einem Positionspapier hat die Sektion Ethik der DIVI 2016 ein strukturiertes Vorgehen entwickelt, welches helfen kann, Unsicherheit, Frust und Enttäuschung im Team zu verhindern [5]. Folgende Rahmenbedingungen sollten lt. DIVI angestrebt werden:

- fundierte Kenntnis der rechtlichen Grundlagen als Grundvoraussetzung
- Klärung der Prognose für den Patienten in seiner aktuellen Situation
- Ermittlung des Patientenwillens
- Benennung eines realistischen Therapieziels

- Festlegung des weiteren Procedere, klare Information aller Beteiligten sowie eine transparente und eindeutige Dokumentation
- Regelmäßige Re-Evaluation und ggf. Anpassung an die geänderte Situation oder veränderte Erwartungen
- Sensibler und sorgfältiger Umgang mit den besonderen Bedürfnissen sterbender Patienten

Ein solch strukturiertes Vorgehen soll vor allem auch helfen, Überversorgung von Intensivpatienten zu vermeiden. Unter Überversorgung werden Therapiemaßnahmen verstanden, die keinen relevanten Nutzen für den Patienten bzgl. einer längeren Überlebensdauer bzw. nicht zu einer Verbesserung seiner Lebensqualität führen und/oder oft vom Patienten nicht gewollt sind [6]. Die Ursachen für – im Alltag wahrscheinlich nicht seltene Überversorgung – können sehr vielschichtig sein. V. a. durch subjektiv geprägte Haltungen und Bewertungen im Behandlungsteam, Unsicherheit in ethisch und rechtlich schwierigen Situationen, Überbetonung ökonomischer, gesellschaftlicher und politischer Faktoren und in vielen Fällen wahrscheinlich durch organisatorische und prozessbedingte Faktoren werden Maßnahmen eingeleitet oder weitergeführt, ohne die nötige kritische Reflexion durchzuführen [6].

Die DIVI (Deutsche Interdisziplinäre Vereinigung für Intensiv- und Notfallmedizin) schlägt als einfaches Akronym für die tägliche Re-Evaluierung des Therapieziels **TRIKK** vor [6]:
- **T**herapieziel formulieren
- **Re**-evaluiere das Therapieziel kritisch und regelmäßig
- **I**ndikation für jede geplante aktuelle oder laufende Therapie besteht und die Therapie ist geeignet, das Ziel zu erreichen?
- **K**onsequenz: bringt jede geplante Diagnostik oder Therapie den Patienten weiter?
- **K**onsens: ist sichergestellt, dass für alle laufenden und geplanten Maßnahmen der Konsens/die Einwilligung des Patienten bzw. mutmaßlicher/vorausverfügter Wille besteht? (modifiziert nach [6])

17.6 Festlegung des Procedere, klare Information und eindeutige Dokumentation

Nach Festlegung des Therapieziels sollte dies eindeutig und klar in der Akte des Patienten dokumentiert und auch allen Beteiligten klar kommuniziert werden. Mündliche Übergaben mögen wichtig sein, werden aber oft nur unzureichend dokumentiert, lassen oft Raum für Interpretationen und letztendlich auch Spekulationen. Unterschiedliche Erfahrungen, Lebensgeschichten sowie unterschiedliche religiöse und ethische Einstellungen im Behandlungsteam führen regelmäßig zu abweichenden Bewertungen der aktuellen Situation. Betrachtungen aus unterschiedlichen Blickwinkeln erklären uneinheitliche Bewertungen, was sinnvoll ist und ob und wie weiter behandelt werden soll. Eine möglichst detaillierte, klare und nach Möglichkeit standardisierte Dokumentation hilft, Missverständnisse und Fehlinterpretationen zu vermeiden. Begriffe zur Therapiezieländerung wie „Maximaltherapie", „keine Therapieeskalation", „Therapieabbruch", „Therapiebegrenzung", „konservatives Vorgehen" sollten z. B. durch das Ausfüllen einer Therapiezielcheckliste (https://www. divi.de/empfehlungen/publikationen/ethik; [8,9]) ergänzt und präzisiert werden.

17.7 Re-Evaluation und ggf. Anpassung

Die getroffenen Entscheidungen sollten regelmäßig überprüft und an die aktuelle Situation angepasst werden. Es kann durchaus sein, dass während eines Intensivaufenthalts mehrere Dokumentationsbögen angelegt werden. Dies verdeutlicht ein kritisches Hinterfragen der Maßnahmen und ist keinesfalls als „hin-und-her" oder „Inkonsequenz" zu deuten. Gerade dann, wenn sich der Zustand des Patienten im Verlauf verändert hat, können ursprünglich angedachte Therapieziele nicht mehr realistisch sein und vorher als sinnvoll erachtete Maßnahmen nun mitunter sinnlos erscheinen.

17.8 Sensibler und sorgfältiger Umgang mit den besonderen Bedürfnissen sterbender Patienten

In § 1 Satz 2 der aktuellen Musterweiterbildungsordnung der Bundesärztekammer heißt es: „Aufgabe der Ärztinnen und Ärzte ist es, das Leben zu erhalten, die Gesundheit zu schützen und wiederherzustellen, Leiden zu lindern, Sterbenden Beistand zu leisten und an der Erhaltung der natürlichen Lebensgrundlagen im Hinblick auf ihre Bedeutung für die Gesundheit der Menschen mitzuwirken." [10]. „Sterbebegleitung" im eigentlichen Sinne – als „Hilfe im Sterben" – ist eine ureigene ärztliche und pflegerische Aufgabe, unverzichtbar und immer geboten!

Soweit dies im Intensivbereich möglich ist, sollen die Patienten, wie oben beschrieben, soweit dies möglich ist, in Entscheidungsprozesse eingebunden werden. Insbesondere, wenn das ursprüngliche Ziel einer Heilung oder die Entlassung aus dem Krankenhaus bzw. von der Intensivstation nicht mehr möglich ist, sollten alle Maßnahmen auf ihre Sinnhaftigkeit und Notwendigkeit überprüft werden. Dies führt z. B. dazu, bestimmte bisherige Therapien zu beenden. Allerdings können sich auch bereits vorhandene Symptome verschlechtern (Schmerzen!) und/oder neue treten auf, z. B. Verwirrtheit, Delir, Angst, Atemnot und müssen dann entsprechend behandelt werden.

Klare Konzepte, wie mit Schmerzen, Unruhe und Angst, Panikattacken, Sterberasseln oder Atemnot umgegangen wird, helfen auch auf der Intensivstation und verhindern möglicherweise, dass v. a. unerfahrenere Kolleginnen und Kollegen aus Angst vor Nebenwirkungen zu zurückhaltend verordnen! Dabei ist eine gute, exakte und transparente Dokumentation, eine konsequente Orientierung an klinischen Symptomen sowie ein offener Umgang im Behandlungsteam essenziell, um einerseits den Patienten notwendige Medikamente in ausreichender Dosierung zu verschreiben und auf der anderen Seite Missbrauch potenter Medikamente wie z. B. Morphin zu vermeiden! So zeigt z. B. die Dokumentation *„Morphin 3 mg als Bolus gegeben und Morphin-Perfusor von 20 mg/h auf 30 mg/h erhöht, da der Patient unter laufender Medikation noch schmerzgeplagt wirkt und tachypnoeisch ist."*, dass die Indikation für die Gabe und Erhöhung der Medikation gegeben ist und den Symptomen des Patienten angepasst wurde.

Im Sinne einer ganzheitlichen Betreuung sollten neben den rein medizinischen Aspekten weitere Punkte beachtet werden (u. a. nach Fr. Dr. Mayer-Steinacker, Klinik für Innere Medizin III, Hämatologie, Onkologie, Palliativmedizin, Rheumatologie und Infektionskrankheiten, Universitätsklinikum Ulm):

- optimale Symptomkontrolle, aber auch emotionale Stabilisierung und Wahrhaftigkeit, Berücksichtigen spiritueller Gesichtspunkte
- Würde des Patienten erhalten
- Angehörige bzw. das soziale Umfeld zur Begleitung des Sterbenden anleiten/befähigen/einbeziehen und diese unterstützen (Trauerbegleitung als integraler Bestandteil)
- Selbständigkeit und Selbstbestimmung sollen bis zuletzt unterstützt werden

Kernbedürfnisse sterbender Menschen können sein:

- nicht alleine, sondern inmitten vertrauter Menschen an vertrautem Ort zu sterben
- im Sterben nicht unter starken körperlichen Beschwerden (Schmerzen, Atemnot, Unruhe) leiden zu müssen
- Zeit für Regelung unerledigter Dinge zu haben
- die Sinnfrage (z. B. nach dem Sinn des Lebens, des Leidens und des Sterbens) und die Frage nach dem Danach stellen zu können und mit vertrauten Menschen zu erörtern

Obwohl sich wahrscheinlich auf allen Intensivstationen die Behandlungsteams größte Mühe geben, diese vielfältigen Aspekte im stressigen klinischen Alltag zu berücksichtigen, gibt es wohl leider nur wenige Stationen, die diese Punkte systematisch in ihren Behandlungsablauf integriert haben.

17.9 Konflikte

Nicht zuletzt aufgrund unterschiedlicher Erfahrungen, Lebensgeschichten sowie differenten religiösen und ethischen Einstellungen im Behandlungsteam, werden Konflikte trotz aller Bemühungen um ein strukturiertes und transparentes Vorgehen immer auftreten. Für eine konstruktive Zusammenarbeit sollte es möglich sein, Konflikte bzw. zunächst auch Unbehagen zu äußern und zu thematisieren. Für divergierende Ansichten der aktuellen Situation aber auch über das weitere Vorgehen spielt auch die unterschiedliche Nähe im Patientenkontakt eine nicht unerhebliche Rolle. Pflegekräfte stehen nahezu immer zeitlich und emotional viel näher an Patienten und Angehörigen als Ärzte.

Es ist extrem wichtig, dass Entscheidungen für pflegerische oder ärztliche Kollegen, aber auch Angehörige und Patienten, so transparent und nachvollziehbar wie möglich getroffen und begründet werden. *Wenn Hintergründe und Wege zur Entscheidung bekannt sind, können diese leichter nachvollzogen und entsprechend auch akzeptiert werden!*

Trotz allem sollten letztendlich immer diejenigen wichtige Entscheidungen treffen, die in der jeweiligen Situation die Verantwortung tragen.

Ethikkonsile oder aber ein klinisches Ethikkomitee sind mögliche Instrumente, die genutzt werden können, um Betroffenen in Konfliktsituationen zu helfen, dass *„ihre"* Argumente durch ein externes Gremium gehört, ernst genommen und gewertet werden und dadurch eine sachliche Diskussion zu ermöglichen.

Literatur

[1] Schulmeyer I, Weigand MA, Heinzel-Gutenbrunner M, Gruss M. Dying in the ICU. Anaesthesiologie 2022. doi:10.1007/s00101-022-01127-6.
[2] Ay E, Weigand MA, Röhrig R, Gruss M. Dying in the Intensive Care Unit (ICU): A Retrospective Descriptive Analysis of Deaths in the ICU in a Communal Tertiary Hospital in Germany. Anesthesiology Research and Practice. 2020:2356019. doi:10.1155/2020/2356019.
[3] Sprung CL, Ricou B, Hartog CS, Maia P, Mentzelopoulos SD, Weiss M, et al. Changes in End-of-Life Practices in European Intensive Care Units From 1999 to 2016. JAMA. 2019:1–12. doi:10.1001/jama.2019.14608.
[4] Sprung CL, Cohen SL, Sjokvist P, Baras M, Bulow H-H, Hovilehto S, et al. End-of-life practices in European intensive care units: the Ethicus Study. JAMA. 2003;290:790–7. doi:10.1001/jama.290.6.790.
[5] Neitzke G, Burchardi H, Duttge G, Hartog C, Erchinger R, Gretenkort P, et al. Grenzen der Sinnhaftigkeit von Intensivmedizin: Positionspapier der Sektion Ethik der DIVI. Med Klin Intensivmed Notfmed 2016. doi:10.1007/s00063-016-0202-8.
[6] Michalsen A, Neitzke G, Dutzmann J, Rogge A, Seidlein A-H, Jöbges S, et al. Überversorgung in der Intensivmedizin: erkennen, benennen, vermeiden: Positionspapier der Sektion Ethik der DIVI und der Sektion Ethik der DGIIN. Med Klin Intensivmed Notfmed. 2021;116:281–94. doi:10.1007/s00063-021-00794-4.
[7] Fred Salomon (Hrsg.). Praxisbuch Ethik in der Intensivmedizin. Berlin: MWV Medizinisch Wissenschaftliche Verlagsgesellschaft mbH & Co. KG; 2009.

[8]   Neitzke G, Burchardi H, Duttge G, Hartog C, Erchinger R, Gretenkort P, et al. Grenzen der Sinn-
      haftigkeit von Intensivmedizin: Positionspapier der Sektion Ethik der DIVI. Med Klin Intensiv-
      med Notfmed. 2016;111:486–92. doi:10.1007/s00063-016-0202-8.

[9]   Gruß M, Salomon F. Autonomy and welfare in intensive care medicine: Practical approach in
      difficult situations. Anaesthesist. 2016;65:875–88. doi:10.1007/s00101-016-0222-z.

[10] Bundesärztekammer. (Muster-)Berufsordnung für die in Deutschland tätigen Ärztinnen und Ärz-
      te, MBO-Ä 1997 – *in der Fassung des Beschlusses des 118. Deutschen Ärztetages 2015 in
      Frankfurt am Main.

18 Langzeitfolgen der Sepsis

Florian Uhle

Seit mehr als zwei Jahrzehnten wird das Post-Sepsis-Syndrom wissenschaftlich diskutiert und die Relevanz durch Patienten-Organisationen und andere Interessensgruppen – darunter u. a. die Global Sepsis Alliance – nachdrücklich betont. Im Jahre 2021 wurde die Notwendigkeit einer strukturierten Nachsorge von Patienten mit überstandener Sepsis erstmalig in die internationale Leitlinie der *Surviving Sepsis Campaign* aufgenommen [1]. Mit diesem wichtigen Schritt erlangte das Post-Sepsis-Syndroms sowohl Sichtbarkeit als auch die Anerkennung als klinisches Problem. Die Umsetzung in die nationale S3-Leitlinie in Deutschland steht bis dato noch aus (Stand Februar 2022).

Die Ursache des stiefmütterlichen Umgangs mit dem Thema „Post-Sepsis" ist nicht monokausal zu erklären, aber als Phänomen, welches nach der Intensivtherapie und nach dem Krankenhausaufenthalt in Erscheinung tritt, besitzt es eine nur geringe fachliche Adhärenz zur klassischen Intensivmedizin und ist vielmehr als querschnittliche Herausforderung zu verstehen. Man kann davon auszugehen, dass die Corona-Pandemie und das viel zitierte „Long-COVID-Syndrom" als katalytischer Moment das Bewusstsein für mögliche gravierende Spätfolgen kritischer (Infektions-)Erkrankungen sowohl in der Bevölkerung als auch bei medizinischen Fachpersonal befördert haben.

18.1 Definition und begriffliche Abgrenzung

Das „Post-Sepsis-Syndrom" (PSS) bezeichnet einen in seiner Gesamtheit für den Patienten lebenseinschränkenden Zustand, der im Anschluss an eine Sepsisbehandlung neu auftritt und sich in einer Konstellation verschiedener klinischer Symptome manifestiert (Tab. 18.1).

Ab wann man von „Post-Sepsis" spricht, ist zeitlich nicht definiert. Es erscheint jedoch sinnvoll, erst nach abgeschlossener Kausaltherapie und zumindest dem Verlassen der Intensivstation von einem Zustand nach Sepsis auszugehen. Erst hier kann sich das Vollbild der Spätfolgen ohne die verzerrenden Rahmenbedingungen der Krankenhausumgebung in Gänze ausprägen.

https://doi.org/10.1515/9783110673395-018

Tab. 18.1: Übersicht über körperliche und psychisch/emotionale Symptome, die im Kontext des „Post-Sepsis-Syndroms" beschrieben sind.

körperliche Symptome	psychische und emotionale Symptome
Schlafstörungen	Halluzinationen und Flashbacks
Müdigkeit und Antriebslosigkeit	Panikattacken
Kurzatmigkeit	Alpträume
eingeschränkte Mobilität und Muskelkraft	verminderte kognitive Funktion
musculo-skelettale Schmerzen	reduziertes Selbstvertrauen
erhöhte Infektanfälligkeit	Depression
verminderter Appetit	Stimmungsschwankungen
verminderte Organfunktion	Konzentrationsstörungen
Haarverlust	Gedächtnisverlust
Hautveränderungen	Post-traumatische Belastungsstörung

Wie lange ein PSS persistieren kann, ist nicht abschließend geklärt. Ein wesentlicher Einfluss des individuellen Ausgangszustandes und der Prädisposition – u. a. Patientenalter, Frailty und Vorerkrankungen – vor Sepsis wird angenommen. Zahlreiche Studien belegen jedoch Auswirkungen, die sich über einen Zeitraum von mehreren Jahren erstrecken.

Die Komplexität ergibt sich nicht zuletzt aus den genutzten wissenschaftlichen Werkzeugen zur Erhebung, insbesondere verschiedenen Fragebögen, und den jeweiligen Referenzgruppen. Zweifelsohne ist der Kontrast zwischen Referenzwerten einer gesunden Normalbevölkerung und Patienten nach Sepsis stärker ausgeprägt als bei einer Gruppe von Patienten mit vergleichbaren Vorerkrankungen, was zu einer Überschätzung der globalen Unterschiede führen kann [2].

Von großer Bedeutung ist die Tatsache, dass sich das PSS nur auf dem Papier von seinem Schwestersyndrom, dem *„Post-Intensive-Care-Syndrome"* (PICS), abgrenzen lässt, während die Liste der möglichen Symptome identisch ist. Vielmehr sollte man – bis zukünftige Forschungsergebnisse eine klare pathophysiologische Abgrenzung der beiden Syndrome aufzeigen – von Nuancen eines Syndroms ausgehen (*qualitative Ähnlichkeit*). Denn – ob der Aspekt der Infekt-assoziierten dysregulierten Wirtsantwort als pathophysiologischer Kern einer Sepsis für sich allein einen Unterschied macht, ist unklar. Tatsächlich stehen hier immunologische Spätfolgen im Raum, die bis heute Inhalt wissenschaftlicher Untersuchungen sind.

Als gemeinsamer Nenner von PSS und PICS ist die Intensivtherapie an sich zu sehen, die – unabhängig von der Ursache – neben vielen anderen Expositionen oftmals mit Analgosedierung und invasiver Beatmung vergesellschaftet ist. Die Gesamtheit der iatrogenen Faktoren, die zu einer massiven Mobilitätseinschränkung und damit verbundenem Muskelverlust führen, befördern u. a. die *„Intensive care unit aquired weakness"* (ICUAW), die als zentraler Treiber von PSS/PICS diskutiert wird. Ein wichtiger Einfluss mag in der Erkrankungsschwere liegen – durch die häufig sehr lange Intensivliegedauer (auch Beatmung) der Patienten mit Sepsis kann die Manifestation des PSS/PICS-Komplex stärker imponieren als bei Patienten mit kurzer Intensivliegezeit (*quantitativer Unterschied*). Ein Extrembeispiel stellen die Patienten mit schweren COVID-19-Verläufen dar. Als virale Sepsis mit direkter Schädigung des Lungenparenchyms infolge einer starken kompartimentalisierten Immunreaktion benötigen diese Patienten oftmals über Monate hinweg respiratorische Unterstützung inklusive dem vollständigen extrakorporalen Lungenersatz bis hin zur Transplantation, was die resultierenden Nachwirkungen maximiert [3].

18.2 Langzeitüberleben und Quality of Life nach Sepsis

Das Attribut „Langzeit" im Kontext einer überstandenen Sepsis ist nicht abschließend definiert. Die wissenschaftliche Literatur weist eine große Vielfalt an Zeitpunkten zwischen einem Monat bis hin zu mehreren Jahren auf, mit teilweise unterschiedlichem Referenz-Zeitpunkt (z. B. Diagnose Sepsis oder Entlassung Intensivstation). Für Überlebende finden sich die häufigsten Daten ein Jahr nach Entlassung. Hier liegt die sogenannte „post-akut Sterblichkeit" nach abgeschlossener Behandlung (ohne Berücksichtigung von während der Behandlung verstorbenen Patienten) zwischen 3 % und 43 % [4], wobei Daten aus Deutschland nach einem Jahr eine Gesamt-Überlebensrate von nur 36 % zeigen (Schmidt et al., Deutsches Aerzteblatt Int, 2020). Diese Spannbreite spiegelt die Heterogenität der untersuchten Studienpopulationen und die Definition von Sepsis im zeitlichen Wandel wider. Ob die Exposition „Sepsis" als unabhängiger Faktor zur Langzeitsterblichkeit beiträgt und wie stark der additive Effekt ausgeprägt ist, lässt sich aus unkontrollierten Studien nicht ableiten. Dazu bedarf es der Nutzung geeigneter Kontrollgruppen, die den Kontrast maßgeblich determinieren. Der zu beobachtende Unterschied fällt umso geringer aus, je höher die Erkrankungsschwere der Kontrollgruppe ist [5]. Dies liegt nicht zuletzt daran, dass die Notwendigkeit einer Intensivtherapie – neben maßgeblichen Faktoren wie Alter und Grund- und Begleiterkrankungen – ebenfalls das Langzeitüberleben negativ beeinflusst und ein Zusammenhang zwischen dem Ausmaß der Intensivbehandlung und dem Bedarf an Versorgungseinrichtungen nach Entlassung besteht [6]. Aller Komplexität zum Trotz deuten wenige, qualitativ hochwertige Studien darauf hin, dass die Sepsis tatsächlich einen additiven Effekt auf die Langzeitsterblichkeit vermittelt. Im Vergleich zu Krankenhauspatienten mit Infektion ohne Sepsis oder einer systemischen Immunreaktion steriler Genese ist die absolute Sterblichkeit zwischen Tag 31 und 2 Jahre um 10,4 % bzw. 16,2 % erhöht [7]. Unterteilt in verschiedene Zeitintervalle zeigt sich ein erhöhtes Risiko bis zu einem Jahr, während das Risiko danach unverändert ist. Für einen Zeitraum von 5 Jahren nach Entlassung zeigen deutsche Versorgungsdaten ein Risikoverhältnis von 1,73 (KI: 1,71–1,76) bei Patienten nach Sepsis und 2,03 (KI: 1,87–2,19) nach septischem Schock [8]. Hervorzuheben ist, dass bei beiden Studien die jeweiligen Vergleichsgruppen mittels *Propensity Score Matching* ausgewählt wurden, um bekannte Einflussfaktoren zu minimieren (u. a. Alter, Geschlecht, Vorerkrankungen).

Für die gesundheitsbezogene Lebensqualität ist die gewählte Vergleichsgruppe ebenfalls von großer Bedeutung. Zwar existieren für die gebräuchlichen Messinstrumente, die Fragebögen *Short Form-36* (SF-36) und *European Quality of Life 5 Dimensions* (EQ-5D), Populations-bezogene Referenzwerte, diese tragen aber nicht den diskutierten Einflussfaktoren Rechnung. Nicht überraschend zeigen Patienten nach Sepsis in diesem Vergleich eine verminderte Lebensqualität, während ein Vergleich mit kritisch kranken Patienten ohne Sepsis keinen Unterschied zeigt [4,9]. Eine longitudinale Sekundäranalyse trägt hier zum weiteren Verständnis der Interaktion Sepsis und Lebensqualität bei: Sechs Monate nach überstandener Sepsis benötigen ein Drittel der Patienten, die vor der Erkrankung ein selbständiges Leben geführt haben, Unterstützung im Alltag oder befinden sich in Nachsorge- bzw. Pflegeeinrichtungen [10]. Die meisten Patienten (43,7 %) berichten von Einschränkungen in „Alltäglichen Tätigkeiten", gefolgt von „Schmerzen/körperliche Beschwerden" bei 41,4 % der Patienten. Für die Dimensionen „Mobilität" sowie „Selbstversorgung" zeigte sich, dass das Alter und nicht z. B. chronische Vorerkrankungen zu einer Einschränkung beitragen. Hervorzuheben ist, dass die Dauer von invasiver Beatmung, Dialyse sowie der Vasopressortherapie allesamt unabhängige Einflussfakturen darstellen, was die quantitative Relevanz der Intensivbehandlung unterstreicht. In einer deutschen Kohorte wurde der Anteil von 31,5 % Patienten mit neu-erworbener Pflegebedürftigkeit im ersten Jahr nach Sepsis bestätigt [11].

18.3 Rehospitalisierung – nach der Sepsis ist vor der Sepsis?

Die erhöhte Sterblichkeit nach Sepsis bzw. Intensivtherapie ruft die Frage nach den zugrundeliegenden Ursachen hervor. Insgesamt werden 26 % der Patienten innerhalb eines Monats sowie 48 % aller Patienten innerhalb von sechs Monaten wieder ins Krankenhaus aufgenommen, wobei chronische Vorerkrankungen von Organsystemen wie der Niere einen wesentlichen Einfluss haben [12]. Hauptursache scheinen hier Organ-assoziierte Zustände zu sein, die neu oder akut-auf-chronisch auftreten können. Innerhalb von 90 Tagen nach Entlassung wurden in einer amerikanischen Studie 6,4 % der Patienten nach Sepsis erneut wegen einer Sepsis ins Krankenhaus aufgenommen, was auf eine erhöhte Anfälligkeit für schwere Infektionen hindeutet [13]. Zudem wurden Patienten wegen akutem Herzversagen (5,5 %), akutem Nierenversagen (3,3 %) oder akutem Lungenversagen (2,5 %) rehospitalisiert. Die Häufigkeit dieser Aufnahmediagnosen unterschied sich signifikant von einer Kontrolgruppe mit akutmedizinischer Indexaufnahme. Den Zusammenhang zwischen Neuinfektion und Sterblichkeit legt eine kontrollierte Kohortenstudie dar – 73 % der Todesfälle bei Patienten nach Sepsis sind mit einer erneuten infektiösen Diagnose assoziiert (im Vergleich: 11 % bei Patienten nach kritischer Erkrankung ohne Sepsis) [14].

Die Datenlage für die Rehospitalisierung ist deutlich eindeutiger als die Studien zur Sterblichkeit und Lebensqualität. Sepsis scheint insbesondere die Organfunktion nachhaltig zu beeinträchtigen – einschließlich der des Immunsystem (siehe Kap. 3).

18.4 Körperliche Spätfolgen – akut erworben und nachhaltiges Problem

Zentrale Ursache der physischen Spätfolgen nach Intensivtherapie ist die *ICU aquired weakness* (ICUAW), die mit einer Inzidenz von 40 % auftritt [15]. Die erworbene Muskelschwäche kann dabei neurogener Ursache (*Critical Illness Polyneurophaty* – CIP), myogener Ursache (*Critical Illness Myopathy* – CIM), oder eine Kombination beider Phänomene sein [16]. Der Schweregrad wird insbesondere durch die Länge der Immobilität des Patienten, die Beatmungszeit und der Erkrankungsschwere (u. a. Multiorganversagen) determiniert, der massive Verlust von Muskelmasse verschlimmert den Zustand oftmals weiter.

Durch die muskuläre Schwäche ergeben sich früh nach Akuttherapie Herausforderungen (schlechteres Weaning und Mobilisation), die sich – gleichsam wie andere Organdysfunktionen – in die Zeit nach Entlassung transportieren und mit einer schlechterer Langzeitprognose im Vergleich zu Patienten ohne ICUAW assoziiert sind (1-Jahres-Sterblichkeit: 30,6 % vs. 17,2 % ICUAW vs. Kontrollgruppe) [17]. Es ist naheliegend, dass die ICUAW bis zur funktionellen Regeneration zu dauerhaften Schwierigkeiten in Aktivitäten des täglichen Lebens führt, was sekundär mit psychischen und emotionalen Symptomen assoziiert ist.

18.5 Psychische Komplikationen

Eine klinische Intensivbehandlung stellt einen enormen psychischen Stressor für den Patienten dar. In einer Metaanalyse zeigen bis zu 22 % von ehemaligen Patienten Symptome einer post-traumatischen Belastungsstörung (PTSB), wobei ein Zusammenhang zu vorbestehenden psychiatrischen Erkrankungen und einer starken Benzodiazepin-Exposition besteht [18]. PTSB ist hier als Obergriff für die Vielzahl an beobachteten psychischen Manifestationen zu verstehen, u. a. Schlafstörungen, Alpträume, Konzentrationsschwäche, sowie emotionale Stumpfheit. All diese Aspekte wiederum beeinflussen die Lebensqualität, wie im vorherigen Kapitel erläutert. Die psychische Belastung endet hier nicht bei dem Patienten – Symptome einer mittleren bis schweren PTSB konnten in einem Drittel der Familienangehörigen gezeigt werden [19]. Obwohl es keine direkten Zahlen für Patienten nach Sepsis gibt, kann bei diesen Patienten aufgrund der prolongierten Intensivtherapie von einer mindestens gleichwertigen Prävalenz ausgegangen werden, was eine Betrachtung in der Nachsorge indiziert. Allein Schlafstörungen traten in 6,4 % der Patienten erstmalig innerhalb des ersten Jahres nach Sepsis auf [20].

Im Falle von Patienten nach Sepsis konnte im Vorher-Nachher-Vergleich keine erhöhte Inzidenz von substanziellen depressiven Symptomen festgestellt werden [21]. Vorbestehende Depression und neuerworbene Einschränkungen in Aktivitäten des täglichen Lebens (*Activities of Daily Living* – ADL) waren jedoch unabhängige Einflussfaktoren für eine post-septische Depression. Das legt den Zusammenhang zwischen (neuerworbenen) körperlichen Einschränkungen und der psychischen Gesundheit nahe. Im Durchschnitt erwerben ältere Patient ohne vorherige körperliche Einschränkungen 1,5 neue Einschränkungen in ADLs nach überstandener Sepsis [22]. Dies war flankiert von einer um 10,6 % erhöhten Prävalenz an mittleren und schweren kognitiven Einschränkungen gegenüber der Zeit vor Sepsis mit einer Persistenz von bis zu 8 Jahren (Odds Ration von 3,3 für Sepsis als unabhängiger Faktor). Ursächlich werden hier der Einfluss einer zerebralen Minderperfusion, der generalisierten Entzündungsreaktion sowie einer lokalen Neuroinflammation im Rahmen der Akutphase diskutiert [23]. Die dadurch ausgelösten strukturellen Veränderungen münden oftmals in einer septischen Enzephalopathie, die sich von einem klinischen Delir in der Akutphase in eine post-septische Demenz entwickeln kann [24].

Die epidemiologischen Daten belegen deutlich das Ausmaß der psychischen Spätfolgen. Eine erste randomisierte Studie (SMOOTH Trial) untersuchte inwieweit eine strukturiere Nachsorge die psychische Lebensqualität verbessern kann [25]. Auch wenn die psychische Lebensqualität durch die Intervention in dieser Studie nicht verbessert werden konnte, zeigte sich, dass die Patienten der Interventionsgruppen weniger Schlafstörungen und eine bessere körperliche Funktion mit weniger Einschränkungen der ADLs besitzen.

18.6 Post-Sepsis und kardiovaskuläre Erkrankungen

Als eine mögliche Ursache für die beobachtete Übersterblichkeit und die Rehospitalisierung nach Sepsis wird ein Einfluss der systemischen Wirtsantwort – insbesondere der Inflammation und assoziierter Gerinnung – auf bestehende arteriosklerotische Läsionen und die globale ventrikuläre Funktion des Herzens diskutiert [26]. Eine Metaanalyse an insgesamt 27 Studien verdeutlicht das signifikant erhöhte epidemiologische Risikoverhältnis (Hazard Ratio; HR) im Vergleich zu hospitalisierten Patienten ohne Sepsis [27]: 1,76 (Konfidenzintervall [KI]: 1,21–2,58) für den Endpunkt Myokardinfarkt, 1,51 (Konfidenzintervall [KI]: 1,17–1,95) für Schlaganfall (ischämisch und hämorrhagisch), sowie 1,49 (Konfidenzintervall [KI]: 1,36–1,62) für eine kongestive Herzinsuffizienz. Die Analyse berücksichtigte in der Auswahl Studien mit unterschiedlichen Follow-up-Zeitpunkten zwischen 30 Tagen und mehr als 5 Jahren. Für definierte Zeiträume ergeben sich für einen aus den o. g. Insulten zusammengesetzten Endpunkt kumulative Inzidenzen von 10 % (KI: 1–18 %) (zwischen 1–2 Jahre nach Sepsis) und bis zu 24 % (KI: 5–43 %) (zwischen 2–5 Jahre nach Sepsis).

In einer retrospektiven Studie wird eine überstandene Sepsis als unabhängiger Einflussfaktor mit einer erhöhten Inzidenz von außerklinischem Herzstillstand im ersten Jahr nach Entlassung in Verbindung gebracht (HR: 1,13 (KI: 1,01–1,27)) [28]. Als valide Vergleichsgruppe wurden hier Patienten nach Hospitalisierung für eine Infektion ohne Sepsis herangezogen.

18.7 Sepsis und onkologisches Outcome

Sepsis tritt oftmals als Komplikation chirurgischer Eingriffe auf und gerade onkologische Patienten besitzen ein erhöhtes Risiko, eine schwere Infektion/Sepsis als postoperative Komplikation zu erleiden [29]. Neben den Behandlungs-assoziierten Einflüssen wie Bestrahlungs- und Chemotherapie sowie die operative Prozedur ist dies auch auf die immunmodulierende Wirkung der Krebserkrankung zurückzuführen. Erste Studien deuten darauf hin, dass sich diese initiale Risikoerhöhung (Krebs → Sepsis) bei elektiven Patienten nach Operation auch reziprok auf das Langzeitüberleben auswirkt (Sepsis → Krebs/Prognose). An Patienten nach kurativer Resektion bei Magenkrebs vermindert eine postoperative Infektion (u. a. Pneumonie, Anastomoseninsuffizienz, Wundinfektion) das 5-Jahres-Überleben signifikant von 78,1 % auf 57,9 % [30]. Der Unterschied zeigte sich auch für das Krebs-assoziierte Überleben, wenngleich in geringerem Ausmaß (84,6 % vs. 72,9 %). Hervorzuheben ist, dass der Effekt insbesondere bei Patienten mit Krebs in fortgeschrittenem Stadium (Stadium III) zu beobachten war. Das Ergebnis konnte durch eine prospektive Beobachtungsstudie an 259 Patienten mit elektiver Resektion aufgrund einer Krebserkrankung des Verdauungstrakts (Ösophagus, Magen und Pankreas) bestätigt werden [31]. Über eine mediane Nachverfolgungszeit von 34 Monaten zeigte sich ein deutlicher Unterschied im Gesamtüberleben zwischen Patienten mit postoperativer Komplikation/Sepsis und Patienten mit komplikationslosem Verlauf. Von besonderer Relevanz ist das Ergebnis, dass in einer multivariaten Analyse nur ein ASA-Status > 2 sowie eine stattgehabte postoperative Sepsis als unabhängige Einflussfaktoren mit einer Reduktion des Langzeitüberlebens assoziiert sind. Auch abseits onkologischer Grunderkrankungen hat der unzuträgliche Einfluss einer Sepsis Bestand: in einer retrospektiven Kohorte von 144.503 Patienten nach elektiver Operation (wovon 1.857 eine Sepsis im postoperativen Verlauf entwickelten), zeigen sich signifikante Unterschiede im 30-, 60-, 90-Tages-, sowie 1-Jahres-Überleben ab Entlassung [32]. So verstarben nach einem Jahr 13,5 % der Patienten nach Sepsis, während die Vergleichsgruppe eine verminderte Sterblichkeit von nur 3,8 % aufweist. Nach umfänglicher

Adjustierung für zahlreiche Variablen impliziert die Komplikation Sepsis ein signifikantes Risikoverhältnis von 3,79 (KI: 3,25–4,42).

Die grundlegende Ursache für den sehr deutlichen Effekt ist bislang unverstanden. Diskutiert wird ein Einfluss der Sepsis-assoziierten Immunsuppression, die unter Umständen durch eine Dysfunktion der NK- und CD8-positiven zytotoxischen T-Zellen eine Absiedelung von zirkulierenden Tumorzellen und als Konsequenz eine Fernmetastasierung begünstigt. Zudem verursachen schwere Komplikationen wie die Sepsis eine zeitlich verzögerte adjuvante Therapie [33], was den o. g. Mechanismus weiter begünstigen kann.

18.8 Das Immunsystem nach Sepsis

Die Immunreaktion ist wesentlicher Bestandteil der *per definitonem* dysregulierten Wirtsantwort. Im akuten Verlauf kommt es regelhaft zu einem Funktionsverlust wesentlicher Bestandteile des Immunsystems, darunter dem Verlust der monozytären Fähigkeit zur Antigen-Präsentation, eine verminderte Anzahl an zirkulierenden Lymphozyten bei selektiver Expansion (negativ) regulatorischer T-Zellen [34]. Dies führt zu einer erhöhten Anfälligkeit für Sekundärinfektionen, die den Behandlungsaufwand und die damit verbundene Liegedauer erhöhen können. Dieser Zustand wird oftmals als *Chronic Critical Illness* (CCI) bezeichnet und wird durch eine chronische Entzündung bei gleichzeitiger Immundysfunktion charakterisiert, die sich negativ auf die Funktion von Organen wie der Niere auswirkt (*Persistent Inflammation, Immunosuppression, and Catabolism Syndrome*) [35]. Während die o. g. Veränderungen bis Entlassung vorhanden sind, normalisieren sich diese in den ersten sechs Monaten nach Entlassung [36]. Im Gegensatz dazu persistieren bestimmte immunologische Veränderungen in humoralen Biomarkern auch noch ein Jahr nach septischem Schock [37]. So zeigten die Mehrheit der 46 Patienten gegenüber Normalwerten erhöhte Spiegel für Interleukin-6 (78 %), lösliches PD-1 (80 %), und Interleukin-7 (89 %). Ebenfalls auf zellulärer Ebene lassen sich Veränderungen im Vergleich zu gesunden Probanden beobachten. So sind die Expression von zellulärem PD-1 auf CD4+-T-Helferzellen und des Toll-like Receptor 5 (TLR5) auf Monozyten erniedrigt. Funktionell zeigen sich zudem selektive Verminderung in der Reaktivität gegenüber bestimmten immunologischen Stimuli wie Zymosan (ein Bestandteil der fungalen Zellwand) [38]. Trotz dieser Indizienbeweise ist das Feld der immunologischen Spätfolgen bislang nur rudimentär erschlossen und es ist unklar, inwieweit die bislang identifizierten Veränderungen mit klinischen Endpunkten wie z. B. einer erhöhten Infektionsanfälligkeit korrelieren und durch welche Mechanismen die Veränderungen über den langen Zeitraum propagiert werden. Abgeleitet aus tierexperimentellen Studien stehen dabei epigenetische Mechanismen in der Diskussion, die schon innerhalb des Knochenmarks und damit unter Umständen in hämatopoetischen Vorläuferzellen Veränderungen determinieren [39].

Trotz dieser offenen Fragen untersucht eine erste randomisierte Interventionsstudie, inwieweit eine Pneumokokken-Impfung nach überstandener Sepsis die Regeneration des eigenen Immunsystems beschleunigen kann (VACIRiSS Trial, NCT03565159).

18.9 Zusammenfassung

Auch wenn das Post-Sepsis-Syndrom als Spielart des PICS zunehmend in den Fokus rückt, existiert in Deutschland eine nur unzureichend strukturierte Nachsorge mit wenigen spezialisierten Einrichtungen. In Anbetracht der enormen sozio-ökonomischen Auswirkungen der Spätfolgen ist dies eine sektorübergreifende Herausforderung, die nur im Schulterschluss von Krankenhäusern mit Rehabilitations- und Pflegereinrichtungen, aber auch der ambulanten fachärztlichen Regelversorgung zu bewältigen ist. Ziel muss es sein, eine Rückkehr des Patienten in die stationäre Versorgung durch strukturierte Unterstützung zu minimieren und eine psychische Nachsorge zu gewährleisten. Die bis Ende 2022 angekündigte deutschen S2e Leitlinie zur Versorgung des PICS wird einen wesentlichen Beitrag zur Verbesserung der Versorgung leisten (https://www.awmf.org/leitlinien/detail/anmeldung/1/ll/080-007.html).

Forschung muss begleitend die bestehenden Wissenslücken – gerade zum pathophysiologischen Zusammenspiel der verschiedenen Ebenen – schließen, um den Weg zu einer ebenso personalisierten Akuttherapie wie Nachsorge zu ebnen.

Literatur

[1] Evans L, Rhodes A, Alhazzani W, et al. Surviving Sepsis Campaign: International Guidelines for Management of Sepsis and Septic Shock 2021. Critical Care Medicine. 2021;49(11):e1063-e143.

[2] Shankar-Hari M, Rubenfeld GD. Understanding Long-Term Outcomes Following Sepsis: Implications and Challenges. Current Infectious Disease Reports. 2016;18(11):37.

[3] Osuchowski MF, Winkler MS, Skirecki T, et al. The COVID-19 puzzle: deciphering pathophysiology and phenotypes of a new disease entity. The Lancet Respiratory Medicine. 2021;9(6):622–42.

[4] Winters BD, Eberlein M, Leung J, et al. Long-term mortality and quality of life in sepsis: a systematic review. Crit Care Med. 2010;38(5):1276–83.

[5] Shankar-Hari M, Ambler M, Mahalingasivam V, et al. Evidence for a causal link between sepsis and long-term mortality: a systematic review of epidemiologic studies. Critical care (London, England). 2016;20(1):101–13.

[6] Hill AD, Fowler RA, Pinto R, et al. Long-term outcomes and healthcare utilization following critical illness–a population-based study. Critical care (London, England). 2016;20:76.

[7] Prescott HC, Osterholzer JJ, Langa KM, Angus DC, Iwashyna TJ. Late mortality after sepsis: propensity matched cohort study. BMJ. 2016;353:i2375.

[8] Rahmel T, Schmitz S, Nowak H, et al. Long-term mortality and outcome in hospital survivors of septic shock, sepsis, and severe infections: The importance of aftercare. PloS one. 2020;15(2): e0228952.

[9] Alam N, Nannan Panday RS, Heijnen JR, et al. Long-term health related quality of life in patients with sepsis after intensive care stay: A systematic review. Acute medicine. 2017;16(4):164–9.

[10] Yende S, Austin S, Rhodes A, et al. Long-Term Quality of Life Among Survivors of Severe Sepsis: Analyses of Two International Trials. Critical Care Medicine. 2016;44(8):1461–7.

[11] Fleischmann-Struzek C, Rose N, Freytag A, et al. Epidemiology and Costs of Postsepsis Morbidity, Nursing Care Dependency, and Mortality in Germany, 2013 to 2017. JAMA Netw Open. 2021;4(11):e2134290.

[12] Goodwin AJ, Rice DA, Simpson KN, Ford DW. Frequency, Cost, and Risk Factors of Readmissions Among Severe Sepsis Survivors*. Critical Care Medicine. 2015;43(4):738–46.

[13] Prescott HC, Langa KM, Iwashyna TJ. Readmission Diagnoses After Hospitalization for Severe Sepsis and Other Acute Medical Conditions. JAMA. 2015;313(10):1055–7.

[14] Wang T, Derhovanessian A, De Cruz S, et al. Subsequent infections in survivors of sepsis: epidemiology and outcomes. J Intensive Care Med. 2014;29(2):87–95.

[15] Appleton RT, Kinsella J, Quasim T. The incidence of intensive care unit-acquired weakness syndromes: A systematic review. Journal of the Intensive Care Society. 2015;16(2):126–36.

[16] Vanhorebeek I, Latronico N, Van den Berghe G. ICU-acquired weakness. Intensive care medicine. 2020;46(4):637–53.

[17] Hermans G, Van Mechelen H, Clerckx B, et al. Acute outcomes and 1-year mortality of intensive care unit-acquired weakness. A cohort study and propensity-matched analysis. American journal of respiratory and critical care medicine. 2014;190(4):410–20.

[18] Davydow DS, Gifford JM, Desai SV, et al. Posttraumatic stress disorder in general intensive care unit survivors: a systematic review. Gen Hosp Psychiatry. 2008;30(5):421–34.

[19] Azoulay E, Pochard F, Kentish-Barnes N, et al. Risk of post-traumatic stress symptoms in family members of intensive care unit patients. American journal of respiratory and critical care medicine. 2005;171(9):987–94.

[20] Song I-A, Park HY, Oh TK. Sleep Disorder and Long-Term Mortality Among Sepsis Survivors: A Nationwide Cohort Study in South Korea. Nature and science of sleep. 2021;13:979–88.

[21] Davydow DS, Hough CL, Langa KM, Iwashyna TJ. Symptoms of depression in survivors of severe sepsis: a prospective cohort study of older Americans. The American journal of geriatric psychiatry : official journal of the American Association for Geriatric Psychiatry. 2013;21(9):887–97.

[22] Iwashyna TJ, Ely EW, Smith DM, Langa KM. Long-term Cognitive Impairment and Functional Disability Among Survivors of Severe Sepsis. JAMA. 2010;304(16):1787–94.

[23] Mostel Z, Perl A, Marck M, et al. Post-sepsis syndrome – an evolving entity that afflicts survivors of sepsis. Mol Med. 2019;26(1):6.

[24] Chung H-Y, Wickel J, Brunkhorst FM, Geis C. Sepsis-Associated Encephalopathy: From Delirium to Dementia? Journal of clinical medicine. 2020;9(3).

[25] Schmidt K, Worrack S, Von Korff M, et al. Effect of a Primary Care Management Intervention on Mental Health-Related Quality of Life Among Survivors of Sepsis: A Randomized Clinical Trial. JAMA. 2016;315(24):2703–11.

[26] Mankowski RT, Yende S, Angus DC. Long-term impact of sepsis on cardiovascular health. Intensive care medicine. 2019;45(1):78–81.

[27] Kosyakovsky LB, Angriman F, Katz E, et al. Association between sepsis survivorship and long-term cardiovascular outcomes in adults: a systematic review and meta-analysis. Intensive care medicine. 2021;47(9):931–42.

[28] Hsu W-T, Sherrod CF, Tehrani B, et al. Risk of out-of-hospital cardiac arrest among sepsis survivors in Taiwan: analysis of a nationwide population-based cohort. BMJ open. 2021;11(9):e051502.

[29] Gudiol C, Albasanz-Puig A, Cuervo G, Carratalà J. Understanding and Managing Sepsis in Patients With Cancer in the Era of Antimicrobial Resistance. Frontiers in medicine. 2021;8:636547.

[30] Tsujimoto H, Ichikura T, Ono S, et al. Impact of postoperative infection on long-term survival after potentially curative resection for gastric cancer. Annals of surgical oncology. 2009;16 (2):311–8.

[31] Mokart D, Giaoui E, Barbier L, et al. Postoperative sepsis in cancer patients undergoing major elective digestive surgery is associated with increased long-term mortality. Journal of Critical Care. 2016;31(1):48–53.

[32] Ou L, Chen J, Hillman K, et al. The impact of post-operative sepsis on mortality after hospital discharge among elective surgical patients: a population-based cohort study. Critical care (London, England). 2017;21(1):34–13.

[33] Sandini M, Ruscic KJ, Ferrone CR, et al. Major Complications Independently Increase Long-Term Mortality After Pancreatoduodenectomy for Cancer. Journal of gastrointestinal surgery : official journal of the Society for Surgery of the Alimentary Tract. 2019;23(10):1984–90.

[34] Rubio I, Osuchowski MF, Shankar-Hari M, et al. Current gaps in sepsis immunology: new opportunities for translational research. The Lancet Infectious Diseases. 2019;19(12):e422-e36.

[35] Hawkins RB, Raymond SL, Stortz JA, et al. Chronic Critical Illness and the Persistent Inflammation, Immunosuppression, and Catabolism Syndrome. Frontiers in immunology. 2018;9:1511.

[36] Zorio V, Venet F, Delwarde B, et al. Assessment of sepsis-induced immunosuppression at ICU discharge and 6 months after ICU discharge. Ann Intensive Care. 2017;7(1):80.

[37] Riche F, Chousterman BG, Valleur P, et al. Protracted immune disorders at one year after ICU discharge in patients with septic shock. Crit Care. 2018;22(1):42.

[38] Arens C, Bajwa SA, Koch C, al. Sepsis-induced long-term immune paralysis—results of a descriptive, explorative study. Crit Care. 2016;20:93.

[39] Davis FM, Schaller MA, Dendekker A, et al. Sepsis Induces Prolonged Epigenetic Modifications in Bone Marrow and Peripheral Macrophages Impairing Inflammation and Wound Healing. Arteriosclerosis, thrombosis, and vascular biology. 2019;39(11):2353–66.

19 Ausblick

Florian Uhle, Maik von der Forst, Markus A. Weigand, Maximilian Dietrich

Sepsis ist weiterhin eine der weltweit führenden Todesursachen. Ein Experten-Komitee der Surviving Sepsis Campaign erstellte im Jahr 2018 eine Prioritätsliste der wichtigsten Forschungsfragen für die Sepsis und den septischen Schock [1]. Eines der Kernelemente stellt die notwendige Personalisierung im Sinne eines präzisionsmedizinischen Ansatzes dar. Die Sepsis ist kein einheitliches Krankheitsbild, sondern wird in ihrer klinischen Ausprägung von vielerlei Erreger- und Patienten-bezogenen Faktoren beeinflusst. Die fehlgeschlagenen Studien der letzten Jahrzehnte, insbesondere im Bereich der Modulation der Wirtsantwort, haben gezeigt, dass die Untersuchung neuer Therapieansätze in einem undifferenzierten, heterogenen Patientenkollektiv nicht erfolgreich ist. Erst durch die Stratifizierung anhand pathomechanistischer Merkmale, der individuellen Krankheitsphase und -schwere sowie prädisponierender Faktoren, können positive Effekte bestimmter Maßnahmen aufgedeckt werden. Anhand Kombinationen klinischer oder molekularer Merkmale konnten verschiedene klinische Phänotypen der Sepsis – auch Endotypen genannt – charakterisiert werden, die sich in Bezug auf Immunfunktion, Organdysfunktion und Sterblichkeit unterschieden. Simulationsmodelle ergaben Hinweise, dass adjunktive Therapien in Abhängigkeit des behandelten Phänotyps der Sepsis sich sowohl vorteilhaft als auch schädlich auswirken können [2]. In Zukunft besteht eine maßgebliche Herausforderung darin, nicht mehr eine vereinheitlichte Therapie für alle Patienten gleichermaßen durchzuführen, vielmehr scheint eine individualisierte Therapie notwendig, um das Behandlungsergebnis weiter zu optimieren.

Zukünftige Diagnostika müssen der hohen Dynamik im Verlauf des Syndroms Sepsis Rechnung tragen. Dies erfordert oftmals schnelle Umlaufzeiten von der Probe bis zum Messergebnis, die insbesondere durch bettseitige Messplattformen erreicht werden können. Die etablierten Blutgasanalysen am *Point-of-Care* haben den Beweis erbracht, dass ein solcher bettseitiger Einsatz von enormem Nutzen sein kann. Die zwingende Voraussetzung für den Erfolg einer personalisierten Therapie ist in Analogie zum Fachgebiet der Onkologie die Kopplung von diagnostischen Verfahren mit einer zielgerichteten Therapieoption im Sinne eines *Companion Diagnostic* Ansatzes. Anzustreben ist dabei die Integration demographischer und klinischer Daten zusammen mit den gemessenen Labormarkern, um die bestmögliche Aussagekraft zu erhalten.

Ein Beispiel für die Personalisierung und Optimierung von schon vorhandenen Therapieformen ist der Bereich der Hämodynamik. Patienten, die zusätzlich zur septischen Organdysfunktion ein Kreislaufversagen mit Gewebeminderperfusion entwickeln, zeigen eine deutlich erhöhte Sterblichkeit. Die Wiederherstellung und Aufrechterhaltung der Gewebeperfusion durch Volumen- und Katecholamintherapie ist damit eine grundlegende Säule der Therapie des septischen Schocks. Die idealen

https://doi.org/10.1515/9783110673395-019

Zielparameter zur Steuerung der Kreislauftherapie um sowohl eine „Unter"-, als auch eine „Über"-Therapie zu vermeiden, sind weiterhin unklar. Die aktuelle Leitlinie formuliert als Ziel der Kreislauftherapie die Aufhebung der Gewebeminderperfusion, jedoch ist eine direkte technische Messung der Gewebeperfusion derzeit nicht in der klinischen Routine etabliert [3].

Die Intensivmedizin zeichnet sich durch eine enorme Menge an Datenpunkten aus, die aus verschiedenen Quellen – insbesondere Vitalparameter und Labor – kumulieren. Eine Interpretation aller Daten im zeitlichen Verlauf ist durch rein menschliche Intelligenz nicht möglich. Hier zeigt die Anwendung von Computer-basierten Unterstützungssystemen auf Basis „trainierter" Algorithmen des maschinellen Lernens vielversprechende Ergebnisse: Eine „Künstliche Intelligenz" könnte anhand großer intensivmedizinischer Datensätze trainiert werden, vorteilhafte Therapieentscheidungen zu erkennen [4]. Die individualisierte intensivmedizinische Behandlung von Sepsis-Patienten fordert täglich eine Vielzahl von komplexen Entscheidungen. Computer-basierte Assistenzsysteme könnten besonders in der Intensivmedizin hilfreich sein die wachsende Menge zur Verfügung stehender Parameter, Biomarker und Befunde durch Filterung, Vor-Interpretation und Aggregation in bessere Therapieentscheidungen für den Patienten umzusetzen.

Doch auch durch alle technischen Fortschritte und Neuerungen sind die klinische Untersuchung am Patientenbett, der menschliche Kontakt und die persönliche Betreuung in interprofessioneller Zusammenarbeit nicht zu ersetzen. Die optimale Versorgung von Sepsis Patienten wird immer die Berücksichtigung der individuellen Lebenssituation des Patienten und seiner Angehörigen erfordern.

Literatur

[1]   Coopersmith CM, et al. Surviving sepsis campaign: research priorities for sepsis and septic shock. Intensive Care Med. 2018;44(9):1400–1426. doi: 10.1007/s00134-018-5175-z.

[2]   Seymour CW, et al. Derivation, Validation, and Potenzial Treatment Implications of Novel Clinical Phenotypes for Sepsis. JAMA – J. Am. Med. Assoc. 2019;321(20):2003–2017. doi: 10.1001/jama.2019.5791.

[3]   Evans L, et al. Surviving Sepsis Campaign: International Guidelines for Management of Sepsis and Septic Shock 2021. Crit. Care Med. 2021;49(11):e1063–e1143, doi: 10.1097/CCM.0000000000005337.

[4]   Komorowski M, Celi LA, Badawi O, Gordon AC, Faisal AA. The Artificial Intelligence Clinician learns optimal treatment strategies for sepsis in intensive care. Nat. Med. 2018;24(11):1716–17208, doi: 10.1038/s41591-018-0213-5.

Stichwortverzeichnis